Aangeboren hartafwijkingen bij volwassenen

Onder redactie van:
B.J.M. Mulder
P.G. Pieper
F.J. Meijboom
B.J. Bouma
J.P. van Melle
J.P.M. Hamer

Aangeboren hartafwijkingen bij volwassenen

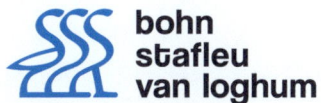

Houten 2019

ISBN 978-90-368-2367-8

© 2019 Bohn Stafleu van Loghum is een imprint van Springer Media B.V., onderdeel van Springer Nature

Alle rechten voorbehouden. Niets uit deze uitgave mag worden verveelvoudigd, opgeslagen in een geautomatiseerd gegevensbestand, of openbaar gemaakt, in enige vorm of op enige wijze, hetzij elektronisch, mechanisch, door fotokopieën of opnamen, hetzij op enige andere manier, zonder voorafgaande schriftelijke toestemming van de uitgever.

Voor zover het maken van kopieën uit deze uitgave is toegestaan op grond van artikel 16b Auteurswet j° het Besluit van 20 juni 1974, Stb. 351, zoals gewijzigd bij het Besluit van 23 augustus 1985, Stb. 471 en artikel 17 Auteurswet, dient men de daarvoor wettelijk verschuldigde vergoedingen te voldoen aan de Stichting Reprorecht (Postbus 3060, 2130 KB Hoofddorp). Voor het overnemen van (een) gedeelte(n) uit deze uitgave in bloemlezingen, readers en andere compilatiewerken (artikel 16 Auteurswet) dient men zich tot de uitgever te wenden.

Samensteller(s) en uitgever zijn zich volledig bewust van hun taak een betrouwbare uitgave te verzorgen. Niettemin kunnen zij geen aansprakelijkheid aanvaarden voor drukfouten en andere onjuistheden die eventueel in deze uitgave voorkomen. De uitgever blijft onpartijdig met betrekking tot juridische aanspraken op geografische aanwijzigen en gebiedsbeschrijvingen in de gepubliceerde landkaarten en institutionele adressen

NUR 897
Ontwerp omslag: Studio Bassa, Culemborg
Opmaak: PrePress, Zeist

Eerste druk 1999
Tweede druk 2006
Derde druk 2013
Vierde druk 2019

Bohn Stafleu van Loghum
Walmolen 1
Postbus 246
3990 GA Houten

www.bsl.nl

Lijst van auteurs

Mw. dr. B. Bartelds,
Afd. Kindercardiologie, Sophia Kinderziekenhuis, Erasmus Medisch Centrum, Rotterdam

Dhr. dr. Y. Blaauw,
Afd. Cardiologie, Thoraxcentrum, Universitair Medisch Centrum Groningen

Dhr. prof. dr. A.J.J.C. Bogers,
Afd. Cardiothoracale Chirurgie, Thoraxcentrum, Erasmus Medisch Centrum, Rotterdam

Mw. dr. A.E. van den Bosch,
Afd. Cardiologie, Thoraxcentrum, Erasmus Medisch Centrum, Rotterdam

Dhr. dr. B.J. Bouma,
Hartcentrum, Amsterdam Universitair Medische Centra, locatie AMC

Dhr. dr. A.P.J. van Dijk,
Afd. Cardiologie, Centrum voor Aangeboren Hartafwijkingen, locatie Radboud Universitair Medisch Centrum, Nijmegen

Dhr. dr. A.L. Duijnhouwer,
Afd. Cardiologie, Radboud Universitair Medisch Centrum, Nijmegen

Dhr. dr. M. Groenink,
Hartcentrum, afd. Radiologie, Amsterdam Universitair Medische Centra, locatie AMC

Dhr. prof. dr. M.G. Hazekamp,
Hart Long Centrum, Leids Universitair Medisch Centrum, Leiden

Mw. dr. E.S. Hoendermis,
Afd. Cardiologie, Thoraxcentrum, Universitair Medisch Centrum Groningen

Dhr. prof. dr. R.M.W. Hofstra,
Afd. Klinische Genetica, Erasmus Medisch Centrum, Rotterdam

Mw. dr. M.R.M. Jongbloed,
Afd. Cardiologie en Anatomie & Embryologie, Leids Universitair Medisch Centrum, Leiden

Mw. dr. W.S. Kerstjens-Frederikse,
Afd. Genetica, Rijksuniversiteit Groningen, Universitair Medisch Centrum Groningen

Mw. dr. P. Kiès,
Afd. Cardiologie, Leids Universitair Medisch Centrum, Leiden

Dhr. dr. R.R.J. van Kimmenade,
Afd. Cardiologie, Radboud Universitair Medisch Centrum, Nijmegen

Dhr. dr. J.H. Kirkels,
Afd. Cardiologie, Universitair Medisch Centrum Utrecht

Mw. drs. T.C. Konings,
Afd. Cardiologie, Amsterdam Universitair Medische Centra, locatie VUmc

Dhr. dr. D.R. Koolbergen,
Afdelingen Cardiothoracale Chirurgie, Amsterdam Universitair Medische Centra, locatie AMC, en Leids Universitair Medisch Centrum, Leiden

Dhr. dr. F.J. Meijboom,
Afd. Cardiologie, Universitair Medisch Centrum Utrecht

Dhr. dr J.P. van Melle,
Afd. Cardiologie, Thoraxcentrum, Universitair Medisch Centrum Groningen

Dhr. prof. dr. P. Moons,
Departement Maatschappelijke Gezondheidszorg en Eerstelijnsgeneeskunde, KU Leuven

Mw. prof. dr. B.J.M. Mulder,
Hartcentrum, Amsterdam Universitair Medische Centra, locatie AMC

Dhr. dr. M.A. Oudijk,
Afd. Obstetrie en Gynaecologie, Universitair Medisch Centrum Utrecht

Mw. dr. P.G. Pieper,
Afd. Cardiologie, Haga Ziekenhuis, Den Haag

Dhr. dr. M.C. Post,
Afd. Cardiologie, St. Antonius Ziekenhuis, Nieuwegein/Utrecht, en Universitair Medisch Centrum Utrecht

Mw. dr. D. Robbers-Visser,
Hartcentrum en afdeling Kindercardiologie, Amsterdam Universitair Medische Centra, locatie AMC

Mw. prof. dr. J.W. Roos-Hesselink,
Afd. Cardiologie, Erasmus Medisch Centrum, Rotterdam

Dhr. dr. P.H. Schoof,
Afd. Thoraxchirurgie, Universitair Medisch Centrum Utrecht

Dhr. dr. G.Tj. Sieswerda,
Afd. Cardiologie, Universitair Medisch Centrum Utrecht

Dhr. dr. T. Takken,
Afd. Medische Fysiologie, Kinderbewegingscentrum, Wilhelmina Kinderziekenhuis, Universitair Medisch Centrum Utrecht

Mw. prof. dr. E.M.W.J. Utens,
Afd. Kinder- en Jeugdpsychiatrie/psychologie, Sophia Kinderziekenhuis, Erasmus Medisch Centrum, Rotterdam, en Universiteit van Amsterdam/De Bascule-AMC

Dhr. dr. H.W. Vliegen,
Afd. Cardiologie, Leids Universitair Medisch Centrum, Leiden

Dhr. dr. L.J. Wagenaar,
Thoraxcentrum, Medisch Spectrum Twente, Enschede

Dhr. prof. dr. R.J. de Winter,
Hartcentrum, Amsterdam Universitair Medische Centra, locatie AMC

Dhr. dr. M. Witsenburg,
Afd. Kindercardiologie en Cardiologie, Thoraxcentrum, Erasmus Medisch Centrum, Rotterdam

Afkortingen

AHA	aangeboren hartafwijking(en)
AI	aorta-insufficiëntie
ALCAPA	aberrant left coronary artery from pulmonary artery
Ao	aorta
AOS	aneurysma-osteoartritis-syndroom
APVC	abnormale pulmonaalveneuze connectie
art.	arterie
AS	aortastenose
ASA	aneurysma van het interatriale septum (aneurysma septum atriale)
ASD	atriumseptumdefect
ASD I	atriumseptumdefect type I
ASD II	atriumseptumdefect type II
ASO	arteriële switchoperatie
AV	atrioventriculair
AVNRT	AV-nodale re-entrytachycardie
AVRT	AV-re-entrytachycardie
AVSD	atrioventriculair septumdefect
BAV	bicuspide aortaklep (bicuspid aortic valve)
BNP	breinnatriuretisch peptide
ccTGA	congenitaal gecorrigeerde transpositie van de grote vaten (congenitally corrected transposition of the great arteries)
CO	cardiac output
CONCOR	CONgenitale CORvitia
CRT	cardiale resynchronisatietherapie
CTI	cavotricuspide istmus
CVA	cerebrovasculair accident
CVD	centraalveneuze druk
CW	continuous wave
CX	ramus circumflexus
DCRV	double chambered right ventricle
DORV	double outlet right ventricle
EDS	Ehlers-Danlos-syndroom
EF	ejectiefractie
ESC	European Society of Cardiology
FAC	fractional area change
FALD	Fontan associated liver disease
FTAAD	familial thoracic aortic aneurysm and dissection
GLS	globale longitudinale strain
HLHS	hypoplastisch linkerhartsyndroom
HLTx	hart-longtransplantatie
HOCM	hypertrofische cardiomyopathie met obstructie (hypertrofische obstructieve cardiomyopathie)
HPRF	high pulse repetition frequency
HTAD	heritable thoracic aortic disease
HTx	harttransplantatie

IART	intra-atriale re-entrytachycardie
ICD	implanteerbare cardioverter-defibrillator
LA	linkeratrium
LAD	linker anterior descendens coronairarterie
LBTB	linkerbundeltakblok
LCA	linker coronairarterie
LDS	Loeys-Dietz-syndroom
LGE	late gadoliniumaankleuring (late gadolinium enhancement)
LMWH	laagmoleculaire heparine (low molecular weight heparin)
LV	linkerventrikel
LVEF	linkerventrikel-ejectiefractie
LVH	linkerventrikel-hypertrofie
LVOT	linkerventrikel outflowtract
MAPCA's	major aorto-pulmonary collateral arteries
MI	mitralisinsufficiëntie
mPAP	gemiddelde PAP
MS	mitralisstenose
MSCT	multi-slice computertomografie
NOAC's	non-vitamin K antagonist oral anticoagulants
NT-proBNP	N-terminaal pro-breinnatriuretisch peptide
NVK	Nederlandse Vereniging voor Kindergeneeskunde
NVT	Nederlandse Vereniging voor Thoraxchirurgie
NVVC	Nederlandse Vereniging voor Cardiologie
NYHA	New York Heart Association
PA	pulmonalisatresie
PAH	pulmonale arteriële hypertensie
PAP	druk in de art. pulmonalis (pulmonary artery pressure)
PCPC	partiële cavopulmonale connectie
PDB	persisterende ductus Botalli
PEARS	personalised external aortic root support
PFO	persisterend foramen ovale
PH	pulmonale hypertensie
PI	pulmonalisinsufficiëntie
PLE	protein-losing enteropathy
PS	pulmonalisstenose
PVR	pulmonale vaatweerstand (pulmonary vascular resistance)
RA	rechteratrium
RBTB	rechterbundeltakblok
RCA	rechter coronairarterie
RV	rechterventrikel
RVEF	rechterventrikel-ejectiefractie
RVOT	rechterventrikel outflowtract
S-ICD	subcutane implanteerbare cardioverter-defibrillator
SND	sinusknoopdisfunctie (sinus node dysfunction)
STE	speckle tracking echocardiografie
SVT	supraventriculaire tachycardie
TAC	truncus arteriosus communis
TAPSE	tricuspid annular plane systolic excursion

Afkortingen

TAVI	transcatheter aortaklepimplantatie (transcatheter aortic valve implantation)
TCPC	totale cavopulmonale connectie
TDI	tissue Doppler imaging
TEE	transoesofageale echocardiografie (transesophageal echocardiography)
TGA	transpositie van de grote arteriën
TI	tricuspidalisinsufficiëntie
TIA	transient ischemic attack
TTE	transthoracale echocardiografie
UVH	univentriculair hart
VA	ventriculoarterieel
VAD	ventricular assist device
VCI	vena cava inferior
VCS	vena cava superior
VF	ventrikelfibrilleren
VKA	vitamine K-antagonist
VSD	ventrikelseptumdefect
VT	ventriculaire tachycardie
WPW	Wolff-Parkinson-White

Inhoud

1	**Inleiding**	1
	B.J.M. Mulder	
2	**Organisatie van zorg in Nederland**	5
	P.G. Pieper, A.P.J. van Dijk, B.J.M. Mulder	
3	**Transitie van jongvolwassenen**	9
	P. Moons, D. Robbers-Visser, F.J. Meijboom	
3.1	**Inleiding**...	10
3.2	**Levenslange zorg voor patiënten met een AHA**	10
3.3	**Transfer en transitie: definities**	10
3.4	**Praktische uitvoering van transitie**...	11
3.4.1	Voor de patiënt...	11
3.4.2	Voor de zorgprofessionals	12
3.4.3	Voor patiënt en zorgprofessional samen...	13
3.5	**Samenvatting**	13
4	**Beeldvorming: echocardiografie, magnetic resonance imaging, multi-slice computertomografie**...	15
	A.E. van den Bosch, M. Groenink, F.J. Meijboom	
4.1	**Inleiding**...	16
4.2	**Echocardiografie**	16
4.2.1	Transthoracale echocardiografie	16
4.2.2	Slokdarmechocardiografie...	19
4.2.3	3D-echocardiografie...	20
4.3	**Magnetic resonance imaging**	22
4.3.1	Inleiding	22
4.3.2	Interpretatie van MRI-beelden	22
4.3.3	Toepassingen	25
4.3.4	Beperkingen	25
4.4	**Multi-slice computertomografie**	26
5	**Naamgeving van complexe aangeboren hartafwijkingen: sequentiële analyse**	29
	M.R.M. Jongbloed, J.P. van Melle	
5.1	**Principes**	30
5.2	**De atria**...	31
5.2.1	De morfologische kenmerken...	31
5.2.2	De situs (ligging) van de atria	32
5.2.3	Handige hulpmiddelen bij het bepalen van de situs	32
5.3	**De atrioventriculaire connectie**	32
5.3.1	Type AV-connectie...	33
5.3.2	Modus van de AV-connectie	34
5.4	**De ventrikels**	35
5.4.1	De morfologische kenmerken...	35

5.4.2	De ligging van de ventrikels.	37
5.5	**De ventriculoarteriële connectie**	37
5.5.1	Type VA-connectie.	38
5.5.2	Modus van de VA-connectie	38
5.6	**De grote arteriën**	38
5.6.1	De morfologische kenmerken.	38
5.6.2	Vormen van single outlet VA-connectie	39
5.6.3	De positie van de grote arteriën.	40
5.7	**Geassocieerde afwijkingen**	41
6	**Atriumseptumdefect, persisterend foramen ovale en abnormale pulmonaalveneuze connecties**	43
	E.S. Hoendermis, R.J. de Winter, B.J. Bouma	
6.1	**Atriumseptumdefect**	44
6.1.1	Inleiding	44
6.1.2	Vormen	44
6.1.3	Pathofysiologie.	45
6.1.4	Klinisch beeld	46
6.1.5	Natuurlijk beloop.	47
6.1.6	Sluiten van het ASD	47
6.1.7	Zwangerschap	50
6.2	**Persisterend foramen ovale, aneurysma van het atriale septum en cerebrovasculair accident**	50
6.2.1	Behandeling van een PFO of ASA	51
6.3	**Abnormale pulmonaalveneuze connectie.**	52
7	**Ventrikelseptumdefect.**	55
	D. Robbers-Visser, E.S. Hoendermis, B.J.M. Mulder	
7.1	**Inleiding.**	56
7.2	**Pathofysiologie.**	57
7.3	**Klinisch beeld**	58
7.4	**Diagnostiek**	58
7.5	**Behandeling en prognose.**	59
7.6	**Zwangerschap.**	61
8	**Atrioventriculair septumdefect**	63
	F.J. Meijboom, D.R. Koolbergen, B.J.M. Mulder	
8.1	**Inleiding.**	64
8.2	**Pathofysiologie.**	66
8.3	**Klinisch beeld**	66
8.4	**Behandeling en prognose.**	66
8.5	**Zwangerschap.**	68
9	**Persisterende ductus Botalli.**	69
	E.S. Hoendermis, B.J.M. Mulder	
9.1	**Inleiding.**	70
9.2	**Anatomie en pathofysiologie**	70
9.3	**Klinisch beeld en diagnostiek**	70

9.4	Beloop en behandeling	70
9.5	Zwangerschap	73

10	**Pulmonale hypertensie en het Eisenmenger-syndroom**	75
	M.C. Post, A.P.J. van Dijk, B.J. Bouma	
10.1	**Inleiding**	76
10.2	**Definitie**	76
10.3	**Pathofysiologie**	77
10.4	**Klinische verschijnselen**	78
10.5	**Specifieke maatregelen en behandeling**	79
10.5.1	Pulmonale hypertensie	79
10.5.2	Pulmonale hypertensiespecifieke medicatie	79
10.5.3	Eisenmenger-syndroom	81
10.5.4	Transplantatie	82
10.6	**Zwangerschap**	83

11	**Obstructies van de linkerventrikel outflowtract**	85
	J.P. van Melle, P.H. Schoof, P.G. Pieper	
11.1	**Inleiding**	86
11.2	**Valvulaire aortastenose**	86
11.2.1	Inleiding	86
11.2.2	Erfelijkheid	87
11.2.3	Natuurlijk beloop en timing van interventie	87
11.2.4	Therapie	88
11.2.5	Sport	91
11.2.6	Zwangerschap	91
11.3	**Supravalvulaire aortastenose**	92
11.4	**Subvalvulaire aortastenose**	93

12	**Coarctatio aortae**	97
	R.J. de Winter, M.G. Hazekamp, P.G. Pieper	
12.1	**Anatomie, geassocieerde afwijkingen, prevalentie en etiologie**	98
12.2	**Hemodynamiek**	98
12.3	**Klinisch beeld en diagnostiek**	99
12.4	**Natuurlijk beloop**	103
12.5	**Behandeling**	103
12.6	**Follow-up na behandeling**	106
12.7	**Zwangerschap**	109

13	**Obstructies van de rechterventrikel outflowtract**	111
	P. Kiès, E.S. Hoendermis, P.G. Pieper	
13.1	**Inleiding**	112
13.2	**Voorkomen**	112
13.3	**Pathologie en fysiologie**	112
13.4	**Klinisch beeld en diagnostiek**	113
13.5	**Therapie**	114
13.6	**Natuurlijk beloop en indicaties voor behandeling**	116
13.7	**Follow-up**	116

13.8	**Subvalvulaire RVOT-obstructie**	117
13.9	**Supravalvulaire RVOT-obstructie**	118
14	**Tetralogie van Fallot**	121
	G.Tj. Sieswerda, H.W. Vliegen, F.J. Meijboom	
14.1	**Inleiding**	122
14.2	**Anatomie**	122
14.3	**Epidemiologie en genetica**	123
14.4	**Klinisch spectrum op volwassen leeftijd**	124
14.4.1	Ongecorrigeerde tetralogie	124
14.4.2	Gepallieerde tetralogie	124
14.4.3	Gecorrigeerde tetralogie	126
14.5	**Restafwijkingen**	128
14.5.1	Restgradiënten over de RV-uitstroombaan	128
14.5.2	Pulmonalisinsufficiëntie	129
14.5.3	Restshunt	133
14.5.4	Pulmonale hypertensie	133
14.5.5	Aortaworteldilatatie en aortaklepinsufficiëntie	134
14.5.6	LV-disfunctie	134
14.5.7	Coronairafwijkingen	134
14.5.8	Infectieuze endocarditis	135
14.6	**Postoperatieve geleidingsstoornissen en ritmestoornissen**	135
14.7	**Zwangerschap**	137
15	**Transpositie van de grote arteriën**	139
	A.E. van den Bosch, R.R.J. van Kimmenade, B.J. Bouma	
15.1	**Inleiding**	140
15.2	**De atriale switchoperatie: herstel van de seriële circulatie**	141
15.2.1	Techniek	141
15.2.2	Follow-up van de atriale switchoperatie	143
15.2.3	Diagnostiek	148
15.3	**De arteriële switchoperatie: anatomische correctie**	150
15.3.1	Techniek	150
15.3.2	Follow-up van de ASO	151
15.4	**Complexe vormen**	152
15.4.1	TGA met VSD	152
15.4.2	TGA met LV-uitstroombaanobstructie met of zonder VSD	152
15.4.3	TGA met pulmonale hypertensie	153
16	**Congenitaal gecorrigeerde transpositie van de grote arteriën**	155
	J.W. Roos-Hesselink, A.P.J. van Dijk, J.P. van Melle	
16.1	**Definitie en pathofysiologie**	156
16.2	**Bijkomende cardiale pathologie**	157
16.3	**Herkenning van het ziektebeeld**	157
16.3.1	Presentatie op de kinderleeftijd	157
16.3.2	Presentatie op de volwassen leeftijd	158
16.4	**Problemen op de volwassen leeftijd**	160
16.5	**Zwangerschap**	162

16.6	Levensverwachting.	162
16.7	Behandeling.	162

17	**Truncus arteriosus communis**	**165**
	M.R.M. Jongbloed, M.G. Hazekamp, F.J. Meijboom	
17.1	Anatomie en geassocieerde afwijkingen	166
17.2	Erfelijkheid	167
17.3	Behandeling en prognose	167
17.4	Follow-up en diagnostiek ter opsporing van langetermijncomplicaties	168
17.5	Zwangerschap	168

18	**Ongecorrigeerde cyanotische hartafwijkingen**	**171**
	T.C. Konings, B. Bartelds, F.J. Meijboom	
18.1	Inleiding	172
18.1.1	Complexe hartafwijkingen	172
18.1.2	Biventriculaire circulatie	173
18.1.3	Natuurlijke palliatie bij univentriculaire harten	174
18.2	Pathofysiologie en klinische presentatie	174
18.2.1	Cyanose	174
18.2.2	Multiproblematiek	174
18.3	Diagnostiek en follow-up	175
18.4	Behandelopties	176
18.5	Specifieke aandachtspunten	177
18.5.1	Endocarditis en trombo-embolieën	177
18.5.2	Begeleiding bij niet-cardiale operatie	177
18.5.3	Zwangerschap	177

19	**Univentriculair hart en de Fontan-circulatie**	**179**
	J.P. van Melle, F.J. Meijboom, A.J.J.C. Bogers	
19.1	Inleiding	180
19.2	Chirurgische technieken	182
19.3	Klinisch beloop	184
19.3.1	Ziektegeschiedenis	184
19.3.2	Levensverwachting	184
19.4	Specifieke Fontan-problemen	185
19.4.1	Hemodynamiek	185
19.4.2	Ventrikelfunctie	187
19.4.3	Ritmestoornissen	188
19.4.4	Verhoogde pulmonale vaatweerstand	189
19.4.5	Chronische hypoxemie	190
19.4.6	Leverfibrose en -cirrose (Fontan associated liver disease, FALD)	190
19.4.7	Protein-losing enteropathy	191
19.4.8	Inspanningsvermogen	192
19.5	Conversie van 'oude' Fontan naar 'moderne' laterale tunnel	192
19.6	Zwangerschap	192
19.7	Praktijk: controle van de patiënt met een Fontan-circulatie	193

20	**Ebstein-malformatie van de tricuspidalisklep**...................................	197
	A.P.J. van Dijk, D. Robbers-Visser, B.J. Bouma	
20.1	**Inleiding**..	198
20.2	**Anatomie, pathologie en pathofysiologie**..	198
20.2.1	Anatomie..	198
20.2.2	Pathologie...	199
20.2.3	Pathofysiologie..	200
20.3	**Voorkomen, natuurlijk beloop en klinisch beeld**.......................................	200
20.3.1	Voorkomen	200
20.3.2	Natuurlijk beloop..	200
20.3.3	Klinisch beeld bij adolescenten en volwassenen	201
20.4	**Behandeling**...	202
20.5	**Zwangerschap en nageslacht**	203
20.6	**Conclusie**...	204
21	**Aberrante coronairarteriën**...	205
	H.W. Vliegen, G.Tj. Sieswerda, J.P. van Melle	
21.1	**Inleiding**..	206
21.2	**Varianten**...	206
21.2.1	Normale varianten...	206
21.2.2	Abnormale varianten	206
21.2.3	Potentieel maligne varianten	207
21.3	**Aberrante coronairarteriën bij patiënten met AHA**....................................	207
21.3.1	Tetralogie van Fallot	208
21.3.2	TGA	208
21.3.3	ccTGA..	208
21.3.4	Bicuspide aortaklep	208
21.4	**Anomalieën niet geassocieerd met AHA**	209
21.5	**Diagnostiek**	210
21.6	**Consequenties van het vinden van aberrante coronairarteriën. Wanneer interventie?**	214
22	**Het Marfan-syndroom en andere aortopathieën**	217
	M. Groenink, D.R. Koolbergen, B.J.M. Mulder	
22.1	**Inleiding**..	218
22.2	**Pathogenese bij erfelijke aortaziekte**	218
22.3	**Diagnose**	220
22.4	**Behandeling**...	222
23	**Ritme- en geleidingsstoornissen**..	227
	Y. Blaauw, J.W. Roos-Hesselink, P.G. Pieper	
23.1	**Inleiding**..	228
23.2	**Diagnostiek bij AHA en ritmestoornissen**	229
23.3	**Supraventriculaire ritmestoornissen**	229
23.3.1	Ebstein-anomalie..	230
23.3.2	Intra-atriale re-entrytachycardie (IART)..	231
23.3.3	Ablatie van IART...	233
23.3.4	Atriumfibrilleren..	234

23.4	Ventriculaire ritmestoornissen en acute hartdood	235
23.4.1	Epidemiologie	235
23.4.2	Pathofysiologie	236
23.4.3	Risicostratificatie plotse dood en ICD	236
23.4.4	Ritmecontrole (medicatie/ablatie)	238
23.4.5	ICD-implantatie bij patiënten met AHA	239
23.5	Bradyaritmieën bij patiënten met aangeboren hartafwijkingen	240
23.5.1	Sinusknoopdisfunctie	240
23.5.2	AV-blok	241

24	**Genetische aspecten van aangeboren hartafwijkingen**	245
	W.S. Kerstjens-Frederikse, R.M.W. Hofstra, M.R.M. Jongbloed	
24.1	**Inleiding**	246
24.2	**Erfelijkheidsvoorlichting**	246
24.3	**Oorzaken**	246
24.4	**Chromosomale afwijkingen**	248
24.4.1	Numerieke afwijkingen	248
24.4.2	Deleties en duplicaties	249
24.5	**Monogene aandoeningen**	252
24.5.1	Syndromen met hartafwijkingen en monogene overerving	252
24.5.2	Niet-syndromale hartafwijkingen met monogene overerving	253
24.6	**Enkele genetische begrippen**	253
24.7	**Enkele genetische technieken**	254
24.8	**Toekomstige ontwikkelingen**	255

25	**Zwangerschap, partus en anticonceptie**	257
	P.G. Pieper, J.W. Roos-Hesselink, M.A. Oudijk	
25.1	**Inleiding**	258
25.2	**Fysiologische veranderingen tijdens zwangerschap en partus**	258
25.2.1	Zwangerschap	258
25.2.2	Bevalling	259
25.2.3	Postpartum	259
25.3	**Klachten en lichamelijk onderzoek**	259
25.4	**Risico op maternale cardiovasculaire complicaties**	260
25.5	**Risico op maternale obstetrische complicaties**	264
25.6	**Risico's voor het kind**	264
25.7	**Adviezen voorafgaand aan de zwangerschap**	264
25.8	**Begeleiding tijdens de zwangerschap**	265
25.9	**Medicatie**	265
25.10	**Antistolling**	267
25.11	**Diagnose en behandeling van kunstkleptrombose**	268
25.12	**Anticonceptie**	270
25.12.1	Orale anticonceptiva	271
25.12.2	Spiraaltjes	271
25.12.3	Barrièremethoden	271
25.12.4	Sterilisatie	272

26	**Sport en aangeboren hartafwijkingen**	273
	T. Takken, A.P.J. van Dijk, B.J.M. Mulder	
26.1	Inleiding	274
26.2	Aspecten van lichamelijke inspanning en sport	274
26.3	Aspecten van de aangeboren hartafwijking	277
26.4	Beweeg- en trainingsadviezen	278
26.5	Specifieke aangeboren hartafwijkingen	279
26.6	Samenvatting	280
27	**Psychosociale problematiek**	281
	E.M.W.J. Utens, J.P. van Melle	
27.1	Inleiding	282
27.2	Maatschappelijke participatie	282
27.3	Emotioneel functioneren	283
27.4	Kwaliteit van leven	284
27.5	Levensstijl en 'coping'	284
27.6	Rol van de ouders	285
27.7	Adviezen voor de klinische praktijk	285
28	**Endocarditis: risico's en profylaxe**	287
	A.L. Duijnhouwer, L.J. Wagenaar, B.J. Bouma	
28.1	Inleiding	288
28.2	Risico op endocarditis	289
28.3	Profylaxe	290
28.3.1	Risicogroepen	290
28.3.2	Risico ingrepen	292
28.3.3	Keus soort antibiotica bij profylaxe voor volwassenen	292
28.4	Diagnose en behandeling van endocarditis	292
29	**Transplantaties en steunharten**	295
	M. Witsenburg, J.H. Kirkels, F.J. Meijboom	
29.1	Inleiding	296
29.2	Indicatie	296
29.3	Specifieke contra-indicaties en selectie van transplantatiepatiënten	298
29.4	Resultaten van harttransplantatie bij AHA	298
29.5	Mechanische ondersteuning	300
29.6	Conclusie	300
	Register	303

Inleiding

B.J.M. Mulder

Elk jaar worden er in Nederland ongeveer 1300 kinderen geboren met een aangeboren hartafwijking (AHA). De prognose en levensverwachting van deze patiënten zijn in de afgelopen decennia sterk verbeterd, met name door de toegenomen mogelijkheden op het gebied van de hart- en vaatchirurgie. Niet alleen de succesvolle resultaten van de hartchirurgie, maar ook de verbeteringen in diagnostiek, medicamenteuze behandeling en catheterinterventies hebben ertoe geleid dat meer dan 90% van deze kinderen thans de volwassen leeftijd bereikt.

Dit betekent dat er een nieuwe patiëntenpopulatie is ontstaan: volwassenen die geopereerd zijn wegens een AHA. Ruw geschat zijn er momenteel in Nederland 35.000 volwassenen met een AHA en dit aantal groeit nog steeds met ongeveer 5% per jaar.

Van deze groep heeft 70% een palliatieve of correctieve hartoperatie ondergaan. Behalve na een persisterende ductus Botalli (PDB) die op jonge leeftijd spontaan of chirurgisch gesloten is, hebben al deze patiënten in meer of mindere mate restafwijkingen na chirurgische correctie. Daarvoor is vaak gespecialiseerde zorg noodzakelijk.

Factoren die bij iedere individuele patiënt in ogenschouw genomen dienen te worden, zijn de volgende.
- Welke afwijkingen zijn opgetreden als gevolg van de oorspronkelijke hartafwijking? Sequelae van de laesie, bijvoorbeeld hypertrofie van de linkerventrikel (LV) bij aortastenose (AS).
- Zijn er bijkomende congenitale anomalieën? Bijvoorbeeld bicuspide aortaklep bij coarctatio aortae.
- Welke nieuwe problemen zijn ontstaan door de hartoperatie? Sequelae van chirurgie, bijvoorbeeld totaal hartblok.
- Welke restafwijkingen zijn na de operatie aanwezig? Bijvoorbeeld pulmonalisinsufficiëntie (PI) na correctie van een tetralogie van Fallot.

In 2001 is in Nederland de landelijke registratie en DNA-bank CONCOR (CONgenitale CORvitia) opgezet, met het doel onderzoek naar de langetermijnresultaten en onderliggende genetische oorzaak van verschillende hartafwijkingen te faciliteren. De landelijke onderzoeksresultaten geven steeds meer inzicht in de problematiek van deze patiëntengroep. De man-vrouwverdeling is vrijwel gelijk: 49% man en 51% vrouw in een populatie van bijna 17.000 patiënten. Jaarlijks overlijdt ongeveer 0,5% van de volwassen populatie met een AHA. Een kwart hiervan overlijdt plotseling, nog een kwart overlijdt ten gevolge van hartfalen. De morbiditeit is aanzienlijk: meer dan de helft van de patiënten – met thans een gemiddelde leeftijd < 50 jaar (range 18-91 jaar) – heeft één van de volgende complicaties: ritmestoornissen, pompfalen (vaak van de rechterventrikel (RV)), endocarditis, conduitobstructies, klepinsufficiënties en pulmonale hypertensie (PH). De complicaties uiten zich lang niet altijd op dezelfde wijze als bij patiënten met een verworven hartafwijking. Ritmestoornissen kunnen ontstaan als onderdeel van het natuurlijk beloop van bepaalde afwijkingen, en na chirurgie kunnen dezelfde of nieuwe ritmestoornissen optreden. Niet alleen ventriculaire ritmestoornissen maar ook atriumflutters kunnen in deze populatie leiden tot een plotse dood, als het subtiele hemodynamische evenwicht bij een reeds sterk gestoorde ventrikelfunctie wordt verstoord. Bovendien kan het lastig zijn een atriumflutter met 1:1-geleiding bij een patiënt met een rechterbundeltakblok (RBTB) na chirurgie te differentiëren van een ventriculaire tachycardie (VT). Atriumflutters kunnen de eerste uiting zijn van obstructie van een conduit of kunnen het gevolg zijn van hemodynamische belasting door kleplijden. Verder onderzoek of doorverwijzing is daarom altijd geïndiceerd. Endocarditis wordt niet altijd tijdig herkend bij deze patiënten en bloedkweken dienen afgenomen te worden alvorens te starten met antibiotica.

Endocarditis, degeneratie van kleppen en conduits, klepinsufficiënties en nieuwe laesies kunnen een reoperatie noodzakelijk maken. Tijdige herkenning en evaluatie zijn van groot belang om de mortaliteit van een reoperatie zo laag mogelijk te houden. Deze moeilijke problematiek vereist inzicht in het natuurlijk beloop van de verschillende aandoeningen, kennis van geïmplanteerde kleppen en conduits, bestudering van oude gegevens van de kindercardiologie en van operatieverslagen, inzicht in beeldvorming en grondige klinische evaluatie met tijdige verwijzing naar een centrum.

Naast de specifieke problemen van deze populatie kunnen natuurlijk op volwassen leeftijd ook hypertensie en coronairlijden optreden.

Behalve over de cardiale problematiek vragen patiënten ook op andere terreinen advies, zoals over verzekeringen, zwangerschap, erfelijkheid, rijbewijs, beroepskeuze, woning, anticonceptie en psychologische problemen rondom hun hartafwijking. Voor deze patiëntengroep is dus een multidisciplinaire aanpak noodzakelijk in een centrum waarin een cardioloog, kindercardioloog, thoraxchirurg, psycholoog, maatschappelijk werker, gynaecoloog en klinisch geneticus samenwerken. Concentratie biedt de beste mogelijkheid voor specifieke expertise en kennis en daardoor optimale zorg voor deze patiëntengroep. Anderzijds is het wenselijk dat een deel van de zorg ook kan plaatsvinden in regionale ziekenhuizen. Goede onderlinge afspraken en een goede organisatie van zorg zijn hiervoor noodzakelijk. Hoe dit in Nederland het beste vorm gegeven kan worden, staat beschreven in hoofdstuk 2.

Literatuur

CONCARE: naar efficiënte zorg voor patiënten met een aangeboren hartafwijking. Werkgroep Concare, Nederlandse Vereniging voor Cardiologie, 2012.

Drenthen W, Boersma E, Balci A, et al.; ZAHARA Investigators. Predictors of pregnancy complications in women with congenital heart disease. Eur Heart J 2010;31(17):2124-2132.

Kuijpers JM, Koolbergen DR, Groenink M, et al. Incidence, risk factors and predictors of infective endocarditis in adult congenital heart disease: focus on the use of prosthetic material. Eur Heart J 2017;38:2048-2056.

Velde ET van der, Vriend JW, Mannens MM, et al. CONCOR, an initiative towards a national registry and DNA-bank of patients with congenital heart disease in the Netherlands: rationale, design, and first results. Eur J Epidemiol 2005; 20(6):549-557.

Verheugt CL, Uiterwaal CS, Velde ET van der, et al. Mortality in adult congenital heart disease. Eur Heart J 2010;31(10):1220-1229.

Verheugt CL, Uiterwaal CS, Velde ET van der, et al. The emerging burden of hospital admissions of adults with congenital heart disease. Heart 2010;96(11):872-878.

Williams RG, Pearson GD, Barst RJ, et al. Report of the National Heart, Lung, and Blood Institute Working Group on research in adult congenital heart disease. J Am Coll Cardiol 2006;47(4):701-707.

Yang H, Kuijpers JM, Groot JR de, et al. Impact of atrial arrhythmias on outcome in adults with congenital heart disease. Int J Cardiol 2017;248:152-154.

Zomer AC, Vaartjes I, Uiterwaal CS. Social burden and lifestyle in adults with congenital heart disease. Am J Cardiol 2012;109(11):1657-1663.

Zomer AC, Verheugt CL, Vaartjes I, et al. Surgery in adults with congenital heart disease. Circulation 2011;124(20):2195-2201.

Organisatie van zorg in Nederland

P.G. Pieper, A.P.J. van Dijk, B.J.M. Mulder

Uit het vorige hoofdstuk blijkt dat de groeiende populatie volwassenen met een AHA gespecialiseerde en multidisciplinaire zorg nodig heeft. Om kwalitatief goede zorg voor deze patiëntengroep te realiseren, is concentratie van zorg in gespecialiseerde centra nodig. Echter, een deel van de zorg kan en moet ook plaatsvinden buiten deze centra. Een adequate organisatie van deze zorg vereist een heldere visie, die in 2012 is ontwikkeld en beschreven door de commissie CONCARE van de Nederlandse Vereniging voor Cardiologie (NVVC). In deze commissie waren drie betrokken beroepsgroepen vertegenwoordigd: cardiologen (NVVC), thoraxchirurgen (Nederlandse Vereniging voor Thoraxchirurgie, NVT) en kindercardiologen (Nederlandse Vereniging voor Kindergeneeskunde, NVK). Het document is door de NVVC geaccepteerd en geldt als leidraad voor de organisatie van zorg voor volwassenen met AHA in Nederland.

Om te komen tot optimale zorg wordt een indeling in drie niveaus van zorg aangehouden.
- *Niveau 1* representeert volledige zorg in een congenitaal hartcentrum.
- *Niveau 2* betekent zorg in een shared care model: de zorg vindt plaats in geaffilieerde ziekenhuizen door cardiologen met een zekere mate van deskundigheid op het gebied van AHA. Deze geaffilieerde ziekenhuizen werken samen met een congenitaal hartcentrum.
- *Niveau 3* houdt in dat de volledige zorg kan plaatsvinden door een algemeen cardioloog, in ieder ziekenhuis.

Het niveau van zorg dat voor een bepaalde patiënt nodig is, wordt gekozen naar aanleiding van de complexiteit van de afwijking (zie kader) en de noodzaak voor een invasieve ingreep.

In congenitale hartcentra en geaffilieerde ziekenhuizen is het belangrijk dat de transitie van de kinderarts of kindercardioloog naar de cardioloog voor volwassenen goed is georganiseerd, zodat een soepele overdracht van zorg gegarandeerd is. Mogelijkheden voor psychosociale begeleiding dienen aanwezig te zijn.

De verschillende ziekenhuizen werken geformaliseerd samen in een samenhangend netwerk, waarbij het congenitale centrum een superviserende rol heeft. Iedere patiënt met een AHA wordt een keer besproken met het congenitale centrum, waarbij in overleg het niveau van zorg wordt vastgesteld. Als een cardiochirurgische of percutane interventie nodig is, worden de indicatie, de (aanvullende) diagnostiek en het behandelplan, inclusief de locatie waar de interventie zal plaatsvinden, besproken en vastgesteld in het multidisciplinaire congenitale hartteam. Interventies vinden in principe plaats in de congenitale hartcentra door erkende gespecialiseerde congenitale hartchirurgen en congenitale interventiecardiologen.

Acute opvang moet in alle ziekenhuizen kunnen plaatsvinden en mede daarom blijft het nodig dat in de opleiding tot cardioloog aandacht wordt besteed aan AHA. Overleg met een congenitaal centrum moet laagdrempelig beschikbaar zijn.

Terminale zorg kan vaak het best in de woonomgeving van de patiënt plaatsvinden.

Niet-cardiale chirurgie heeft voor sommige patiëntengroepen een hoog risico. Voorbeelden zijn congenitale patiënten met hartfalen, New York Heart Association (NYHA)-klasse III-IV, een systemische RV of het Eisenmenger-syndroom. Deze patiënten worden bij voorkeur geopereerd in een congenitaal hartcentrum, en in ieder geval wordt het operatieplan met een congenitaal cardioloog overlegd. Ook bij matig complexe afwijkingen is het aan te bevelen voor niet-cardiale chirurgie te overleggen met een congenitaal hartcentrum.

Anticonceptie, zwangerschap, bevalling en abortus brengen voor de patiënte met een AHA en haar ongeboren kind risico's met zich mee. De zorg op dit gebied vereist tijdige, goede advisering van iedere jonge vrouw met een AHA. Waar de begeleiding van zwangerschap en bevalling plaatsvindt, is afhankelijk van het maternale risico en van de deskundigheid van het lokale multidisciplinaire team.

Organisatie van zorg in Nederland

Complexiteit van AHA en relatie tot het niveau van zorg

complexe afwijkingen (zorg vindt meestal plaats in niveau 1, soms in niveau 2)
- ongecorrigeerde/gepallieerde cyanotische afwijkingen
- double outlet RV
- Eisenmenger-syndroom
- Fontan-operatie
- truncus arteriosus
- transpositie van de grote arteriën (TGA)
- afwijkingen gecorrigeerd met conduits
- andere afwijkingen van atrioventriculaire/ventriculoarteriële connecties, zoals isomerisme, heterotaxiesyndromen

matig complexe afwijkingen (geschikt voor zorg in niveau 2)
- partiële of totale abnormale longvenedrainage
- partieel of compleet atrioventriculair septumdefect (AVSD)
- sinus venosus atriumseptumdefect
- ongecorrigeerde ductus Botalli
- matige of ernstige pulmonalisstenose (PS)
- infundibulaire PS
- subvalvulaire membraneuze AS
- supravalvulaire AS
- coarctatie van de aorta
- ziekte van Ebstein
- tetralogie van Fallot
- ventrikelseptumdefect (VSD) met bijkomende afwijkingen

eenvoudige afwijkingen (geschikt voor zorg in niveau 3)
- geïsoleerde congenitale valvulaire AS
- geïsoleerde congenitale mitralisklepafwijkingen (afgezien van parachute mitralisklep, cleft in mitralisklepblad)
- klein secundum atriumseptumdefect
- klein ventrikelseptumdefect zonder bijkomende afwijkingen
- geringe PS
- kleine geïsoleerde PDB
- status na sluiten PDB
- status na sluiten secundum of sinus venosus atriumseptumdefect zonder residua
- status na sluiten VSD zonder residua

Literatuur

Baumgartner H, Bonhoeffer P, Groot NM de, et al.; Task Force on the Management of Grown-up Congenital Heart Disease of the European Society of Cardiology (ESC); Association for European Paediatric Cardiology (AEPC). ESC Guidelines for the management of grown-up congenital heart disease (new version 2010). Eur Heart J 2010;31:2915-2957.

Concentratie van congenitale hartchirurgie en catheterinterventies; advies van de Commissie kinderhart-interventies. Den Haag, 11 juni 2009.

Daenen W, Lacour-Gayet F, Aberg T, et al.; EACTS Congenital Heart Disease Committee. Optimal structure of a congenital heart surgery department in Europe. Eur J Cardiothorac Surg 2003;24:341-342.

Dearani JA. Surgery for adults with congenital heart disease should be performed by congenital heart surgeons. J Thorac Cardiovasc Surg 2009;138:5-7.

NHS 273640/2006 Adult Congenital Heart Disease – A commissioning guide for services for young people and Grown Ups with Congenital Heart Disease (GUCH).

Stout KK, Daniels CJ, Aboulhosn JA, et al. 2018 AHA/ACC Guideline for the management of adults with congenital heart disease. Circulation 2019;139(14):e698-e800. doi: 10.1161/CIR.0000000000000603.

Warnes CA, Liberthson R, Danielson GK, et al. Task Force 1: the changing profile of congenital heart disease in adult life. J Am Coll Cardiol 2001;37:1170-1175.

Webb G, Mulder BJ, Aboulhosn J, et al. The care of adults with congenital heart disease across the globe: current assessment and future perspective. A position statement from the International Society for AdultCongenital Heart Disease (ISACHD). Int J Card 2015;195:326-333.

Transitie van jongvolwassenen

P. Moons, D. Robbers-Visser, F.J. Meijboom

3.1 Inleiding – 10

3.2 Levenslange zorg voor patiënten met een AHA – 10

3.3 Transfer en transitie: definities – 10

3.4 Praktische uitvoering van transitie – 11
3.4.1 Voor de patiënt – 11
3.4.2 Voor de zorgprofessionals – 12
3.4.3 Voor patiënt en zorgprofessional samen – 13

3.5 Samenvatting – 13

3.1 Inleiding

Bij een aanzienlijk deel van de patiënten die worden geboren met een AHA verdwijnt het hartdefect geheel, zoals bij een atriumseptumdefect (ASD) of een VSD dat spontaan sluit de eerste jaren na de geboorte of bij een PDB die met interventie – chirurgisch of cathetergebonden – wordt gesloten. Er zijn ook patiënten bij wie vrijwel volledige genezing van de hartafwijking wordt bereikt door een interventie, zoals het op jonge leeftijd sluiten van een ASD of een VSD of opheffen van een PS. Bij vrijwel alle overige patiënten, al dan niet behandeld door middel van interventie, zijn er zodanig restafwijkingen dat follow-up ook na de kinderleeftijd noodzakelijk is

3.2 Levenslange zorg voor patiënten met een AHA

In het algemeen kunnen patiënten met een AHA na initiële behandeling op kinderleeftijd niet als genezen beschouwd worden. Zelfs na interventies blijven er restafwijkingen aanwezig. Ook kan op volwassen leeftijd de functie van het hart – een anatomisch niet-normaal hart dat veelal een chronische volume- of drukbelasting heeft of heeft gehad – in de loop van de tijd veranderen. Er zijn echter grote verschillen tussen de patiënten wat betreft de klinische problemen bij (vergelijkbare) restafwijkingen. Met de huidige kennis is niet te voorspellen wie wel en wie niet klinische problemen zal ontwikkelen en bij wie eventueel een nieuwe interventie nodig is. Daarom is het belangrijk dat alle patiënten met meer dan één minimale restafwijking levenslang worden gevolgd.

Wanneer kinderen jong zijn (zuigelingen en kleuters), veel klachten hebben, er veel interventies plaatsvinden en ouders als wettelijk vertegenwoordiger alle verantwoordelijkheid hebben voor hun kind, verloopt deze zorg vaak goed in het zeer professionele veld van de kindercardiologie. Wanneer kinderen ouder worden, de interventie langer geleden is en de restafwijking zodanig is dat er heel goed en nagenoeg klachtenvrij mee geleefd kan worden, wordt het moeilijker patiënten – en hun ouders – te motiveren geregeld te blijven komen voor hun poliklinische controles. Dit wordt nog moeilijker wanneer kinderen pubers worden, met het vaak daarbij horende gedrag. Het is voor een adolescent vaak moeilijk te accepteren dat hij/zij anders is dan leeftijdsgenoten, fysiek vaak minder kan en zich soms verantwoordelijk moet gedragen. Roken, alcohol en piercings zijn een paar voorbeelden, maar ook krachtsporten, anticonceptie en drugs zijn voor mensen met een AHA vaak anders dan voor mensen die helemaal gezond zijn. Dit is de leeftijd – de adolescentie en de jaren erna – dat patiënten de neiging hebben zich aan controle te onttrekken. Wat hier bovenop een rol speelt in discontinuering van de follow-up, is het overgaan van de reguliere controle van de vertrouwde kindercardiologieafdeling, met bekende eigen dokters, naar een nieuwe omgeving, de afdeling cardiologie met onbekende cardiologen. Meerdere onderzoeken hebben aangetoond dat patiënten die uit de reguliere controle verdwenen waren, zich in de jaren erna vaker presenteerden met klachten op de spoedeisende hulp, dat vervolgens vaker een semi-urgente ingreep nodig was en dat de uitkomst slechter was dan van patiënten die wel regulier gecontroleerd werden.

3.3 Transfer en transitie: definities

Zorgverleners moeten de discontinuering van de reguliere poliklinische follow-up vermijden. Dit is een proces dat moet beginnen bij het begin van de puberteit, rond de leeftijd van 13 jaar, en dat eindigt als de volwassen patiënt zich zelfstandig verantwoordelijk voelt voor zijn eigen gezondheidszorg, samen met zijn nieuwe behandelaars in een nieuwe zorgomgeving op een afdeling cardiologie. Dit proces wordt vaak aangeduid als transitie. Het woord transitie wordt ook wel eens gebruikt om de daadwerkelijke overgang van de zorg van de kindercardioloog naar de cardioloog voor volwassenen met een AHA aan te duiden. In de literatuur wordt transfer voorgesteld als een betere term hiervoor. Transitie is dus het proces van vele jaren waarin de patiënt begeleid wordt in het opnemen van de verantwoordelijkheid voor de eigen gezondheid en het continueren van de reguliere zorg vanaf de puberteit tot de jongvolwassen leeftijd. Transfer is een handeling waarbij de praktische invulling van de zorg wordt overgeheveld van de kindercardiologie naar de volwassen setting, naar de congenitale cardioloog.

3.4 Praktische uitvoering van transitie

Een transitieprogramma heeft inhoudelijk drie pijlers: (1) voor de patiënt: educatie, voorlichting van de patiënt; (2) voor de zorgprofessionals: goede samenwerking en communicatie tussen kindercardiologen en zorgprofessionals voor volwassenen met een AHA; en (3) voor patiënt en zorgprofessionals samen: transfer van de (zorg van de) patiënt naar een volwassen setting.

3.4.1 Voor de patiënt

Een belangrijk onderdeel van een transitieprogramma – en het eerste – is het aanbieden van een gestructureerd educatieproces voor de patiënten en hun ouders. Deze educatie belicht diverse aspecten gerelateerd aan de AHA, zoals: de diagnose, behandelingen, maatregelen ter voorkoming van complicaties en het belang van een gezonde levensstijl. Dit zijn zaken die doorgaans al eens besproken zijn met ouders, in de beginjaren, kort na de eerste presentatie van de AHA in de eerste weken of maanden van het leven, maar die in de jaren erna vaak niet uitgebreid aan bod zijn geweest. Als patiënten de adolescentie bereiken dienen ze zelf uitvoerig voorgelicht te worden over hun hartafwijking. Dit markeert het begin van het transitieproces.

Onderwerpen van het educatieprogramma binnen transitie zijn:
- naam, beschrijving en anatomie (tekening) van de AHA;
- diagnostische en therapeutische interventies die in het verleden uitgevoerd zijn of in de toekomst uitgevoerd worden;
- medicatiebeleid inclusief de rationale voor de inname van geneesmiddelen, belang van therapietrouw, potentiële bijwerkingen en interacties met andere geneesmiddelen, alcohol, drugs of tabak;
- risico op de ontwikkeling van complicaties en gerelateerde preventieve maatregelen;
- symptomen van complicaties of achteruitgang van de conditie die medische controle vereisen;
- antibioticaprofylaxe (indien geïndiceerd) en primaire preventiestrategieën voor endocarditis: goede mondhygiëne en regelmatig tandartsbezoek;
- de potentiële impact van de AHA op het dagelijks functioneren, opleidingskeuzen, kans op een baan, levensverwachting, keuring voor rijbewijs, levensverzekering, hypotheek, enzovoort;
- het belang van regelmatige follow-up, de aanbevolen frequentie van medische controles en het meest aangewezen type van setting en gezondheidswerker (algemeen cardioloog dicht bij woonplaats, gespecialiseerde cardioloog of verpleegkundig specialist in een centrum voor AHA);

- elementen van een gezonde levensstijl, inclusief voeding, fysieke activiteiten en het vermijden van gebruik van alcohol, tabak en drugs;
- aspecten van een 'hartvriendelijk' seksueel leven, met advies omtrent veilige en effectieve methoden van anticonceptie;
- risico's voor de moeder en foetus tijdens een zwangerschap, mate van overdraagbaarheid van de aandoening, belang van preconceptie counseling, gezinsplanning en zo nodig begeleiding tijdens zwangerschap door in AHA en zwangerschap gespecialiseerde gynaecoloog en cardioloog (bij meer dan milde restafwijkingen);
- voorzorgsmaatregelen te treffen tijdens het reizen en hoe medische zorg te vinden in het buitenland.

Een tweede component van educatie in het kader van transitie is de ontwikkeling van zelfmanagementvaardigheden zodat adolescenten in steeds toenemende mate verantwoordelijkheid nemen voor hun gezondheidszorg.

Zelfmanagementvaardigheden die worden aangeleerd in een transitieprogramma, zijn:
- zelf plannen en regelen van poliklinische afspraken bij een medisch specialist;
- zelf zorgen voor herhaalrecepten van medicatie, indien nodig;
- actieve deelname in open communicatie met zorgprofessionals tijdens poliklinische afspraken, in staat zijn om onafhankelijk van de ouders bezorgdheden en vragen te bespreken met zorgverleners;
- weten hoe men een gezondheidszorg- en/of levensverzekering aanvraagt, behoudt en aanpast aan de eigen zorgbehoefte.

3.4.2 Voor de zorgprofessionals

Op het moment dat de zorg van kindercardiologie overgaat naar de volwassen setting, moeten alle relevante gegevens, inclusief operatieverslagen en beeldvorming, beschikbaar zijn in deze nieuwe setting. De patiënt moet weten wie de nieuwe dokter (of verpleegkundige) is, waar die precies te vinden is in het (nieuwe) ziekenhuis en hoe er contact opgenomen kan worden (telefoon, fax of e-mail). Om een patiënt vertrouwen te geven in de nieuwe setting, is het belangrijk dat de nieuwe dokter bij het eerste bezoek laat blijken dat hij/zij het dossier van patiënt al goed kent. Vooral voor patiënten die erg tegen het loslaten van de vertrouwde kindercardiologieafdeling opzien, kan het wenselijk zijn ze ruim tevoren al kennis te laten maken met de nieuwe zorgprofessionals, cardiologen en/of verpleegkundigen. Met dit doel – de patiënt alvast kennis te laten maken met de nieuwe cardioloog en omgekeerd – wordt er in meerdere centra in en buiten Nederland een transitiepolikliniek georganiseerd binnen de polikliniek kindercardiologie. Patiënten die in het transitieproces zitten, kunnen hier worden gezien, samen met de cardioloog of verpleegkundig specialist van de congenitale cardiologie die in de nabije toekomst de zorg gaat overnemen. Naast de medisch-technische kant moet er aandacht zijn voor het psychosociaal welzijn van de patiënt. Het aanvaarden van hun aandoening, omgaan met stress, angst- en stemmingsstoornissen kost soms moeite. Ondersteuning door verpleegkundig specialist of psycholoog is niet zelden nodig en vaak erg nuttig.

3.4.3 Voor patiënt en zorgprofessional samen

Op het einde van het transitieproces is het noodzakelijk te evalueren of de patiënt over de nodige vaardigheden en kennis beschikt om te functioneren als volwassene. Algemeen wordt aangenomen dat een patiënt zelf poliklinische afspraken maakt met zijn zorgteam, zich houdt aan het voorgeschreven medicatieschema en levensstijl, symptomen van achteruitgang of complicaties kan herkennen, en voldoende kennis heeft van de aandoening en de implicaties voor het dagelijks leven. Als de kindercardioloog van mening is dat de transfer goed mogelijk is en de patiënt vindt dit ook, dan kan worden afgesproken de eerstvolgende poliklinische controleafspraak in de nieuwe omgeving te laten plaatsvinden. Wanneer uit deze beoordeling blijkt dat de patiënt belangrijke vaardigheden mist, is het mogelijk om de transfer enige tijd uit te stellen. Wanneer uitstel echter niet mogelijk is – bijvoorbeeld als patiënt inmiddels al ruim 18 jaar is, de leeftijdsgrens die in Nederland meestal wordt aangehouden – moet het volwassen zorgteam op de hoogte worden gesteld van de noodzaak van verdere educatie en vaardigheidstraining van de patiënt. Transfer van zorg wordt vaak als het eindpunt van een transitieproces beschouwd, maar educatie en counseling moeten niet eindigen op het moment van transfer. Een blijvende evaluatie van de kennis en het functioneren van de patiënt is noodzakelijk om optimale zorg te verlenen.

3.5 Samenvatting

Patiënten die geen voortzetting van reguliere controle na de kinderleeftijd van hun AHA hebben gehad, melden zich op volwassen leeftijd veel vaker met problemen die (semi-)urgente interventie behoeven. De optimale timing van re-interventie is dan meestal al achter de rug. Het moment dat patiënten zich aan continuering van de zorg onttrekken ligt vaak in de puberteit. Dit hangt samen met de leeftijd waarop patiënten zich geleidelijk zelf verantwoordelijk moeten gaan voelen voor hun eigen leven, inclusief hun gezondheid, in plaats van deze verantwoordelijkheid aan hun ouders over te laten. Om de ongewenste discontinuering van de zorg te voorkomen, moeten patiënten vroegtijdig voorbereid worden op het zelfstandig omgaan met hun leven, inclusief hun chronische ziekte. Dit is een proces van meerdere jaren en wordt aangeduid als het transitietraject. Wanneer patiënten dit transitietraject goed doorlopen en klaar zijn om de overstap naar de volwassen zorgsetting te maken, waarbij ze de eigen verantwoordelijkheid in deze zorg nemen, kan de transfer van de zorg plaatsvinden. De transfer is de daadwerkelijke overheveling van de zorg van de kindercardiologie naar de volwassen setting.

Noot

Dit hoofdstuk is gebaseerd op: Goossens E, Moons P. Levenslange zorg voor patiënten met een aangeboren hartafwijking. Tijdschrift voor Cardiologie/Journal de Cardiologie 2013;25:7-13.

Literatuur

Acuña Mora M, Sparud-Lundin C, Bratt EL, Moons P. A person-centred transition programme to empower adolescents with congenital heart disease in the transition to adulthood: a study protocol for a hybrid randomized controlled trial (STEPSTONES project). BMJ Open 2017;7:e014593.

Goossens E, Stephani I, Hilderson D, et al. Transfer of adolescents with congenital heart disease from pediatric cardiology to adult health care. J Am Coll Cardiol 2011;57:2368-2374.

Goossens E, Bovijn L, Gewillig M, et al. Predictors of care gaps in adolescents with complex chronic conditions transitioning to adulthood. Pediatrics 2016;137:e20152413.

Jalkut MK, Allen PJ. Transition from pediatric to adult health care for adolescents with congenital heart disease: a review of the literature and clinical implications. Pediatr Nurs 2009;35:381-387.

Knauth A, Verstappen A, Reiss J, Webb GD. Transition and transfer from pediatric to adult care of the young adult with complex congenital heart disease. Cardiol Clin 2006;24:619-629.

Sable C, Foster E, Uzark K, et al. Best practices in managing transition to adulthood for adolescents with congenital heart disease: the transition process and medical and psychosocial issues: a scientific statement from the American Heart Association. Circulation 2011;123:1454-1485.

Yeung E, Kay J, Roosevelt GE, et al. Lapse of care as a predictor for morbidity in adults with congenital heart disease. Int J Cardiol 2008;125:62-65.

Beeldvorming: echocardiografie, magnetic resonance imaging, multi-slice computertomografie

A.E. van den Bosch, M. Groenink, F.J. Meijboom

4.1 Inleiding – 16

4.2 Echocardiografie – 16
4.2.1 Transthoracale echocardiografie – 16
4.2.2 Slokdarmechocardiografie – 19
4.2.3 3D-echocardiografie – 20

4.3 Magnetic resonance imaging – 22
4.3.1 Inleiding – 22
4.3.2 Interpretatie van MRI-beelden – 22
4.3.3 Toepassingen – 25
4.3.4 Beperkingen – 25

4.4 Multi-slice computertomografie – 26

4.1 Inleiding

Behandelaars van patiënten met AHA beschikken tegenwoordig over meerdere, niet- of nauwelijks invasieve, modaliteiten voor cardiovasculaire beeldvorming, zoals echocardiografie, magnetic resonance imaging (MRI) en multi-slice computertomografie (MSCT). Om tot een optimale beeldvorming en -interpretatie te komen, is ruime kennis nodig van anatomie, terminologie en pathofysiologie van AHA, inclusief de in het verleden uitgevoerde chirurgische en/of interventionele procedures.

4.2 Echocardiografie

Transthoracale echocardiografie (TTE), met zijn brede scala aan modaliteiten (M-mode, 2D, 3D, contrast, strain en stress), wordt algemeen beschouwd als de eerstelijnsbeeldvorming bij AHA. De reden hiervoor is dat TTE, in ervaren handen en bij voldoende beeldkwaliteit, een betrouwbare en reproduceerbare beoordeling van anatomie en functie geeft. Echocardiografie is een veilige, goedkope en zeer toegankelijke beeldvormingsmodaliteit die weinig ongemak voor de patiënt met zich meebrengt. Het gebruik van laesiespecifieke beeldvormingsprotocollen, met op een gestandaardiseerde manier vastleggen van de morfologie en functie, heeft het praktisch nut van echo in de follow-up van patiënten nog verder vergroot.

4.2.1 Transthoracale echocardiografie

Bij het uitvoeren en interpreteren van echocardiografische onderzoeken bij patiënten met een AHA is het belangrijk om systematisch de cardiale anatomie, morfologie en functie te beoordelen (◘ figuur 4.1).

Bij een eerste echo van een nieuwe patiënt is sequentiële segmentanalyse een begrijpelijk en in de praktijk goed te gebruiken systeem. Vooral bij complexe hartafwijkingen heeft dit meerwaarde, omdat hiermee eenduidig wordt beschreven hoe de ligging van het hart is, hoe de onderlinge verbindingen zijn en wat voor afwijkingen er waar precies worden gezien. Als dat eenmaal goed is vastgelegd verandert dat niet meer en draait het bij volgende echo's alleen nog om de functie. De meest gebruikte technieken zijn enerzijds 2D-echo voor anatomie, dimensies en ventrikelfunctie en anderzijds Doppler-technieken voor meting van snelheid van bloedstromen en inschatting van de ernst van stenosen, insufficiënties en het beoordelen van vullingskarakteristieken. Intracardiale shuntlaesies kunnen worden aangetoond met 2D- of 3D-echocardiografie aangevuld met kleuren-Doppler en met continuous wave en pulsed wave Doppler-metingen voor volledige pathofysiologische evaluatie (grootte van het defect, stroomrichting en stroomsnelheden over het defect).

De ejectiefractie (EF) van de LV wordt gezien als een goede afspiegeling van de LV-functie. Een verminderde EF is een belangrijke risicofactor en voorspeller van uitkomsten, zoals verminderd inspanningsvermogen, hartfalen, ritmestoornissen en plotse dood. Het is in de echocardiografie gebruikelijk de EF te berekenen aan de hand van planimetrie van een of meer 2D-echodoorsneden van de LV; het meest wordt de biplane methode van Simpson gebruikt. Bij harten met een normale anatomie en geometrie is dit een redelijk betrouwbare methode. Bij patiënten met AHA is vaak de RV afwijkend, met een groter volume of een hogere druk dan normaal zoals bij patiënten met een gerepareerde tetralogie van Fallot met ernstige pulmonalisklepinsufficiëntie of Ebstein-afwijking met ernstige tricuspidalisklepinsufficiëntie

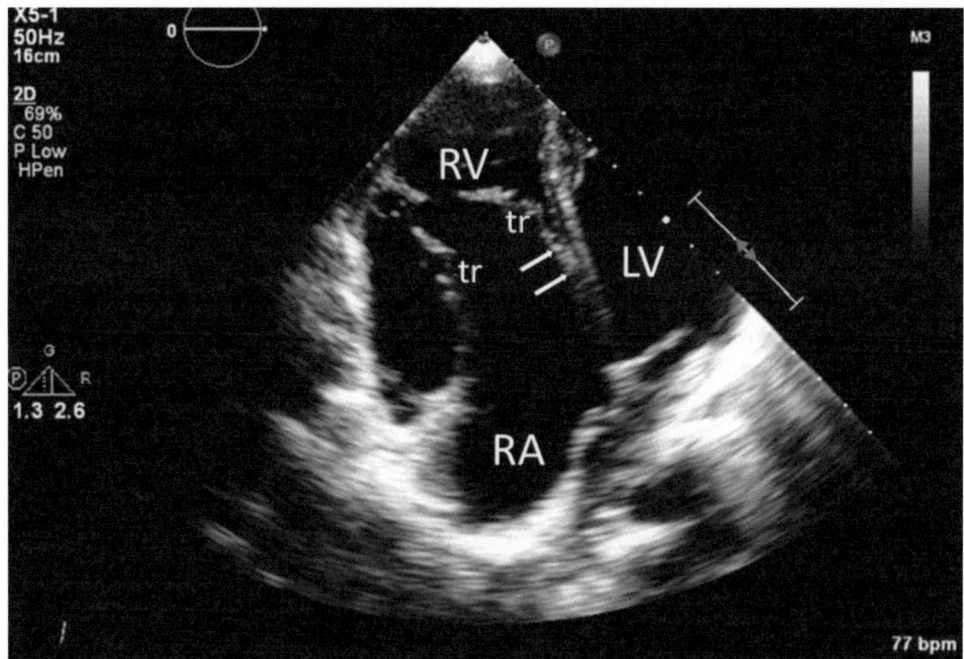

◘ **Figuur 4.1** Echocardiogram van een patiënt met de ziekte van Ebstein. De tricuspidalisklep (tr) is verplaatst naar apicaal, waarbij duidelijk zichtbaar is dat het septale klepblad gedeeltelijk vastzit aan het septum (pijlen). RV: rechterventrikel; LV: linkerventrikel; RA: rechteratrium.

(◘ figuur 4.1). Dit beïnvloedt de geometrie van de LV, waardoor het bepalen van de EF met M-mode of 2D-technieken onbetrouwbaar wordt. Als een betrouwbare EF van de LV gewenst is, bij patiënten met een abnormaal hart of een sterk gedilateerd hart zoals bij hartfalen of een gedeformeerd hart zoals bij AHA, kan gekozen worden voor een 3D linkerventrikel-ejectiefractie (LVEF). Vele onderzoeken hebben aangetoond dat dit betrouwbaardere en reproduceerbaardere waarden geeft dan 2D-echo. In de klinische praktijk kiest men echter veelal voor MRI.

Een andere maat voor de systolische LV-functie is de mate van deformatie van de hartspier. Deformation imaging, strain imaging en speckle tracking zijn verschillende termen voor de zelfde techniek. Deze techniek, die de eerste tien jaar van haar bestaan eigenlijk alleen maar leidde tot veel research en meer inzichten in de dynamiek van de hartspier, heeft inmiddels haar weg gevonden naar gebruik in de klinische praktijk. Voor beeldvorming bij hartfalen, cardio-oncologie en cardiale resynchronisatietherapie (CRT)-pacing is deze techniek niet meer weg te denken. Voor volwassen patiënten met een AHA geldt dat voor sommige specifieke diagnosegroepen is aangetoond dat LV-globale longitudinale strain (GLS), gemeten met behulp van speckle tracking echocardiografie (STE), geassocieerd is met de uitkomst. De heterogeniciteit in de morfologie van AHA, en de invloed van morfologie/geometrie op de hartfunctie, maakt dat dit niet te generaliseren valt. De methodologische problemen om dit met een onderzoek aan te tonen zijn, zoals bij alle onderzoeken bij patiënten met een AHA, groot: bijvoorbeeld kleine patiëntenaantallen per diagnosegroep en een lang interval tussen echometing en gekozen uitkomstmaat, zoals hartfalen of overlijden. De rol van GLS bij AHA lijkt nu vooral te bestaan uit het vastleggen van deze parameters bij seriële follow-up en het registreren van veranderingen, met de patiënt als zijn/haar eigen controle, zonder daar op dat moment harde uitspraken over te kunnen doen wat betreft uitkomsten.

Voor de beoordeling van de LV-diastolische functie wordt voornamelijk gebruikgemaakt van de algemene echo-Doppler-algoritmes, zoals de E/e'-ratio, maar bij patiënten met AHA kan een verlaagde e' het resultaat zijn van gelokaliseerde chirurgische littekens aan de septum- of LV-vrije wand in plaats van een verminderde LV-diastolische functie. Deze mogelijke verschillen in interpretatie van eenzelfde Doppler-signaal beperkt het gebruik in de klinische praktijk. Vooral bij complexe hartafwijkingen, zoals univentriculaire harten met een Fontan-operatie of bij een systeem-RV, geldt dat de correlatie tussen non-invasieve schattingen van diastolische eigenschappen en invasief gemeten drukken zo slecht is, dat gesteld wordt dat er non-invasief geen uitspraken te doen zijn over vullingsdrukken of andere diastolische eigenschappen. MRI of computertomografie (CT) doen dit niet beter dan echo en er zal bij twijfel laagdrempelig tot invasieve meting worden overgegaan.

Echocardiografische beoordeling van RV-grootte en -functie is moeilijker dan van de LV, deels vanwege de vorm van de RV. Indirecte metingen van de RV-functie zoals fractional area change (FAC) en TAPSE (tricuspid annular plane systolic excursion) worden veel gebruikt. In de algemene cardiologische praktijk en vooral bij pulmonale hypertensie (PH) is aangetoond dat ze prognostische waarde hebben; bij patiënten met een aangeboren hartafwijking is dit niet zo eenduidig. Patiënten die in het verleden geopereerd zijn, hebben vaak een aanzienlijk verlaagde TAPSE, zonder dat dit betekent dat de prognose slecht is. Bij patiënten met een systeem-RV is de TAPSE ook vaak zeer gering, maar omdat het contractiepatroon van een hogedruk RV anders is dan van een lage-druk subpulmonale RV, met meer concentrische contractie dan longitudinale contractie, is de rechterventrikel-ejectiefractie (RVEF) vaak niet zo slecht als de zeer lage TAPSE doet vermoeden. Zowel TAPSE als FAC heeft vooral waarde in de longitudinale follow-up, met seriële metingen, waarbij verslechtering van metingen vaak een teken is van achteruitgang van de RV-functie. Tissue Doppler imaging (TDI) en STE kunnen beide

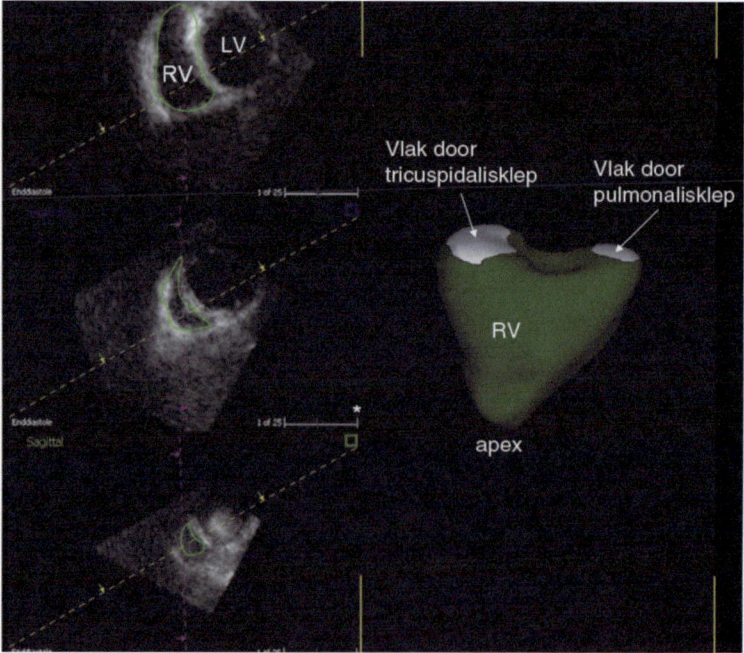

Figuur 4.2 Bepaling van de EF van de RV met een 3D-echodataset. Er zijn op drie niveaus doorsneden gemaakt om de getekende contouren te controleren.

worden toegepast om regionale en globale ventriculaire myocardvervorming te beoordelen, maar de klinische toepassing voor de RV bij AHA blijft beperkt tot gespecialiseerde centra. 3D-echocardiografie voor de beoordeling van RV-volumes en RVEF wordt aanbevolen voor echoafdelingen met ervaring in 3D-echocardiografie (◘ figuur 4.2).

De beoordeling van vasculaire structuren is in beperkte mate mogelijk door middel van echocardiografie. In de praktijk blijkt vaak dat de longveneuze en systeemveneuze retour naar het hart, alsook de perifere longarteriën en de aorta distaal van de aortawortel niet voldoende kunnen worden gevisualiseerd. De door sommigen aangehangen kwantificering van een intracardiale of extracardiale shunt door middel van echocardiografie is niet meer dan een grove schatting. Voor een meting van de shuntgrootte is invasief onderzoek of MRI nodig.

4.2.2 Slokdarmechocardiografie

In sommige gevallen blijken patiënten onvoldoende echovensters te hebben om een uitspraak te kunnen doen over aard en ernst van een afwijking. Andere technieken, zoals slokdarmechocardiografie (TEE; transoesofageale echocardiografie), MRI of MSCT zijn dan aangewezen.

Met behulp van TEE kunnen de mitralis-, tricuspidalis- en aortaklep bij uitstek goed in beeld worden gebracht, hetgeen vaak van belang is voor preoperatieve analyse en een juiste benadering door de hartchirurg. Dit geldt ook voor complexe structuren, zoals veneuze tunnels bij de Mustard- of de Senning-operatie, of bij een totale cavopulmonale connectie (TCPC). Bij een patiënt met een Fontan-circulatie die zich presenteert met ritmestoornissen is heel vaak een TEE geïndiceerd om uit te sluiten dat er zich trombi hebben gevormd in het RA of in de cavopulmonale tunnel (◘ figuur 4.3). Niet zelden worden daar dan trombi aangetoond.

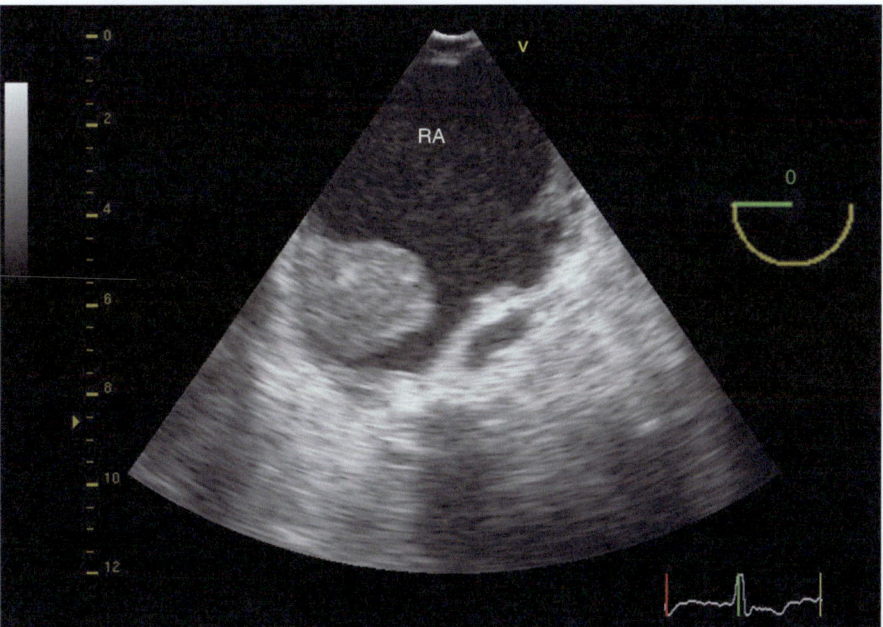

◘ **Figuur 4.3** TEE van een patiënt met een Fontan-circulatie. Er bevindt zich een forse echomassa in het RA evenals spontaan contrast. Het spontaan contrast wijst op een bijzonder trage bloedstroom. De massa is dan ook uiterst verdacht voor een trombus.

Voor patiënten met een atriumseptumdefect type II (ASD II) kan met TTE doorgaans de volumebelasting van de rechterharthelft uitstekend worden beoordeeld. Wanneer de indicatie voor sluiting van een ASD II is gesteld, is een aanvullende TEE zinvol om te beoordelen of een cathetergebonden sluiting een optie is. Hiermee kan precies afgebeeld worden hoe groot het defect is, hoe de relatie met omliggende structuren is, zoals mitralis- en tricuspidalisklep, en hoe de randen rondom het defect zijn. TEE heeft een belangrijke plaats gekregen bij monitoring van interventies. Bij cathetergebonden interventies kan een TEE worden gedaan – met als alternatief een intracardiaal echo – om tijdens de procedure de device-plaatsing te vervolgen. Bij chirurgische interventies zal doorgaans voorafgaand aan de procedure (met de patiënt al onder narcose) een TEE worden uitgevoerd om de effecten van de cardiochirurgische ingreep direct na de ingreep goed te kunnen interpreteren.

4.2.3 3D-echocardiografie

Metingen van LV-volumes en EF met 3D-echocardiografie hebben de voorkeur boven 2D-berekingen van de LVEF. Voor patiënten met een AHA is 3D-echocardiografie bij uitstek geschikt om de morfologie in beeld te brengen. De 'en face' view – kijken op een klep of op een septum – is zeer inzichtgevend en niet te verkrijgen met een andere dan een 3D-techniek (❒ figuur 4.4).

Daarnaast kan 3D-echocardiografische planimetrie worden gebruikt ter beoordeling van de ernst van klepstenose. De matige beeldresolutie die bij 3D-TTE verkregen wordt, is voorals-

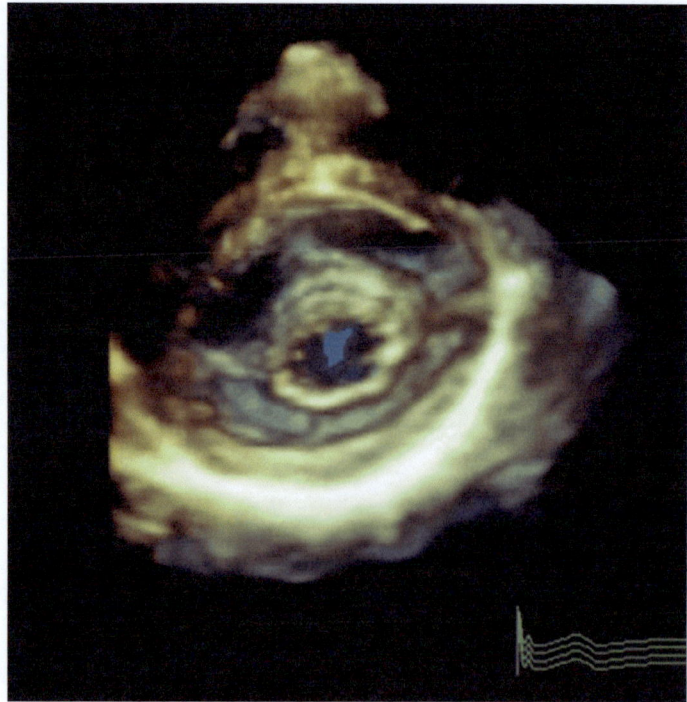

❒ **Figuur 4.4** 3D-TTE-opname van een parachute mitralisklep. Er is een centrale positie van de mitralisklep, waarbij de chordae aanhechten aan een centrale papillairspier. Er is vaak restrictie van de klepbladen aanwezig.

nog een handicap bij klinische toepassing. Delicate intracardiale structuren, zoals kleppen en chordae, worden als gevolg van de (in vergelijking met 2D-echo) beperkte resolutie óf niet gezien, óf als dikke structuren met te weinig details weergegeven. De lagere frame rate van 3D-echo beperkt ook het afbeelden van snel bewegende structuren, zoals kleppen. Bij 3D-TEE zijn deze bezwaren voor een groot deel verdwenen, omdat het mogelijk is vanuit de slokdarm met een veel hogere frequentie te scannen. De penetratie in weefsels is dan weliswaar minder goed, maar dat is hier ook niet nodig. Echter, de beeldkwaliteit van de bij TEE hogerfrequente transducers is veel beter dan die van lagerfrequente transducers. Het interatriale septum kan ook in zijn geheel worden afgebeeld met 3D-TEE, zodat in één beeld kan worden gezien waar het defect ligt, welke vorm het heeft en hoe groot het is, of er voldoende rand rondom is om het met een device te sluiten en of het voldoende afstand heeft tot de mitralisklep.

Niet alleen voor diagnostiek van ASD's is 3D-TEE een aanwinst, maar ook voor monitoring tijdens cathetergebonden sluitingen. Voor interventies, zoals het plaatsen van een mitral clip bij ernstige mitralisinsufficiëntie (MI) of bij het sluiten van een paravalvulair lek naast een mechanische klepprothese, is monitoring met 3D-TEE onontbeerlijk.

Nieuw ontwikkelde real-time fusie van dynamische gesynchroniseerde echocardiografie en fluoroscopie is een opkomende techniek om percutane interventieprocedures bij AHA te vergemakkelijken en de dosering van straling en contrast te verminderen.

> **Belangrijke punten**
> — TTE is de eerstelijns beeldvormingsmethode bij de beoordeling en follow-up van AHA-patiënten.
> — Specifieke echocardiografische protocollen voor elke specifieke laesie worden sterk aanbevolen.
> — Standaardbenaderingen voor systolische- en diastolische-functiediagnostiek zijn niet altijd van toepassing op alle AHA-patiënten.
> — TAPSE en FAC zijn goede echocardiografische parameters voor seriële follow-up van RV-functie bij AHA-patiënten, mits men op de hoogte is van de beperkingen en pitfalls.
> — 3D-echocardiografie geeft betrouwbaardere ventrikelvolumes en EF dan 2D-echocardiografie en heeft daarom de voorkeur. Ook geeft het aanvullende informatie over valvulaire morfologie en kan het bijdragen aan een beter begrip van intracardiale anatomie.
> — Voor de opvolging van RV-afmeting en -functie wordt 3D-echo aanbevolen in centra met ervaring, indien MRI niet haalbaar, niet beschikbaar of gecontra-indiceerd is.
> — 2D-speckle tracking-afgeleide LV GLS kan worden gebruikt in seriële follow-up om verandering van myocardfunctie in de tijd vast te leggen; er is vooralsnog slechts een beperkte correlatie met uitkomstmaten.
> — 2D-speckle tracking-afgeleide strain van de RV-vrije wand is technisch goed mogelijk, maar lijkt voorlopig vooral een instrument voor research; er is nog niet aangetoond dat het bruikbaar is in de algemene klinische praktijk.

4.3 Magnetic resonance imaging

4.3.1 Inleiding

De MRI-scanner is een grote magneet met daaromheen spoelen, gradiëntsystemen en een zender/ontvanger voor radiofrequente straling. Deze straling is laagenergetisch en heeft (voor zover bekend) geen nadelige gevolgen voor humane weefsels. Derhalve kan deze techniek laagdrempelig worden toegepast. Beeldvorming met MRI is een nogal complexe techniek die berust op verschillen in de concentratie waterstofatomen en het kwantumelektrische effect van fluctuaties in magnetische velden op deze waterstofatomen tussen verschillende weefsels. Op deze wijze kunnen contrasten worden gevormd tussen onder andere spier, vet en vochthoudende weefsels. Door de ontwikkeling van ECG-triggering, snelle gradiëntsystemen, speciale MR-RF-spoelen en uiterst slimme software is het mogelijk gebleken het hart 3D met een hoge resolutie in beeld te brengen, en ook functioneel te analyseren. MRI-onderzoek is tegenwoordig geïntegreerd in de standaardzorg voor patiënten met AHA.

4.3.2 Interpretatie van MRI-beelden

Gezien de complexiteit van MRI kunnen, met name bij cardiale beeldvorming, artefacten optreden die interpretatie van de beelden bemoeilijken. Berucht zijn sternumdraden (figuur 4.5) die plaatselijk het magneetveld verstoren en soms interpretatie van MRI-beelden volkomen onmogelijk maken.

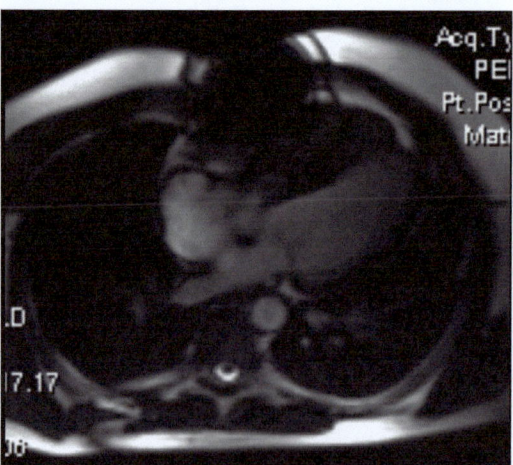

Figuur 4.5 Artefacten door sternumdraden bij cine-imaging.

De meest voorkomende artefacten bij cardiale beeldvorming komen voort uit beweging door inadequate triggering (bijvoorbeeld bij atriumfibrilleren) of het onvermogen van de patiënt om de adem in te houden. Ook artefacten op vet-waterovergangen of overgangen van een hoge naar een lage signaalintensiteit komen frequent voor. Artefacten ten gevolge van snel stromend bloed kunnen de beeldkwaliteit nadelig beïnvloeden, maar kunnen ook gebruikt worden om pathologie aan te tonen, bijvoorbeeld bij insufficiënte of stenotische kleppen en/of conduits. Hierbij

4.3 · Magnetic resonance imaging

wordt het signaalverlies ten gevolge van snel bewegend bloed geprojecteerd op de rondom liggende structuren (◘ figuur 4.6A). Faseveranderingen die protonen in stromend bloed door hun beweging ondergaan, kunnen ook intelligent gebruikt worden om snelheden te bepalen door middel van fase-contrast imaging (◘ figuur 4.6B). Aangezien deze 'MRI-Doppler-metingen' altijd over gehele oppervlakken geïntegreerd kunnen worden, kan zo niet alleen de bloedstroomsnelheid (m/s) worden gemeten, maar ook daadwerkelijke de bloedstroom (ml/s) over kleppen, conduits en vasculaire structuren.

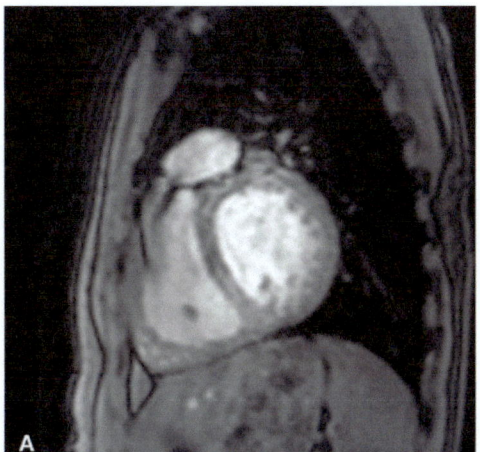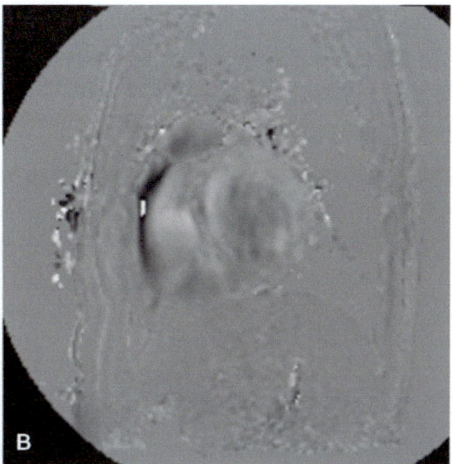

◘ **Figuur 4.6** Diastolische opname van cine (A) en fasecontrast-cine (B) van de rechterventrikel outflowtract (RVOT). Het zwarte streepje markeert in beide opnamen de jet van een pulmonalisinsufficiëntie. Door de hoge snelheid van de regurgiterende jet wordt plaatselijk op de fasecontrastopname (het witte streepje in B) 'aliasing' zichtbaar, een artefact door te laag ingestelde maximale flowsnelheid in de gebruikte MRI-pulssequentie.

Deze techniek kan ook gebruikt worden om complexe flowpatronen te visualiseren door middel van 3D-flow (◘ figuur 4.7). Een relatief nieuwe en veel gebruikte techniek, waarbij gebruik wordt gemaakt van zeer snel wisselende gradiënten, heet 'steady state free precession'-imaging.

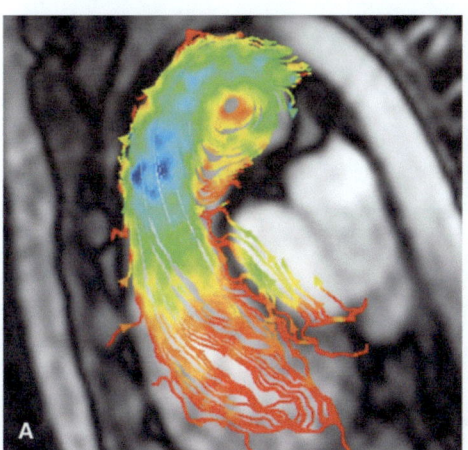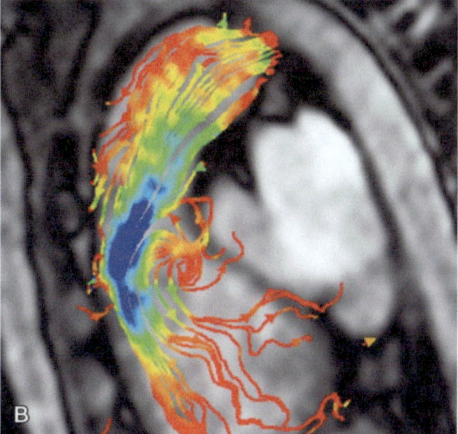

◘ **Figuur 4.7** 3D-fasecontrast bij PS/PI in systole (A) en diastole (B). Tijdens de systole zijn vortices in de pulmonalisstam zichtbaar en gedurende de diastole een PI in de RVOT.

Deze techniek wordt tegenwoordig routinematig gebruikt voor cine-imaging van het hart waarbij het hart bewegend met een hoog signaal van het bloed ('wit-bloedplaatjes') in allerlei richtingen getoond kan worden. Indien aansluitende plakken in de korte as van het hart worden gemaakt, kunnen zo alle cardiale volumina tijdens de hartactie bepaald worden, en derhalve ook (plaatselijke) wandbewegingen, EF en slagvolume.

Op deze wijze kan ook de massa van het myocard bepaald worden. Met een speciale techniek (saturatiepuls) kunnen weefsels ook juist in de beeldvorming onderdrukt worden. Hier kan slim gebruik van worden gemaakt om bijvoorbeeld een ASD met links-rechtsshunt te visualiseren, zoals getoond in ◘ figuur 4.8. Een dubbele saturatiepuls waarbij de eerste keer het gehele volume wordt onderdrukt en direct daarna die onderdrukking alleen voor een bepaalde plak weer teniet wordt gedaan, leidt tot de zogenoemde 'zwart-bloedplaatjes' (◘ figuur 4.9), die als zeer informatief voor cardiovasculaire anatomie worden beschouwd.

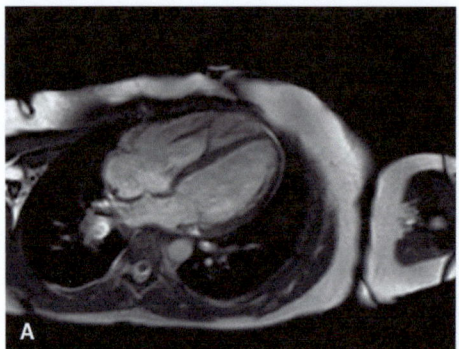 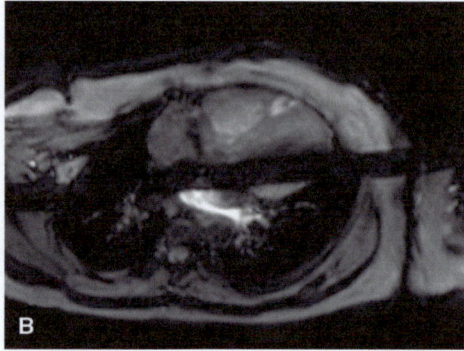

◘ **Figuur 4.8** SSFP-opname in een vierkamervlak bij een ASD II (A). De links-rechtsshunt wordt duidelijk zichtbaar wanneer een saturatiebalk (B) over het LA wordt gelegd en gesatureerd bloed zich als een negatief (zwart) signaal op het RA projecteert.

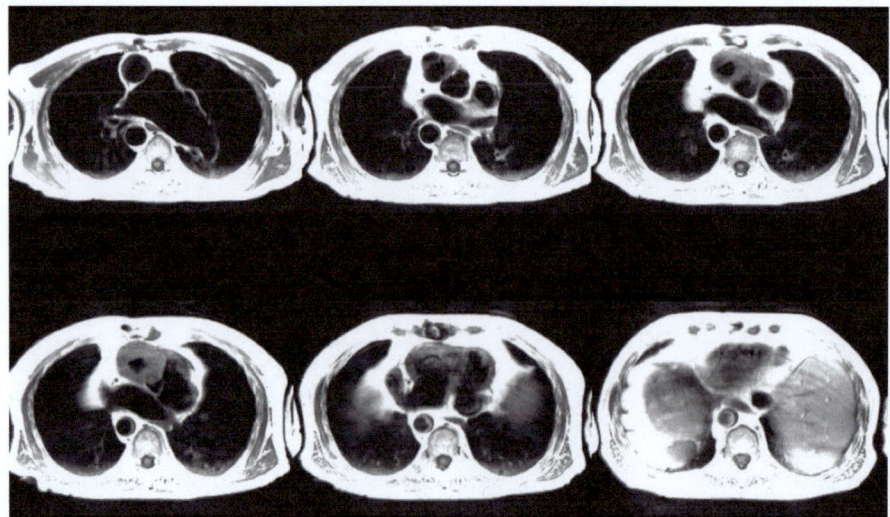

◘ **Figuur 4.9** 'Zwart-bloedplaatjes' magnetic resonance imaging van het hart van een 60-jarige patiënt met een blanco cardiale voorgeschiedenis. Van craniaal (linksboven) naar caudaal (rechtsonder): beeld van een congenitaal gecorrigeerde transpositie van de grote vaten (ccTGA) met situs inversus.

Voor beeldvorming van de vasculaire anatomie kan gebruik worden gemaakt van een intraveneus MRI-contrastmiddel (gadolinium), waarbij 3D-reconstructies kunnen worden verkregen van alle grote vaten in het lichaam. Dit contrastmiddel kan tevens gebruikt worden voor first-pass perfusie (en derhalve voor detectie van ischemie) en voor fibrose of infarct-imaging van het hart.

4.3.3 Toepassingen

Met MRI kunnen bij complexe AHA zowel intra- als extracardiale structuren meestal goed beoordeeld worden zodat een uitspraak kan worden gedaan over situs, long- en systeemveneuze retour, atrioventriculaire (AV) en ventriculoarteriële (VA) connecties, alsmede over de stand van de grote vaten en de proximale coronaire anatomie. Niet zelden blijkt na MRI-onderzoek de anatomie toch iets anders te zijn dan oorspronkelijk verondersteld. Vaak worden ook additionele afwijkingen gevonden, zoals abnormaal inmondende longvenen en additionele systeemveneuze structuren. Bij patiënten bij wie in het verleden re-implantatie van de coronairvaten heeft plaatsgevonden, is beeldvorming van de proximale coronairarteriën vaak geïndiceerd, zoals bij status na een arteriële switch- of een Ross-operatie. Hier heeft MRI in MSCT (zie verder) een geduchte concurrent gevonden, maar in bepaalde gevallen (zeer coöperatieve patiënten) kan dit onderzoek relatief eenvoudig zonder ioniserende straling en zonder intraveneus contrastmiddel door middel van MRI plaatsvinden. Ook bij een indicatie voor percutane pulmonalisklepimplantatie zal men geïnformeerd willen zijn over de relatie tussen de coronairarteriën en de arteria (art.) pulmonalis.

Tevens kunnen door middel van MR-contrastgemedieerde angiografieën de meer distale vaten worden afgebeeld, zoals longvenen, perifere pulmonaaltakken (bij de tetralogie van Fallot) en de aorta (bij bindweefselaandoeningen zoals het syndroom van Marfan). In sommige gevallen zal het van klinisch belang zijn om ischemiedetectie of fibrosedetectie van het hart te verrichten, bijvoorbeeld bij patiënten met coronaire anomalieën en onbegrepen cardiaal functieverlies. De belangrijkste toepassing bij volwassenen, bij wie de anatomie meestal bekend is, is echter kwantificering van afmetingen, functie en flow. Deze indices zijn in belangrijke mate bepalend voor de timing van correctieve chirurgie bij de tetralogie van Fallot, rechter systeemventrikels en shunts, zoals verder in dit boek in de betreffende hoofdstukken is beschreven.

4.3.4 Beperkingen

Een MRI kan vaak niet verricht worden bij patiënten met metalen (ferromagnetische) implantaten. Of een bepaald implantaat veilig is voor MRI-onderzoek valt op te zoeken op de (continu geüpdate) website www.mrisafety.com. Vooral pacemakers zijn berucht vanwege het feit dat pacemakerdraden als spoel in het magneetveld kunnen gaan werken. Er kunnen elektrische stromen in de draden gaan lopen met als gevolg brandwonden in het hart en non-capture van de pacemaker. Bovendien kan een pacemaker (of elk ander elektrisch intracardiaal device) gedereguleerd raken en bijvoorbeeld zo de pacemakerfunctie blokkeren. Een implanteerbare cardioverter-defibrillator (ICD) kan een onterechte shock geven of er juist voor zorgen dat er geen elektrische schokken meer optreden. Een uitzondering vormen de MRI-compatibele pacemakers en pacemakerdraden die recentelijk op de markt zijn gekomen.

Met MRI kan kalk slecht worden afgebeeld. Als calcificatie een onderdeel van het klinische probleem is, bijvoorbeeld bij aortakleppathologie, homografts, conduits of coronairarteriën, en dit moet in kaart worden gebracht, dan is MRI niet geschikt en is CT een betere techniek.

Bij patiënten met ernstige nierfunctiestoornissen (eGFR < 30 ml/min) wordt het toedienen van MRI-contrastmiddelen afgeraden gezien het risico op ernstige (sclerodermieachtige) systemische bijwerkingen. Dit risico is echter met de nieuwe generatie MRI-contrastmiddelen een stuk kleiner geworden.

Een andere beperking zijn patiënten die niet plat kunnen liggen, niet de adem in kunnen houden of ernstig claustrofobisch zijn. Bij mentaal geretardeerde patiënten kan MRI-onderzoek ook problematisch zijn. In deze gevallen kan overwogen worden het onderzoek onder narcose te doen plaatsvinden. De laatste tijd wordt echter ook steeds vaker naar beeldvorming door middel van MSCT uitgeweken. De drempel om dit te doen is een stuk lager geworden, vooral omdat de hoeveelheid ioniserende straling die nodig is om een CT-scan te doen, de afgelopen jaren aanzienlijk is verminderd. Het blijft echter het zwakke punt van de CT. Vooral bij jonge patiënten die seriële follow-up nodig hebben, waarschijnlijk hun leven lang, moet onderzoek zonder ioniserende straling de eerste keus zijn en alleen wanneer dit niet mogelijk is, is CT een optie.

> **Belangrijke punten**
> — Een baseline-MRI wordt aanbevolen voor veel patiënten op het moment van overgang van een pediatrisch naar een volwassen AHA-programma.
> — MRI is de gouden standaard voor ventriculaire volumes, EF, flowkwantificering en de beoordeling van extracardiale anatomie.
> — Intervallen tussen MRI-scans zijn afhankelijk van het risicoprofiel, bevindingen bij het eerste MRI-onderzoek en de verwachte mate van verandering. Intervallen van drie jaar of langer zijn in de meeste gevallen geschikt.
> — MRI wordt aanbevolen in de aanwezigheid van klinische verslechtering, veranderingen bij echocardiografie en voorafgaand aan chirurgische of transcatheterinterventie.

4.4 Multi-slice computertomografie

In de afgelopen jaren is het gebruik van multi-slice computertomografie (MSCT) bij AHA exponentieel toegenomen. Dit komt omdat de moderne MSCT een groot deel van de anatomie kan afbeelden met een uitstekende resolutie, waardoor gedetailleerde beoordeling van kleine bloedvaten zoals kransslagaders, longaders, collateralen, arterioveneuze fistels en distale pulmonalistakken mogelijk is. De acquisitietijd is snel (< 2 min) zodat patiënten die niet lang stil kunnen liggen toch kunnen worden afgebeeld. Ook kan er beeldvorming van de longen plaatsvinden, hetgeen zeer relevant is voor patiënten met PH. CT is een echte 3D-techniek, die een nauwkeurigere meting in alle vlakken kan geven, bijvoorbeeld voor de afmetingen van de aorta. De MSCT-beelden kunnen worden geïntegreerd met cathlab-gegevens om een procedurele planning te maken. Bovendien kan MSCT mechanische hartklepdisfunctie, aorta of pulmonaire dissectie zeer goed aantonen. Ook de 3D-beelden hebben toegevoegde waarde, onder andere bij abcesvorming bij endocarditis. MSCT heeft een hoge spatiële resolutie en 3D-isotropie, hetgeen wil zeggen dat de resolutie in alle richtingen even hoog is. Daardoor is het mogelijk om bij postprocessing elke reconstructie te maken die maar gewenst is. Dit is vaak belangrijk bij de analyse van aberrante coronairvaten, maar ook bij coarctatio aortae en aberrante systeem- of longveneuze retour. Gestente pulmonaaltakken en aortasegmenten (zoals bij status na coarctatio aortae, ◘ figuur 4.10) kunnen niet met MRI beoordeeld worden door de metaalartefacten, maar zeer goed met CT.

MSCT kan ook worden gebruikt om ventriculaire volumes en functie te meten, maar met een lagere temporele resolutie dan 2D/3D-echocardiografie of MRI en ten koste van extra stralingsblootstelling. MSCT-volumes correleren met MRI, en nieuwere generatie CT vertonen een uitstekende correlatie voor LV-volumes. MSCT is niet geschikt voor seriële metingen vanwege de cumulatieve stralingsdosis. Voor preoperatieve screening bij patiënten met een laag risico heeft cardiale MSCT voor beeldvorming van coronairarteriën een nuttige functie. Specifieke specialistische kennis van AHA is vereist voor de juiste planning en interpretatie van cardiale MSCT.

De belangrijkste beperkingen van MSCT zijn de ioniserende straling en het gebruik van jodiumhoudende contrastmiddelen die nefrotoxisch zijn. Daarnaast verstrekt MSCT geen informatie over de hemodynamiek.

Een belangrijk voordeel van MSCT is de beperkte duur van het onderzoek. Goed voorbereide patiënten zijn in 10 minuten klaar, terwijl een MRI-onderzoek meestal minstens 30 minuten duurt. Gezien de hoge sensitiviteit van MSCT voor coronairafwijkingen kan de techniek bij relatief jonge patiënten (40-60 jaar) gebruikt worden als alternatief voor preoperatieve invasieve coronairangiografie. Bij afwijkingen zal dan toch, gezien de beperkte specificiteit van MSCT, invasieve coronairangiografie moeten plaatsvinden.

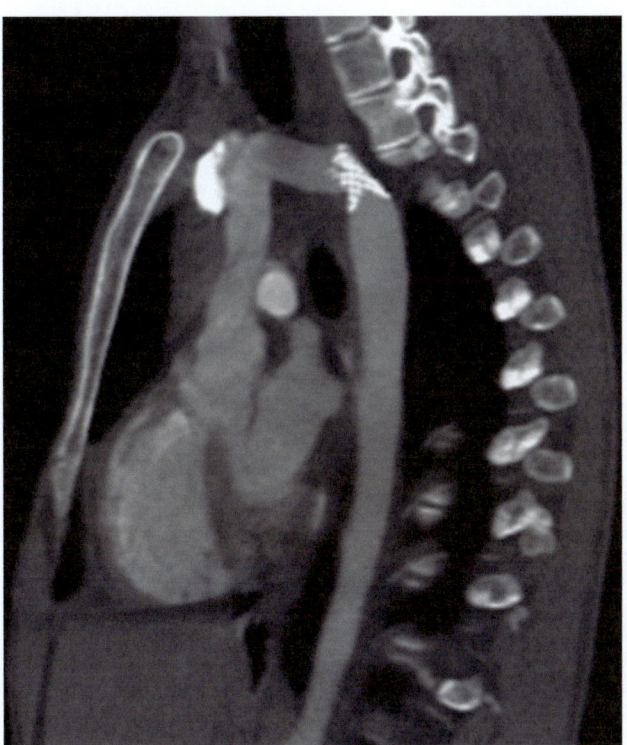

◘ **Figuur 4.10**   CT-angio van een patiënt met een stent in de aorta die geplaatst was vanwege coarctatio aortae.

> **Belangrijke punten**
> - MSCT kan intra- en extracardiale anatomie met hoge resolutie afbeelden.
> - MSCT maakt gelijktijdige evaluatie van longparenchym of luchtwegen mogelijk.
> - MSCT is geïndiceerd ter evaluatie van verkalking (bijvoorbeeld in bloedvaten en chirurgische conduits voorafgaand aan interventie), of voor gedetailleerde evaluatie van de kransslagaderen.
> - MSCT kan worden overwogen in de aanwezigheid van niet-compatibele MRI-implantaten (bijvoorbeeld pacemaker of ICD), en bij slechte MRI-beeldkwaliteit als gevolg van metaalartefacten.

Literatuur

Di Salvo G, Miller O, Babu Narayan S, et al. Imaging the adult with congenital heart disease: a multimodality imaging approach – position paper from the EACVI. Eur Heart J Cardiovasc Imaging 2018;19(10):1077-1098.

Friedberg MK, Mertens L. Deformation imaging in selected congenital heart disease: is it evolving to clinical use? J Am Soc Echocardiogr 2012;25(9):919-931.

Grothoff M, Spors B, Abdul-Khaliq H, Gutberlet M. Evaluation of postoperative pulmonary regurgitation after surgical repair of tetralogy of Fallot: comparison between Doppler echocardiography and MR velocity mapping. Pediatr Radiol 2008;38(2):186-191.

Hamer JPM, Pieper PG (red.). Praktische echocardiografie. Derde druk. Houten: Bohn, Stafleu van Loghum, 2014.

Hendel RC, Patel MR, Kramer CM, et al. ACCF/ACR/SCCT/SCMR/ASNC/NASCI/SCAI/SIR 2006 appropriateness criteria for cardiac computed tomography and cardiac magnetic resonance imaging. J Am Coll Cardiol 2006;48(7):1475-1497.

Kilner PJ, Geva T, Kaemmerer H, et al. Recommendations for cardiovascular magnetic resonance in adults with congenital heart disease from the respective working groups of the European Society of Cardiology. Eur Heart J 2010;31:794-805.

Kilner PJ. The role of cardiovascular magnetic resonance in adults with congenital heart disease. Prog Cardiovasc Dis 2011;54(3):295-304.

Mertens LL, Friedberg MK. Imaging the right ventricle – current state of the art. Nat Rev Cardiol 2010;7(10):551-563.

Mitchell DG, Cohen M. MRI principles. Philadelphia, PA: Saunders, Elsevier, 2004.

Sheehan FH, Kilner PJ, Sahn DJ, et al. Accuracy of knowledge-based reconstruction for measurement of right ventricular volume and function in patients with tetralogy of Fallot. Am J Cardiol 2010;105(7):993-999.

Wei LI, West C, McGhie JS et al. Consensus recommendations for echocardiography in adults with congenital heart defects from the International Society of Adult Congenital Heart Disease (ISACHD). Int J Cardiol 2018;272:77-83.

Zwaan HB van der, Geleijnse ML, McGhie JS, et al. Right ventricular quantification in clinical practice: two-dimensional vs. three-dimensional echocardiography compared with cardiac magnetic resonance imaging. Eur J Echocardiogr 2011;12(9):656-664.

Naamgeving van complexe aangeboren hartafwijkingen: sequentiële analyse

M.R.M. Jongbloed, J.P. van Melle

5.1 Principes – 30

5.2 De atria – 31
5.2.1 De morfologische kenmerken – 31
5.2.2 De situs (ligging) van de atria – 32
5.2.3 Handige hulpmiddelen bij het bepalen van de situs – 32

5.3 De atrioventriculaire connectie – 32
5.3.1 Type AV-connectie – 33
5.3.2 Modus van de AV-connectie – 34

5.4 De ventrikels – 35
5.4.1 De morfologische kenmerken – 35
5.4.2 De ligging van de ventrikels – 37

5.5 De ventriculoarteriële connectie – 37
5.5.1 Type VA-connectie – 38
5.5.2 Modus van de VA-connectie – 38

5.6 De grote arteriën – 38
5.6.1 De morfologische kenmerken – 38
5.6.2 Vormen van single outlet VA-connectie – 39
5.6.3 De positie van de grote arteriën – 40

5.7 Geassocieerde afwijkingen – 41

5.1 Principes

Voor de beschrijving van complexe AHA wordt de sequentiële segmentale analyse gebruikt. Deze analyse is in de jaren tachtig ontwikkeld en berust op de volgende principes (figuur 5.1):
1. elk hart kan worden opgedeeld in drie segmenten: atria, ventrikels en grote arteriën;
2. de drie segmenten zijn met elkaar verbonden via twee aansluitingen (connecties, junctions): de atrioventriculaire (AV-)connectie en de ventriculoarteriële (VA-)connectie;
3. elk hart heeft twee atria, één of twee ventrikels en één of twee grote arteriën.

Bij de analyse van het hart worden de segmenten als morfologisch rechts of links herkend op basis van hun specifieke anatomische kenmerken. Zo is bijvoorbeeld een 'RV' *niet* de rechts gelegen ventrikel, maar de ventrikel met morfologische kenmerken van een RV. Deze RV kan rechts of links liggen, maar ook voor, achter of zelfs onder of boven.

Daarna worden, ook weer segmentaal, de zogenoemde geassocieerde afwijkingen (zoals afwijkingen van de veneuze inmondingen, atriumseptum, ventrikelseptum, aortaboog) geanalyseerd.

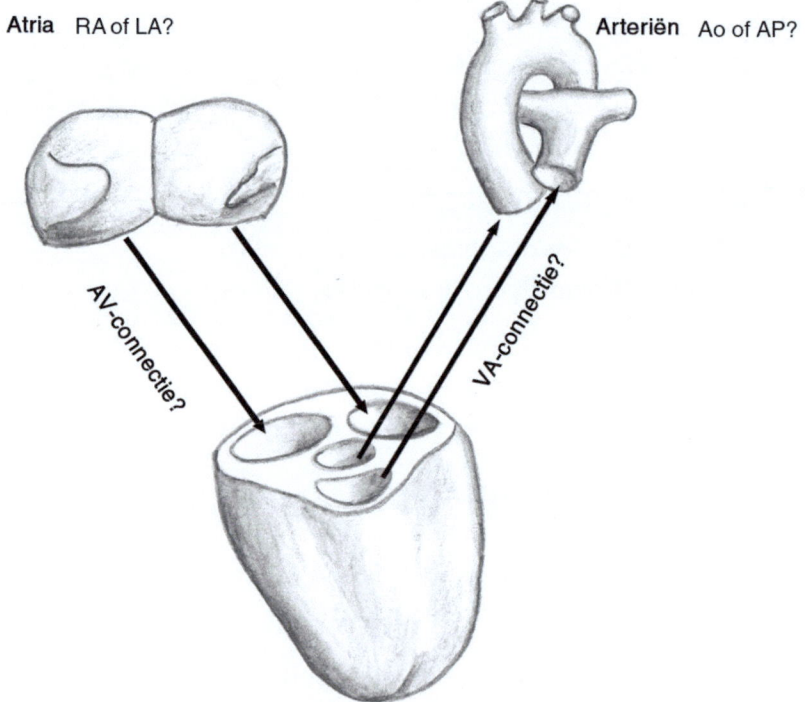

Figuur 5.1 Het 3-stappenprincipe van de segmentale analyse. Stap 1. Identificeer de atria, de ventrikels en de grote arteriën. Stap 2. Bepaal de morfologie van de atria (rechts = RA; links = LA), de ventrikels (rechts = RV; links = LV) en de arteriën (rechts = art. pulmonalis = AP; links = aorta = Ao). Stap 3. Beschrijf de AV- en VA-connecties.

5.2 De atria

5.2.1 De morfologische kenmerken

Een morfologisch RA wordt gekenmerkt door een stomp hartoor dat een brede verbinding met het atrium heeft. Daarnaast heeft een RA musculi pectinati in het hartoor doorlopend in de achterwand. De crista terminalis markeert de grens tussen het gladwandige (instroom) en getrabeculariseerde (hartoor) deel van het RA. In een normaal hart ontvangt het RA de beide venae cavae en de sinus coronarius.

Het morfologische linkeratrium (LA) wordt gekenmerkt door een gebogen, lang en smal hartoor dat een nauwe verbinding met het atrium heeft. Net als in het RA bevinden de musculi pectinati zich in het hartoor, de achterwand van het LA is, in tegenstelling tot die van het RA, glad (◘ figuur 5.2). In een normaal hart ontvangt het LA de vier venae pulmonales. De sinus coronarius loopt in de AV-groeve onder het LA, om uit te monden in het RA.

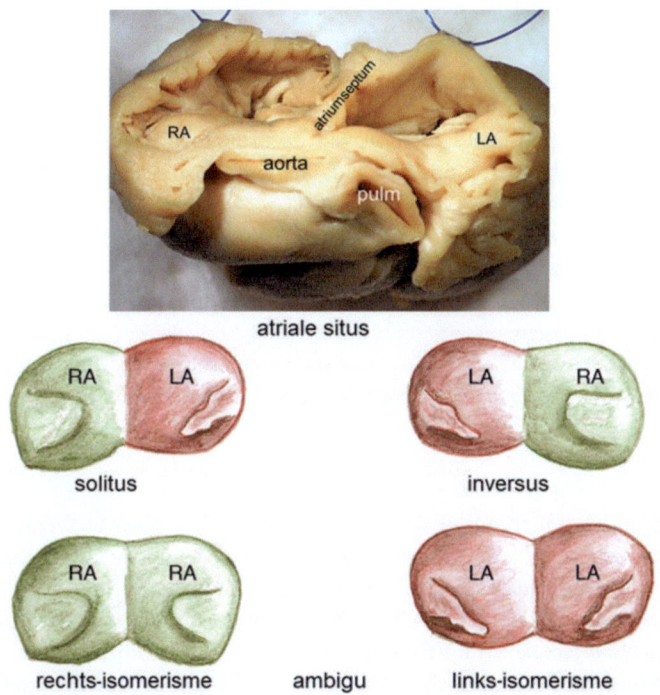

◘ **Figuur 5.2** Boven: anatomisch plaatje van de beide atria. De atria zijn van bovenaf gefotografeerd, waarbij de achterwand boven in het beeld ligt. Links het RA met de zogenoemde 'musculi pectinatae' in de achterwand. Deze geven de RA-achterwand een 'hobbelig' aspect. Rechts het LA met een gladde achterwand (voor gedetailleerde beschrijving van de morfologie: zie tekst). pulm: pulmonalisstam.
Onder: de ligging (situs) van de atria. Linksboven: normale ligging (situs solitus) met RA rechts en LA links. Rechtsboven: spiegelbeeldligging (situs inversus).Onderste rij: de twee vormen van isomerisme van de atria. Links: rechts-isomerisme (2 × RA) en rechts: links-isomerisme (2 × LA). Groen: anatomisch RA; roze: anatomisch LA.

5.2.2 De situs (ligging) van de atria

Er zijn altijd twee atria met kenmerken van ofwel een morfologisch RA, ofwel een morfologisch LA. Voor de situs van de atria zijn er vier mogelijkheden (❍ figuur 5.2):
1. situs solitus, de normale ligging van de atria (RA ligt rechts, LA ligt links);
2. situs inversus, de spiegelbeeldligging van de atria (RA ligt links, LA ligt rechts);
3. situs ambiguus met rechts-isomerisme van de atria, twee morfologische rechteratria;
4. situs ambiguus met links-isomerisme van de atria, twee morfologische linkeratria.

> Bij patiënten met een situs ambiguus is vaak sprake van afwijkende (ligging van de) buikorganen. Als regel is er bij rechts-isomerisme sprake van een afwezige milt en bij links-isomerisme van multipele kleine milten. Bij isomerisme liggen de lever en de maag meestal ook afwijkend. We spreken dan van een 'heterotaxiesyndroom'

5.2.3 Handige hulpmiddelen bij het bepalen van de situs

De bronchiën
De morfologie van de bronchiën kan behulpzaam zijn bij de bepaling van de situs van de atria. Meestal komt het morfologische patroon van de bronchiën overeen met dat van de atria. De rechterbronchus is kort en loopt boven de art. pulmonalis. De linkerbronchus is lang en loopt onder de art. pulmonalis.
- *Atriale situs solitus:* morfologische rechterbronchus rechts gelegen – morfologische linkerbronchus links gelegen.
- *Atriale situs inversus:* morfologische rechterbronchus links gelegen – morfologische linkerbronchus rechts gelegen.
- *Rechts-isomerisme van de atria:* morfologische rechterbronchus zowel rechts als links.
- *Links-isomerisme van de atria:* morfologische linkerbronchus zowel rechts als links.

De buikvaten
Het beloop van de vaten in de bovenbuik wordt in de kliniek vaak gebruikt als een eerste screening voor de situs. Ook hiervoor geldt dat het niet altijd klopt maar heel vaak wel.
- *Atriale situs solitus:* aorta descendens links en vena cava inferior (VCI) rechts.
- *Atriale situs inversus:* aorta descendens rechts en VCI links.
- *Rechts-isomerisme van atria:* VCI mediaan en wat ventraal van de aorta descendens.
- *Links-isomerisme van de atria:* VCI ontbreekt. De levervenen monden separaat in het atrium in en de afvloed van het onderlichaam verloopt via een vena azygos (de zogenoemde 'azygos-continuatie').

5.3 De atrioventriculaire connectie

Bij de analyse van de AV-connectie worden zowel het type connectie als de wijze of modus van de verbinding geanalyseerd. Het type AV-connectie beschrijft welk atrium verbonden of juist niet verbonden is met welke ventrikel. Daarbij wordt onderscheid gemaakt tussen biventriculaire en univentriculaire AV-connecties. De modus van de connectie betreft een aantal details van de AV-kleppen, de chordae en papillairspieren en de annuli.

5.3.1 Type AV-connectie

Er zijn drie typen biventriculaire AV-connectie (**O** figuur 5.3):
- concordante AV-connectie, waarbij de morfologische rechter- en linkeratria verbonden zijn met de juiste ventrikels (RA met RV; LA met LV);
- discordante AV-connectie, waarbij de morfologische rechter- en linkeratria verbonden zijn met de verkeerde ventrikels (RA met LV; LA met RV);
- ambigue AV-connectie, wanneer er sprake is van rechts-of links-isomerisme van de atria.

Bij de ambigue (mixed) AV-connectie is het van belang de positie van de ventrikels te beschrijven (rechts gelegen of links gelegen RV en rechts gelegen of links gelegen LV).

> Van een discordante AV-connectie is bijvoorbeeld sprake bij de congenitaal gecorrigeerde transpositie van de grote vaten (ccTGA). Bij die afwijking is niet alleen de AV-connectie, maar ook de VA-connectie discordant.

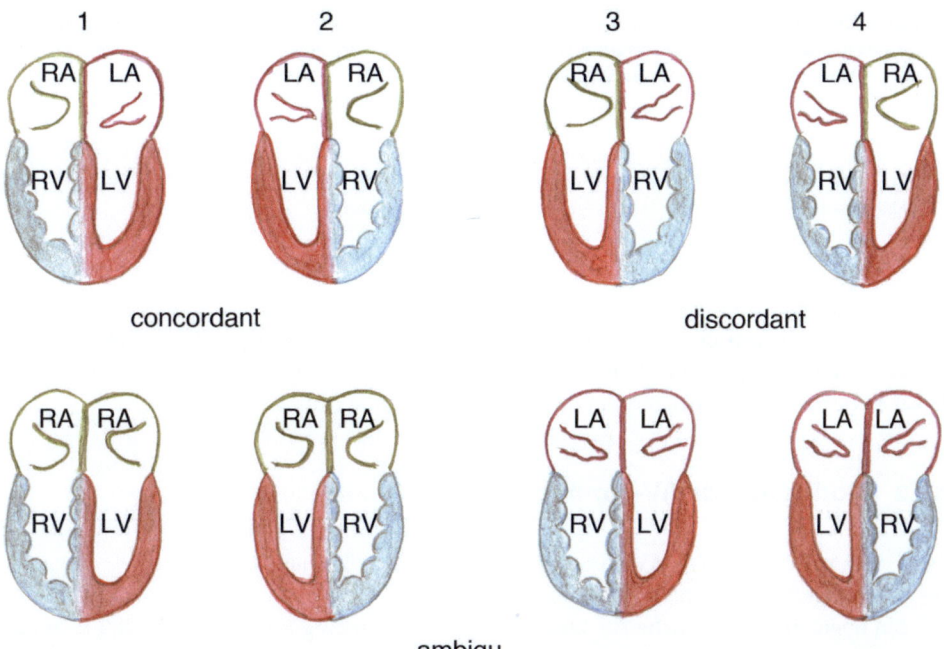

O Figuur 5.3 Biventriculaire AV-connectie. Bovenste rij: twee verschillende atria (situs solitus of situs inversus). 1 en 2: concordante AV-connectie (RA → RV, LA → LV). 3 en 4: discordante AV-connectie (RA → LV, LA → RV). Onderste rij: twee gelijke atria = rechts-isomerisme (linkertwee) of links-isomerisme (rechtertwee). De AV-connectie wordt als ambigu (dubbelzinnig, Eng. ambiguous) omschreven.

Er zijn twee typen univentriculaire AV-connectie (◘ figuur 5.4):
- double inlet AV-connectie, waarbij beide atria voor het grootste deel (> 50%) zijn verbonden met één ventrikel; dit betreft meestal de LV;
- ontbrekende AV-connectie, waarbij één van de atria (meestal RA) geen directe verbinding heeft met de ventrikelmassa.

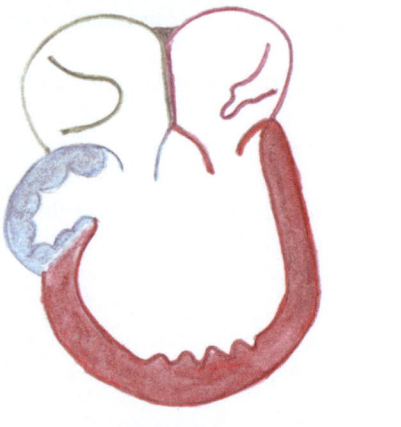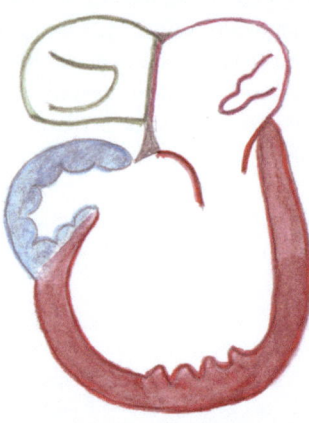

double inlet   ontbrekende AV-connectie

◘ **Figuur 5.4** Univentriculaire AV-connectie. Er is maar één ventrikel met AV-verbinding(en): links doordat beide atria met dezelfde ventrikel in verbinding staan (double inlet-connectie), rechts door één afwezige AV-connectie. In dit voorbeeld is er situs solitus van de atria en is de grote ventrikel een LV.

> Een voorbeeld van een afwezige AV-connectie is de tricuspidalisatresie waarbij geen connectie bestaat tussen RA en RV en wel een connectie tussen LA en LV.

Bij univentriculaire AV-connecties is er meestal sprake van één grote, dominante ventrikel en één kleine (hypoplastische) of rudimentaire ventrikel en in zeldzame gevallen een monoventrikel. Het is van belang het morfologische patroon (RV, LV of primitief) van de dominante ventrikel en de positie ten opzichte van de kleine ventrikel te specificeren.

5.3.2 Modus van de AV-connectie

Er worden vijf modi van de AV-connectie onderscheiden (◘ figuur 5.5):
- twee open AV-kleppen, de normale situatie;
- één open en één atretische AV-klep (in de klinische setting is dit vaak moeilijk te onderscheiden van een afwezige AV-connectie);
- een gemeenschappelijke (common) AV-klep.* Het gemeenschappelijke ostium van deze klep

---

* Van een gemeenschappelijke (common) AV-klep is sprake bij bijvoorbeeld een compleet AVSD. De meeste harten met een compleet AVSD hebben een concordante AV-connectie waarbij de linker- en rechterconnectie de gemeenschappelijke AV-klep delen.

5.4 · De ventrikels

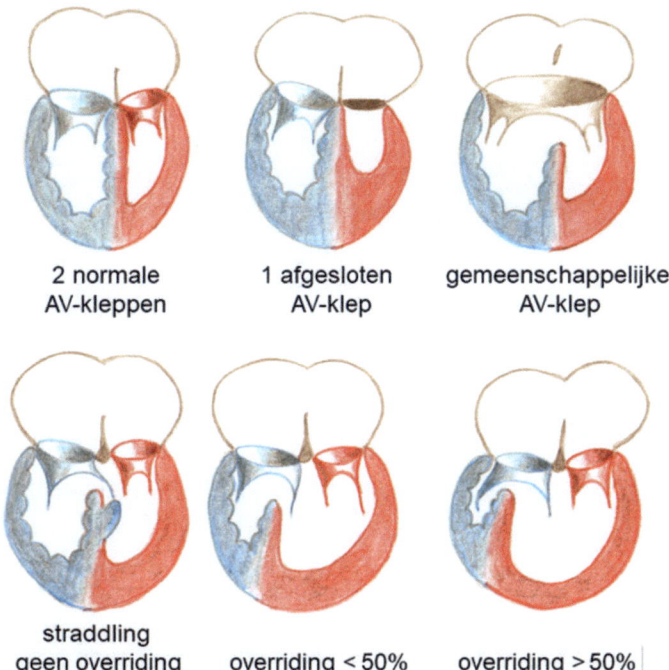

Figuur 5.5 Modus van de AV-connectie. Bovenste rij: biventriculaire AV-connectie. Dit kan met twee open AV-kleppen (links), één afgesloten AV-klep (midden) of een gemeenschappelijke AV-klep (rechts). Onderste rij: voorbeelden van een straddling AV-klep (= een klep met papillairspieren in beide ventrikels). Links: straddling AV-klep zonder overrijding. Midden: straddling met geringe overrijding (< 50%: de AV-connectie is biventriculair). Rechts: straddling met overrijding van > 50% (de AV-connectie is double inlet = univentriculair).

kan boven beide ventrikels (biventriculair type connectie) staan of voornamelijk boven één ventrikel (double inlet = univentriculair type connectie).
- 'straddling' van de rechter- of linkerklep of van beide AV-kleppen betreft de aanhechting van chordae en papillairspieren in de verkeerde ventrikel;
- overrijden (overriding) van een AV-klep houdt in dat het AV-ostium deels of geheel boven de ventrikel staat die al het andere AV-ostium heeft. De mate van overrijden heeft invloed op het type AV-connectie. Indien dit overrijden minder dan 50% is, hebben we te maken met een biventriculair type connectie en als het meer dan 50% is, met een univentriculair type AV-connectie.

5.4 De ventrikels

5.4.1 De morfologische kenmerken

De morfologische RV (figuur 5.6) wordt gekenmerkt door grove apicale trabekels (vergeleken met de LV), een spierbalk tussen de AV-klep en de arteriële klep, een trabecula septomarginalis en een moderatorband. Wanneer er twee ventrikels zijn met elk een eigen AV-klep, bevindt de tricuspidalisklep met zijn meer apicale septale aanhechting zich altijd in de RV, terwijl de mitra-

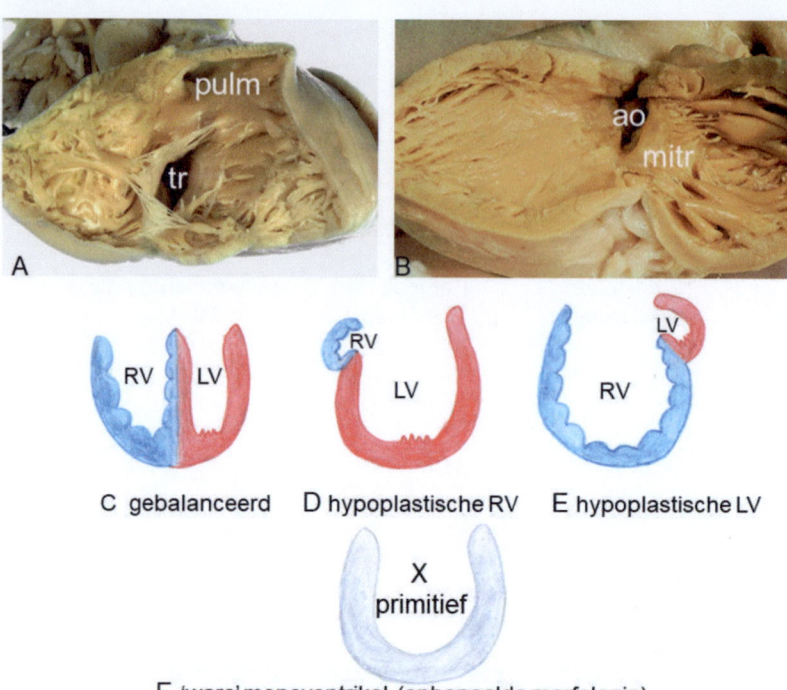

◘ **Figuur 5.6** Anatomische plaatjes van de beide ventrikels. A. De morfologische RV. Deze RV is met een snede langs het ventrikelseptum geopend en van onderen gefotografeerd, waarbij de apex van het hart hier rechts ligt. Rechts in beeld is dus het ventrikelseptum met de grove trabecularisaties te zien. B. De morfologische LV, eveneens langs het septum geopend en van onderen gefotografeerd. De apex van het hart ligt hier naar links (voor een gedetailleerde beschrijving van de morfologie van de ventrikels: zie tekst).
C. Gebalanceerde ventrikels. D. Hypoplastische RV. E. Hypoplastische LV. F. Monoventrikel (zeldzaam). pulm: pulmonalisklep; tr: tricuspidalisklep; ao: aortaklep; mitr: mitralisklep.

lisklep zich in de LV bevindt. Een musculaire conus (infundibulum) is in het algemeen een kenmerk van een RV, mits er twee ventrikels zijn.

De morfologische LV (◘ figuur 5.6) wordt gekenmerkt door een glad septaal oppervlak met fijne trabekels apicaal. Tussen de AV-klep en de arteriële klep bevindt zich geen spierweefsel en beide kleppen zijn fibreus continu.

Harten met één zeer hypoplastische en één grote ventrikel zijn soms moeilijk te onderscheiden van echte monoventrikels, maar meestal kan het morfologische patroon van de grote ventrikel wel bepaald worden. Wanneer de grote ventrikel een LV is, is de hypoplastische ventrikel een RV en vice versa.

Een monoventrikel is zeldzaam en heeft kenmerken van zowel een morfologische RV als van een morfologische LV, een zogenoemd primitief morfologisch patroon. In het algemeen worden meerdere overstekende spierbundels en apicaal een zeer grove trabecularisatie gezien (◘ figuur 5.6).

5.5 · De ventriculoarteriële connectie

> **Handige tips bij het analyseren van de ventrikels**
> - Een double inlet-RV en een double outlet-LV zijn zeer zeldzaam.
> - Bij harten met een grote en een kleine ventrikel kan de positie van de ventrikels gebruikt worden bij de sequentiële analyse:
>   - als de kleine ventrikel vóór en/of boven ligt, is de grote een LV;
>   - als de kleine ventrikel achter en/of onder ligt, is de grote een RV.

5.4.2 De ligging van de ventrikels

Bij de ventrikels is de situatie wat anders dan bij de atria. Er zijn meestal twee ventrikels waarvan er één het morfologische patroon van een RV en de ander het morfologische patroon van een LV heeft. Er zijn *nooit* twee rechter- of twee linkerventrikels. De ventrikels kunnen een normale ligging hebben, in spiegelbeeld liggen of achter onder en voor boven elkaar.

5.5 De ventriculoarteriële connectie

Evenals bij de analyse van de AV-connectie worden bij de VA-connectie zowel het type connectie als de modus van de connectie beschreven. Het type VA-connectie beschrijft welke ventrikel met welke arterie verbonden is. De modus van de VA-connectie beschrijft enkele details van de arteriële klep en annulus.

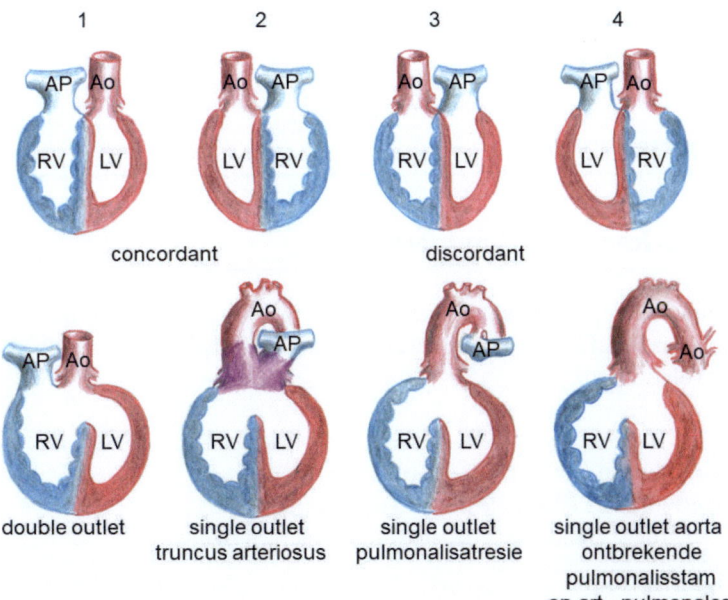

Figuur 5.7 Typen VA-connectie. Bovenste rij: concordante versus discordante VA-connectie bij normale (1 en 3) en spiegelbeeld (2 en 4) ligging van de ventrikels. Onderste rij: links: double outlet (in dit voorbeeld van de RV); midden: single outlet naar respectievelijk een truncus arteriosus of naar de aorta; rechts: de stam van de art. pulmonalis en de art. pulmonales ontbreken. AP: art. pulmonalis; Ao: aorta.

5.5.1 Type VA-connectie

Er zijn vier typen VA-connectie (figuur 5.7):
- concordante VA-connectie, de gebruikelijke situatie waarbij de RV is verbonden met de pulmonalisstam en de LV met de aorta;
- discordante VA-connectie, de omgekeerde situatie waarbij de RV is verbonden met de aorta en de LV met de pulmonalisstam;
- double outlet VA-connectie, waarbij de beide grote arteriën voor het grootste deel verbonden zijn met één ventrikel. Dit is in het algemeen de RV.
- single outlet VA-connectie, waarbij slechts één arterie is verbonden met één of beide ventrikels. De ene arterie kan een truncus arteriosus communis, of een aorta in het geval van atresie van de pulmonalisstam zijn. Het volledig ontbreken van de aorta komt niet voor.

> TGA is een discordante VA-connectie.

5.5.2 Modus van de VA-connectie

Er zijn drie modi van de VA-connectie (figuur 5.8):
- twee open VA-kleppen, de gebruikelijke situatie;
- één open klep en één atretische klep;
- overrijden van een VA-klep, hetgeen inhoudt dat een arterieel ostium deels of geheel boven de ventrikel staat die al het andere ostium heeft. De mate van overrijden heeft invloed op het type connectie. Als dit meer dan 50% is, is er sprake van een double outlet VA-connectie.* Dit betreft meestal de RV.

5.6 De grote arteriën

5.6.1 De morfologische kenmerken

Het herkennen van de grote arteriën levert niet vaak moeilijkheden op. De kenmerken zijn heel verschillend en meestal makkelijk te onderscheiden. Bij klinische beeldvorming herkennen we de vaten als volgt.

De aorta:
- loopt naar craniaal met een lange stam (aorta ascendens);
- geeft als eerste grote takken de hoofd- en halsvaten af;
- heeft geen vroege aftakkingen behalve de coronairarteriën.

---

* Bij een tetralogie van Fallot met < 50% overrijden van de aorta is de VA-connectie concordant, maar bij > 50% overrijden is er een 'double outlet-RV' (DORV). In de kliniek is dat soms erg verwarrend. Daarom spreken we wel van een 'DORV van het type Fallot'.

5.6 · De grote arteriën

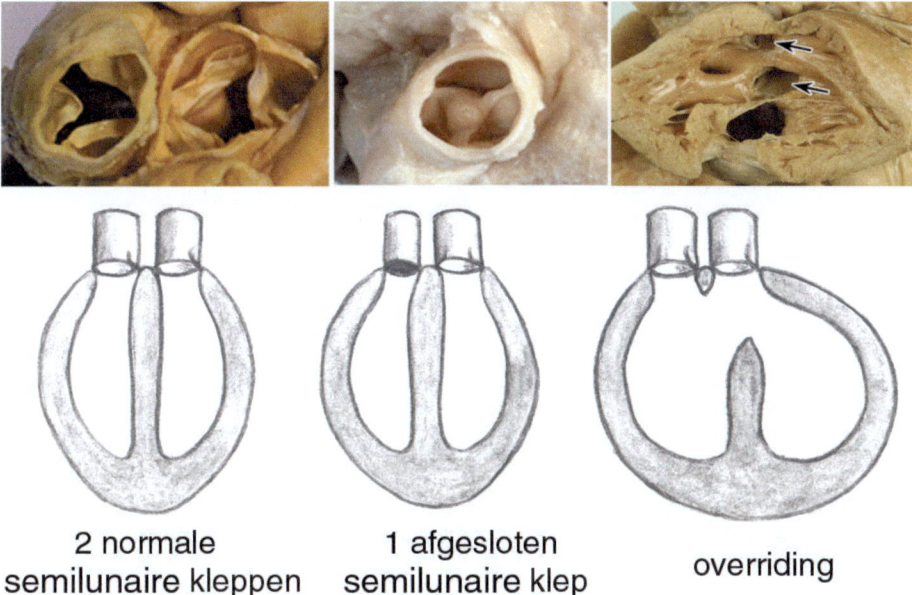

Figuur 5.8 Modus van de VA-connectie. Bovenste rij: anatomische plaatjes. Links: bovenaanzicht van twee normale semilunaire kleppen. Midden: bovenaanzicht van een atretische (afgesloten) semilunaire klep. Rechts: een RV met twee uitgangen (pijlen), waarbij de semilunaire kleppen van de beide vaten (deels) van onderen zichtbaar zijn. Onderste rij: schematische weergave van de modi van de VA-connectie. Links: twee normale semilunaire kleppen boven twee ventrikels. Midden: één semilunaire klep is atretisch (dat heeft geen invloed op het type VA-connectie). Rechts: twee normale semilunaire kleppen boven één ventrikel (type VA-connectie wordt double outlet door de > 50% overrijding).

De art. pulmonalis:
- loopt naar dorsaal met relatief korte stam;
- splitst zich al snel in de beide art. pulmonalistakken.*

De truncus arteriosus communis:
- een gemeenschappelijke arteriële stam met één ostium en één klep die zowel de coronairarteriën, de systeemcirculatie (aorta ascendens, aortaboog) en de longcirculatie (de linker en rechter art. pulmonalistak, al dan niet met een gemeenschappelijk stammetje) voorziet.

5.6.2 Vormen van single outlet VA-connectie

Truncus arteriosus communis is een zeldzame vorm van single outlet VA-connectie. Veel minder zeldzaam zijn de verschillende vormen van pulmonalisatresie (infundibulaire, valvulaire en truncus pulmonalis). Het kan in de klinische setting soms moeilijk zijn een truncus arteriosus communis van een pulmonalisatresie te onderscheiden. Als de art. pulmonalisstam atretisch is

---

* Prenataal bevindt zich tussen de aorta descendens en de art. pulmonalisstam een extra vat: de ductus arteriosus. Normaliter sluit dit vat kort na de geboorte.

of ontbreekt, worden de rechter en linker art. pulmonales van bloed voorzien via een ductus arteriosus (Botalli) en/of zijn er zogenoemde aortopulmonale collateraalarteriën (MAPCA's) vanuit de aortaboog en/of de aorta descendens naar de longen.

In tegenstelling tot pulmonalisatresie is bij aorta-atresie altijd de aorta ascendens (hoe klein ook) inclusief de coronairostia aanwezig en open. De coronairarteriën worden retrograad gevuld. Het betreft hier altijd een valvulaire atresie.

5.6.3 De positie van de grote arteriën

Bij de beschrijving van de positie van de grote arteriën beginnen we op klepniveau en volgen we de vaten stroomafwaarts. Achtereenvolgens analyseren we:
1 de positie van de arteriële ostia ten opzichte van elkaar: links en rechts, voor en achter of combinaties daarvan;
2 het beloop van de aorta ascendens en de art. pulmonalisstam ten opzichte van elkaar (een spiraliserende of parallelle stand van de grote vaten);*
3 de positie van de aortaboog (links of rechts) ten opzichte van de trachea en oesofagus (figuur 5.9);
4 de positie van de aorta descendens ten opzichte van de wervelkolom.

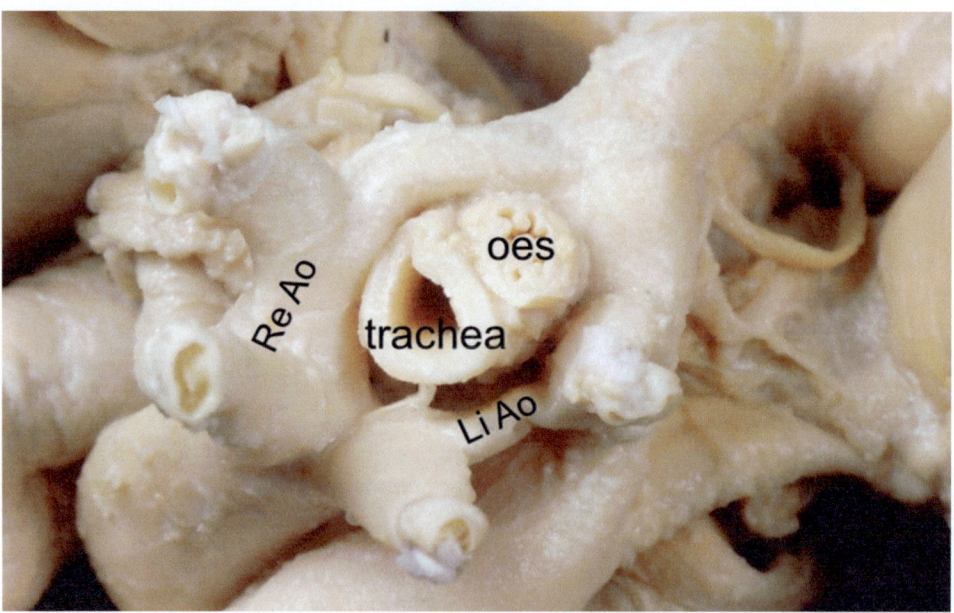

Figuur 5.9 Superior aanzicht van een dubbele aortaboog. De rechterboog (Re Ao) is goed ontwikkeld, de linkerboog (Li Ao) is hypoplastisch. oes: oesofagus.

---

* Bij een normaal hart staat de aorta rechts achter en de art. pulmonalisstam links voor, daarbij kruisen ze elkaar, dit wordt de 'spiraliserende stand' genoemd. Bij transposities lopen de aorta ascendens en de art. pulmonalisstam parallel: de 'parallelle stand'.

> **Tip!**
> Bij een 'simpele' TGA zonder VSD met situs solitus staat de aorta in het algemeen rechts voor. De positie van de aorta bij TGA kan echter variëren.
> Bij een ccTGA met situs solitus staat de aorta in het algemeen links voor (zie ◘ figuur 16.1 en ◘ 16.2).

5.7 Geassocieerde afwijkingen

De analyse van de situs en de connecties is de basis voor de beschrijving van AHA. Bij ruim 90% van de patiënten met een AHA zal deze normaal zijn. De meeste afwijkingen zullen de zogenoemde geassocieerde afwijkingen betreffen, zoals abnormale veneuze verbindingen, ASD's, onderontwikkelde (delen van) atria, afwijkende AV-kleppen, onderontwikkelde delen van ventrikels, VSD's, afwijkende arteriële kleppen, abnormale arteriële verbindingen en vertakkingen, zoals een rechter- en/of dubbele aortaboog (◘ figuur 5.9). Er zijn veel verschillende afwijkingen mogelijk en er zijn ook vaak meerdere afwijkingen. Het sequentieel segmentaal opsporen van deze afwijkingen is een essentieel onderdeel ter completering van de diagnose. Zij bepalen in belangrijke mate de hemodynamische gevolgen en de mogelijkheden voor behandeling.

In de volgende hoofdstukken zullen deze geassocieerde afwijkingen meestal op de voorgrond staan.

Noot

Dit hoofdstuk is deels gebaseerd op: 'Sequential segmental analysis of malformed hearts' en 'Identification of the segments and associated anomalies'; in: Bartelings MM, Wenink ACG (eds.). Sequential segmental anomalies malformed hearts. Leiden: Boerhaave CME, ISBN 978-90-6767-681-6.

Literatuur

Anderson RH, Ho SY. Sequential segmental analysis – description and categorisation for the millenium. Cardiol Young 1997;7:98-116.

Bartelings MM, Gittenberger-de Groot AC. The outflow tract of the heart embryologic and morphologic correlations. Int J Cardiol 1989;22:289-300.

Becker AE, Anderson RH. Diagnosis of congenital heart disease: the sequential segmental approach. In: Becker AE, et al. Cardiac pathology. Edinburgh: Churchill Livingstone, 1983, pp. 9/2-9/12.

Tynan MJ, Becker AE, Macartney FJ, et al. Nomenclature and classification of congenital heart disease. Br Heart J 1979;41:544-553.

Uemura H, Ho SY, Devine WA, Anderson RH. Analysis of visceral heterotaxy according to splenic status, appendage morphology or both. Am J Cardiol 1995;76:846-849.

Uemura H, Ho SY, Devine WA, et al. Atrial appendages and venoatrial connections in hearts in patients with viscera heterotaxy. Ann Thorac Surg 1995;60:561-569.

Atriumseptumdefect, persisterend foramen ovale en abnormale pulmonaalveneuze connecties

E.S. Hoendermis, R.J. de Winter, B.J. Bouma

6.1 Atriumseptumdefect – 44
6.1.1 Inleiding – 44
6.1.2 Vormen – 44
6.1.3 Pathofysiologie – 45
6.1.4 Klinisch beeld – 46
6.1.5 Natuurlijk beloop – 47
6.1.6 Sluiten van het ASD – 47
6.1.7 Zwangerschap – 50

6.2 Persisterend foramen ovale, aneurysma van het atriale septum en cerebrovasculair accident – 50
6.2.1 Behandeling van een PFO of ASA – 51

6.3 Abnormale pulmonaalveneuze connectie – 52

6.1 Atriumseptumdefect

6.1.1 Inleiding

Het ASD is de meest voorkomende AHA op volwassen leeftijd. Het wordt bovendien vaak laat ontdekt, omdat een ASD gedurende de kinderleeftijd in veel gevallen geen klachten of symptomen veroorzaakt. De relatief zachte ejectiesouffle over de pulmonalisklep wordt bij kinderen vaak niet gehoord of als onschuldige souffle geduid. Op volwassen leeftijd kunnen complicaties, zoals dyspnoe door toenemende RV-belasting, ritmestoornissen of een paradoxe embolie, maar ook een routinematig cardiaal onderzoek de diagnose aan het licht brengen. De prevalentie van een ASD is bij volwassenen hoger dan bij kinderen omdat een ASD vaak pas op volwassen leeftijd ontdekt wordt en omdat de prevalentie van andere AHA afneemt op latere leeftijd (door overlijden, spontaan sluiten van een VSD, enzovoort). In de landelijke registratie van patiënten met een AHA (CONCOR) in Nederland heeft 16% van alle geïncludeerde volwassen patiënten een ASD.

6.1.2 Vormen

De verschillende vormen van ASD's zijn weergegeven in ◘ figuur 6.1. Het meest voorkomende defect is het ASD II (70%) ter plaatse van de fossa ovalis, meestal met een doorsnede van ongeveer 1 à 2 cm.

Het sinusvenosusdefect (15% van de ASD's) is gelokaliseerd bij de inmonding van de vena cava superior (VCS), hoog in het atriale septum, zodat de VCS het septum 'overrijdt'. Bij 80-90% van deze defecten is er een abnormale drainage van een rechterlongvene naar het RA. Inferior sinusvenosusdefecten bij de inmonding van de VCI zijn zeer zeldzaam.

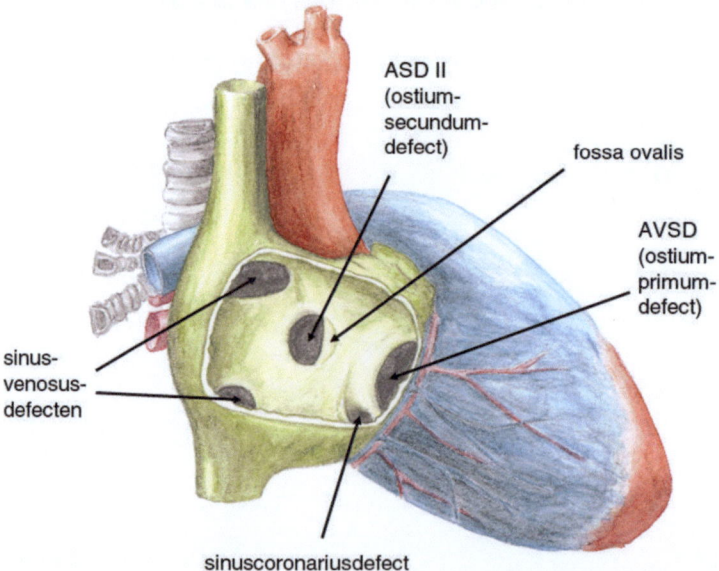

◘ **Figuur 6.1** Lokalisatie van atriumseptumdefecten.

Het ostiumprimumdefect ligt laag in het septum bij de AV-overgang. Het vormt de atriale component van een spectrum aan laesies die omschreven worden als AV-septumdefecten met een gemeenschappelijke AV-junctie en een abnormale AV-klep.

Een sinuscoronariusdefect, gelokaliseerd bij het atriale ostium van de sinus coronarius, is zeer zeldzaam en gaat meestal gepaard met andere cardiale afwijkingen, zoals abnormale drainage van een linker-VCS.

6.1.3 Pathofysiologie

Bij alle ASD's ontstaat na de geboorte geleidelijk een links-rechtsshunt. De grootte van de shunt is afhankelijk van de grootte van het defect, de relatieve compliantie van de ventrikels en de relatieve weerstand in de long- en lichaamscirculatie. Bij de geboorte is de longvaatweerstand gelijk aan de systeemvaatweerstand en is de RV-wand even dik als de LV-wand, zodat er nauwelijks sprake zal zijn van enige shunting. Met het dalen van de longvaatweerstand en de afname van de RV-hypertrofie (en dus stijgen van de compliantie) zal de links-rechtsshunt na de geboorte geleidelijk toenemen. De links-rechtsshunt veroorzaakt een volumeoverbelasting van RA en RV, die daardoor geleidelijk dilateren, net als de art. pulmonalis en longvenen (◘ figuur 6.2).

Met een toename van de leeftijd kunnen hemodynamische factoren de shuntgrootte in beide richtingen beïnvloeden. Als de compliantie van de LV vermindert door hypertensie of coronairlijden of als MI ontstaat, kan de links-rechtsshunt toenemen; als de compliantie van de RV vermindert door het ontstaan van RV-hypertrofie door toegenomen pulmonale weerstandshypertensie of bij PS, dan zal de links-rechtsshunt juist afnemen. In ongeveer 10% van de gevallen ontstaat er een zodanige pulmonale weerstandshypertensie dat er uiteindelijk voornamelijk een rechts-linksshunt is met cyanose (Eisenmenger-syndroom).

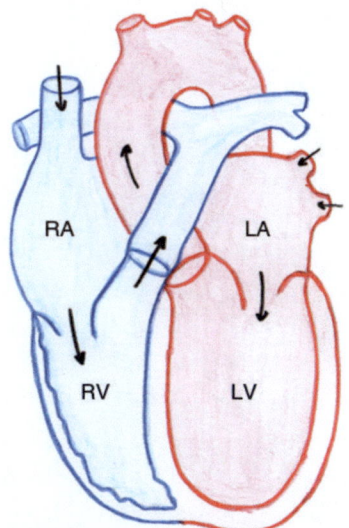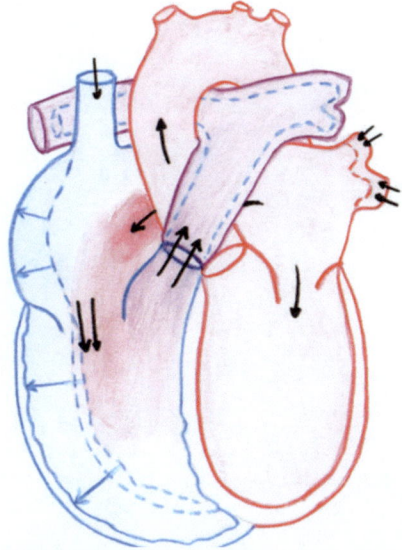

◘ **Figuur 6.2** Schematische weergave van een normaal hart (links) en van de gevolgen van een links-rechtsshunt op atriumniveau (rechts); hierbij bestaat een volumeoverbelasting van het RA, van de RV en van het longvaatbed, die hierdoor vergroot raken.

6.1.4 Klinisch beeld

Veel patiënten met een ASD zijn asymptomatisch op jonge leeftijd en presenteren zich pas met eventuele klachten na het 30e levensjaar. De meest voorkomende klachten zijn dyspnoe d'effort en hartkloppingen, maar patiënten kunnen zich ook presenteren met enkeloedeem of frequente luchtweginfecties. Paradoxe embolieën of angina pectoris ten gevolge van ischemie van de RV zijn zelden de eerste klinische symptomen.

Bij lichamelijk onderzoek kan links-parasternaal een versterkte impuls van de RV gevoeld worden. Bij auscultatie is er een ejectiesouffle door de toegenomen flow over de pulmonalisklep. Karakteristiek is een gefixeerde splijting van de tweede toon. (Hoewel niet bij alle hemodynamisch belangrijke ASD's aanwezig.) Bij grote shunts kan een diastolische souffle over de tricuspidalisklep gehoord worden. Bij patiënten met PH is de pulmonale component van de tweede toon luid. Op de thoraxfoto kunnen RA, RV en art. pulmonalis verwijd zijn. Het ECG toont bij het ASD II en het sinusvenosusdefect meestal een RSR' in V_1 (incompleet RBTB-patroon) en een rechterasdeviatie.

Met echocardiografie en Doppler kan zowel de exacte anatomie van het ASD als de shunt bijna altijd in beeld gebracht worden (figuur 6.3). Meestal kan met de apicale vierkameropname en de subcostale opname het atriumseptum goed in beeld gebracht worden. Het sinusvenosusdefect kan makkelijk gemist worden als niet heel nauwkeurig het bovenste gedeelte van het septum wordt bekeken vanuit de subcostale opname. Bij volwassenen is vaak een TEE nodig om een sinusvenosusdefect af te beelden of om eventueel bijkomende cardiale afwijkingen, zoals

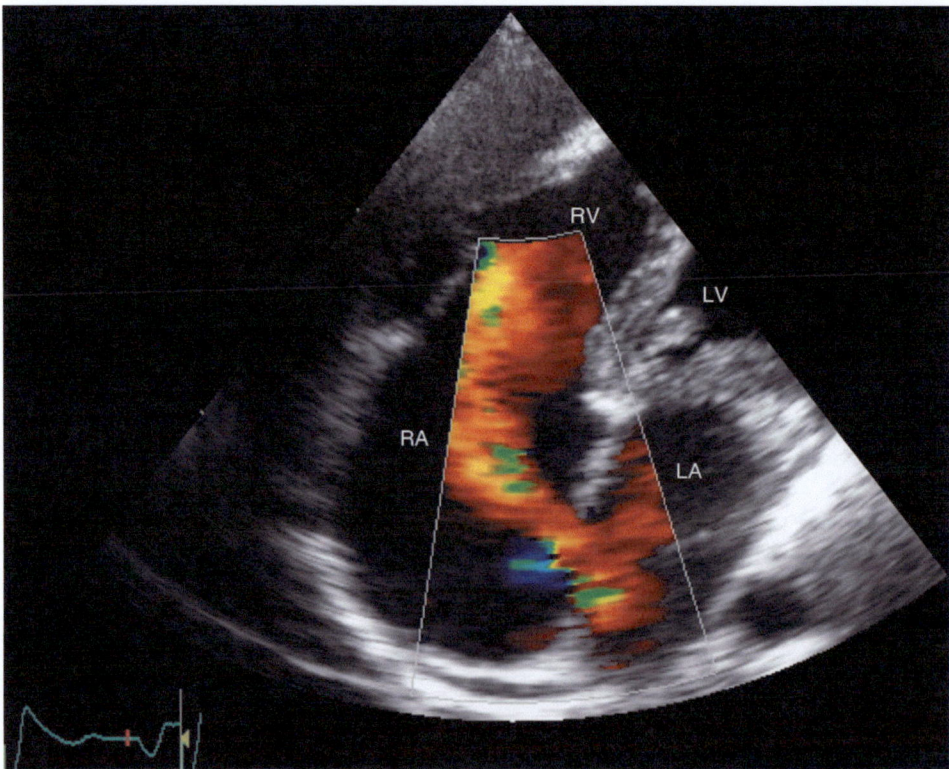

Figuur 6.3 Echocardiografische subcostale opname van de gevisualiseerde flow door een ASD II.

abnormaal inmondende longvenen, goed in beeld te brengen. Dilatatie van RA en RV en paradoxe septumbewegingen kunnen aanwezig zijn en de systolische RV-druk moet altijd gemeten worden. Met behulp van pulsed-Doppler kan de snelheid in de linkerventrikel outflowtract (LVOT) en in de RV-outflowtract (RVOT) gemeten worden en zo kan de grootte van de shunt ruwweg ingeschat worden. Een TEE is aangewezen om de mogelijkheid van een percutane sluiting te evalueren en bijkomende defecten zoals abnormaal inmondende longvenen op te sporen. De RV-volumina, RV-functie en de shuntgrootte kunnen nauwkeurig worden bepaald met MRI, maar dit is zelden nodig. In sommige gevallen kan een MRI of CT noodzakelijk zijn om de longveneuze anatomie te visualiseren als alternatief voor TEE. Diagnostische hartcatheterisatie en angiografie zijn doorgaans niet meer geïndiceerd omdat met non-invasieve diagnostiek de lokalisatie van de shunt en de mate van hemodynamische overbelasting kunnen worden aangetoond. Alleen bij twijfel over de hoogte van de pulmonale vaatweerstand en bijkomende cardiale afwijkingen is er nog een plaats voor hartcatheterisatie.

6.1.5 Natuurlijk beloop

Kleine ASD's (< 8 mm) bij pasgeborenen sluiten vaak spontaan, maar op latere leeftijd sluiten ASD's meestal niet meer vanzelf. Het natuurlijk beloop van deze patiënten met een ASD is niet precies bekend, aangezien alle hemodynamisch belangrijke ASD's die op de kinderleeftijd worden ontdekt, routinematig worden gesloten vanaf het begin van de openhartchirurgie, eind jaren zestig. De onderzoeken naar het natuurlijk beloop van patiënten met een ASD dateren van voor die tijd en omdat echocardiografie toen nog niet in gebruik was, berusten de gegevens uit die tijd op analyses van voornamelijk symptomatische patiënten. Het onderzoek van Campbell (1970) dat suggereert dat de meeste patiënten met een ASD ernstig geïnvalideerd zijn rond het 50e levensjaar en dat minder dan 50% ouder wordt dan 50 jaar, wordt in de literatuur regelmatig aangehaald. Met de komst van de echocardiografie is echter gebleken dat veel volwassen patiënten met een ASD asymptomatisch zijn.

Ook andere soortgelijke observaties betreffen een onbekend percentage van de totale populatie patiënten met een ASD, omdat er een onbekend aantal mensen rondloopt bij wie de diagnose niet gesteld is. De incidentie van een ASD in routinematig post-mortemonderzoek bij volwassenen is evenmin bekend.

Desondanks is het duidelijk dat klachten bij een ASD vaak pas op volwassen leeftijd ontstaan en progressief zijn met de leeftijd. Supraventriculaire ritmestoornissen ontstaan in een groot deel van de populatie (40-60%) en operatieve correctie op volwassen leeftijd lijkt het optreden van deze ritmestoornissen niet te beïnvloeden. Rechtszijdig hartfalen treedt meestal op na het 40e jaar. PH kan ontstaan na het 20e jaar; dit doet zich voor bij ongeveer 10% van de patiënten. Het is niet mogelijk om te voorspellen bij wie PH zich zal ontwikkelen, maar deze complicatie doet zich vaker voor bij vrouwen en bij patiënten die op grotere hoogte wonen. Zonder PH is overleving tot op hoge leeftijd mogelijk. Echter, met PH overlijden de meeste patiënten vóór hun 60e jaar.

6.1.6 Sluiten van het ASD

Bij de meeste kinderen zal een herkend ASD van enige hemodynamische betekenis (shunt > 1,5:1) en een normale longvaatweerstand gesloten zijn voor de volwassen leeftijd is bereikt. Sluiting van een ASD op jonge leeftijd, onder 25 jaar, betekent een normale levensverwachting voor deze patiënten en voorkomt PH, RV-falen en paradoxe embolieën. De operatiemortaliteit is zeer laag (< 1%) en er zijn weinig perioperatieve complicaties (ongeveer 10%). Wel kunnen bij deze patiënten op latere leeftijd nog tekenen van sinusknoopdisfunctie en supraventriculaire tachycardieën (SVT's) ontstaan.

Over het beleid bij volwassenen boven de 25 jaar met een ASD is meer discussie geweest, omdat de operatiemortaliteit (ongeveer 3% bij volwassenen) en -morbiditeit toenemen met de leeftijd. Uit verschillende onderzoeken is gebleken dat sluiting van een 'significant' ASD (links-rechtsshunt > 1,5, RV-dilatatie en/of verhoogde pulmonaaldrukken) bij patiënten ouder dan 25 jaar vooral een gunstig effect heeft op de incidentie van cardiovasculaire complicaties. Echter, Attie rapporteerde in 2001 de resultaten van een prospectief gerandomiseerd onderzoek waarbij chirurgie ook significant geassocieerd was met een lagere mortaliteit bij meer dan 500 patiënten ouder dan 40 jaar (gemiddelde leeftijd 50,8 jaar), met een links-rechtsshunt groter dan 1,7 en drukken in de art. pulmonalis lager dan 70 mmHg. In de richtlijnen van de European Society of Cardiology (ESC) uit 2010 wordt sluiten van een ASD geadviseerd wanneer er sprake is van RV-overbelasting (bij echo of MRI) zonder PH. Ook als er een verdenking is op een paradoxe embolie kan sluiting van het ASD overwogen worden. Bij vrouwen kan sluiting overwogen worden vóór een zwangerschap. Bij asymptomatische patiënten ouder dan 25 jaar zonder tekenen van rechtszijdige volume- of drukoverbelasting is het zeer twijfelachtig of sluiting van het defect enig voordeel oplevert. Follow-up is wel zinvol om hemodynamische veranderingen of klachten tijdig te onderkennen. Een irreversibel sterk verhoogde pulmonale vaatweerstand (PVR) is een contra-indicatie voor sluiting van een ASD. Het sluiten kan dan leiden tot acuut RV-falen en overlijden wanneer de RV de hoge druk niet op kan brengen. Om een irreversibel verhoogde weerstand vast te stellen, kan een acute vasoreactiviteitstest met inhalatie van 100% zuurstof in combinatie met stikstofoxide (NO) worden verricht waarbij een significante daling van de pulmonale vaatweerstand de beslissing om te opereren kan beïnvloeden. Ook behandeling met specifieke medicatie voor pulmonale arteriële hypertensie (PAH) in de maanden voorafgaand aan de catheterisatie kan helpen bij een beslissing over al dan niet sluiten. Bij patiënten met een hoge PVR (> 5 WoodUnits) kan sluiting overwogen worden als bij hartcatheterisatie (eventueel na vasoreactiviteitstest met O_2/NO) de PVR < 2/3 is van de systeemvaatweerstand of als de druk in de art. pulmonalis (PAP) lager is dan 2/3 van de systemische druk en er nog steeds een netto links-rechtsshunt is van meer dan 1,5:1. Bij twijfelgevallen wordt soms de strategie gevolgd van een partiële sluiting met achterlaten van een kleine restshunt als uitlaat voor oplopende rechtszijdige druk. Ook zijn er beperkte gegevens over voor- en nabehandeling met vasodilatatoire PAH-medicatie rondom de ASD-sluiting bij PH en hoge PVR.

In 1976 is voor het eerst de niet-chirurgische transcathetersluiting van een ASD II beschreven. Percutane sluiting van een ASD II is inmiddels een routineprocedure en er zijn vele verschillende devices beschikbaar gekomen. Momenteel wordt de Amplatzer ASD-occluder wereldwijd het meest gebruikt (figuur 6.4). Andere vaak gebruikte devices zijn de Occlutech-, Helex-, Gore- en CardioSEAL-occluder. De devices zijn qua constructie gebaseerd op een parapluachtig dubbeldisk systeem en verschillen qua maten, materiaal, zelfcentreringsvermogen, verbinding met de catheter en het introductiesysteem. Op dit moment zijn alleen een ASD II en een persisterend foramen ovale (PFO) toegankelijk voor transcathetersluiting.

Tegenwoordig vindt meer dan 80% van alle ASD-sluitingen door middel van transcathetersluiting plaats. De techniek is veilig en volledige sluiting wordt meestal bewerkstelligd. Enkele complicaties zijn echter wel beschreven, zoals trombusvorming met eventueel embolisatie, device-embolisatie, ritmestoornissen en hartperforatie. Ook is in 0,03% van de gevallen erosie van de aortawand beschreven, wat kan leiden tot semiacute of late ontwikkeling van pericardeffusie of zelfs harttamponade en aortaperforatie. Complicaties kunnen tot een minimum

6.1 · Atriumseptumdefect

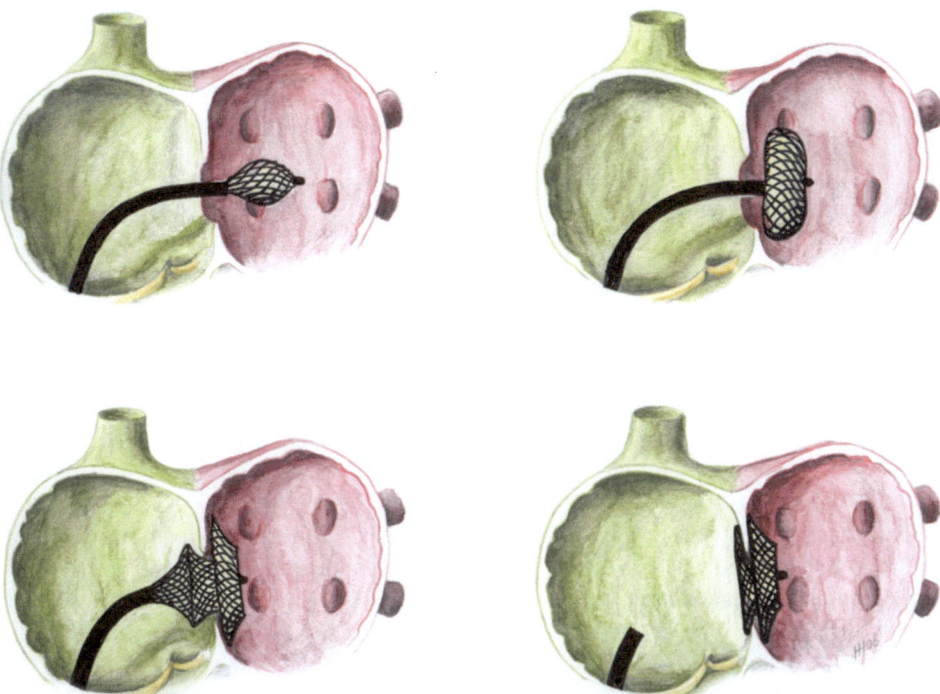

Figuur 6.4 Schematische transcathetersluiting van een ASD met behulp van een Amplatzer-device. Groen: RA; roze: LA.

beperkt worden door een zorgvuldige selectie van patiënten, goede meting van het defect, selectie van de goede maat van het device, steriele techniek, periprocedurele heparinisatie, het voorkomen van een luchtembolie en het testen van de stabiliteit van het device gedurende de procedure. Tot een halfjaar na de procedure wordt momenteel het gebruik van acetylsalicylzuur en clopidogrel geadviseerd, en tevens endocarditisprofylaxe volgens de gangbare richtlijnen.

Hoewel er geen gedegen gerandomiseerde onderzoeken zijn tussen chirurgische en transcatheter-ASD-sluiting lieten multicenteronderzoeken een lager risico op ziekenhuismortaliteit zien van 0-0,015% versus 0,3-0,9% in chirurgische onderzoeken in dezelfde tijdsperiode. Ook waren de periprocedurele morbiditeit, de opnameduur en de kosten lager bij de transcatheter-ASD-sluitingen dan bij de chirurgische ASD-sluitingen. De transcathetermethode is daarom op dit moment volgens de laatste richtlijnen van de ESC ook de therapie van keuze mits dit uiteraard technisch mogelijk is. Bij de beoordeling hiervan spelen de grootte van het defect, de verhouding van de defectgrootte tot de totale lengte van het atriumseptum, de locatie van het defect in relatie met omliggende structuren zoals de AV-kleppen en de longvenen, en de kwaliteit van de randen een belangrijke rol. Bij patiënten met atriale ritmestoornissen moet een ablatie uitgevoerd worden vóór het plaatsen van een device.

Op zoek naar een ideale transcathetersluitingsmethode zonder risico op embolisatie of erosie werden in het recente verleden methoden geïntroduceerd die geen gebruik meer maken van een permanent geïmplanteerd device maar van een hechting zoals de NobleStich. Ook zijn tot nu toe de resultaten van deze op hechtingen gebaseerde methoden nog teleurstellend met veel kans op restshunt, maar het principe is wel veelbelovend voor de toekomst.

Patiënten bij wie een ASD op volwassen leeftijd is gesloten, moeten levenslang worden gevolgd, waarbij er aandacht is voor restshunts, RV- en RA-grootte, tricuspidalisinsufficiëntie (TI), ritmestoornissen en PAP (in rust en eventueel ook bij inspanning). Ook na een succesvolle sluiting kan pre-existente PH blijven bestaan of kan PH zich jaren later ontwikkelen. Behandeling met geavanceerde therapie voor PAH moet dan overwogen worden.

6.1.7 Zwangerschap

In het algemeen wordt een zwangerschap bij patiënten met een ongecompliceerd ASD goed verdragen. Een toename van het circulerend volume en van de veneuze terugvloed naar het RA veroorzaakt een toename van de reeds bestaande rechtszijdige volumeoverbelasting. Gecombineerd met een afname van de systeemvaatweerstand die tijdens een zwangerschap optreedt, zal dit ertoe leiden dat de links-rechtsshunt in principe enigszins afneemt.

Persen of acuut bloedverlies zonder hypotensie tijdens de partus veroorzaakt een toename van de systeemvaatweerstand en een afname van de systeemveneuze return, waardoor de links-rechtsshunt fors kan toenemen.

Patiënten met een ASD hebben vooral op wat latere leeftijd een verhoogde kans op supraventriculaire ritmestoornissen. Dit kan leiden tot RV-falen en perifeer oedeem en een grotere kans op trombose dan normaal tijdens de zwangerschap. Belangrijk bij patiënten met een ASD is het voorkómen van veneuze trombose (zo veel mogelijk mobilisatie en eventueel steunkousen) vanwege het risico op een paradoxe embolisatie via het ASD naar de systeemcirculatie.

Bij een verhoogde pulmonale vaatweerstand is het risico van een zwangerschap aanzienlijk groter. Bij een gefixeerde pulmonale vaatweerstand ontbreekt een snelle aanpassing aan schommelingen in de systeemvaatweerstand, de cardiac output en het bloedvolume tijdens de partus en in het kraambed (zie H. 10 en 25).

Bij ernstige pulmonale vaatweerstandsverhoging (Eisenmenger-syndroom) is er een hoog risico op maternale mortaliteit en is zwangerschap gecontra-indiceerd (zie H. 10).

Na (operatieve) sluiting van het defect kunnen supraventriculaire ritmestoornissen nog enige problemen veroorzaken tijdens de zwangerschap.

6.2 Persisterend foramen ovale, aneurysma van het atriale septum en cerebrovasculair accident

Bij volwassen patiënten jonger dan 50 jaar met een cerebrovasculair accident (CVA) wordt bij 12-33% een cardiale emboliebron aangetoond, wat als duidelijke risico wordt beschouwd. Een PFO en een aneurysma van het interatriale septum (ASA) worden daarentegen beschouwd als afwijkingen met een klein of onduidelijk risico op cardiale embolie.

Bij ongeveer 30% van de normale populatie blijft het foramen ovale open en kan een tunnelvormige opening blijven bestaan met een diameter van 1-19 mm, gemiddeld 4-9 mm. Met behulp van contrastechocardiografie kan een aanwezige rechts-linksshunt aangetoond worden, ofwel spontaan of geïnduceerd door hoesten of een andere Valsalva-manoeuvre (◨ figuur 6.5). De normale links-rechtsdrukgradiënt tussen de atria kan tijdelijk omgekeerd zijn, vroeg in de systole of tijdens de vele dagelijkse activiteiten die een Valsalva-manoeuvre induceren.

De diagnose paradoxe embolie is meestal een diagnose per exclusionem en wordt als mogelijke oorzaak van een onbegrepen beroerte verondersteld als er sprake is van (1) een arteriële embolie zonder aantoonbare oorzaak; (2) een bewezen rechts-linksshunt door middel van echocontrastonderzoek; en (3) een corticaal herseninfarct. Helaas is een veneuze emboliebron

6.2 · PFO, ASA en CVA

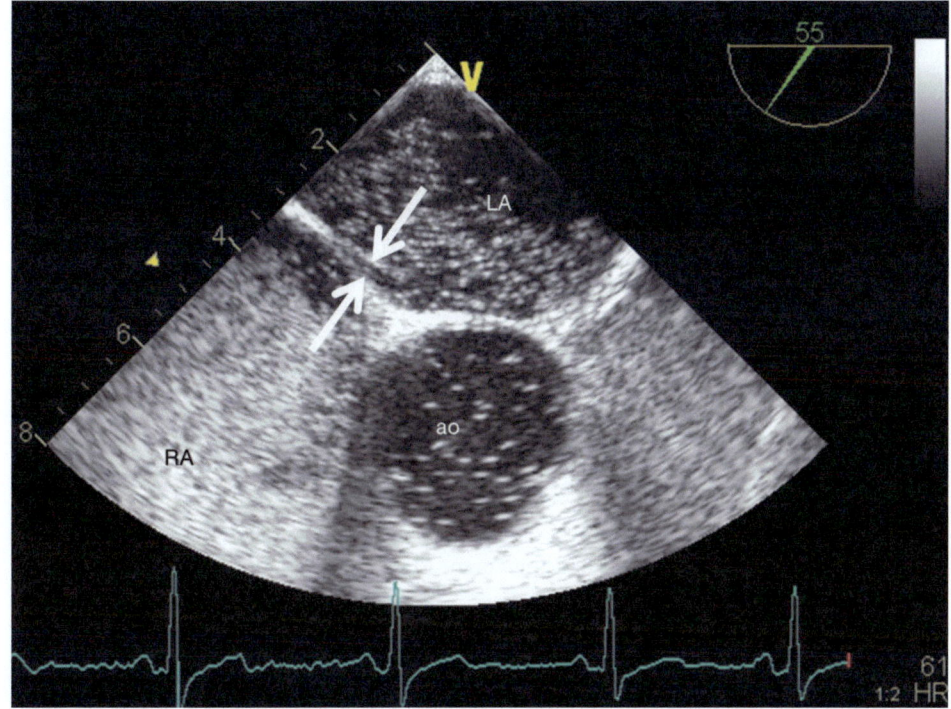

Figuur 6.5 TEE met contrast van een patiënt met een PFO. Onmiddellijk aansluitend aan een Valsalva-manoeuvre loopt contrast over van het RA naar het LA door een tunneltje van maximaal 5 mm. ao: aorta.

vaak niet te identificeren. Als er tegelijkertijd sprake is van een veneuze trombose en/of longembolie dan is de diagnose veel aannemelijker.

Sinds 1988 hebben verschillende vooral case-controlonderzoeken aangetoond dat bij volwassenen met een onbegrepen (= cryptogeen) CVA een duidelijk hogere prevalentie bestaat van een PFO (circa 50%) dan bij een controlepopulatie (circa 15%). Verder waren er aanwijzingen dat bij een combinatie van een PFO met een ASA de prevalentie van een cryptogeen CVA nog duidelijk hoger is. Een ASA is gedefinieerd als een mobiel septum ter plaatse van de fossa ovalis met een excursie van 10-15 mm gedurende de hartslag en wordt bij obductie bij 1% van de populatie gevonden, bij 0,2-4% bij TEE en bij 4-15% bij patiënten met CVA.

Hierdoor ontstond de vraag of PFO-sluiting als profylactische ingreep zinvol zou kunnen zijn.

6.2.1 Behandeling van een PFO of ASA

Bij patiënten bij wie bij toeval een PFO of ASA wordt gevonden, is er geen reden voor behandeling als primaire profylaxe.

De noodzaak van sluiten van een PFO als secundaire profylaxe bij een onbegrepen CVA kent echter veel discussie. In 2012 is er een systematische review gepubliceerd van retrospectieve data (Kitsios) die risicoreductie voor PFO-sluiting liet zien. Echter, tussen 2012 en 2013 zijn er drie gerandomiseerde onderzoeken verricht (CLOSURE 1, RESPECT en PC) die bij intention-to-treat-analyse geen voordeel lieten zien voor PFO-sluiting vergeleken met medicamenteuze therapie.

In 2017 werden echter de langetermijnresultaten van het RESPECT-onderzoek en twee nieuwe gerandomiseerde onderzoeken gepubliceerd in de NEJM (REDUCE en CLOSE) die verrassend juist wel een significante risicoreductie van recidief-CVA aantoonden bij PFO-sluiting in combinatie met plaatjesaggregatieremmers in vergelijking met alleen medicamenteuze therapie. In beide nieuwe onderzoeken hadden de patiënten vaker een grote rechts-linksshunt (aangetoond met veneus contrast-TTE) en een lager risicoprofiel voor atherosclerose dan in eerdere onderzoeken. Ook was de diagnose cryptogeen CVA strenger gedefinieerd en werden bijvoorbeeld patiënten met een lacunair CVA, dat meestal niet door een embolie veroorzaakt wordt, geëxcludeerd.

Er waren wel nadelen in de groep met PFO-sluiting door een verhoogde incidentie van atriumfibrilleren van 4% en het risico op device-gerelateerde complicaties dat in de nieuwere onderzoeken tussen 3% en 4% lag.

De data van de genoemde recente onderzoeken ondersteunen dus op dit moment dat er een rol is voor PFO-sluiting bij geselecteerde patiënten met een cryptogeen CVA. Echter, de definitie van een cryptogeen CVA en een goede patiëntenselectie (conform de inclusiecriteria) zijn belangrijk voor de dagelijkse praktijk. Verder zal, zoals bij iedere behandeling, ook gelet moeten worden op langetermijnuitkomsten en eventuele onverwachte late complicaties. Dit zou de afweging tussen voor- en nadelen van de percutane PFO-sluiting op de lange termijn nog kunnen veranderen.

De NVVC heeft richtlijnen geformuleerd die gebruikt kunnen worden bij de beoordeling of een patiënt in aanmerking komt voor PFO-sluiting. In deze richtlijnen speelt naast het anatomische risico van het PFO (ASA, grote shunt) ook de RoPE (Risk of Paradoxical Embolism)-score een rol. Deze score maakt op basis van leeftijd en risicofactoren voor atherosclerose een inschatting hoe waarschijnlijk het is dat een paradoxale embolie de oorzaak van een CVA was.

Er is ook gedacht dat het PFO een rol speelt bij migrainepatiënten, omdat in deze groep een verhoogde incidentie van PFO is waargenomen. Het enige gerandomiseerde geblindeerde onderzoek (MIST) waarbij sluiten van het PFO met een Starflex-device vergeleken werd met een sham(nep)-procedure toonde geen verschil in het beëindigen van de migraine, noch op andere secundaire eindpunten. Het recentere PRIMA-onderzoek (open-label RCT) kon bij een follow-up van één jaar ook geen verschil aantonen tussen PFO-sluiting en standaardbehandeling bij migrainepatiënten. Op dit moment is er dus geen indicatie voor PFO-sluiting bij migraine.

6.3 Abnormale pulmonaalveneuze connectie

Abnormale pulmonaalveneuze connectie (APVC) omvat afwijkingen waarbij er abnormale terugstroom vanuit een of meer longvenen naar het RA bestaat. APVC komt relatief weinig voor en is vaak geassocieerd met andere hartafwijkingen zoals ASD en bijvoorbeeld het syndroom van Turner.

Er is sprake van een totale APVC wanneer de longvenen van beide longen in de systeemveneuze circulatie draineren. De abnormale drainage kan plaatsvinden via de sinus coronarius of rechtstreeks in het RA, of via verticale venen in bijvoorbeeld de vena anonyma of de VCI. Er is meestal een ASD waardoor het gemengde bloed via LA en LV naar de aorta stroomt. De patiënt is dus cyanotisch. Obstructie van longvenen komt vaak voor en deze complicatie gaat gepaard met een hoge mortaliteit. De behandeling van totale APVC is chirurgisch.

Bij de partiële APVC mengt zuurstofrijk bloed met systeemveneus bloed dat naar het RA stroomt. Er bestaan verschillende varianten. De meest voorkomende vorm van partiële APVC is die waar de linker bovenste longvene aansluit op de vena anonyma, die op haar beurt uitmondt in de VCS. Bij andere varianten monden de longvenen uit de rechterbovenkwab rechtstreeks in de VCS uit. Bij de partiële APVC is vaak een ASD II aanwezig. Het Scimitar-syndroom is een variant van de partiële APVC waarin een deel of de gehele rechter longveneuze retour via een zogeheten Scimitar-vene naar de VCI stroomt. Er kunnen bijkomend ook collateralen van de aorta naar het aangedane longgedeelte lopen. Een thoraxfoto kan de diagnose aan het licht brengen door de karakteristieke schaduw van deze vene langs het hart door het diafragma naar de VCI. Symptomatische kinderen met deze diagnose hebben een slechtere prognose dan patiënten die zich pas presenteren op volwassen leeftijd. Bijkomende afwijkingen kunnen zijn: ASD, hypoplastische long, dextrocardie, longvenestenose, coarctatio aortae, VSD en PDB. Een andere variant van partiële APVC ontstaat wanneer het pulmonaalveneuze bloed intracardiaal naar het RA wordt geleid, zoals bij het sinusvenosusdefect. Ook malpositie van het septum primum kan hiertoe leiden.

Bij patiënten met een geïsoleerde partiële APVC zonder bijkomende cardiale afwijkingen is de grootte van de shunt afhankelijk van het aantal longvenen dat abnormaal draineert, en daarmee van de hoeveelheid longveneus bloed die mengt met het systeemveneuze bloed, in verhouding tot de gehele cardiac output. Fysiologie en klachtenpatroon zijn vergelijkbaar met het ASD. De diagnose partiële APVC moet overwogen worden als er bij echocardiografie dilatatie is van de rechterharthelft zonder andere verklaring, zoals een ASD. Met MRI en CT kunnen de anatomie van de afwijking, volumina van de ventrikels en shuntgrootte op fraaie wijze in beeld worden gebracht. Dit maakt hartcatheterisatie overbodig tenzij aanvullende drukmetingen noodzakelijk zijn.

Patiënten met een kleine links-rechtsshunt die asymptomatisch zijn, hebben een normale levensverwachting. Chirurgische interventie is niet nodig, wel is het aan te bevelen de patiënt onder controle te houden. In de meeste andere gevallen zal de afwijking chirurgisch gecorrigeerd moeten worden waarbij de balans gevonden moet worden tussen succeskans en risico's. De prognose is over het algemeen goed.

Literatuur

Attie F, Rosas M, Granados N, et al. Anatomical closure for secundum atrial septal defect in patients aged over 40 years. A randomised clinical trial. J Am Coll Cardiol 2001;38:2035-2042.
Baumgartner H, Bonhoeffer P, Groot NM de, et al. ESC Guidelines for the management of grown-up congenital heart disease (new version 2010). Eur Heart J 2010;31:2915-2957.
Campbell M. Natural history of atrial septal defect. Br Heart J 1970;32:820-826.
Dowson A, Mullen MJ, Peatfield R, et al. Migraine Intervention With STARFlex Technology (MIST) trial: a prospective, multicenter, double-blind, sham-controlled trial to evaluate the effectiveness of patent foramen ovale closure with STARFlex septal repair implant to resolve refractory migraine headache. Circulation 2008; 117(11):1397.
Kuijpers JM, Bom T van der, Riel AC van, et al. Secundum atrial septal defect is associated with reduced survival in adult men. Eur Heart J 2015;36(31):2079-2086.
Mas JL, Derumeaux G, Guillon B, et al. Patent foramen ovale closure or anticoagulation vs. antiplatelets after stroke. N Engl J Med 2017;377:1011-1021.
Mattle HP, Evers S, Hildick-Smith D, et al. Percutaneous closure of patent foramen ovale in migraine with aura, a randomized controlled trial. Eur Heart J 2016;37:2029.
Mir H, Siemieniuk R, Ge L, et al. Percutaneous closure plus antiplatelet therapy versus antiplatelet or anticoagulation therapy alone in patients with patent foramen ovale and cryptogenic stroke: a systematic review and network meta-analysis incorporating complementary external evidence. BMJ Open 2018;8(7):e023761. doi: 10.1136/bmjopen-2018-023761.

Moore JW, Vincent RN, Beekman RH. Procedural results and safety of common interventional procedures in congenital heart disease: initial report from the national cardiovascular data registry. J Am Coll Cardiol 2014;64:2439-2451.

Murphy JG, Gersh BJ, McGoon MD, et al. Long-term outcome after surgical repair of isolated atrial septal defect. Follow-up at 27 to 32 years. N Engl J Med 1990;323(24):1645.

Nassif M, Steenwijk RP van, Hogenhout JM, et al. Atrial septal defect in adults is associated with airway hyperresponsiveness. Congenit Heart Dis 2018;13(6):959-966.

Riel AC van, Blok IM, Zwinderman AH, et al. Lifetime risk of pulmonary hypertension for all patients after shunt closure. J Am Coll Cardiol 2015;66(9):1084-1086.

Saver JL, Carroll JD, Thaler DE, et al. Long-term outcomes of patent foramen ovale closure or medical therapy after stroke. N Engl J Med 2017;377:1022-1032.

Søndergaard L, Kasner SE, Rhodes JF, et al. Patent foramen ovale closure or antiplatelet therapy for cryptogenic stroke. N Engl J Med 2017;377:1033-1042.

Vida VL, Padalino MA, Boccuzzo G, et al. Scimitar syndrome: a European Congenital Heart Surgeons Association (ECHSA) multicentric study. Circulation 2010;122(12):1159.

Ventrikelseptumdefect

D. Robbers-Visser, E.S. Hoendermis, B.J.M. Mulder

7.1 Inleiding – 56

7.2 Pathofysiologie – 57

7.3 Klinisch beeld – 58

7.4 Diagnostiek – 58

7.5 Behandeling en prognose – 59

7.6 Zwangerschap – 61

7.1 Inleiding

Het VSD is de meest voorkomende AHA bij kinderen (30%), maar door spontane sluiting (circa 50%) wordt het bij volwassenen minder vaak gezien (10% van alle AHA). Een VSD in de volwassen populatie kan zijn:
- een chirurgisch gesloten VSD zonder restshunt;
- een (rest-)VSD met kleine shunt (< 1,5:1) en normale RV-druk;
- een VSD met matig grote shunt en normale of licht verhoogde RV-druk;
- een groot VSD met Eisenmenger-syndroom.

De VSD's kunnen onderverdeeld worden in vier groepen, naar de anatomische lokalisatie in het ventrikelseptum en de morfologische structuur aan de rand van het defect (figuur 7.1):
- subarterieel/outlet (5%). Hierbij ontbreekt het uitstroomseptum onder de aortaklep en pulmonalisklep. Deze defecten sluiten meestal niet spontaan. In de loop van de tijd kan één van de aortaklepcusps uitzakken en het defect gedeeltelijk sluiten. Dit kan ook gebeuren bij een perimembraneus VSD. Er ontstaat dan secundair aorta-insufficiëntie (AI) (figuur 7.2).
- perimembraneus. Dit is het meest voorkomende VSD (≈ 70%) en bevindt zich in het membraneuze deel van het septum. Uitbreiding is mogelijk naar het inlet, outlet of trabeculaire septum.
- inlet (5%). Gelokaliseerd inferior van de atrioventriculaire kleppen;
- musculeus (15-20%). In het trabeculaire septum en volledig omgeven door spierweefsel.

VSD's komen geïsoleerd voor, maar ook in combinatie met andere simpele AHA (ASD, PDB, rechteraortaboog, MI, TI en PI) of als onderdeel van complexe AHA.

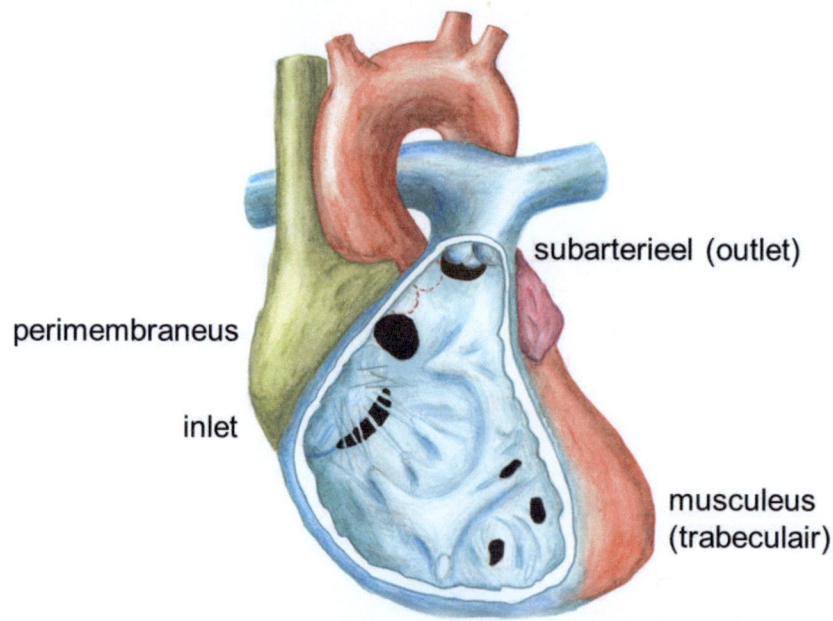

Figuur 7.1 Lokalisaties van ventrikelseptumdefecten.

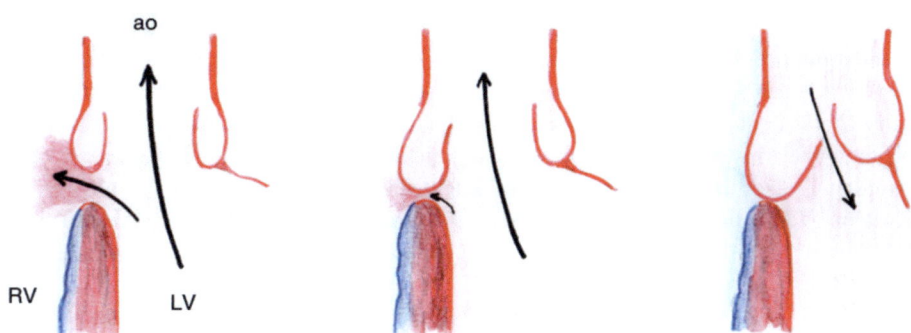

◻ **Figuur 7.2** Schematische weergave van het mechanisme van progressieve sluiting van een membraneus VSD als gevolg van uitzakking van een cusp van de aortaklep (aortaklepprolaps). Hierdoor ontstaat tevens aorta-insufficiëntie (rechts). ao: aorta ascendens.

7.2 Pathofysiologie

De grootte van de shunt is afhankelijk van de omvang van het defect, de relatieve weerstand van het long- en systeemvaatbed, de systolische functie van RV en LV en de mate van RV-uitstroombaanobstructie. Bij kleine defecten is er een grote drukgradiënt tussen LV en RV (restrictief VSD) en een kleine links-rechtsshunt (ratio pulmonaalflow:systeemflow (Qp:Qs) < 1,5). De pulmonaaldrukken blijven normaal. Het grootste risico bij deze patiënten is endocarditis.

Bij een matig groot defect (25-75% van de diameter van de aortaklepannulus) is er een duidelijk drukverschil tussen de ventrikels (pieksystolisch ≥ 20 mmHg) en de pulmonaaldrukken kunnen normaal of mild verhoogd zijn (pulmonale flow-hypertensie). Door de grotere shunt kan LA- en LV-dilatatie ontstaan. Ernstige PH of een Eisenmenger-syndroom ontstaat echter zelden.

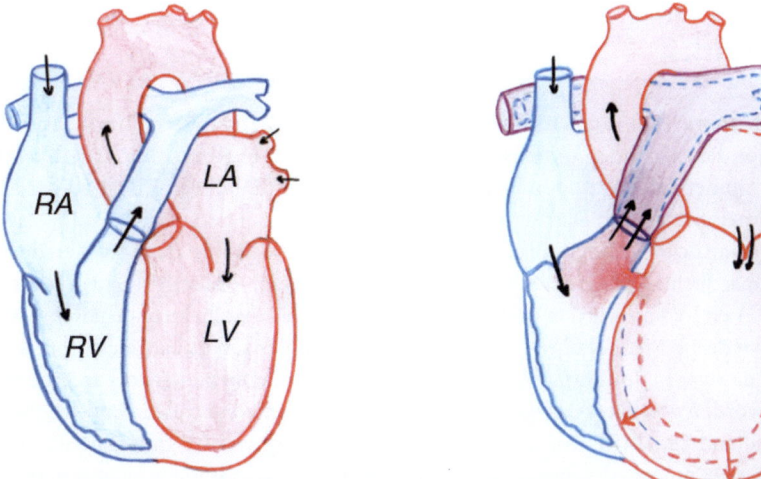

◻ **Figuur 7.3** Schematische weergave van de gevolgen van een links-rechtsshunt op ventrikelniveau (VSD). Er is sprake van een volumeoverbelasting van de longvaten en van LA en LV, die daardoor groter worden.

Bij grote VSD's (≥ 75% van de diameter van de aortaklepannulus) is er geen restrictie van de bloedstroom over het septum en zullen de drukken in RV en LV gelijk zijn. Zolang er geen PH bestaat, is er een grote links-rechtsshunt met volumeoverbelasting van het longvaatbed, het LA en de LV (◘ figuur 7.3). De chronisch verhoogde druk en flow in het longvaatbed veroorzaken progressieve histologische vaatveranderingen in de longvaten, die uiteindelijk onomkeerbaar worden. De pulmonale vaatweerstand zal geleidelijk toenemen, waardoor de links-rechtsshunt via het VSD afneemt. Als gefixeerde PH is ontstaan, treedt bidirectionele shunting op, met vooral een rechts-linksshunt, en ontstaat er cyanose (het Eisenmenger-syndroom).

7.3 Klinisch beeld

Kleine defecten veroorzaken meestal geen klachten. Bij lichamelijk onderzoek kan een thrill palpabel zijn met een holosystolische souffle links-parasternaal. Bij kleine musculeuze defecten hoeft de souffle niet holosystolisch te zijn omdat het defect wordt dichtgeknepen tijdens de systole (Roger-defect). Bij matig grote defecten (Qp:Qs ≥ 2), kan soms een middiastolische roffel gehoord worden bij toegenomen flow over de mitralisklep. De pulmonale component van de tweede toon is luid. Defecten met grote shunts die klachten veroorzaken, zoals dyspnoe d'effort, afgenomen inspanningsvermogen en frequente luchtweginfecties, zullen meestal reeds op de kinderleeftijd gediagnosticeerd en gesloten zijn. Bij matig grote defecten kunnen soms klachten ontstaan als de shuntgrootte toeneemt door toename van de LV-systolische en/of -diastolische drukken. Bij subarteriële defecten met aortaklepprolaps kunnen op volwassen leeftijd ook klachten ontstaan van dyspnoe d'effort en verminderd inspanningsvermogen als gevolg van een progressieve AI.

Bij een groot VSD met Eisenmenger-syndroom en centrale cyanose is de VSD-souffle niet of nauwelijks meer hoorbaar. De pulmonale component van de tweede toon is luid, een vierde toon en een pulmonale ejectietoon kunnen hoorbaar zijn en er is een RV-impuls. De souffles ontstaan niet meer door het VSD, maar door de PH: een vroegdiastolische souffle ten gevolge van PI en een holosystolische souffle ten gevolge van TI.

7.4 Diagnostiek

Het ECG en de thoraxfoto van een patiënt met een klein VSD zijn meestal normaal, maar bij een matig groot defect kunnen er tekenen zijn van LA- en LV-overbelasting. Afhankelijk van de lokalisatie van het defect, kunnen linkerasdraaiing (inlet VSD) of een RBTB op het ECG te zien zijn (perimembraneus VSD, al dan niet na sluiting).

Met behulp van echocardiografie en Doppler kunnen de lokalisatie, de grootte en de hemodynamische consequenties van het VSD gewoonlijk goed in beeld worden gebracht (◘ figuur 7.4). Dilatatie van LA en LV kan worden gemeten en de pulmonaaldrukken kunnen geschat worden aan de hand van de TI. Met behulp van echo en pulsed-Doppler kan de cardiac output over het aortaklepvlak en over het pulmonalisklepvlak gemeten worden en zo kan ruwweg de grootte van de shunt worden geschat. Bij twijfel over de mate van shunt, dan wel bij aanwezigheid van AI, kan aanvullend een MRI worden verricht voor bepaling van LV-dimensie en -functie, shuntgrootte en eventueel AI-regurgitatiefractie. Een hartcatheterisatie is slechts geïndiceerd bij twijfel over de grootte van de shunt en de pulmonale vaatweerstand.

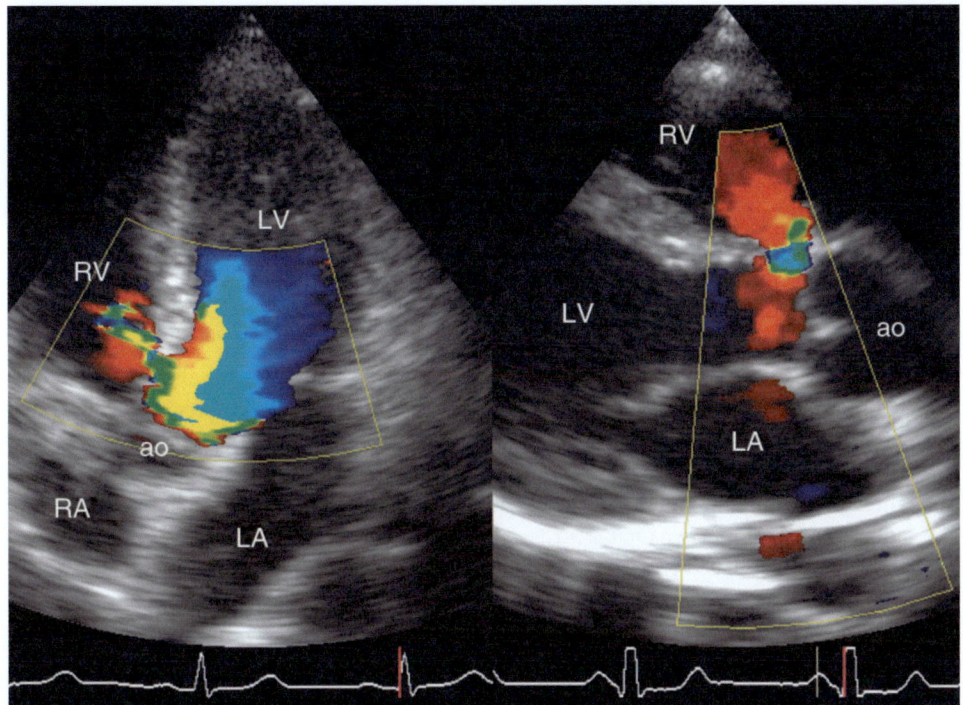

Figuur 7.4 Links: echocardiografische apicale vijfkameropname van een perimembraneus VSD tijdens systole (links): een turbulente flow gaat door het septum vlak bij de aortaklep. Rechts: parasternale lengteasopname waarbij de flow door het VSD ook diastolisch waarneembaar is; er is nauwelijks turbulentie door het diastolisch geringe drukverschil tussen LV en RV. ao: aorta.

7.5 Behandeling en prognose

Het natuurlijk beloop van een VSD hangt af van de grootte en lokalisatie van het defect, de pulmonale vaatweerstand en effecten van bijkomende afwijkingen. Ongeveer 50% van alle VSD's sluit spontaan, meestal op kinderleeftijd, maar soms ook op latere leeftijd. Spontane sluiting treedt vooral op bij kleine defecten: 75% hiervan sluit, meestal voor de leeftijd van 2 jaar. Bij patiënten met een klein VSD ontstaat geen PH, maar er is wel een aanzienlijk risico op endocarditis (4% gedurende het leven, zesmaal zo hoog als in de normale populatie). Omdat de prognose uitstekend is bij patiënten met een klein VSD, is operatie bij hen niet geïndiceerd behalve na een doorgemaakte endocarditis. Bij een klein subarterieel VSD met prolaps van een van de cusps van de aortaklep kan sluiting van het VSD overwogen worden, vanwege het risico op het ontstaan van een progressieve AI. Het VSD moet in ieder geval gesloten worden als progressieve AI door prolaps van de aortaklep inderdaad bestaat. Het voordeel van vroegere sluiting kan zijn dat de kans op geslaagde reparatie van de aortaklep groter is.

Patiënten met een matig groot VSD zonder klachten, een licht verhoogde druk in de art. pulmonalis en/of een lichte volumeoverbelasting van de LV kunnen in principe conservatief behandeld worden. Het risico op PH is klein. Toch kunnen complicaties optreden die chirurgisch ingrijpen noodzakelijk maken. Behalve de reeds genoemde aortaklepprolaps en AI kan een subvalvulaire AS ontstaan. Bij een klein aantal patiënten (6-18%) kan zich in de loop van vele jaren (door een nog onbekend mechanisme) een double chambered right ventricle (DCRV) ontwikkelen met significante obstructie in de RV. De ontwikkeling van een van deze complicaties kan een indicatie zijn voor het sluiten van een matig groot VSD. Preventieve sluiting ter voorkoming van genoemde complicaties wordt echter ook wel gepropageerd. Bij afwezigheid van een complicatie vormt het ontstaan van een aanzienlijke volumebelasting van de LV een indicatie om een matig groot VSD te sluiten. Bij oplopende pulmonaaldrukken kan het VSD nog gesloten worden als de Qp:Qs ten minste 1,5 bedraagt of als een duidelijke reactiviteit van de pulmonaaldrukken aangetoond kan worden met inhalatie van 100% zuurstof en NO (in een gespecialiseerd centrum). Een irreversibel sterk verhoogde pulmonale vaatweerstand is een contra-indicatie voor sluiting van een VSD. Bij patiënten met een groot VSD met links-rechts-shunt is er een indicatie voor sluiting van het defect.

Samenvattend is er een indicatie voor sluiten van het VSD bij:
- symptomatische patiënten met klachten ten gevolge van de links-rechtsshunt;
- asymptomatische patiënten met tekenen van LV-volumeoverbelasting ten gevolge van het VSD;
- patiënten met een doorgemaakte endocarditis;
- patiënten met bijkomend prolaps van een aortaklepcusp die leidt tot progressieve AI;
- patiënten met PH met een Qp:Qs > 1,5 en PAP < 2/3 van systeemdruk (eventueel na vasoreactiviteitsmeting in een gespecialiseerd centrum).

VSD-sluiting is gecontra-indiceerd bij patiënten met Eisenmenger-syndroom of wanneer desaturatie optreedt tijdens inspanning.

Als het VSD klein is, niet subarterieel gelegen, niet leidt tot klachten, volumeoverbelasting of PH, en er geen doorgemaakte endocarditis is, is sluiting niet geïndiceerd.

Hoewel grote defecten spontaan kleiner kunnen worden of sluiten, is van tevoren niet te voorspellen bij welke patiënten dat zal gebeuren. Sluiting van een groot defect moet dan ook op jonge leeftijd geschieden. Als de operatie in het eerste levensjaar heeft plaatsgevonden, is de prognose uitstekend. Operatie op latere leeftijd resulteert in restafwijkingen, zoals late PH of persisterende LV-disfunctie. De leeftijd bij operatie en de mate van pulmonale weerstandshypertensie preoperatief zijn voornamelijk bepalend voor het optreden van late PH.

Ventriculaire ritmestoornissen kunnen voorkomen bij alle patiënten met een geopereerd of niet-geopereerd VSD, maar dit komt minder vaak voor dan bij patiënten met een tetralogie van Fallot. Na chirurgische of percutane sluiting van het VSD kan een totaal AV-blok ontstaan. Spontaan of na sluiting (door de patch, het closure device of ventriculotomie) kan een RBTB-patroon op het ECG aanwezig zijn. In combinatie met een verworven linkerbundeltakblok (LBTB) op volwassen leeftijd kan dan alsnog een totaal AV-blok ontstaan ontstaan.

Chirurgische sluiting van een VSD is de gangbare behandeling. De operatie kan uitgevoerd worden met een laag risico (1-2%) en goede langetermijnresultaten. Percutane transcathetersluiting van een VSD werd vroeger weinig verricht in verband met de technische moeilijkheden, met kans op een restshunt, klepbeschadiging en AV-blok (het laatste in 1-4% bij sluiting van perimembraneuze defecten). De laatste jaren zijn de resultaten echter steeds verder verbeterd. Vooral de kans op een belangrijke restshunt is kleiner geworden en is nu één jaar na cathetersluiting < 10%. Ook heeft het gebruik van coils het risico op AV-blok verlaagd. Een systematische review uit 2015 met 1312 patiënten na percutane VSD-sluiting versus 1822 patiënten na chirurgische VSD-sluiting liet zien dat beide procedures vergelijkbare slagingskansen hadden en vergelijkbare kans op complicaties zoals mortaliteit, restshunt, AV-blok en significante AI. Percutane VSD-sluiting wordt daarom steeds vaker als alternatief overwogen, en met name als chirurgie minder aantrekkelijk is bij patiënten met een verhoogd operatierisico, meerdere doorgemaakte chirurgische ingrepen, of met een VSD dat moeilijk toegankelijk is voor chirurgie, zoals apicale of multipele VSD's. Gerandomiseerde onderzoeken die beide methoden vergelijken zijn er echter nog niet.

Bij het grootste deel van de volwassen patiënten met een VSD die bij een cardioloog komen, is het VSD in de kinderjaren gesloten. De levensverwachting van deze patiënten is waarschijnlijk goed maar niet normaal. Late postoperatieve complicaties zijn progressieve PH, verminderde LV-functie, AI, ventriculaire ritmestoornissen en AV-blok. Het risico op endocarditis blijft bestaan als er sprake is van een rest-VSD of van klepinsufficiënties.

7.6 Zwangerschap

In het algemeen wordt een zwangerschap bij patiënten met een ongecompliceerd VSD goed verdragen. Een toename van het circulerend volume en van de veneuze terugvloed naar het RA kunnen een toename van de reeds bestaande linkszijdige volumeoverbelasting veroorzaken.

Met de afname van de systeemvaatweerstand die tijdens een zwangerschap optreedt, zal de links-rechtsshunt in principe enigszins afnemen. Anderzijds kan de links-rechtsshunt op andere momenten ook fors toenemen, bijvoorbeeld door toename van de systeemvaatweerstand ten gevolge van acuut bloedverlies zonder hypotensie.

Bij een gesloten VSD zonder restlaesies of een klein, hemodynamisch niet belangrijk VSD is het maternale cardiovasculaire risico tijdens de zwangerschap klein en kunnen controles tijdens de zwangerschap en bevalling in een perifeer ziekenhuis plaatsvinden.

Bij een matig verhoogde pulmonale vaatweerstand is het risico van een zwangerschap aanzienlijk groter. Bij een gefixeerde verhoogde pulmonale vaatweerstand ontbreekt een snelle aanpassing aan schommelingen in de systeemvaatweerstand, cardiac output en bloedvolume tijdens de partus en in het kraambed.

Bij ernstige pulmonale vaatweerstandsverhoging (Eisenmenger-syndroom) is er een hoog risico op maternale mortaliteit en is zwangerschap gecontra-indiceerd (zie H. 10 en 25). Het is waarschijnlijk dat bij milde PH (gemiddelde PAP van 30 mmHg) het risico lager is, maar een veilig afkappunt is niet bekend en ook bij deze patiënten kan zwangerschap alleen worden overwogen na zorgvuldige risico-inschatting in een gespecialiseerd centrum.

Na operatieve sluiting van het defect kunnen een verminderde LV-functie en geleidingsstoornissen nog enige problemen veroorzaken tijdens de zwangerschap.

Literatuur

Gabriel HM, Heger M, Innerhofer P, et al. Long-term outcome of patients with ventricular septal defect considered not to require surgical closure during childhood. J Am Coll Cardiol 2002;39:1066-1071.
Gabriels C, Gewillig M, Meyns B, et al. Doubly committed ventricular septal defect: single-centre experience and midterm follow-up. Cardiology 2011;120:149-156.
Jacobs JP, Burke RP, Quintessenza JA, et al. Congenital heart surgery nomenclature and database project: ventricular septal defect. Ann Thorac Surg 2000;69;25-35.
Menting ME, Cuypers JAAE, Opić P, et al. The unnatural history of the ventricular septal defect: outcome up to 40 years after surgical closure. J Am Coll Cardiol 2015;65:1941-1951.
Saurav A, Kaushik M, Mahesh Alla V, et al. Comparison of percutaneous device closure versus surgical closure of peri-membranous ventricular septal defects: A systematic review and meta-analysis. Catheter Cardiovasc Interv 2015;86:1048-1056.
Soufflet V, Van De Bruaene A, Troost E, et al. Behavior of unrepaired perimembranous ventricular septal defect in young adults. Am J Cardiol 2010;105:404-407.

Atrioventriculair septumdefect

F.J. Meijboom, D.R. Koolbergen, B.J.M. Mulder

8.1 Inleiding – 64

8.2 Pathofysiologie – 66

8.3 Klinisch beeld – 66

8.4 Behandeling en prognose – 66

8.5 Zwangerschap – 68

8.1 Inleiding

Het AVSD (ook wel ASD type I (ASD I) genoemd) bestaat uit een spectrum aan laesies met één gemeenschappelijke AV-junctie en abnormale AV-kleppen, tezamen bestaande uit vijf klepbladen (figuur 8.1): rechter anterosuperior klepblad, rechter inferior klepblad, superior bridging klepblad, inferior bridging klepblad en linker muraal klepblad. De term 'bridging' staat voor het uitstrekken van het inferior en superior klepblad naar links- en rechts-lateraal. Vooral de mate van 'bridging' van het anterior bridging leaflet naar rechts-lateraal varieert sterk.

Bij een compleet AVSD bestaat een septumdefect zowel aan de atriale als aan de ventriculaire zijde van de gemeenschappelijke AV-annulus (figuur 8.1 en figuur 8.2). Bij een incompleet AVSD zijn de superior en inferior bridging klepbladen centraal met elkaar en met het ventrikelseptum verbonden (figuur 8.1, rechts). Hierdoor ontstaan twee aparte AV-ostia; er is geen VSD. Wel is er een – meestal groot – defect in het interatriale septum (figuur 8.3). Omdat er één gemeenschappelijke AV-junctie bestaat bij beide vormen van AVSD, bevindt de aortaklep zich niet in de gebruikelijke positie ingeklemd tussen de twee separate AV-ostia, maar is meer naar anterior verplaatst. Hierdoor is de uitstroombaan van de LV geëlongeerd en vaak licht vernauwd. Bij angiografie staat deze licht vernauwde en langer-dan-normale uitstroombaan, met daarna de wijdere sinus van Valsalva en aorta ascendens, bekend als de *gooseneck*.

AVSD's, partieel en compleet samen, vormen samen ongeveer 3% van de AHA bij kinderen. Een compleet AVSD is vaak geassocieerd met het syndroom van Down, maar ook met andere

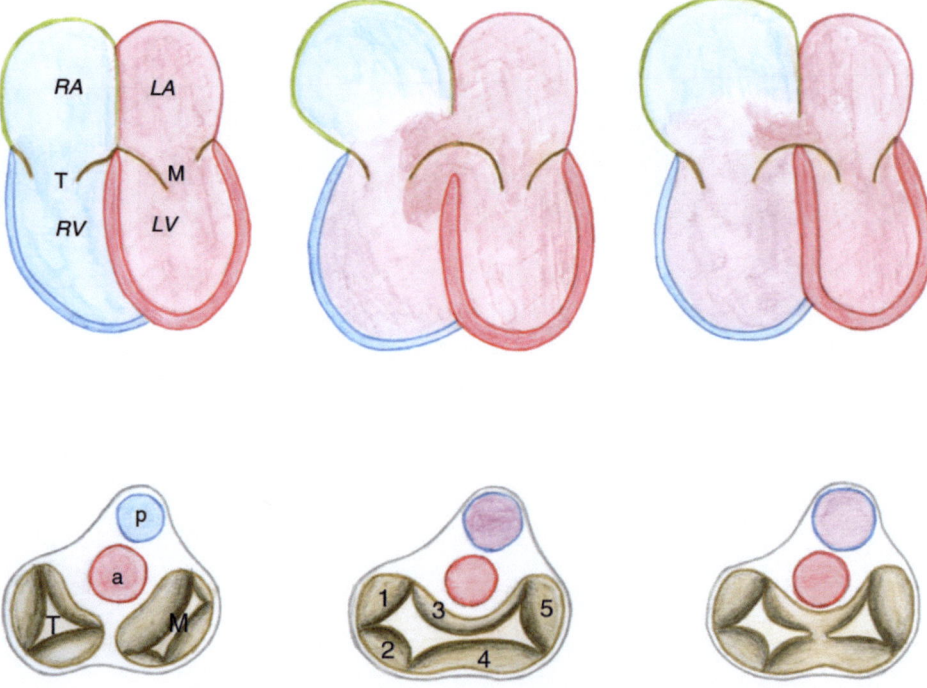

Figuur 8.1 Links: schematische weergave van een normaal hart met normale mitralisklep (M) en tricuspidalisklep (T). Midden: een compleet AVSD met in plaats van een mitralis- en tricuspidalisklep een gezamenlijke klep met een rechter anterosuperior klepblad (1), een rechter inferior klepblad (2), een superior bridging klepblad (3), een inferior bridging klepblad (4) en een linker muraal klepblad (5). Rechts: de situatie bij een incompleet AVSD. a: aorta; p: art. pulmonalis.

8.1 · Inleiding

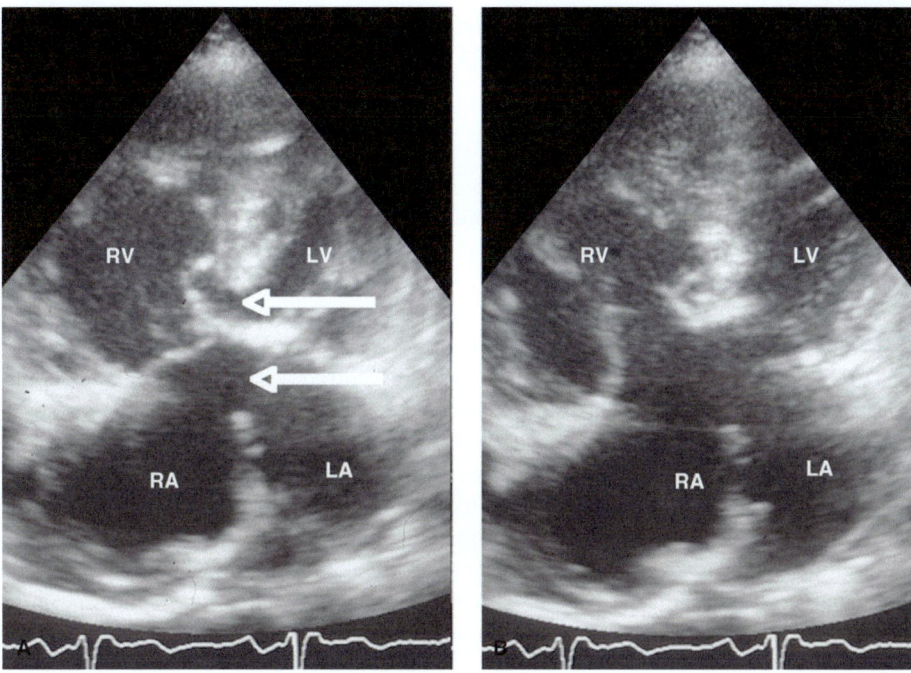

Figuur 8.2 Echocardiografische apicale vierkameropname van een compleet AVSD tijdens systole (links) en diastole (rechts); pijlen: verbindingen tussen ventrikels en atria.

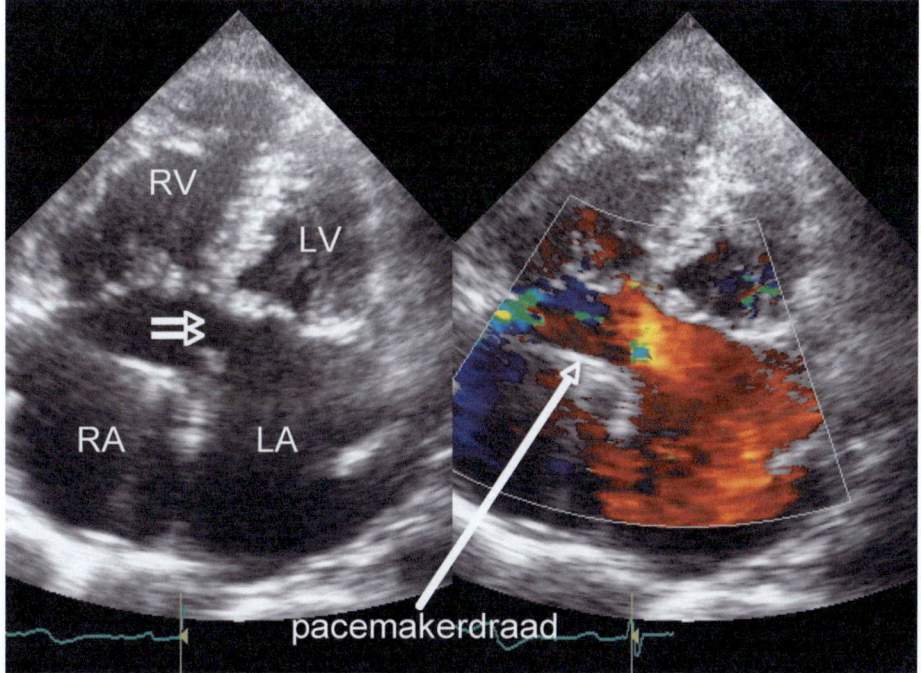

Figuur 8.3 Echocardiografische apicale vierkameropname van een incompleet AVSD (ASD I) (dubbele pijl). Rechts: de shunt van LA naar RA is duidelijk zichtbaar.

(cardiale) afwijkingen zoals tetralogie van Fallot en complexe hartafwijkingen die bij links- of rechts-isomerisme voorkomen. Naast een AVSD kan ook een ASD II voorkomen.

8.2 Pathofysiologie

De pathofysiologie is erg variabel en hangt vooral af van de aard en de ernst van het defect. Intra-uterien en neonataal is vooral de grootte van de ventrikels van belang en de ernst van de AV-klepinsufficiëntie. Bij een ongebalanceerd AVSD is, door intra-uteriene factoren bepaald, de LV of de RV erg klein. Er is dan functioneel een univentriculair hart, waarvoor een Fontan-circulatie de enige chirurgische optie is. Als deze problemen niet aanwezig zijn, en er is sprake van een gebalanceerd AVSD met twee goed ontwikkelde ventrikels, zal bij dalen van de pulmonale vaatweerstand een links-rechtsshunt ontstaan. Bij een compleet AVSD staat veelal de links-rechtsshunt op ventrikelniveau op de voorgrond, met vooral volumebelasting van de linkerharthelft – vaak verergerd door (ernstige) linkszijdige AV-klepinsufficiëntie. Maar ook de rechterharthelft is vaak gedilateerd door de links-rechtsshunt op atriumniveau. Door de grote longflow onder hoge druk zal dit, indien onbehandeld, relatief snel leiden tot irreversibele PH en het Eisenmenger-syndroom (zie H.10). Bij een incompleet AVSD zijn de hemodynamische verhoudingen vergelijkbaar met die van een ASD II. Echter, forse linkszijdige AV-klepinsufficiëntie, wat relatief vaak voorkomt, kan de atriale links-rechtsshunt doen toenemen.

8.3 Klinisch beeld

Bij een compleet AVSD treden meestal op zuigelingenleeftijd klachten op passend bij de grote links-rechtsshunt of ernstige linker AV-klepinsufficiëntie. Indien niet geopereerd wordt, overlijden patiënten vaak op jonge leeftijd onder het beeld van high-output hartfalen. Als zij deze fase overleven ontwikkelt zich, door geleidelijk toenemen van pulmonale vaatweerstand, het Eisenmenger-syndroom. Het overgrote deel van de volwassen patiënten met een compleet AVSD is op jonge leeftijd geopereerd en het klinisch beeld wordt bepaald door al dan niet aanwezige restafwijkingen. Soms wordt de diagnose compleet AVSD pas op volwassen leeftijd gesteld. Meestal, maar niet in alle gevallen, is er dan sprake van het Eisenmenger-syndroom.

De klinische verschijnselen bij een incompleet AVSD zijn qua shuntproblematiek vergelijkbaar met die van een ASD II. Als AV-kleplekkage niet nadrukkelijk aanwezig is wordt de diagnose soms pas op volwassen leeftijd gesteld. Op het ECG is, in tegenstelling tot de rechtersasdeviatie bij de andere ASD-typen, de hartas naar links gedraaid door het abnormale verloop van de bundel van His en er is vaak een eerstegraads AV-blok.

8.4 Behandeling en prognose

De levensverwachting van patiënten met een compleet AVSD is zonder operatief ingrijpen zeer beperkt en de meeste patiënten bereiken de volwassen leeftijd niet. Daarom is chirurgische correctie op jonge leeftijd (meestal in het eerste levensjaar) aangewezen.

De chirurgische behandeling bestaat uit het sluiten van de ASD- en de VSD-component van het AVSD met twee xenopericard patches, de zogenoemde 'two patch technique'. De bridging leaflets van het superior en inferior klepblad komen tussen deze twee patches in te liggen. Vervolgens wordt het superior klepblad met het inferior klepblad verbonden, het sluiten van

8.4 · Behandeling en prognose

de cleft, zodat de linker AV-klep een tweeslippige structuur krijgt. Ook als er voor de operatie geen lekkage is door de cleft, zal het sluiten ervan de kans op lekkage op latere leeftijd verkleinen. Soms leidt dit tot vernauwing van een klep. Het kan moeilijk zijn een goed evenwicht te vinden tussen de mate van lekkage en de mate van vernauwing van de klep. Soms lukt het niet een acceptabele reparatie te creëren; dan is mechanoprothese de enige resterende optie. Als dit op jonge (kinder)leeftijd nodig is, zal deze prothese om de zoveel jaar vervangen moeten worden in verband met de groei en moeten ook jonge kinderen bloedverdunners gaan gebruiken. Gelukkig is zo'n mechanoprothese zelden nodig.

Door ontbreken van de crux van het hart loopt het geleidingssysteem anders dan in normale harten: oppervlakkig, in de posterior rand van de VSD-component van het AVSD. Hoewel dit gebied bij de operatie zo veel mogelijk vermeden wordt komen tijdelijke en soms permanente geleidingsstoornissen voor. De kans op een permanente pacemaker is 2-4%, waarbij de kans groter wordt naarmate het kind jonger of kleiner is. De kans op overlijden rond een operatie (het operatierisico) varieert van minder dan 2% tot meer dan 10%, afhankelijk van de anatomische complexiteit van de afwijking.

Patiënten met een geopereerd compleet AVSD moeten levenslang gecontroleerd worden in verband met restafwijkingen na operatie en het (mogelijk later in het leven) ontstaan van PH. Bij patiënten met het syndroom van Down en een compleet AVSD lijkt er een grotere kans te bestaan op progressieve PH.

Het anatomisch afwijkende AV-klepapparaat blijft ook na functionele reconstructie bij de correctieve hartoperatie echt anders dan de anatomie van een mitralis- of tricuspidalisklep. Het meest voorkomende probleem bij de follow-up op latere leeftijd is lekkage van de linker AV-klep. Lekkage van de rechter AV-klep komt ook voor, maar omdat de drukken in de rechterharthelft gewoonlijk veel lager zijn dan aan de linkerkant, leidt dit veel minder vaak tot een ernstige lekkage. Reguliere, meestal jaarlijkse, follow-up wordt aanbevolen, veelal om te zien of er een indicatie gaat ontstaan voor een (tweede) reconstructie van de linker AV-klep, of voor klepvervanging. Er is een indicatie voor behandeling wanneer er bij een ernstige AV-kleplekkage klachten zijn die kunnen worden toegeschreven aan de kleplekkage. Als patiënten asymptomatisch zijn, maar een ernstige AV-kleplekkage hebben bij een verminderde LVEF ($< 60\%$), is er ook een behandelindicatie. Bij asymptomatische patiënten met een ernstige AV-kleplekkage en een behouden LV-functie zou chirurgische behandeling overwogen moeten worden.

Vooral bij oudere patiënten met een AVSD die als kind zijn geopereerd in een tijd dat de hartchirurgie nog minder was ontwikkeld, zijn met de correctieve operatie wel de septumdefecten gedicht, maar is vaak de 'cleft' niet gesloten of weer opengegaan. Sinds ongeveer 25 jaar is sluiting van de cleft wel standaard bij operatie op de kinderleeftijd. Lekkage door een cleft is chirurgisch goed te verhelpen, met een zeer laag operatierisico, een grote kans op een succesvolle plastiek en een klein risico op noodzakelijke vervanging van de klep door een mechanoprothese. Als er een substantiële restlekkage is van de linker AV-klep, moet het substraat van de lekkage precies in beeld worden gebracht. Soms is hiervoor slokdarmecho nodig. Als de lekkage niet door de cleft is, maar centraal, of als restlek bij een AV-klep die al eerder een plastiek heeft gekregen, is de kans op een succesvolle plastiek veel kleiner. Bij de indicatiestelling zal dan nadrukkelijk met de mogelijkheid van een mechanoprothese rekening gehouden moeten worden.

Na adequate chirurgische correctie op jonge leeftijd, zonder PH en zonder substantiële AV-kleplekkage, leiden de meeste patiënten een normaal actief leven en zijn er geen redenen om aan te nemen dat de levensverwachting significant lager is dan normaal. In tegenstelling tot ASD II en VSD, waarbij na sluiten van de septumdefecten er geen verhoogd risico meer is op endocarditis, blijft dit bij AVSD's, zowel compleet als incompleet, ook na chirurgische correctie verhoogd door de persisterende afwijkingen in het AV-klepapparaat. Volgens vigerende richtlijnen is echter, ondanks dit verhoogde risico, endocarditisprofylaxe niet geïndiceerd, omdat niet is aangetoond dat dit effectief is.

Het natuurlijk beloop van een incompleet AVSD is aanmerkelijk gunstiger dan dat van het complete AVSD, maar mogelijk slechter dan het natuurlijk beloop van een ander type ASD, als er bijkomende afwijkingen zijn van de linker AV-klep en bij afwijkingen van het geleidingssysteem.

8.5 Zwangerschap

De meeste volwassen patiënten met een compleet of incompleet AVSD zijn, in de Nederlandse situatie, geopereerd op kinderleeftijd. Risico's van een zwangerschap hangen af van eventuele restafwijkingen. De kans op cardiale complicaties is aanzienlijk groter dan bij patiënten met een ASD II. Complicaties zijn vooral ritmestoornissen, verergering van linkszijdige AV-klepinsufficiëntie en blijvende verslechtering van de NYHA-klasse. Manifeste decompensatio cordis komt zelden voor.

Bij een ernstige insufficiëntie kan overwogen worden een linker AV-klepplastiek te verrichten of een bioprothese te implanteren vóór een eventuele zwangerschap. In sommige gevallen is er sprake van een niet-geopereerd AVSD, vrijwel altijd een incompleet AVSD met slechts een geringe links-rechtsshunt. In twijfelgevallen, met een links-rechtsshunt die – in niet-zwangere conditie – net te gering is om een sluiting te rechtvaardigen, zou overwogen kunnen worden het defect chirurgisch te laten sluiten voor een zwangerschap.

Bij pulmonale vaatweerstandsverhoging is het risico van zwangerschap (sterk) verhoogd en wordt zwangerschap ontraden.

Het risico dat het kind de aandoening ook krijgt, is relatief hoog, met name wanneer de moeder een AVSD heeft, geschat op circa 5%.

Literatuur

Calkoen EE, Hazekamp MG, Blom NA, et al. Atrioventricular septal defect: From embryonic development to long-term follow-up. Int J Cardiol 2016;202:784-795.

Persisterende ductus Botalli

E.S. Hoendermis, B.J.M. Mulder

9.1 Inleiding – 70

9.2 Anatomie en pathofysiologie – 70

9.3 Klinisch beeld en diagnostiek – 70

9.4 Beloop en behandeling – 70

9.5 Zwangerschap – 73

9.1 Inleiding

Van alle AHA bestaat 5-10% uit een PDB. Op volwassen leeftijd is het tegenwoordig een zeldzame afwijking, omdat deze bij de meeste patiënten op kinderleeftijd herkend wordt en de PDB meestal wordt gesloten. Er zijn echter patiënten bij wie de diagnose pas op volwassen leeftijd toevallig of door het ontstaan van klachten wordt gesteld.

9.2 Anatomie en pathofysiologie

De PDB verbindt de hoofdstam van de art. pulmonalis met de aorta descendens net distaal van de afgang van de linker art. subclavia. Direct na de geboorte treedt er een functionele sluiting van de ductus op door contractie van de gladde spiercellen in de ductuswand. Door bindweefselvorming en fibrose is binnen enkele weken de ductus permanent gesloten en rest slechts het ligamentum arteriosum. De ductus sluit zich vanaf de art. pulmonalis in de richting van de aorta en een enkele keer kan het distale ductusgedeelte persisteren tot op volwassen leeftijd als aortadivertikel. Zelden ontwikkelt dit zich tot een aneurysma of tot een bron voor trombusvorming met systemische emboliëen.

9.3 Klinisch beeld en diagnostiek

Karakteristiek voor een PDB is een continue souffle of tunnelgeruis hoog links-parasternaal, een hoge polsdruk en een lage diastolische bloeddruk.

Bij kleine shunts zijn het ECG en de thoraxfoto normaal. Bij grotere links-rechtsshunts kunnen er tekenen zijn van LA- en LV-overbelasting. Met echocardiografie en Doppler kan de links-rechtsshunt aangetoond worden (figuur 9.1). Deze methode is uitermate sensitief en specifiek. De piekgradiënt van de shunt tussen aorta en art. pulmonalis kan gemeten worden met echocardiografie en Doppler en met behulp van de bloeddruk kan in principe zo de druk in de art. pulmonalis geschat worden. Echter, omdat door de tunnelvormige ductus de Bernoulli-vergelijking niet erg betrouwbaar is voor schatting van de pulmonaaldrukken, kan dit beter op de gebruikelijke wijze met behulp van TI en/of PI gedaan worden.

9.4 Beloop en behandeling

Zonder behandeling hebben patiënten met een PDB een risico op infectieuze endarteriitis, hartfalen en PH. Patiënten met een matig grote of grote ductus zijn vaak symptomatisch op volwassen leeftijd. Een kleine PDB wordt nogal eens op volwassen leeftijd ontdekt, soms door een souffle, maar ook als toevalsbevinding bij een echocardiogram. Patiënten met een grote, niet-restrictieve PDB bereiken zelden de volwassen leeftijd, tenzij de pulmonale vaatweerstand oploopt en de volumeoverbelasting van de LV afneemt. Er is dan sprake van het Eisenmenger-syndroom met een omgekeerde shunt en cyanose van de onderste lichaamshelft. Deze patiënten hebben een betere (maar uiteraard beperkte) levensverwachting dan de patiënten bij wie een grote links-rechtsshunt blijft bestaan.

Patiënten met een PDB die gesloten is op de kinderleeftijd, hebben daarentegen een volstrekt normale levensverwachting en zij zijn in alle opzichten vergelijkbaar met een gezonde controlepopulatie. Derhalve is sluiten van een significante PDB in principe geïndiceerd zodra de

9.4 · Beloop en behandeling

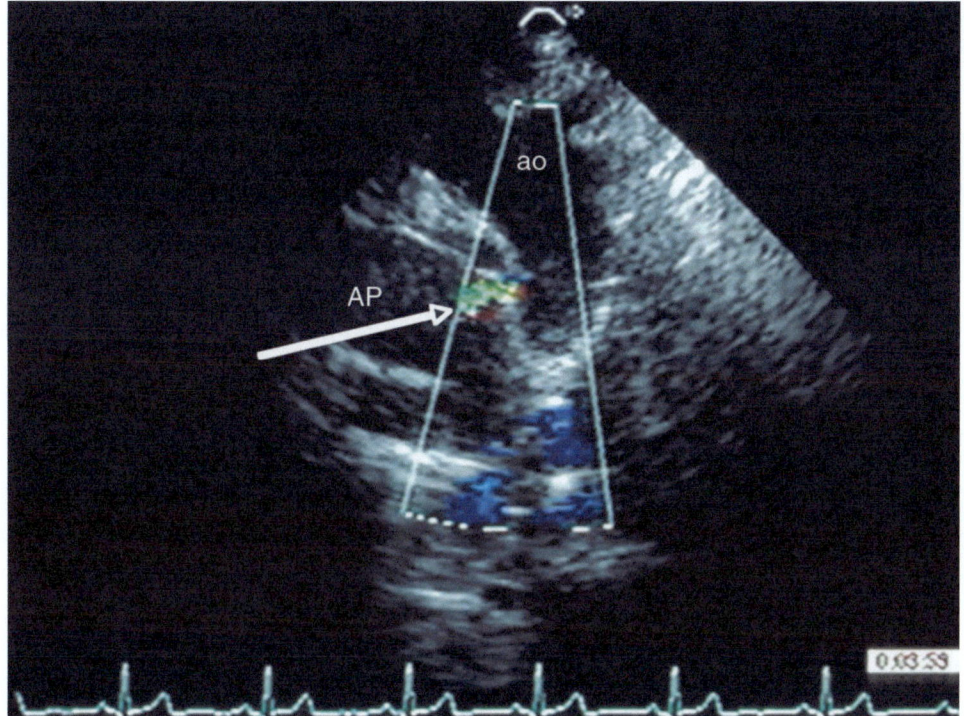

Figuur 9.1 Echocardiografische suprasternale opname van een PDB (pijl). ao: aorta; AP: art. pulmonalis.

diagnose gesteld is. Ook als er PH is geldt dat als er een significante links-rechtsshunt is en een niet te hoge pulmonale vaatweerstand (PVR < 5 WoodUnits), er een indicatie is voor sluiting.

Het natuurlijk beloop van een kleine PDB bij een asymptomatische patiënt is onvoldoende bekend en overleving tot op hoge leeftijd is regelmatig beschreven. Vooral met het oog op het cumulatieve risico op endarteriitis (1,0-1,5%/jaar), dat niet aan de hand van shuntgrootte of ductusdiameter te voorspellen is, moet ook bij kleine shunts met een souffle sluiting worden overwogen.

Chirurgische sluiting heeft een lage mortaliteit (< 1%) bij kinderen en jongvolwassenen. Bij volwassen patiënten is het operatierisico groter (circa 3%) met een aanzienlijke morbiditeit zoals bloedingen, hartfalen bij gecompromitteerde LV-functie, beschadigingen van de nervus recurrens of nervus phrenicus en complicaties van de algehele anesthesie. Hoge leeftijd, PH en calcificatie van de ductus (14%) zijn contra-indicaties voor chirurgie. Rekanalisatie kan op langere termijn optreden als de ductus onderbonden is en niet gekliefd. Transcathetersluiting van een PDB met behulp van een parapluutje, plug of coil is een uitstekend alternatief en algemeen aanvaard als succesvolle techniek (figuur 9.2).

Met verbeterd materiaal kon in de afgelopen jaren het risico op complicaties verlaagd worden en daarom is inmiddels zowel bij kinderen als volwassenen percutane sluiting in de meeste gevallen de eerste keus voor behandeling van een PDB. De procedure is veilig en kan ook toegepast worden bij een gecalcificeerde ductus. Complete sluiting met het meest gebruikte device, de Amplatzer duct occluder, wordt vermeld in 89% een dag na interventie en in 99% na een jaar, de kans op restshunt met coils is iets hoger en als na sluiting met een coil initieel een restshunt aanwezig is blijft deze in de regel ook bestaan, zodat soms re-interventie nodig is.

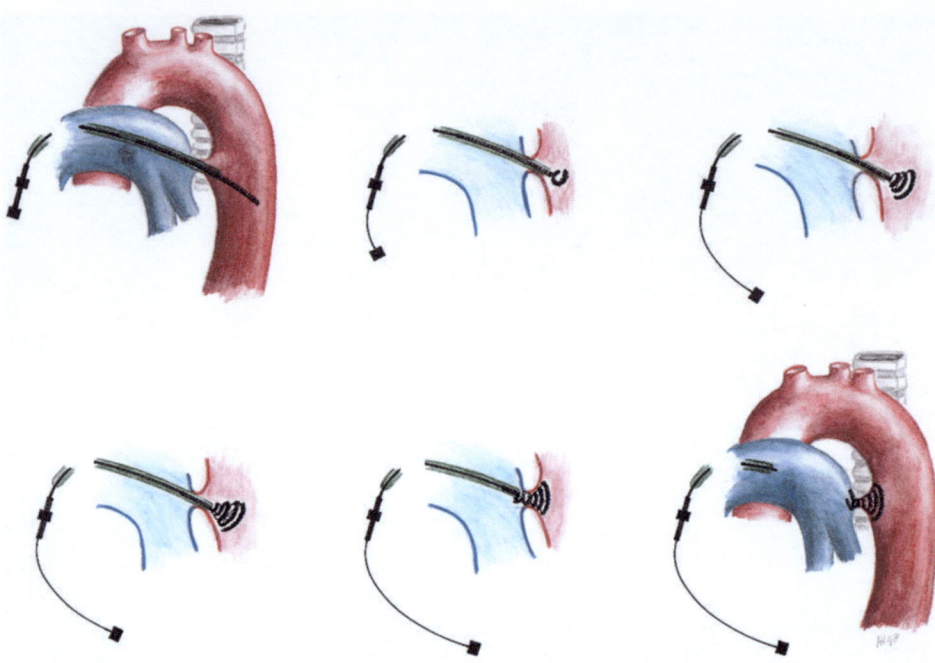

Figuur 9.2 Schematische transcathetersluiting van een PDB met behulp van een coil.

Er is voor beide devices een laag risico op complicaties zoals endarteriitis, embolisatie of uitsteken van het device in de aorta of de art. pulmonalis. Chirurgische sluiting is nog gereserveerd voor (meestal premature) kinderen met laag geboortegewicht vanwege kans op vaatbeschadiging en voor de zeldzame patiënt met een zeer wijde ductus of met een complexe anatomie, zoals aneurysmavorming.

Hoewel ook een kleine (hoorbare) PDB in verband met het risico op endarteriitis gesloten wordt, is volgens de nieuwe richtlijnen de indicatie voor endocarditisprofylaxe beperkt tot de hoogrisicogroep (met name status na endarteriitis of cyanotische patiënten met rechts-linksshunt over de PDB). Dit komt door de nieuwe afwegingen die gemaakt worden tussen het risico op endarteriitis en de risico's van levenslange herhaaldelijke antibioticabehandeling.

Contra-indicaties voor zowel chirurgische als transcathetersluiting zijn PH en een ductusafhankelijk cyanotisch congenitaal corvitium.

Door de ontwikkeling van echocardiografie en Doppler is er een nieuwe groep patiënten ontdekt met een zogenoemde 'stille' ductus. Bij 0,5-1% van alle echocardiografie en Doppleronderzoeken en bij 23% van de patiënten bij wie de ductus werd geligeerd, wordt een links-rechtsshunt aangetoond, terwijl bij lichamelijk onderzoek geen aanwijzingen voor een PDB worden gevonden. Op grond van de huidige literatuur is sluiting van een stille ductus zonder klinische verschijnselen niet geïndiceerd.

Samenvattend is sluiten van een PDB dus geïndiceerd als er een continue souffle hoorbaar is, als er tekenen zijn van LV-volumeoverbelasting of bij verhoogde pulmonaaldrukken, mits er een overwegende links-rechtsshunt bestaat (Qp:Qs > 1,5) en een pulmonaaldruk < 2/3 van de systeemdruk of een PVR < 2/3 van de SVR (systemische vaatweerstand).

9.5 Zwangerschap

In het algemeen wordt een zwangerschap bij patiënten met een kleine PDB goed verdragen.

Een toename van het circulerend volume veroorzaakt een toename van de reeds bestaande linkszijdige volumeoverbelasting. Door de afname van de systeemvaatweerstand die tijdens een zwangerschap optreedt, zal de links-rechtsshunt in principe enigszins afnemen. Een ductus met belangrijke links-rechtsshunt kan beter gesloten worden vóór een eventuele zwangerschap.

Bij PH met Eisenmenger-syndroom is er een sterk verhoogd risico, en moet zwangerschap worden vermeden. Voor details zie H.10 en 25.

Literatuur

Agraval H, Waller BR, Surendan S, et al. New patent ductus arteriosus closure devices and techniques. Intervent Cardiol Clin 2019;8:23-32.

Ashmore PG. Patent ductus arteriosus. In: Archiniegas E (ed.). Pediatric cardiac surgery. Chicago, IL: Year Book Medical Publishers, 1985. pp. 113-117.

Baruteau AE, Hascoet S, Baruteau J, et al Transcatheter closure of patent ductus arteriosus: Past, present and future. Arch Cardiovasc Dis 2014;107:122-132.

Baumgartner H, Bonhoeffer P, Groot NM de, et al. ESC Guidelines for the management of grown-up congenital heart disease (new version 2010). Eur Heart J 2010;31(23):2915-2957.

Brunetti MA, Ringel R, Owada C, et al. Percutaneous closure of patent ductus arteriosus: a multiinstitutional registry comparing multiple devices. Catheter Cardiovasc Interv 2010;76(5):696-702.

Chen ZY, Wu LM, Luo YK, et al. Comparison of long-term clinical outcome between transcatheter Amplatzer occlusion and surgical closure of isolated patent ductus arteriosus. Chin Med J (Engl) 2009;122(10):1123-1127.

Pass RH, Hijazi Z, Hsu DT. Multicenter USA Amplatzer patent arteriosus occlusion device trial: initial and one year results. J Am Coll Cardiol 2004;44:513-519.

Perloff JK. Pregnancy in congenital heart disease, the mother and the fetus. In: Perloff JK, Child JS (eds.). Congenital heart disease in adults. Philadelphia, PA: Saunders, 1991. pp. 124-140.

Pulmonale hypertensie en het Eisenmenger-syndroom

M.C. Post, A.P.J. van Dijk, B.J. Bouma

10.1 Inleiding – 76

10.2 Definitie – 76

10.3 Pathofysiologie – 77

10.4 Klinische verschijnselen – 78

10.5 Specifieke maatregelen en behandeling – 79
10.5.1 Pulmonale hypertensie – 79
10.5.2 Pulmonale hypertensiespecifieke medicatie – 79
10.5.3 Eisenmenger-syndroom – 81
10.5.4 Transplantatie – 82

10.6 Zwangerschap – 83

10.1 Inleiding

PH wordt gekenmerkt door verhoogde druk in de art. pulmonalis (een gemiddelde druk ≥ 25 mmHg) en kan voorkomen bij verschillende ziekten met een zeer variabel verloop. PH is door de World Health Organization (WHO) op grond van het mechanisme ingedeeld in vijf groepen.
- Groep 1: PAH. Deze groep bestaat uit de idiopathische PAH, erfelijke vormen van PAH, PAH door toxische stoffen en uit PAH geassocieerd met AHA, bindweefselziekten, HIV-infectie, portale hypertensie en schistosomiasis. Een tweetal subgroepen (groep 1' en 1") worden gevormd door: pulmonale veno-occlusieve ziekte, pulmonale capillaire haemangiomatosis en persisterende PH van de pasgeborene.
- Groep 2: bestaat uit patiënten bij wie de PH wordt veroorzaakt door een verhoogde druk in het LA bij aandoeningen van de linkerharthelft zoals hartfalen en kleplijden. Maar ook bij AHA die gekenmerkt worden door een LV-uitstroombaanobstructie of gepaard gaan met stenose van de pulmonaalvenen.
- Groep 3: bestaat uit patiënten bij wie de PH veroorzaakt wordt door longziekten of hypoxemie, zoals COPD, interstitiële longziekte en slaapapneusyndroom.
- Groep 4: bestaat uit patiënten bij wie de PH veroorzaakt wordt door chronische trombo-emboliën of andere vormen van obstructie van de longslagader, waaronder aangeboren afwijkingen.
- Groep 5: bestaat uit patiënten bij wie de PH een onduidelijk multifactorieel mechanisme heeft zoals hematologische aandoeningen (chronische hemolytische anemie), systeemziekten (onder andere sarcoïdose) en metabole stoornissen (glycogeenziekte).

In de huidige Europese PH-richtlijn wordt er binnen de PAH geassocieerd met AHA nog een onderscheid gemaakt in een viertal subgroepen, namelijk: (1) Eisenmenger-syndroom, een situatie waarbij er een shuntomkering heeft plaatsgevonden (bijvoorbeeld bij een VSD, ASD of PDB) met uiteindelijk een rechts-linksshunt en daardoor cyanose (zie paragraaf 10.3); (2) PAH op basis van een groot defect met nog vooral een links-rechtsshunt; (3) PAH met als toevalsbevinding een klein defect (dit moet beschouwd worden als idiopathische PAH); (4) PAH na correctie van het defect.

In dit hoofdstuk wordt alleen de PAH ten gevolge van AHA (groep 1) besproken.

10.2 Definitie

PH wordt gedefinieerd als een gemiddelde druk in de art. pulmonalis (mPAP) van ten minste 25 mmHg. De definitieve diagnose kan alleen gesteld worden met behulp van een rechterhartcatheterisatie. Hierbij is het belangrijk om naast de drukken in de art. pulmonalis ook de druk in RA, RV en de zogenoemde wiggedruk (als afgeleide van de LA-druk) te bepalen. Tevens is het noodzakelijk een cardiale output (CO, in liter per minuut) te meten, omdat deze nodig is om de PVR uit te rekenen (mPAP minus de wiggedruk, gedeeld door de CO). Ten slotte kunnen tijdens de hartcatheterisatie zuurstofsamples afgenomen worden in de verschillende compartimenten om de aanwezigheid en de grootte van een shunt te bepalen. Met behulp van deze metingen kan al voor een groot deel de oorzaak worden achterhaald. Zo zal bij PAH de wiggedruk laag zijn (≤ 15 mmHg), de PVR hoog (> 3 WoodUnits) en de CO normaal of verlaagd. Als de PH veroorzaakt wordt door een AHA waarbij er sprake is van groep 2 PH, zal de wiggedruk verhoogd zijn en de PVR laag.

10.3 Pathofysiologie

Bij patiënten met AHA en een links-rechtsshunt is er een toegenomen bloedstroom door de longen. Het endotheel raakt hierdoor beschadigd waardoor vasoactieve stoffen vrijkomen, waaronder endotheline, een krachtige vasoconstrictor die gladde spiercelproliferatie stimuleert, en tromboxaan-A2, dat leidt tot plaatjesactivatie en vasoconstrictie van de longarteriolen.

Bij patiënten met een groot, niet-restrictief VSD of een grote PDB treedt, met het geleidelijk dalen van de PVR de eerste weken na de geboorte, binnen korte tijd een grote links-rechtsshunt op. Het toegenomen volume van de longflow samen met de hoge druk leidt in de art. pulmonalis tot een hoge shearstress, met als gevolg endotheelschade en release van vasoactieve stoffen. Het is vooral de chronisch verhoogde druk, en in mindere mate de toegenomen flow, die in het longvaatbed progressieve histologische veranderingen in de longvaten veroorzaakt, die uiteindelijk onomkeerbaar worden. Bij patiënten met een ASD is de shuntgrootte de eerste maanden na de geboorte nog beperkt, omdat de compliantie van de RV aanvankelijk nog gelijk is aan die van de LV. De longvasculatuur kan verder uitrijpen en is daardoor beter in staat de volumeoverbelasting op te vangen. Een ASD met links-rechtsshunt geeft weliswaar een toegenomen longflow, maar de druk waarmee het bloed in de art. pulmonalis wordt gepompt, is laag. Dit geeft weinig shearstress en dus weinig endotheelschade. De pulmonale drukken nemen daardoor meestal pas op volwassen leeftijd toe, en niet bij alle patiënten: bij sommige patiënten blijft de PVR tot op hoge leeftijd geheel normaal.

Een sterk verhoogde PVR is een contra-indicatie voor sluiting van een ASD, VSD of PDB omdat sluiting kan leiden tot acuut RV-falen en overlijden. Voordat geconcludeerd wordt dat de verhoogde weerstand irreversibel is, dient altijd het effect van pulmonale vasodilatatie (inhalatie van 100% zuurstof, NO of prostacycline) gemeten te worden. Dit kan ook door eerst het effect van PAH-specifieke medicatie af te wachten. Als de PVR hoger is dan de systeemvaatweerstand en er een rechts-linksshunt bestaat, is er sprake van het Eisenmenger-syndroom (◘ figuur 10.1).

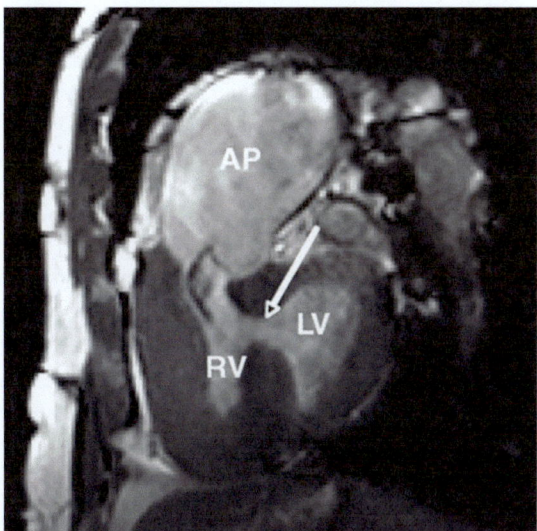

◘ **Figuur 10.1** MRI-opname van een patiënt met het Eisenmenger-syndroom ten gevolge van een VSD (pijl). Er is sprake van RV-hypertrofie en een duidelijke dilatatie van de art. pulmonalis (AP).

Het Eisenmenger-syndroom treedt op bij ongeveer 50% van de patiënten met een groot VSD of een PDB op kinderleeftijd (indien niet geopereerd voor de leeftijd van 1 jaar); bij patiënten met een groot ASD bij 10%, maar pas op volwassen leeftijd. Behalve bij de genoemde defecten kan het Eisenmenger-syndroom natuurlijk ook ontstaan bij een shunt tussen de systeem- en de longcirculatie op elk ander niveau, zoals truncus arteriosus, pulmonalisatresie met grote collateralen tussen aorta en art. pulmonalis, abnormale drainage van de longvenen of bij een chirurgisch aangelegde shunt (Potts, Waterston, Blalock-Taussig). Toegenomen longflow door een andere oorzaak, zoals een arterioveneuze shunt of fistel, of in de situatie waarbij de gehele CO door slechts één long gaat (congenitaal of na pneumectomie), is ook geassocieerd met een verhoogd risico op het ontwikkelen van PAH. Ten slotte kan er ook PAH ontstaan lang na sluiting van de shunt. De exacte reden is tot op heden nog niet opgehelderd en kan te maken hebben met een late sluiting en/of genetische predispositie.

10.4 Klinische verschijnselen

De klachten passend bij PH zijn niet specifiek en vooral gerelateerd aan RV-falen. Initieel zijn er klachten bij inspanning, zoals kortademigheid, vermoeidheid, angina pectoris en syncope. Minder vaak is er sprake van een droge hoest of inspanningsgebonden misselijkheid. Dit kan dan gepaard gaan met ascites en enkeloedeem. Mechanische complicaties door dilatatie van de art. pulmonalis kunnen ook leiden tot klachten (bijvoorbeeld heesheid, zelden compressie van de linker coronairarterie met pijn op de borst).

De klinische verschijnselen van het Eisenmenger-syndroom zijn onafhankelijk van de plaats van de shunt. Bij een VSD of PDB kunnen klachten al op de kinderleeftijd ontstaan, bij een ASD meestal pas na het 20e jaar. De klachten zijn vooral het gevolg van polycytemie en hypoxemie. Dyspnoe d'effort is gerelateerd aan de mate van hypoxemie. Hemoptoë kan het gevolg zijn van een ruptuur van fragiele longvaten met verhoogde druk, trombocytopathie, trombocytopenie en/of het gebruik van anticoagulantia. Hemoptoë treedt op bij ruim een derde van alle patiënten, meestal rond de 40 jaar, en kan levensbedreigend zijn. Angina pectoris ten gevolge van ischemie van de RV treedt op bij 15-20% van de patiënten. SVT's ontstaan, net als angina pectoris, meestal pas na het 20e jaar.

Atriumfibrilleren kan mede de oorzaak zijn van RV-falen. Dit is een late complicatie die vooral wordt gezien bij patiënten ouder dan 40 jaar. Het gebruik van vaatverwijders, zoals ACE-remmers, die de systeemvaatweerstand verlagen, is gecontra-indiceerd. Een plotselinge daling van de systeemvaatweerstand leidt, bij gelijk blijven van de longvaatweerstand, tot een toename van de rechts-linksshunt en kan daardoor een ernstige, soms levensbedreigende cyanose veroorzaken.

Patiënten met het Eisenmenger-syndroom tonen bij het lichamelijk onderzoek een centrale cyanose: blauwe tong en lippen en trommelstokvingers. Bij patiënten met een PDB en Eisenmenger-syndroom komt het zuurstofarme bloed distaal van de linker art. subclavia in de aorta. Dit leidt tot een meer uitgesproken cyanose van de onderste ledematen en vaak een normale zuurstofsaturatie gemeten aan de bovenste extremiteit (zogenoemde differentiële cyanose).

Aanvankelijk is er bij patiënten met het Eisenmenger-syndroom en een shunt distaal van de tricuspidaliskleep nog geen ernstige TI en een normaal pulsatiepatroon van de vena jugularis. De thoraxfoto toont vaak een 'voussure cardiaque'. Er is een opvallende RV-impuls en de pulmonale component van de tweede toon is luid. Er is meestal een zachte ejectiesouffle.

Bij het voortschrijden van RV-disfunctie neemt de centraalveneuze druk (CVD) toe en wordt er door contractie van het RA tegen een hogere diastolische druk van de RV een prominente a-top zichtbaar in de polsgolf van de vena jugularis. De patiënt ontwikkelt in toenemende mate perifeer oedeem, hepatomegalie en ascites. Er ontstaat een leksouffle door de toenemende TI. Tevens ontstaat een PI-souffle door de gedilateerde art. pulmonalisstam.

In een meta-analyse van Diller uit 2014 wordt de prognose van meer dan 1100 Eisenmengerpatiënten beschreven. Zij vonden een tienjaarsmortaliteit van 30-40%. In de literatuur zijn vele voorspellers van een slechte prognose gevonden, zoals functionele klasse, syncope, hemoptoë, een RA-druk van meer dan 8 mmHg of een verlaagde CO, een systemische saturatie van minder dan 85%, lage albumine- en kaliumspiegels en verhoogde troponinewaarden of N-terminaal pro-breinnatriuretisch peptide (NT-proBNP) en een verlaagd inspanningsvermogen. Deze informatie kan van belang zijn voor het bepalen van het moment van uitbreiden van therapie.

De belangrijkste doodsoorzaken zijn: plotse dood door een ritmestoornis (14-47%), RV-falen, bloeding (waaronder hemoptoë) of trombose, infectie (met name cerebrale abcessen, pneumonie, zelden endocarditis), niet-cardiale operaties onder algehele anesthesie en zwangerschap.

10.5 Specifieke maatregelen en behandeling

10.5.1 Pulmonale hypertensie

Initiële therapie moet gericht zijn op de onderliggende oorzaak van de PH. In dit hoofdstuk wordt louter de therapie voor PAH ten gevolge van AHA besproken (groep 1). Bij PAH-patiënten met nog vooral een links-rechtsshunt kan overwogen worden het defect te sluiten. Dit is afhankelijk van de PVR en de aanwezigheid van reversibiliteit (dat wil zeggen: daling van de gemiddelde pulmonaaldruk met meer dan 10 mmHg tot onder 40 mmHg bij gelijkblijvende of stijgende CO), aan te tonen door middel van hartcatheterisatie. Eventueel kan reversibiliteit ook aangetoond worden door de patiënt eerst enkele maanden te behandelen met PAH-specifieke medicatie.

Voor patiënten die niet geopereerd kunnen worden aan het defect dat de problemen heeft veroorzaakt, is er medicamenteuze therapie met PAH-specifieke therapie (zie paragraaf 10.5.2). Dit geldt ook voor patiënten die PAH ontwikkelen na sluiting van het defect of bij wie het gevonden defect niet verantwoordelijk is voor de PAH. Bij patiënten met ernstige PAH zonder intracardiale shunt die ondanks geavanceerde therapie syncope of refractair hartfalen hebben, kan atrioseptostomie een laatste behandeloptie zijn. Hiermee wordt een rechts-linksshunt op atriumniveau gecreëerd, waardoor de CO stijgt, maar ten koste van de arteriële saturatie. Het is echter moeilijk te voorspellen welke patiënten zullen profiteren en welke zullen verslechteren na deze behandeling.

10.5.2 Pulmonale hypertensiespecifieke medicatie

Er is geen plaats voor calciumantagonisten voor de behandeling van PAH bij AHA. De PAH-specifieke medicatie wordt ingedeeld in een drietal groepen, die alle als doel hebben de PVR te verminderen door afname van de vasoconstrictie en verminderen van de proliferatie van de gladde spiercellen in het pulmonale vaatbed. Ten eerste zijn er de zogenoemde endotheline-receptor-antagonisten (bosentan, ambrisentan en macitentan), die de werking van de endotheline, een vasoconstrictor, blokkeren. Er werd in verscheidene onderzoeken aangetoond dat behandeling met deze middelen zorgt voor een verbetering van het inspanningsvermogen en afname van de PVR. Een voorbeeld is het BREATH-5-onderzoek, waarbij bosentan specifiek bij het Eisenmenger-syndroom werd onderzocht. Ten tweede zijn er de fosfodiësteraseremmers (sildenafil, tadalafil) en de guanylaatcyclase-stimulator (riociguat). Deze middelen zorgen via het stikstofoxidepad voor dilatatie van het pulmonale vaatbed en dus voor daling van de PVR. Er treedt ook enige systemische vasodilatatie op, wat kan zorgen voor bijwerkingen. Deze middelen mogen niet gecombineerd worden met nitraten. Tegenwoordig wordt geadviseerd zo snel mogelijk te starten met twee verschillende PAH-specifieke middelen omdat is aangetoond, met name bij andere vormen van PAH, dat dit progressie van het ziektebeeld vertraagt. Bij verdere verslechtering van de ziekte met toename van de klachten of indien er direct sprake is van een zeer ernstig beeld, kan er gestart worden met een derde type medicijn, namelijk een prostacycline-analoog (epoprostenol, iloprost, treprostinil). Dit zijn de krachtigste dilatatoren van het longvaatbed. Het nadeel van deze middelen is de invasieve manier van toediening en de bijwerkingen. Sinds kort is er ook een oraal prostacycline-receptoragonist beschikbaar: selexipag. Dit middel lijkt veelbelovend voor patiënten met PAH en AHA, al is het geen vervanger voor de krachtigste middelen.

Al deze PAH-specifieke medicatie dient alleen te worden gestart in een ziekenhuis met PH-expertise. De keus en uitgebreidheid van de behandeling worden onder andere bepaald

Tabel 10.1 Determinanten van prognose van pulmonale arteriële hypertensie.

determinanten van prognose (geschatte eenjaarsmortaliteit)	laag risico < 5%	intermediair risico 5-10%	hoog risico > 10%
klinische tekenen RV-falen	afwezig	afwezig	aanwezig
progressie van symptomen	nee	langzaam	snel
syncope	nee	soms	herhaaldelijk
WHO-functionele klasse	I, II	III	IV
6-minuten wandelafstand	> 440 m	165-440 m	< 165 m
cardiopulmonale inspanningstest	piek-VO_2 > 15 ml/min/kg (> 65% voorspeld) VE/VCO_2-helling < 36	piek-VO_2 11-15 ml/min/kg (35-65% voorspeld) VE/VCO_2-helling 36-44,9	piek-VO_2 < 11 ml/min/kg (< 35% voorspeld) VE/VCO_2-helling ≥ 45
NT-proBNP-concentratie	NT-proBNP < 300 ng/l	NT-proBNP 300-1400 ng/l	NT-proBNP > 1400 ng/l
beeldvorming (TTE, MRI)	RA-area < 18 cm^2 geen pericardeffusie	RA-area 18-26 cm^2 minimale pericardeffusie	RA-area > 26 cm^2 pericardeffusie
hemodynamiek	RAP < 8 mmHg CI ≥ 2,5 l/min/m^2 SvO_2 > 65%	RAP 8-14 mmHg CI 2,0-2,4 l/min/m^2 SvO_2 60-65%	RAP > 14 mmHg CI < 2,0 l/min/m^2 SvO_2 < 60%

door de voorafgestelde behandeldoelen en kunnen worden gemonitord door het in kaart brengen van de verschillende risicofactoren op een verhoogde mortaliteit (zie paragraaf 10.4). ◘ Tabel 10.1 geeft hiervan een overzicht. Het doel is uiteraard te streven naar een zo laag mogelijke eenjaarsmortaliteit.

10.5.3 Eisenmenger-syndroom

Bij de behandeling van patiënten met het Eisenmenger-syndroom is het belangrijk om factoren die het wankele hemodynamische evenwicht kunnen verstoren te vermijden. Dehydratie, verblijf op grote hoogte en isometrische (statische) inspanning moeten vermeden worden. Beperkte gegevens suggereren dat het veilig is voor Eisenmenger-patiënten om in commerciële vliegtuigen te reizen, omdat er voldoende cabinedruk is. Door de erg droge lucht in vliegtuigen, met een luchtvochtigheid van vaak < 40%, is de 'insensible loss' bij de ademhaling fors toegenomen. Bij een lange vlucht is het erg belangrijk voldoende water (geen alcohol!) te drinken om dehydratie, wat bij het Eisenmenger-syndroom snel tot klachten leidt en ook niet ongevaarlijk is, te voorkomen.

Het is belangrijk zich te realiseren dat zelfs een relatief kleine chirurgische ingreep bij patiënten met een Eisenmenger-syndroom een hoge mortaliteit (tot 19%) kent en dus alleen in een gespecialiseerd centrum dient te worden uitgevoerd. Ook moet men bij infusen luchtfilters gebruiken om paradoxe luchtembolieën te vermijden. Tromboseprofylaxe is bij deze patiënten met verhoogde trombogeniciteit extra belangrijk.

Erytrocytose, secundair aan een verhoogd erytropoëtinegehalte als reactie op de chronische hypoxemie, kan klachten veroorzaken door hyperviscositeit van het bloed: hoofdpijn, duizeligheid, visusstoornissen, moeheid, spierpijn of spierzwakte en paresthesieën. Flebotomie wordt alleen geadviseerd bij patiënten die zowel duidelijke klachten van hyperviscositeit als een hematocriet van meer dan 65% hebben, nadat dehydratie en ijzergebrek (bepalen van ferritine en MCV) zijn uitgesloten. Een flebotomie kan veilig en vrij eenvoudig poliklinisch verricht worden en zorgt binnen 24 uur voor vermindering van klachten. Flebotomie moet *altijd* gecombineerd worden met de toediening van eenzelfde volume vloeistof als de hoeveelheid bloed die wordt afgenomen. Als vervanging wordt bij voorkeur vers plasma of albumine gegeven, eventueel een isotone zoutoplossing. Afname van het circulerend volume kan anders leiden tot een catastrofale hemodynamische collaps.

Herhaalde flebotomieën kunnen leiden tot een ijzergebreksanemie. De microcytaire hypochrome erytrocyten bij een ijzergebreksanemie hebben een verminderde capaciteit om zuurstof te transporteren en zijn meer rigide, waardoor de hyperviscositeit juist toeneemt. Als frequente flebotomieën toch noodzakelijk zijn, kan in aansluiting aan de transfusie een intraveneus ijzerpreparaat toegediend worden ter voorkoming van ijzergebreksanemie.

De diagnose ijzergebreksanemie wordt gemakkelijk gemist, omdat er bij secundaire erytrocytose slechts sprake is van een relatieve anemie, waarbij een 'normale' hematocriet te laag kan zijn voor een adequaat zuurstoftransport. Hierbij zijn de klachten moeilijk te onderscheiden van het hyperviscositeitssyndroom. IJzersuppletie (ferrofumaraat 1 dd 200 mg, dat is 65 mg elementair ijzer/dag) dient voorzichtig te gebeuren omdat de hematocriet snel stijgt. Bij de eerste tekenen van hematocrietstijging moet de ijzersuppletie gestopt worden. Meestal is dit al na een week het geval. Daling van het MCV is een relatief late manifestatie van ijzergebrek. Naast Hb, Ht en MCV is het verstandig de gehele ijzerstatus geregeld te controleren. Als er een ijzertekort bestaat nog zonder microcytaire anemie, is het verstandig dat al te suppleren en niet te wachten tot een daling van het MCV optreedt.

Zuurstoftoediening is geïndiceerd bij herstel van een operatie, tijdens ziekenhuisopname voor ernstig hartfalen, verblijf op grote hoogten en rondom een bevalling. Chronische toediening van zuurstof thuis kan subjectief vaak een verlichting van de klachten (bijvoorbeeld hoofdpijn) geven, maar objectief is nooit een gunstig effect op inspanningsvermogen of prognose aangetoond.

Anticoagulantia of aspirine worden soms voorgeschreven ter vermindering van trombotische complicaties. Bij patiënten met idiopathische PAH is er een verhoogde stollingsneiging en is er daardoor een plaats voor orale anticoagulantia. Echter, bij Eisenmenger-patiënten is het risico op bloedingen (hemoptoë!) al verhoogd door trombocytopenie, trombocytopathie en een tekort aan stollingsfactoren. Een netto gunstig effect van anticoagulantia is bij het Eisenmenger-syndroom nooit aangetoond.

Perioperatief bestaat bij cyanotische patiënten een verhoogd bloedingsrisico. Een flebotomie preoperatief verbetert de hemostase. Bij een tekort aan stollingsfactoren kan vers plasma toegediend worden. Hierbij is vitamine K-toediening niet zinvol, omdat vitamine K-tekort niet de oorzaak is van de coagulopathie.

Door een verhoogd metabolisme van urinezuur kan bij patiënten met het Eisenmenger-syndroom jicht ontstaan. Een acute aanval van jicht wordt bij voorkeur met colchicine behandeld gezien de relatieve contra-indicatie voor niet-steroïdale ontstekingsremmers (NSAID's). Colchicine kan dehydratie veroorzaken ten gevolge van misselijkheid en braken en is mede door de forse beenmergremming derhalve niet geschikt voor chronisch gebruik. Bij herhaalde aanvallen kan allopurinol preventief gebruikt worden. Ook bij atypische gewrichtsklachten moet bij deze patiënten altijd aan jicht gedacht worden. Anderzijds kunnen gewrichtsklachten ook veroorzaakt worden door periostprikkeling ten gevolge van het sterk gezwollen hyperactieve beenmerg (hypertrofische osteoartropathie).

Bij deze patiënten met een rechts-linksshunt kan zich een cerebraal abces ontwikkelen door embolisatie van een infectieus proces elders in het lichaam. Bij klachten zoals hoofdpijn, misselijkheid, sufheid of persoonlijkheidsstoornissen moet men bedacht zijn op deze zeldzame, maar vaak dodelijk verlopende complicatie.

Nierinsufficiëntie is een bekend probleem bij patiënten met een chronische hypoxemie en hierop moet met enige regelmaat gecontroleerd worden. Glomerulosclerose, ten gevolge van cyanose, komt meestal in eerste instantie tot uiting als proteïnurie. Dit kan problemen veroorzaken bij toediening van radio-opake contraststoffen en dehydratie, waarbij uremie, oligurie of zelfs anurie kan ontstaan. Patiënten moeten dus goed gehydreerd worden vóór een eventuele hartcatheterisatie.

Ten slotte bestaat er bij patiënten met erytrocytose een verhoogde kans op galstenen en cholecystitis door de vorming van calciumbilirubinegalstenen.

PAH-specifieke medicatie is geïndiceerd bij patiënten met het Eisenmenger-syndroom. De meeste van de gebruikte geneesmiddelen hebben hun nut bewezen bij patiënten met andere oorzaken van PAH, maar inmiddels is ook in kleinere onderzoeken aangetoond dat ze de PVR verlagen en de CO en functionele klasse bij het Eisenmenger-syndroom verbeteren. Retrospectieve gegevens wijzen op een overlevingsvoordeel bij het gebruik van deze middelen (zie paragraaf 10.5.2).

10.5.4 Transplantatie

In de statistieken voor harttransplantatie en longtransplantatie komen AHA en PH slechts in de marge voor. Voor een gecombineerde hart-longtransplantatie (HLTx) was dat compleet anders: hier vormden patiënten met een AHA en PH veruit de grootste patiëntencategorie. In een oudere serie van 51 patiënten met het Eisenmenger-syndroom die een HLTx ondergingen, overleden 8 patiënten vroeg (16%). De een-, vijf- en tienjaarsoverlevingen waren respectievelijk 73, 51 en 28%. Deze resultaten waren gelijk aan die bij patiënten die HLTx's met andere indicaties ondergingen. Echter, door het gebrek aan organen worden er nog nauwelijks gecombineerde HLTx's in Nederland uitgevoerd. Een longtransplantatie in combinatie met het sluiten van de shunt is een mogelijk alternatief. De vijfjaarsoverleving van PAH-patiënten die een longtransplantatie hebben ondergaan is inmiddels gestegen naar 55-75%.

10.6 Zwangerschap

Bij PAH en het Eisenmenger-syndroom vormt zwangerschap een zeer hoog risico. Bij deze patiënten wordt een hoge moedersterfte gemeld (30-50% bij het Eisenmenger-syndroom). Het risico is voor patiënten na succesvolle sluiting van een shunt waarbij een licht verhoogde pulmonaaldruk bestond (bijvoorbeeld na ASD-sluiting met een gemiddelde pulmonaaldruk van 30 mmHg) lager, hoewel er geen grenswaarden zijn waarbij zwangerschap veilig kan worden voldragen. Bij deze milde vormen kan na een goede risico-inschatting in een gespecialiseerd centrum een zwangerschap eventueel worden overwogen. Begeleiding van de zwangerschap in een gespecialiseerd centrum is dan noodzakelijk.

Bij patiënten die voordat ze zwanger werden al PAH-specifieke medicatie namen, kan overwogen worden die te continueren, al dient rekening te worden gehouden met mogelijke teratogene effecten van deze middelen. Voor de foetus vormt de cyanose van de moeder een aanzienlijk risico. Het risico op foetale complicaties is geassocieerd met een zuurstofverzadiging van < 90% en de kans op een levendgeborene is klein als de zuurstofverzadiging onder de 85% is.

Bij een gefixeerde pulmonale vaatweerstand ontbreekt de mogelijkheid om zich tijdens en kort na de partus aan een snelle schommeling in systeemvaatweerstand, CO en bloedvolume aan te passen. Daling van de systeemvaatweerstand tijdens de zwangerschap of bij gebruik van anesthesie tijdens de partus veroorzaakt een toename van de rechts-linksshunt en cyanose.

Bij persen of acuut bloedverlies tijdens de partus stijgt de systeemvaatweerstand en door een onvoldoende systemische bloedflow kan een ernstige syncope optreden. Door onmiddellijke volumesuppletie en toediening van vasopressoren kan een fatale afloop soms nog voorkomen worden. Een partus via sectio caesarea dient te worden overwogen.

Patiënten dienen na de partus nog enkele dagen tot weken klinisch te worden geobserveerd, omdat het merendeel van de mortaliteit pas in deze periode optreedt.

Literatuur

Baumgartner H, Bonhoeffer P, Groot NM de, et al. ESC Guidelines for the management of grown-up congenital heart disease (new version 2010). Eur Heart J 2010;31(23):2915-2957.

Brida M, Gatzoulis MA. Pulmonary arterial hypertension in adult congenital heart disease. Heart 2018;104:1568-1574.

D'Alto M, Diller GP. Pulmonary hypertension in adults with congenital heart disease and Eisenmenger syndrome: current advanced management strategies. Heart 2014;100:1322-1328.

Diller GP, Kempny A, Inuzuka R, et al. Survival prospects of treatment naive patients with Eisenmenger. Heart 2014;100:1366-1372.

Dissel AC van, Mulder BJM, Bouma BJ. The changing landscape of pulmonary arterial hypertension in the adult with congenital heart disease. J Clin Med 2017;6:40. doi:10.3390.

Duffels MG, Engelfriet PM, Berger RM, et al. Pulmonary arterial hypertension in congenital heart disease: an epidemiologic perspective from a Dutch registry. Int J Cardiol 2007;120(2):198-204.

Galiè N, Beghetti M, Gatzoulis MA, et al. Bosentan therapy in patients with Eisenmenger syndrome: a multicenter, double-blind, randomized, placebo-controlled study. Circulation 2006;114(1):48.

Galiè N, Humbert M, Vachiery JL, et al. ESC Guidelines for the diagnosis and treatment of pulmonary hypertension. Eur Heart J 2016;37:67-119.

Maxwell BG, El-Sayed YY, Riley ET, Carvalho B. Peripartum outcomes and anaesthetic management of parturients with moderate to complex congenital heart disease or pulmonary hypertension. Anaesthesia 2013;68(1):52-59.

Opotowsky AR. Clinical evaluation and management of pulmonary hypertension in the adult with congenital heart disease. Circulation 2015;131:200-210.

Schuuring MJ, Riel AC van, Bouma BJ, Mulder BJ. Recent progress in treatment of pulmonary arterial hypertension due to congenital heart disease. Neth Heart J 2011;19(12):495-497.

Stoica SC, McNeil KD, Perreas K, et al. Heart-lung transplantation for Eisenmenger syndrome: early and long-term results. Ann Thorac Surg 2001;72(6):1887.

Obstructies van de linkerventrikel outflowtract

J.P. van Melle, P.H. Schoof, P.G. Pieper

11.1 Inleiding – 86

11.2 Valvulaire aortastenose – 86
11.2.1 Inleiding – 86
11.2.2 Erfelijkheid – 87
11.2.3 Natuurlijk beloop en timing van interventie – 87
11.2.4 Therapie – 88
11.2.5 Sport – 91
11.2.6 Zwangerschap – 91

11.3 Supravalvulaire aortastenose – 92

11.4 Subvalvulaire aortastenose – 93

11.1 Inleiding

Congenitale AS kan worden onderscheiden in een valvulaire, een supravalvulaire en een subvalvulaire vorm (figuur 11.1). De subvalvulaire vorm wordt onderscheiden in een gefixeerde vorm en een dynamische vorm (hypertrofische obstructieve cardiomyopathie (HOCM)).

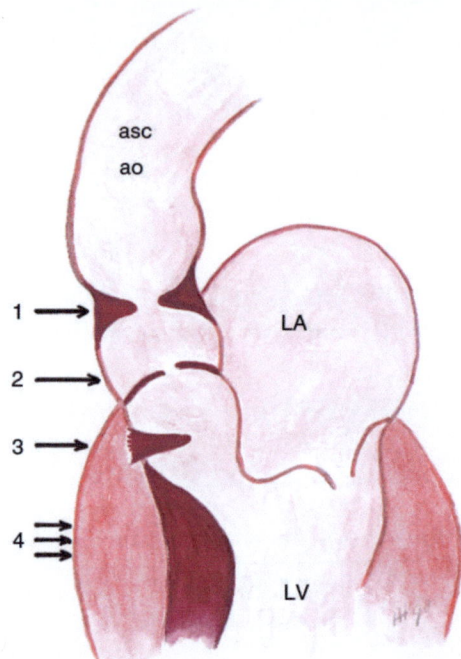

Figuur 11.1 Schematische weergave van de drie typen aortastenose: (1) supravalvulaire AS; (2) valvulaire AS; (3) gefixeerde subvalvulaire AS; (4) dynamische subvalvulaire AS: HOCM. asc ao: ascenderende aorta.

11.2 Valvulaire aortastenose

11.2.1 Inleiding

Ongeveer 0,03% van de kinderen heeft bij de geboorte een valvulaire AS. De afwijking komt vier keer zo vaak voor bij jongens als bij meisjes. De congenitaal-stenotische aortaklep kan unicuspide, bicuspide, tricuspide of quadricuspide zijn. In het overgrote deel (tot 95%) van de patiënten met congenitale AS betreft het een bicuspide klep (BAV = bicuspid aortic valve). Aangezien een BAV voorkomt bij circa 1% van de bevolking, kunnen we concluderen dat slechts een klein deel van deze kleppen op jonge leeftijd stenotisch is.

Bij een BAV is er fusie van een van de commissuren zodat er maar twee cusps zijn. Meestal zijn deze verschillend van grootte. Vaak is de gefuseerde commissuur (raphe) zichtbaar op de dwarse echo-opname. Om een BAV vast te stellen moet tijdens systole het openingspatroon van de klep worden beoordeeld. Bij circa 15% van de patiënten met een BAV zijn er geassocieerde afwijkingen. Het meest voorkomend zijn coarctatio aortae, PDB en VSD.

11.2.2 Erfelijkheid

Een BAV komt vaak familiair voor: 5% van de patiënten heeft een eerstegraads familielid met eveneens een BAV. Mogelijk is er een autosomaal overervingspatroon met verminderde penetrantie. Het risico op overerving varieert van 5-10% bij een blanco familieanamnese tot wel 40% bij autosomaal overervende aortakleppathologie. Voor moeders is de kans om de afwijking aan hun kind door te geven iets groter dan voor vaders. Mede omdat ernstige AS bij de pasgeborene een problematische aandoening kan zijn, is goede voorlichting van patiënten met een zwangerschapswens belangrijk.

11.2.3 Natuurlijk beloop en timing van interventie

BAV's kunnen levenslang goed blijven functioneren, maar een groot deel van deze kleppen vertoont sclerose vanaf de tweede decade en verkalking vanaf de vierde decade. De meeste kleppen worden uiteindelijk stenotisch, maar geïsoleerde insufficiëntie komt ook voor. De ernst van de AS wordt geschat met behulp van verschillende Doppler-metingen tijdens het echocardiografisch onderzoek (◘ tabel 11.1).

◘ **Tabel 11.1** De meest gebruikte echocardiografische criteria voor het diagnosticeren van een ernstige aortaklepstenose (ESC 2017).

aortaklepoppervlak	< 1,0 cm^2
aortaklepoppervlak	< 0,6 cm^2/m^2 lichaamsoppervlak
gemiddelde gradiënt	≥ 40 mmHg
maximale snelheid	≥ 4 m/s
velocity ratio LVOT/aortaklep	< 0,25

Er is een verhoogd risico op dilatatie van de aorta ascendens (ongeacht de functie van de BAV). Een exact percentage is moeilijk te geven, omdat de in het verleden verrichte onderzoeken niet eenduidig zijn door verschillen in populatiesamenstelling en gebruikte beeldvormingsmethode en -protocol. De dilatatie kan maximaal zijn ter hoogte van de aorta ascendens, maar een dilatatie van de boog of sinus Valsalvae komt ook voor. Met name delen van de distale aorta ascendens en boog kunnen soms moeizaam in beeld gebracht worden met echo, zodat andere beeldvorming aangewezen is. Rekening houdend met deze aspecten heeft 35-68% van de mensen met een BAV een verwijde aorta ascendens. Ofschoon het risico op aortadissectie in absolute zin laag is (3,1 gevallen gedurende 10.000 patiëntjaren follow-up), is het risico op dissectie van de aorta toch negen keer zo groot als bij de gezonde populatie. Het lifetime-risico op dissectie is circa 6%. Waarschijnlijk bestaat er een genetische zwakte van de aortawand ten gevolge van een degeneratief proces. Tevens spelen hemodynamische factoren een rol, zoals de geometrie van de BAV en de curvatuur van de aorta ascendens, die mede bepalend zijn voor de effecten van de bloedstroom op de aortawand. Helaas is risicostratificatie op basis van klepmorfologie klinisch niet zinvol. Ook na aortaklepvervanging blijft het risico op progressieve verwijding van de aorta ascendens en dissectie aanwezig en de patiënt dient hierop levenslang te worden gecontroleerd.

BAV-patiënten hebben een verhoogd risico op endocarditis. Omdat de incidentie echter erg laag is wordt endocarditisprofylaxe niet meer geadviseerd voor BAV.

Over het natuurlijk beloop van AS bij jongvolwassenen is weinig gepubliceerd. Bij de oudere volwassene met AS is de overleving na het ontstaan van klachten (angina pectoris, syncope of hartfalen) zonder operatief ingrijpen slechts 2 tot 3 jaar. Bij asymptomatische patiënten is de kans op plotse dood klein (dat wil zeggen minder dan 1%/jaar). Bij ernstige congenitale AS bestaat er bij adolescenten en jongvolwassenen, ook als ze werkelijk asymptomatisch zijn, een licht verhoogd risico op plotse dood.

De timing van interventie is niet altijd eenvoudig. Het moge duidelijk zijn dat er een indicatie bestaat tot operatie bij iedere symptomatische patiënt met een ernstige AS. Bij patiënten met ernstige AS die zeggen asymptomatisch te zijn, kan een inspanningstest behulpzaam zijn om latente symptomen op te sporen. Een inspanningstest kan bij deze patiënten veilig worden verricht als de test gestopt wordt bij klachten of bloeddrukdaling. In die gevallen is een ingreep voor de AS ook gerechtvaardigd (respectievelijk klasse I- en IIA-indicatie). Een andere belangrijke reden om in te grijpen is een verminderde LV-functie ten gevolge van de hoge afterload, waarbij er geen andere verklaring wordt gevonden voor de LV-disfunctie. Bij een laag slagvolume is er regelmatig discrepantie tussen de metingen: het AVA (aortic valve area, oppervlakte van het aortaklepostium) is dan passend bij ernstige AS, terwijl de piek- en gemiddelde gradiënten passen bij geringe of matige AS. Dit fenomeen wordt 'low flow-low gradient AS' genoemd. In dergelijke gevallen kan dobutaminestressecho duidelijkheid bieden. Bij symptomatische AS is inspanningsonderzoek gecontra-indiceerd.

Als een patiënt een indicatie heeft voor aortavervanging wegens aortadilatatie of een bypassoperatie (CABG) moet ondergaan, is er bij ernstige asymptomatische AS een indicatie voor gelijktijdige aortaklepvervanging. Ook bij matige AS moet dit worden overwogen.

11.2.4 Therapie

Als interventie noodzakelijk is, kan gekozen worden tussen een scala aan percutane en chirurgische mogelijkheden.

Ballondilatatie

Ballondilatatie wordt op de kinderleeftijd frequent toegepast bij geïsoleerde stenose van de klep met goede resultaten op de middellange termijn. Zo blijkt uit een Europese multicenteronderzoek onder ongeveer 1000 kinderen (0-18 jaar) dat bij de helft van de patiënten met een interventie-indicatie gedurende gemiddeld tien jaar niet geopereerd hoeft te worden aan de gestenoseerde klep, maar met een ballondilatatie kan worden behandeld. Ballondilatatie is echter een palliatieve behandeling. De vernauwing verdwijnt niet geheel en op den duur zal deze weer in ernst toenemen. Als gevolg van de ingreep kan AI ontstaan, die echter zelden ernstig van aard is.

De meeste onderzoeken naar resultaten van ballondilatatie bij volwassenen tonen een dermate snelle neiging tot recidief-AS dat deze therapie in een ongunstig daglicht is komen te staan. De grotere mate van klepverkalking ten opzichte van de situatie op de kinderleeftijd speelt hierin zeker een belangrijke rol. Ofschoon recidief-AS en -AI ook bekende risico's zijn op de kinderleeftijd, worden deze risico's soms geaccepteerd om tijd te winnen zodat de patiënt kan groeien. Te zijner tijd kan dan een klepprothese van voldoende formaat worden geïmplanteerd. Dit argument is bij de jongvolwassene niet meer van kracht. Al of niet na een ballondilatatie, wordt ook wel gekozen voor een Ross-operatie waarbij de vernauwde aortaklep wordt vervangen door de eigen pulmonalisklep. Het blijft echter de vraag bij welke patiënten het beste gekozen kan worden voor de chirurgische oplossing met een Ross-ingreep. Gedacht kan worden aan vrouwen met een kinderwens en sporters bij wie het gebruik van anticoagulantia ongewenst is. Tijdens een zwangerschap is, in de zeldzame gevallen waar interventie noodzakelijk is, ballondilatatie vaak een goede optie.

De chirurgische opties zijn: valvulotomie of klepvervanging door middel van bioprothese (allograft of xenograft), mechanoprothese of pulmonalis autograft (Ross-operatie). Bij alle patiënten met een klepvervanging is levenslang endocarditisprofylaxe bij bloedige ingrepen geïndiceerd.

Bij welke mate van aortadilatatie de aorta ascendens moet worden vervangen, is beschreven in de richtlijnen van de ESC. Omdat er een vorm van bindweefselzwakte in het spel is, die op empirische gronden minder snel tot aortadissectie leidt dan bij het Marfan-syndroom, wordt de indicatie tot aorta ascendensvervanging gesteld op 55 mm. Bij patiënten met coarctatie van de aorta, hypertensie, een familieanamnese met aortadissectie of een toename van meer dan 2 mm/jaar van de aortadiameter wordt een grens van 50 mm aangehouden. Indien er om andere redenen een hartoperatie moet plaatsvinden (bijvoorbeeld een aortaklepvervanging) dient overwogen te worden om de aorta ascendens te vervangen bij een diameter ≥ 45mm. Bij zwangerschapswens gelden aangepaste grenswaarden (zie paragraaf 11.2.6).

Valvulotomie

Op de kinderleeftijd wordt chirurgische valvulotomie verricht wanneer een klepstenose hiermee veilig te behandelen lijkt (dat wil zeggen: voldoende te openen zonder insufficiëntie). Maar in de meeste centra is de chirurgische ingreep bij pasgeborenen en kinderen in het eerste levensjaar grotendeels vervangen door ballondilatatie. Uiteraard blijven de cusps ook na commissurotomie enigszins gedeformeerd en valvulotomie moet dan ook, evenals ballondilatatie, worden beschouwd als een palliatieve ingreep. Na 15-20 jaar blijkt aortaklepvervanging te zijn verricht bij ongeveer 35% van de patiënten. Bij volwassenen wordt valvulotomie nog zelden verricht, omdat vervanging van de klep meestal een betere keus is.

Bioprothese

Bij patiënten met een contra-indicatie voor (of een eigen keus tegen) antistolling kan gekozen worden voor implantatie van een bioprothese. Bioprothesen (xeno- of allograft hebben de neiging te gaan disfunctioneren door degeneratie, hetgeen kan leiden tot nieuwe operaties, meestal 10-15 jaar na implantatie maar soms nog eerder. Naarmate de patiënt jonger is, treedt de degeneratie eerder op. Er lijkt in dit opzicht ook geen verschil te zijn tussen xeno- of allograft. Toch kiezen jonge mensen in toenemende mate voor een biologische klep zodat ze geen zorgen hebben over het gebruik en de complicaties van bloedverdunning tijdens hun resterende leven. Zij accepteren daarmee het risico van een re-interventie. De keus voor een bioprothese steeg in de Verenigde Staten tussen 1997 en 2004 van 14 tot 47% bij patiënten van 18-50 jaar. Er bleek geen verschil in vijftienjaarsoverleving tussen patiënten met een mechanische of een biologische klep. Na een biologische aortaklepvervanging was het risico op een CVA en bloedingscomplicaties lager dan bij de mechanische klep maar was de kans op reoperaties op termijn ongeveer drie keer zo groot.

In de groep van 18-30 jaar verloopt de bioklepdegeneratie echter dermate snel dat een pulmonalis-autograft waarschijnlijk een langere vrijheid van reoperatie biedt en een Ross-operatie dus mogelijk de voorkeur heeft.

Mechanische klepprothese

Vervanging van de aortaklep door een mechanische klepprothese is vaak de therapie van keuze wanneer anticoagulantia niet gecontra-indiceerd zijn. De duurzaamheid van een mechanische klepprothese is beter dan die van een biologische prothese, met name wanneer de patiënt nog jong is. Het risico van levenslang antistollingsgebruik en van trombo-embolische klepcomplicaties moet met de patiënt besproken worden en dient te worden meegewogen in de uiteindelijke klepkeus. Zonder antistolling krijgt bijna 4% van de kunstkleppatiënten per jaar een CVA/transient ischemic attack (TIA). Dit hoge percentage kan omlaag gebracht worden tot onder de 1%/jaar door adequate antistolling. Het risico op levensbedreigende bloedingen neemt echter toe, maar is bij deze jonge populatie waarschijnlijk ook minder dan 1%/jaar. Bij vrouwen die een kinderwens hebben is de klepkeus moeilijk ten gevolge van de risico's van embryopathie en kleptrombose tijdens zwangerschap (zie paragraaf 11.2.6 en H. 25). Als er om andere redenen al antistollingsgebruik geïndiceerd is (met name wanneer de patiënt al een kunstklep heeft in een andere positie) is het meestal niet rationeel om te kiezen voor een bioprothese, ofschoon de risico's per individu afgewogen moeten worden.

Bij de keus van de klepprothese is het belangrijk om te streven naar een prothese die een voldoende grote afmeting heeft. Dit is met name belangrijk in niet-volgroeide patiënten met een congenitale AS. Wanneer bijvoorbeeld op kinderleeftijd een kunstklep geïmplanteerd is, kan dit op latere leeftijd, wanneer het lichaam volgroeid is, leiden tot een zogenoemde prothese-patiënt-mismatch. In dat geval is de kunstklep relatief te klein voor het lichaam (en de daarbij benodigde CO) hetgeen leidt tot een verhoogde afterload voor het hart. Bij de niet-volgroeide patiënt zal daarom (als reparatie niet haalbaar is) meestal gekozen worden voor een Ross-operatie omdat naast de superieure levensverwachting en de te vermijden antistolling de autograft meegroeit met de patiënt. De operatiemortaliteit van een aortaklepvervanging is laag en de langetermijnresultaten zijn goed, maar de levensverwachting is wel verminderd in vergelijking met een gezonde populatie (19 jaar voor een 45-jarige tegen 34 jaar voor een gezond individu). Een groot deel van de late sterfte is toe te schrijven aan plotse dood. Of dit vooral veroorzaakt wordt door dissectie of door ritmestoornissen ten gevolge van een hypertrofische LV, is niet duidelijk.

Ross-operatie

Vervangen van de aortaklep door de eigen pulmonalisklep (waarbij een allograft wordt gebruikt in de pulmonaalpositie) werd in 1967 gerapporteerd door Donald Ross. De nieuwe aortaklep (autograft) groeit mee met de patiënt en wordt daarom vooral toegepast bij kinderen. Maar ook bij volwassen patiënten zijn de resultaten gunstig. Zij hebben zonder antistolling een goede kwaliteit van leven en een vrijwel normale levensverwachting ofschoon later in het leven meestal re-interventies nodig zijn aan zowel autograft als allograft. Het berekende lifetime-risico op zo'n re-interventie is bij een 45-jarige 49% voor de autograft en 19% voor de allograft.

Terwijl de lichaamsvreemde allograft slijt door structurele klepdegeneratie is de reden dat de autograft kan falen gelegen in de beperkte mogelijkheden om zich aan te passen aan de veel hogere systeembloeddruk. De diameter van de wortel van de neo-aortaklep kan toenemen waardoor AI ontstaat. Belangrijke voorspeller voor autograftfalen blijkt een preoperatieve AI (al of niet in combinatie met worteldilatatie).

Omdat bij een Ross-operatie de volledige aortawortel wordt vervangen is het LV-uitstroomtraject eenvoudig te verwijden (aortoventriculoplastiek). Dit is vaak nodig bij patiënten met congenitale AS die naast valvulaire ook vaak een subvalvulaire vernauwing hebben. Een dergelijke Ross-Konno-operatie wordt vaak bij kinderen uitgevoerd maar kan ook bij volwassenen een uitkomst bieden.

Er bestaat nog geen eenduidige mening over de plaats die de Ross-operatie bij volwassenen moet worden toebedeeld. Er zijn centra die deze technisch complexe operatie nog regelmatig verrichten met goede uitkomsten, in andere centra gebeurt dat bij volwassenen in het geheel niet meer.

Transcatheter aortaklepimplantatie (TAVI)

Deze techniek is de eerste keus bij de oudere patiënten (ouder dan 75 jaar) met ernstige aortaklepstenose en een hoog chirurgisch risico (bijvoorbeeld multipele eerdere operaties) of een beperkte levensverwachting. De toepassing bij jongere patiënten met een laag en intermediair risico is nog omstreden, hoewel de verwachting is dat TAVI toenemend een rol zal gaan spelen bij de behandeling van AS bij deze patiënten. Vooralsnog beschouwt men een bicuspidale aortaklepmorfologie als ongunstig kenmerk voor een TAVI-behandeling vanwege de soms asymmetrische aortadilatatie die een stabiele plaatsing van de prothese in de weg kan staan. De TAVI-techniek biedt echter wel de mogelijkheid om een catheterklep te plaatsen in een gedegenereerde bioprothese ('valve-in-valve') zodat een reoperatie voor een falende bioprothese vermeden kan worden.

11.2.5 Sport

Bij atleten die tijdens het sporten plotseling overlijden, wordt bij obductie in ongeveer 3% een AS gevonden. Bij geringe AS (gemiddelde gradiënt < 20 mmHg) geldt weinig beperking voor sportbeoefening, omdat het risico op plotse dood vrijwel nihil is. Bij patiënten met matige AS wordt competitieve sport en sport met een matige of hoge dynamische en statische belasting (zie ◘ tabel 26.1 en ◘ tabel 26.3) afgeraden. Om te bezien of lichtere sportbeoefening verantwoord is bij asymptomatische patiënten, is een inspanningstest aan te raden. Bij een afwijkende inspanningstest (ritmestoornissen, ST-T-afwijkingen, afwijkend bloeddrukverloop) of een verminderde LV-functie en bij patiënten met een ernstige AS is alleen lichte recreatieve sportbeoefening verantwoord (dus geen competitieve sporten). Ook bij aortadilatatie wordt competitieve sportbeoefening afgeraden, evenals isometrische en contactsporten. Of de sportadviezen ook leiden tot een betere prognose van de patiënt is niet bekend.

11.2.6 Zwangerschap

Het risico tijdens zwangerschap en partus voor een patiënt met AS is afhankelijk van de ernst van de stenose. Tijdens de zwangerschap zal de gradiënt toenemen door een toename van het slagvolume en een daling van de perifere weerstand. Patiënten met ernstige AS hebben een tamelijk gefixeerde CO, zodat de toename van het circulerend volume in de zwangerschap voor hen een risico kan vormen (met name op decompensatio cordis en ritmestoornissen). Ook is er een verhoogde kans op zwangerschapshypertensie en/of pre-eclampsie, premature geboorte en een laag geboortegewicht. De kans op aortadissectie bij patiënten met een BAV is tijdens de zwangerschap verhoogd. Op grond van deze bevindingen behoren zwangeren met een ernstige AS tot een hoogrisicogroep (modified WHO-klasse III (zie H. 25); 19-27% risico op maternale complicaties (met name hartfalen) tijdens zwangerschap). Voorafgaand aan de zwangerschap dient de patiënt ingelicht te worden over de risico's en dient de ernst van de stenose en eventuele aorta ascendensdilatatie in kaart te zijn gebracht. Een inspanningstest voorafgaand aan de zwangerschap wordt aangeraden om de asymptomatische status van de patiënt te bevestigen. Een symptomatische AS, een ernstige AS met LV-disfunctie of afwijkende inspanningstest, een snelle progressie van de stenose, of een aortadilatatie van meer dan 50 mm bij een BAV vormen reden voor interventie alvorens zwangerschap wordt nagestreefd.

Vaginale bevalling is voor de meeste vrouwen een goede keus. Het risico tijdens de bevalling wordt voor een groot deel bepaald door wisselingen in het circulerend volume. De volumewisselingen kunnen worden verminderd door een bevalling in linkerzijligging, of zittend. Over de indicatie voor epidurale anesthesie kan worden gediscussieerd: enerzijds wordt de cardiale belasting aanzienlijk verminderd door het ontbreken van pijn, anderzijds vormt de hypotensie die bij epidurale anesthesie kan optreden een risico en zijn de volumeveranderingen, die rond de bevalling optreden, groter bij patiënten die epidurale anesthesie krijgen. Langzaam optitreren en weer verminderen van het epidurale blok vermindert de hemodynamische effecten aanzienlijk. Een snel spinaal blok heeft grotere hemodynamische effecten dan een epiduraal blok en is bij ernstige AS gecontra-indiceerd. Overleg tussen anesthesioloog, gynaecoloog en cardioloog ruim vóór de bevalling om het beleid voor de individuele patiënt te optimaliseren is gewenst. Hemodynamische bewaking door middel van een arterielijn moet bij ernstige AS worden overwogen. Bij ernstige AS en met name als deze symptomatisch is, moet sectio caesarea onder algehele anesthesie worden overwogen, met name vanwege optimale timing. Bij zwangere vrouwen met ernstige symptomatische AS die niet reageert op conservatieve therapie, kan worden overwogen tijdens de zwangerschap ballondilatatie toe te passen, als de klepkarakteristieken hiervoor geschikt zijn.

11.3 Supravalvulaire aortastenose

Supravalvulaire AS is de zeldzaamste vorm van congenitale AS en kan worden onderscheiden in drie typen. Het frequentst is het zandlopertype, dat wordt gekarakteriseerd door een richel van verdikt mediaweefsel en een fibreuze verdikking van de intima ter plaatse van de sinutubulaire overgang. Minder vaak is er sprake van een supravalvulaire membraan en in sommige gevallen bestaat er een hypoplasie van de aorta ascendens. Ook op andere plaatsen kunnen stenosen voorkomen: als er tevens hypertensie aanwezig is, moet er ook een coarctatie of een art. renalisstenose worden uitgesloten. Aortaklepafwijkingen komen ook vaak voor.

In ten minste de helft van de gevallen is de supravalvulaire AS onderdeel van het syndroom van Williams. Uiterlijke kenmerken van dit syndroom zijn een karakteristiek gelaat (elfin face) met een hoog voorhoofd, epicanthusplooi, onderontwikkelde neusbrug en mandibula, en soms strabismus. De patiënten hebben een typerend extravert karakter en zijn mentaal geretardeerd. Andere kenmerkende afwijkingen hierbij zijn idiopathische hypercalciëmie en perifere PS. Doordat de stenose in de aorta zich boven de afgang van de coronairarteriën bevindt, zijn deze blootgesteld aan een hoge systolische druk. Als gevolg hiervan zijn de coronairarteriën vaak verwijd en gekronkeld. Vroege coronairsclerose is eveneens beschreven.

Het is niet altijd mogelijk de supravalvulaire AS te visualiseren met behulp van 2D-echocardiografie of Doppler-onderzoek. MRI, CT en/of hartcatheterisatie hebben een aanvullende waarde voor het anatomisch en functioneel in kaart brengen van de afwijking.

Het beloop van een supravalvulaire AS is variabel. Zowel toename als spontane afname van de gradiënt is beschreven. Harde data om adviezen ten aanzien van indicaties voor interventie op te baseren zijn er niet. Bij patiënten die symptomatisch zijn en een gemiddelde gradiënt hebben van ≥ 40 mmHg is chirurgisch ingrijpen aan te bevelen. Ook als de gradiënt lager is, moet ingrijpen worden overwogen bij patiënten met symptomen die aan de obstructie kunnen worden toegeschreven, bij patiënten met systolische disfunctie of ernstige linkerventrikelhypertrofie (LVH) die aan de obstructie kan worden toegeschreven, en bij patiënten die een indicatie hebben voor coronairchirurgie.

De operatie bestaat uit een verwijdingsplastiek of eventueel vervanging van de aorta ascendens door een prothese. Levenslange controle is geïndiceerd met het oog op progressie van aortaklepafwijkingen.

11.4 Subvalvulaire aortastenose

Subvalvulaire AS wordt onderscheiden in een gefixeerde en een dynamische vorm, de hypertrofische obstructieve cardiomyopathie. Alleen de gefixeerde (discrete) subvalvulaire AS wordt hier besproken.

Bij ongeveer 10% van de patiënten met congenitale AS is er sprake van een gefixeerde subvalvulaire AS. Het is dus een zeldzame afwijking. Over de erfelijkheid is weinig bekend. Incidenteel is familiair voorkomen beschreven. Bij meer dan de helft van de patiënten zijn er bijkomende AHA.

Anatomisch kunnen drie typen gefixeerde congenitale subvalvulaire AS worden onderscheiden. De stenose kan worden gevormd door een membraan (discrete AS), een fibromusculaire ring of een lange fibromusculaire tunnel, ook 'tunnelstenose' genoemd. Bij de tunnelstenose is er meestal ook een nauwe annulus aortae. Een dynamische musculaire obstructie kan gesuperponeerd op de gefixeerde stenose ontstaan.

Als gevolg van de jet die tegen de aortaklep spuit, treedt vaak klepbeschadiging op met als gevolg AI, in toenemende frequentie naarmate de patiënten ouder zijn. Ook kunnen verdikkingen van de cusps van de aortaklep ontstaan met als gevolg AS. Het blijkt uit diverse onderzoeken dat gefixeerde subvalvulaire AS een progressieve aandoening is. Ook de secundaire AI kan progressief zijn.

Het is niet goed mogelijk met behulp van klachten, lichamelijk onderzoek of elektrocardiografie een gefixeerde subvalvulaire AS te onderscheiden van valvulaire AS.

Echocardiografie is belangrijk voor het stellen van de diagnose. Hierbij kan ook onderscheid worden gemaakt tussen de drie verschillende typen congenitale gefixeerde subvalvulaire AS. Bij kleuren-Doppler-onderzoek is turbulentie beneden het niveau van de aortaklep zichtbaar. Met continous wave (CW)-Doppler kan de piekgradiënt worden gemeten. Als de aortaklep ook afwijkend is, kan high pulse repetition frequency (HPRF)-Doppler behulpzaam zijn bij het bepalen van de relatieve ernst van de subvalvulaire en valvulaire stenose. Overigens kan bij een tunnelstenose de ernst van de stenose met Doppler worden overschat. De ernst van AI kan eveneens met Doppler-onderzoek worden ingeschat. Met TEE kan de anatomie nauwkeuriger worden gevisualiseerd dan met TTE. Het blijkt daarbij dat de membraan of de fibreuze ring vaak een verbinding vormt met andere structuren zoals de mitralisklep.

MRI en 3D-echocardiografie kunnen van aanvullende waarde zijn bij het in kaart brengen van de anatomie. Hartcatheterisatie is nog slechts incidenteel noodzakelijk.

De chirurgische behandeling van gefixeerde subvalvulaire AS bestaat uit radicale verwijdering van de membraan of van de fibreuze richel, al dan niet gecombineerd met een myectomie. Intraoperatieve echocardiografie en Doppler-onderzoek zijn nuttig om het operatieresultaat te beoordelen en eventuele reststenose alsnog te behandelen. Recidiefstenose wordt beschreven bij 15-27% van de patiënten. De kans op recidiefstenose is mogelijk kleiner naarmate een meer radicale excisie van de membraan is verricht.

Tunnelstenosen gaan meestal samen met valvulaire stenosen. Om de obstructie effectief weg te nemen is naast een klepvervanging ook het verwijden van het LV-uitstroomtraject noodzakelijk (aortoventriculoplastiek). De eigen pulmonaliswortel leent zich heel goed voor deze reconstructie (Ross-Konno-operatie, zie eerder, ◘ figuur 11.2). Bij de gemodificeerde Konno-operatie wordt de aortaklep gespaard.

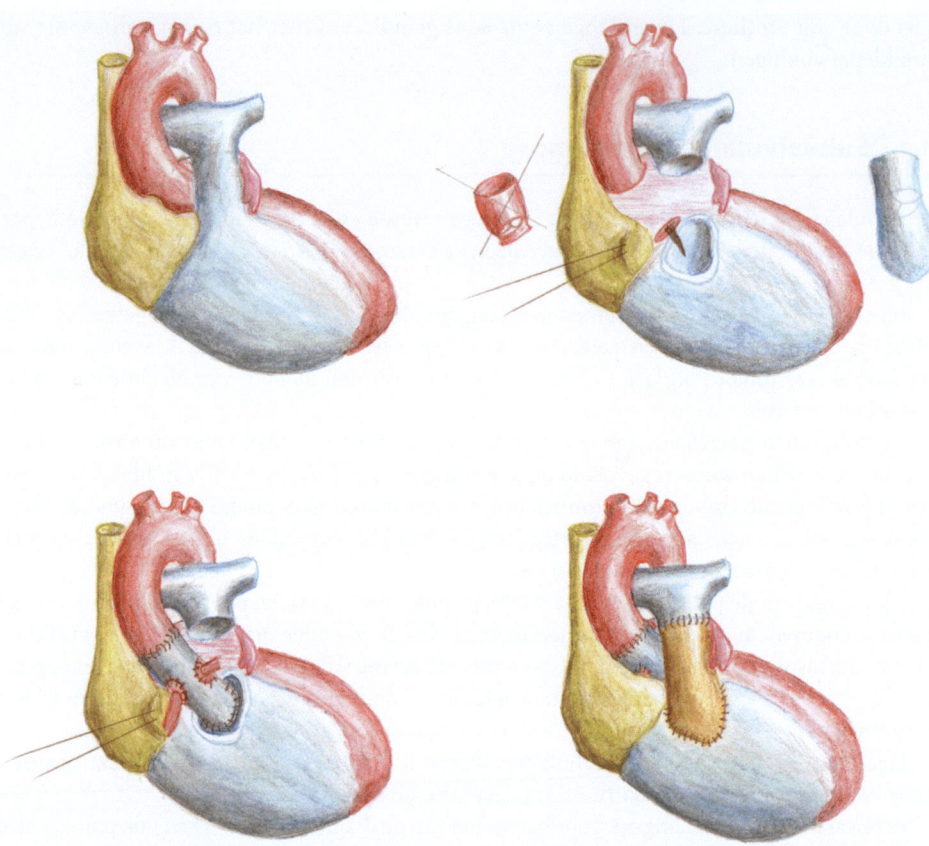

◘ **Figuur 11.2** Schematische weergave van de Ross-Konno-operatie. Deze ingreep wordt uitgevoerd bij een te nauwe aortaklepring en een te nauwe LVOT. Linksboven: normaal aspect van het hart. Rechtsboven: de vernauwde aortaklep is verwijderd. De pulmonalisklep is verwijderd samen met een deel van de art. pulmonalis en een klein deel van de RVOT. De LVOT wordt geïncideerd (zwarte snede). Hierop wordt een verwijdingsplastiek toegepast met behulp van het stukje RVOT van de pulmonalisautograft (in plaats van een stukje van de RVOT kan ook een patch worden gebruikt van pericard of van kunststof); de coronairarteriën worden in de neoaorta ingehecht (linksonder). Ten slotte wordt een homograft in de pulmonalispositie ingehecht (rechtsonder).

Bij subvalvulaire AS is er een indicatie voor chirurgisch ingrijpen (zie kader) bij een symptomatische patiënt met een gemiddelde gradiënt van meer dan 40 mmHg of ernstige AI. Chirurgie moet tevens worden overwogen in bepaalde omschreven gevallen (zie kader). De indicatie voor behandeling wordt ruimer gesteld dan bij valvulaire AS, omdat de implantatie van prothetisch materiaal (zoals een kunstklep) kan worden vermeden. Eventueel kan chirurgie zelfs worden overwogen op grond van uitsluitend de gemiddelde gradiënt van > 40 mmHg als het operatierisico laag is, en bij patiënten die progressie van de AI vertonen. Over de vraag of de progressie van de AI wordt gestopt door chirurgisch ingrijpen is discussie.

11.4 · Subvalvulaire aortastenose

> **Subvalvulaire AS, indicaties voor chirurgisch ingrijpen**
>
> Chirurgische indicatie klasse I:
> - symptomatische patiënten (spontaan of bij inspanningstest) met een gemiddelde Doppler-gradiënt van ≥ 40 mmHg of ernstige AI
>
> Omschreven situaties waarbij chirurgie overwogen moet worden bij asymptomatische patiënten (IIa):
> - LVEF < 50% (gradiënt kan < 40 mmHg zijn bij lage flow)
> - ernstige AI en eindsystolische diameter van de LV > 50 mm
> - gemiddelde Doppler-gradiënt van ≥ 40 mmHg in combinatie met uitgesproken LVH
> - gemiddelde Doppler-gradiënt van ≥ 40mmHg in combinatie met abnormale bloeddrukrespons tijdens inspanningstest

Bij postoperatieve follow-up van patiënten met een subvalvulaire aortaklepstenose blijkt dat circa 25% binnen tien jaar een reoperatie nodig heeft. Er is veel laat optredende problematiek: zo waren er 24 jaar na het eerste chirurgische ingrijpen bij bijna de helft van de patiënten (met alle vormen van subvalvulaire AS) belangrijke cardiale problemen, zoals totaal AV-blok, recidiefstenose of reststenose, reoperatie, endocarditis en AI.

Literatuur

Baumgartner H, Bonhoeffer P, Groot NM de, et al. ESC Guidelines for the management of grown-up congenital heart disease (new version 2010). Eur Heart J 2010;31(23):2915-2957.

Baumgartner H, Falk V, Bax JJ, et al. 2017 ESC/EACTS Guidelines for the management of valvular heart disease. Eur Heart J 2017;38(36):2739-2791.

Erbel R, Aboyans V, Boileau C, et al. 2014 ESC Guidelines on the diagnosis and treatment of aortic diseases: Document covering acute and chronic aortic diseases of the thoracic and abdominal aorta of the adult. The Task Force for the Diagnosis and Treatment of Aortic Diseases of the European Society of Cardiology (ESC). Eur Heart J 2014;35(41):2873-2926.

Etnel JRG, Grashuis P, Huygens SA, et al. The Ross procedure: a systematic review, meta-analysis, and microsimulation. Circ Cardiovasc Qual Outcomes 2018;11(12):e004748

Ewert P, Bertram H, Breuer J, et al. Balloon valvuloplasty in the treatment of congenital aortic valve stenosis – a retrospective multicenter survey of more than 1000 patients. Int J Cardiol 2011;149(2):182-185.

Michelena HI, Khanna AD, Mahoney D, et al. Incidence of aortic complications in patients with bicuspid aortic valves. JAMA 2011;306(10):1104-1112.

Reddy VM, Rajasinghe HA, Teitel DF, et al. Aortoventriculoplasty with the pulmonary autograft: the 'Ross-Konno' procedure. J Thorac Cardiovasc Surg 1996;111(1):158-165; discussion 165-167.

Regitz-Zagrosek V, Roos-Hesselink JW, Bauersachs J, et al; 2018 ESC Guidelines for the management of cardiovascular diseases during pregnancy. Eur Heart J 2018;39(34):3165-3241.

Schnittman SR, Adams DH, Itagaki S, et al. Bioprosthetic aortic valve replacement: Revisiting prosthesis choice in patients younger than 50 years old. J Thorac Cardiovasc Surg 2018;155:539-547.

Coarctatio aortae

R.J. de Winter, M.G. Hazekamp, P.G. Pieper

12.1 Anatomie, geassocieerde afwijkingen, prevalentie en etiologie – 98

12.2 Hemodynamiek – 98

12.3 Klinisch beeld en diagnostiek – 99

12.4 Natuurlijk beloop – 103

12.5 Behandeling – 103

12.6 Follow-up na behandeling – 106

12.7 Zwangerschap – 109

12.1 Anatomie, geassocieerde afwijkingen, prevalentie en etiologie

Coarctatio aortae wordt beschouwd als een onderdeel van een gegeneraliseerde vaataandoening, gekenmerkt door cysteuze mediadegeneratie, vaak in combinatie met verschillende bijkomende afwijkingen. Op de voorgrond staat een gelokaliseerde vernauwing in de aorta, meestal dicht bij de (voormalige) inmonding van de ductus. De meest voorkomende lokalisatie is direct distaal van de linker art. subclavia. Soms bevindt zich een vernauwing ter plaatse van of proximaal van de linker art. subclavia. In zeldzame gevallen bevindt een coarctatie zich meer distaal in de aorta thoracalis descendens of in de aorta abdominalis ('middle aortic syndrome'). De vernauwing kan lokaal zijn; in dat geval is er meestal een richel in de aorta die de vernauwing veroorzaakt. Er kan echter ook een vernauwing over een langer traject bestaan.

Veel voorkomende afwijkingen in combinatie met coarctatie zijn PDB en VSD. Geassocieerde mitralisstenose (MS) en valvulaire en subvalvulaire AS komen ook voor (Shone-complex). Daarbij heeft 30 tot 75% van de patiënten met een coarctatie een BAV. Ongeveer de helft van de patiënten heeft een zogenoemde gecompliceerde coarctatie. Hiermee wordt bedoeld dat er sprake is van belangrijke bijkomende cardiale afwijkingen (PDB en BAV worden daar niet bij gerekend). Ook niet-cardiale afwijkingen komen frequent voor. Intracerebrale aneurysmata (met name van de cirkel van Willis) worden gevonden bij 3-10% van de coarctatiepatiënten. Bij het syndroom van Turner komt coarctatio aortae bij 10% van de patiënten voor.

Coarctatio aortae is met 5-9% van alle AHA een relatief vaak voorkomende AHA en komt bij mannen ongeveer twee keer zo vaak voor als bij vrouwen. Het is in de meeste gevallen een multifactorieel bepaalde afwijking; dat wil zeggen: berustend op een samenspel van erfelijke en niet-erfelijke factoren. Een vader met een coarctatio aortae heeft ongeveer 2% kans deze (of een andere, eventueel etiologisch verwante) afwijking door te geven aan zijn kind, voor een moeder is dit ten minste 4%. Er zijn toenemend aanwijzingen dat links obstructieve afwijkingen inclusief coarctatio aortae bij een deel van de populatie autosomaal dominant worden overgeërfd. Eerstegraads familieleden van patiënten met een coarctatie hebben een vijfmaal verhoogd risico op een BAV. Screening van eerstegraads familieleden wordt tegenwoordig meestal aangeboden. Vrouwen met een coarctatie en zwangerschapswens moeten erfelijkheidsonderzoek aangeboden krijgen.

12.2 Hemodynamiek

Bij de normale foetus ontvangt de aorta descendens vooral bloed vanuit de ductus, terwijl de LV zorgt voor de bloedstroom door de aorta ascendens en brachiocefale arteriën. De isthmus aortae (het segment van de aorta distaal van de linker art. subclavia en proximaal van de ductus) ontvangt derhalve slechts een klein deel van de totale CO (10%). Daarom levert een coarctatie bij de foetus geen hemodynamische problemen op. Na de geboorte, wanneer de ductus zich sluit, kunnen ernstige hemodynamische problemen ontstaan, afhankelijk van de ernst van de coarctatie en de ontwikkeling van collateralen (figuur 12.1).

Coarctatie veroorzaakt een verhoogde weerstand voor de uitstroom van de LV, resulterend in een verhoogde systolische druk in de LV en in de bovenste lichaamshelft. Bij een ernstige coarctatie bestaat er gewoonlijk een drukgradiënt gedurende systole én diastole.

De LV compenseert de hoge systolische druk door middel van hypertrofie. Deze toename van de wanddikte in aanwezigheid van een verhoogde druk zorgt ervoor (volgens de wet van Laplace) dat de wandspanning niet of nauwelijks stijgt. Door overcompensatie kan zelfs een verlaagde wandspanning of afterload van de LV ontstaan. Hierdoor kan de EF van de LV verhoogd zijn.

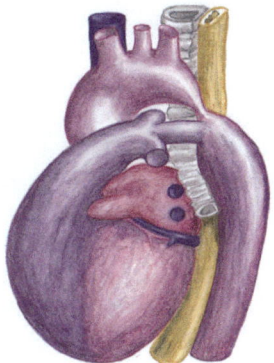
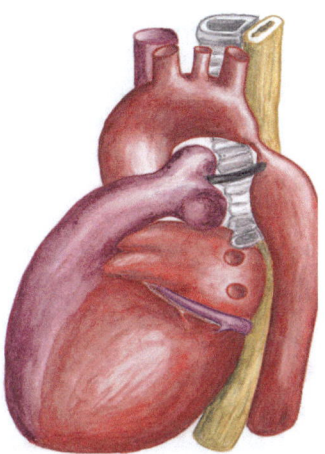

Figuur 12.1 Schematische weergave van de anatomie prenataal (links) en postnataal (rechts) bij een coarctatie van de aorta. In de normale situatie (zonder coarctatie) stroomt slechts 10% van de foetale CO door de descenderende aortaboog; wanneer hierbij tevens sprake is van een coarctatie, levert deze dus geen hemodynamische problemen op. In de postnatale situatie, na het sluiten van de ductus Botalli, moet ongeveer driekwart van de CO door de coarctatie, hetgeen leidt tot obstructie. (Kleuren representeren globaal de bestaande zuurstofsaturaties.)

Als de coarctatie ernstig is of snel verergert (zoals in de neonatale periode bij sluiten van de ductus kan voorkomen) kan een systolische disfunctie van de LV en decompensatio cordis ontstaan.

De LV-hypertrofie kan ook leiden tot diastolische disfunctie. Hierbij bestaat een vertraagde relaxatie van de LV als gevolg van een verminderde compliantie. Dit leidt tot een relatieve verschuiving van de vulling van de LV naar laat-diastolisch. De einddiastolische druk in de LV is vaak verhoogd.

Uiteraard kunnen bijkomende afwijkingen zoals een VSD of AS het hemodynamische beeld modificeren.

Bij patiënten met coarctatie bestaat vaak een abnormale vasculaire fysiologie. Systolische hypertensie is niet alleen een uiting van de lokale vernauwing in de aorta ter plaatse van de coarctatie. Ook een verandering van de vasculaire reactiviteit op adrenerge stoffen, een veranderde compliantie van de arteriewand en een veranderde baroreceptorreflex kunnen een rol spelen bij de hypertensie van coarctatiepatiënten. Dergelijke afwijkingen van de vasculaire fysiologie kunnen persisteren na het opheffen van de coarctatie en kunnen mede een verklaring vormen voor de hypertensie die nog jaren na behandeling van de coarctatie kan optreden.

12.3 Klinisch beeld en diagnostiek

De klinische presentatie van coarctatio aortae betreft meestal een van de volgende twee patronen: een pasgeborene met decompensatio cordis of een kind of (jong)volwassene met hypertensie en/of een souffle. Slechts 10% van de patiënten met een geïsoleerde coarctatie heeft kort na de geboorte symptomen. Bij een pasgeborene die zich presenteert met coarctatio aortae, is er meestal een zeer ernstige coarctatie of een gecompliceerde coarctatie met belangrijke bijkomende afwijkingen, zoals een VSD of een obstructie van de LVOT. Veel coarctaties worden echter bij kinderen of zelfs bij volwassenen ontdekt. Deze patiënten zijn meestal asymptomatisch en de coarctatie wordt bij toeval ontdekt doordat er hypertensie aanwezig is of doordat een souffle gehoord wordt. Soms ontstaan claudicatieklachten na starten van antihypertensiva. Er kan sprake zijn van een atypische ejectiesouffle, maar soms is er een continue souffle te horen onder de linkerscapula. Soms zijn er wel symptomen, zoals hoofdpijn (soms alleen bij inspanning), duizeligheid of spiervermoeidheid in de benen. Bij lichamelijk onderzoek kan de diagnose worden vermoed als er zwakke pulsaties zijn van de art. femoralis of als er een vertraging is tussen art. brachialis- en art. femoralispulsaties. Bloeddrukmeting aan armen en benen is belangrijk voor de diagnose. Een bloeddruk aan de benen die lager is dan aan de rechterarm is zeer verdacht voor coarctatie en het bloeddrukverschil tussen armen en benen is een goede indicatie voor de ernst van de vernauwing.

Boven de leeftijd van 6 jaar kan op de thoraxfoto vaak ribnotching worden vastgesteld, die het gevolg is van gedilateerde intercostale arteriën (figuur 12.2).

Echocardiografie is op de kinderleeftijd de beste methode om de diagnose coarctatie te bevestigen en ook bij volwassenen wordt bij verdenking op coarctatio aortae vaak als eerste onderzoek een echocardiogram gemaakt. Bij jonge kinderen is de coarctatie vrijwel altijd vanuit suprasternaal te visualiseren op het 2D-echobeeld. Bij volwassenen lukt dit meestal niet meer. Kleuren-Doppler kan dan behulpzaam zijn voor het ontdekken van een coarctatie (turbulentie

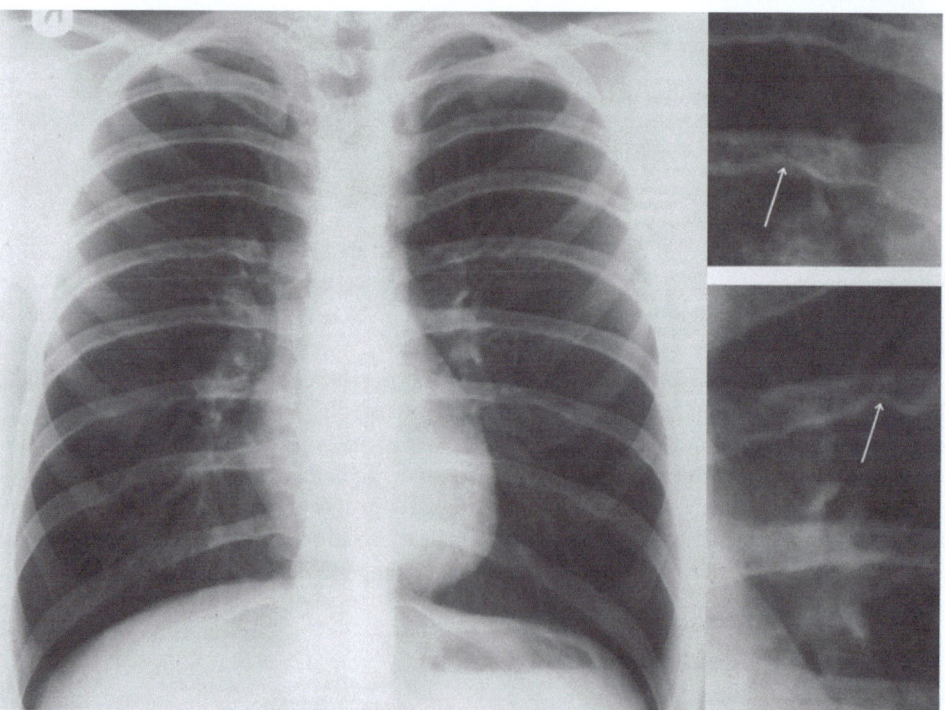

Figuur 12.2 Thoraxfoto van een 17-jarige jongen bij wie op deze leeftijd een coarctatie werd ontdekt. Bij meerdere ribben is ribnotching te zien (inzetten) die het gevolg is van intercostaalarteriën die ribusuren hebben veroorzaakt.

in de aorta descendens thoracalis). Echocardiografie is bij volwassenen niet betrouwbaar voor het bepalen van de diameter ter plaatse van de coarctatie. Met behulp van CW-Doppler kan de stroomsnelheid in de coarctatie worden gemeten. De drukgradiënt die met behulp van de Bernoulli-formule uit deze stroomsnelheid kan worden berekend, overschat meestal de werkelijke gradiënt omdat de Bernoulli-formule in deze situatie vaak niet betrouwbaar is. Dit wordt onder andere veroorzaakt doordat er vaak niet een gelokaliseerde korte stenose bestaat, maar veeleer een vernauwd traject. De mate van ontwikkeling van collateralen beïnvloedt ook de stroomsnelheid in de coarctatie: als er veel collateralen zijn, neemt de stroomsnelheid in de coarctatie en de gradiënt over de coarctatie af. De betrouwbaarheid van de Bernoulli-formule voor het inschatten van de ernst van de coarctatie neemt toe als de stroomsnelheid vóór de coarctatie in de berekening wordt betrokken (◘ figuur 12.3).

Aan de andere kant kan het betrekken van de stroomsnelheid voor de coarctatie in de Bernoulli-vergelijking leiden tot onderschatting van de ernst van de stenose, als er sprake is van een nauwe boog of istmus, hetgeen niet zelden het geval is. In die gevallen kan de stroomsnelheid in de aorta ascendens als precoarctatiesnelheid worden gebruikt. Ondanks de aangegeven beperkingen kan Doppler-snelheidsmeting, ook van alleen de maximale stroomsnelheid in de coarctatie, wel worden gebruikt als screeningsmethode: bij een piekstroomsnelheid van < 2 m/s (met betrouwbaar Doppler-signaal!) is er zelden sprake van een belangrijke coarctatie, terwijl bij een stroomsnelheid van > 2,5 m/s nadere diagnostiek is aangewezen.

Ook de vorm van het CW-Doppler-signaal geeft een indicatie van de ernst van de coarctatie: bij een significante coarctatie blijft er een diastolische antegrade flow (diastolic run-off) in de aorta descendens bestaan, waardoor een karakteristiek zaagtandpatroon ontstaat

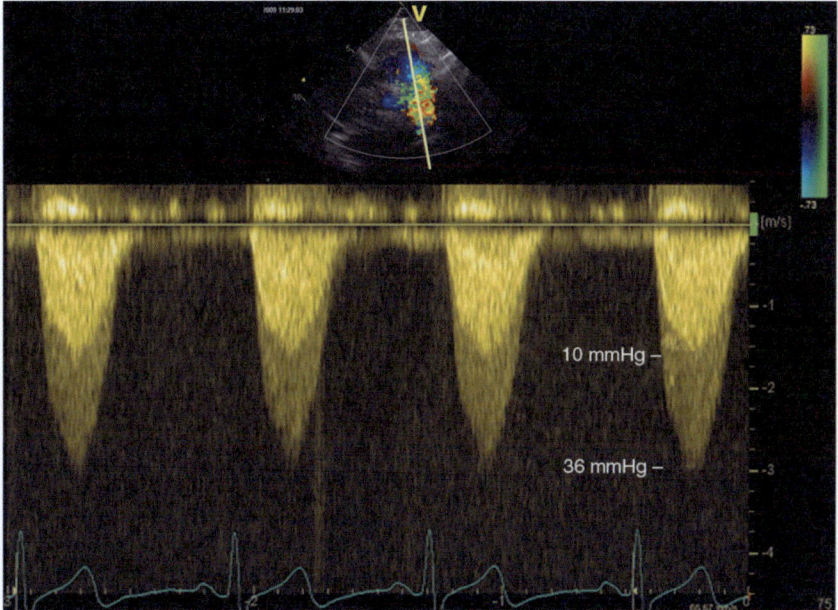

◘ **Figuur 12.3** CW-Doppler vanuit suprasternaal van een patiënt met een coarctatie. Het systolische CW-Doppler-signaal toont twee intensiteiten: het dunne signaal wijst de hoogste snelheid door de coarctatie aan (4 m/s, gradiënt 36 mmHg), terwijl het dichtste signaal (afkomstig van vóór de coarctatie) een snelheid toont van 1,6 m/s (gradiënt 10 mmHg). Wanneer de stroomsnelheid vóór de coarctatie in de berekening wordt betrokken, is de nettogradiënt bij deze patiënt 36 – 10 = 26 mmHg. De betrouwbaarheid van het gebruik van de Bernoulli-formule neemt hierdoor toe.

(◘ figuur 12.4). Altijd moet ook in de aorta abdominalis worden gezocht naar dit patroon (◘ figuur 12.5). Het kan namelijk voorkomen dat een obstructie die zich lager bevindt dan de klassieke plaats, niet wordt ontdekt vanuit suprasternaal maar wel door het flowpatroon in de

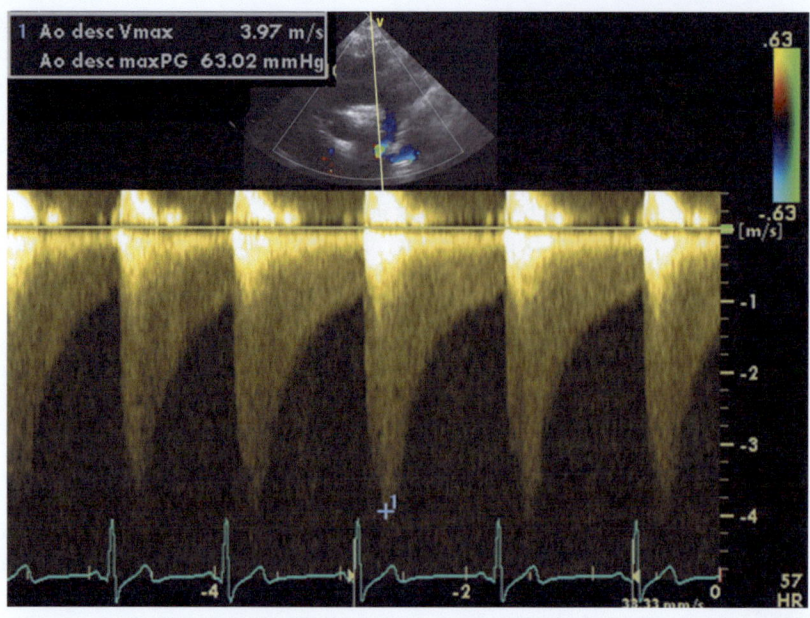

◘ **Figuur 12.4** CW-Doppler-signaal vanuit suprasternaal van een patiënt met een coarctatie. Diastolisch blijft een antegrade flow bestaan met een typisch concaaf patroon. Dit patroon wordt samen met het systolische flowpatroon het zaagtandfenomeen genoemd. Dit past bij ernstige coarctatie.

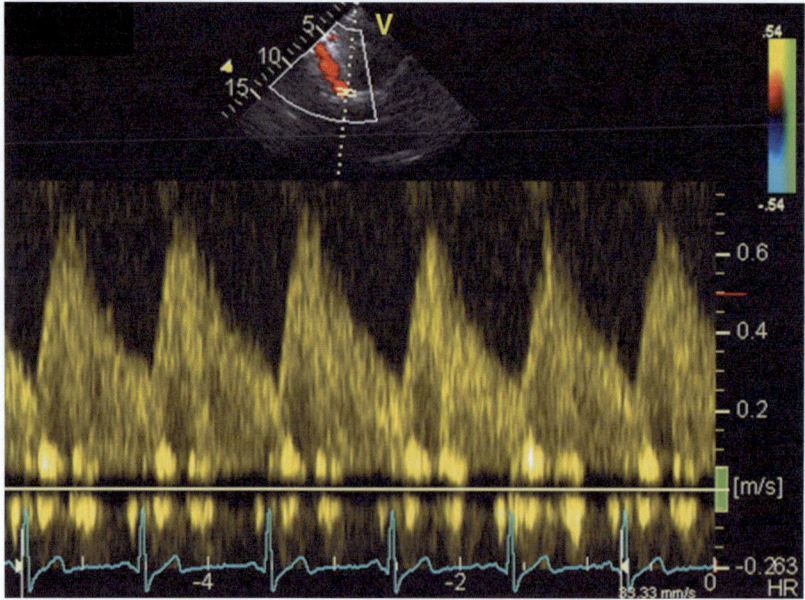

◘ **Figuur 12.5** CW-Doppler-signaal van de aorta abdominalis van een patiënt met een coarctatie. Diastolisch bestaat er een duidelijk zaagtandfenomeen, passend bij een ernstige coarctatie.

aorta abdominalis. Bij een reeds behandelde coarctatie blijft de piekstroomsnelheid vaak verhoogd, maar kan aan de hand van het ontbreken van een diastolische run-off een restcoarctatie worden uitgesloten. Met echocardiografie dient tevens zorgvuldig de gehele linkszijdige harthelft in beeld te worden gebracht om bijkomende afwijkingen zoals VSD, BAV, AS en mitralisklepafwijkingen te diagnosticeren.

Om de anatomie bij een volwassene in beeld te brengen (zowel voor natieve coarctatie als voor recoarctatie) is MRI de voorkeursmethode. Een voordeel is dat met MRI ook functieonderzoek mogelijk is. CT is een goed alternatief voor de anatomische afbeelding. De stralenbelasting van een CT-scan is met moderne dual-source scans belangrijk gereduceerd en geeft een uitgangsafbeelding. Na stentplaatsing is de aorta aansluitend aan de stent niet met MRI af te beelden, waardoor eventuele afwijkingen op CT bij vervolgonderzoek beter zijn te vergelijken met de uitgangs-CT.

Bij kinderen is MRI of CT zelden nodig. Hartcatheterisatie is tegenwoordig meestal niet meer noodzakelijk voor de diagnose, maar kan nog af en toe een rol spelen voor het bepalen van het hemodynamisch belang van de stenose.

12.4 Natuurlijk beloop

De levensverwachting van patiënten met een onbehandelde coarctatie is slechts bekend uit enkele onderzoeken van voor het tijdperk waarin operatieve behandeling mogelijk was. Uit deze onderzoeken bleek dat de levensverwachting sterk afgenomen was: de gemiddelde leeftijd bij overlijden was 34 jaar en meer dan 90% van de patiënten overleed voor het 60e levensjaar. Bij de meeste patiënten kon de doodsoorzaak in verband worden gebracht met hypertensie. Vroeg optreden van coronairlijden was een van de meest voorkomende doodsoorzaken. Uiteraard dient wel te worden beseft dat deze populatie niet zonder meer vergelijkbaar is met de huidige populatie, omdat ten gevolge van minder nauwkeurige diagnostiek patiënten met mildere vormen van coarctatie voorheen mogelijk onopgemerkt bleven. Het natuurlijk beloop wordt naast de coarctatie zelf ook beïnvloed door de vaak voorkomende bicuspide aortaklep, en door bijkomende aortadilatatie met risico op dissectie.

12.5 Behandeling

Ten aanzien van interventie (chirurgie of ballondilatatie) gelden de volgende adviezen.
- Interventie moet worden verricht bij alle patiënten (symptomatisch en asymptomatisch) met een non-invasief drukverschil van > 20 mmHg tussen armen en benen, indien er ook hypertensie bestaat (> 140/90 mmHg).
- Bij normotensieve patiënten die wel een relevant drukverval hebben (invasief ≥ 20 mmHg) moet interventie worden overwogen.
- Interventie kan worden overwogen bij normotensieve patiënten met een vernauwing van ≥ 50% in vergelijking met de aortadiameter ter plaatse van het diafragma (op MRI, CT of invasieve angiografie), ook als de invasieve gradiënt < 20 mmHg is.

De behandeling van coarctatie was vanouds chirurgisch, en is bij kinderen nog altijd in eerste instantie chirurgisch. Bij volwassenen en inmiddels ook tieners is tegenwoordig percutane interventie (ballondilatatie met of zonder stentplaatsing) een veelgebruikte optie als de anatomie geschikt is.

Chirurgische coarctatiebehandeling

De afgelopen twintig jaar werd een coarctatie meestal rond de eerste verjaardag geopereerd. Tegenwoordig zijn ook bij operatie op jongere leeftijd goede resultaten te behalen. Bij jonge kinderen wordt incidenteel ook ballondilatatie met of zonder stentplaatsing toegepast. De kans op restenose, aneurysmavorming en complicaties van de art. femoralis is echter wel groter dan bij oudere kinderen en volwassenen, zodat chirurgie in deze groep de voorkeur heeft. Als wordt gekozen voor chirurgie is de procedure van eerste keus nog steeds resectie van de coarctatie met een end-to-end-anastomose (◘ figuur 12.6A1).

De keus van het type ingreep is echter afhankelijk van de vorm, plaats en lengte van de coarctatie en van de voorkeur en ervaring met specifieke procedures van de chirurg. In het verleden werd de verwijdingsplastiek met behulp van een patch (◘ figuur 12.6A2) wel toegepast bij langgerekte vernauwingen, waar resectie van de coarctatie met een end-to-end-anastomose niet mogelijk was, maar wegens de relatief hoge incidentie van aneurysmavorming wordt deze techniek thans niet meer toegepast. De subclavian flap aortoplasty (◘ figuur 12.6B7) is een techniek die eveneens geschikt is voor langgerekte vernauwingen. De linker art. subclavia wordt hierbij opgeofferd. Meestal wordt dit bij het jonge kind goed verdragen, maar soms ontstaan er problemen als gevolg van de verminderde doorbloeding van de linkerarm: necrose is beschreven, evenals groeiproblemen en claudicatioklachten van de linkerarm op latere leeftijd. De subclavian flap-techniek wordt nog wel uitgevoerd maar is niet vaak nodig. Er zijn diverse alternatieven als resectie met end-to-end-anastomose niet mogelijk blijkt, wat bij volwassenen

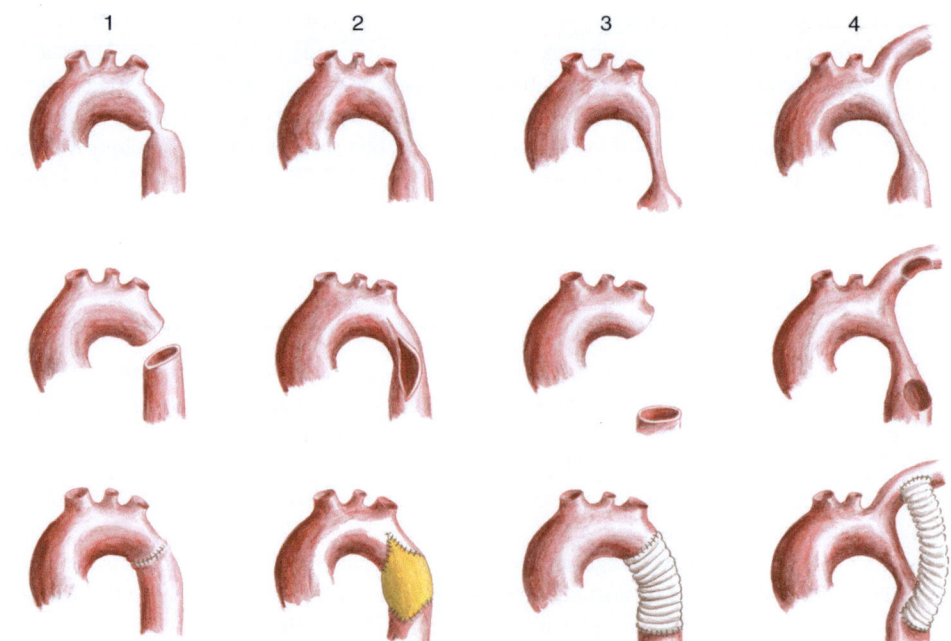

◘ **Figuur 12.6A** Enkele chirurgische procedures bij coarctatie van de aorta. 1. Resectie met een end-to-end-anastomose. 2. Verwijdingsplastiek waarbij gebruik wordt gemaakt van een patch (deze techniek wordt niet meer toegepast). 3. Interpositiegraft voor langere coarctaties. 4. Extra-anatomische verbinding tussen de art. subclavia sinistra en de aorta descendens.

12.5 · Behandeling

zelfs bij circumscripte stenosen het geval kan zijn. Er kan dan een interpositiegraft worden geplaatst (◘ figuur 12.6A3). Ook bij langgerekte stenosen is deze techniek een optie.

Soms is volledige resectie van de stenose niet goed mogelijk, bijvoorbeeld als ook de aortaboog met afgaande halsvaten in de stenose is betrokken. Een zogenoemde extended aortic arch repair kan dan uitkomst bieden (◘ figuur 12.6B6) en er werd ook wel gekozen voor een extra-anatomische bypass (◘ figuur 12.6A4). Een cross-overbypass die de aorta ascendens met de aorta descendens verbindt (◘ figuur 12.6B8) is obsoleet en wordt niet meer uitgevoerd. De mortaliteit van de operatie is afhankelijk van de leeftijd en van bijkomende afwijkingen.

Bij oudere kinderen en jongvolwassenen met een geïsoleerde coarctatie is de operatiemortaliteit vrijwel nihil. Boven de leeftijd van 30 à 40 jaar neemt het operatierisico toe, onder andere ten gevolge van degeneratieve veranderingen in de aortawand. Een zeldzame maar ernstige complicatie van de operatie is ischemie van het ruggenmerg met als gevolg een dwarslaesie. Deze complicatie beperkt zich vrijwel tot patiënten met een slechte collaterale circulatie.

Ernstige rebound-hypertensie kan postoperatief optreden. De veranderde setting van de baroreceptoren speelt hierbij een rol. Deze hypertensie kan zeer ernstig zijn en gepaard gaan met arteriolitis in vaten die afgaan van de aorta na de coarctatie, waarbij onder andere darmischemie kan optreden. ACE-remmers en/of bètablokkers zijn zinvol bij de behandeling van deze hypertensie. Late complicaties zijn recoarctatie, hypertensie en aneurysmavorming.

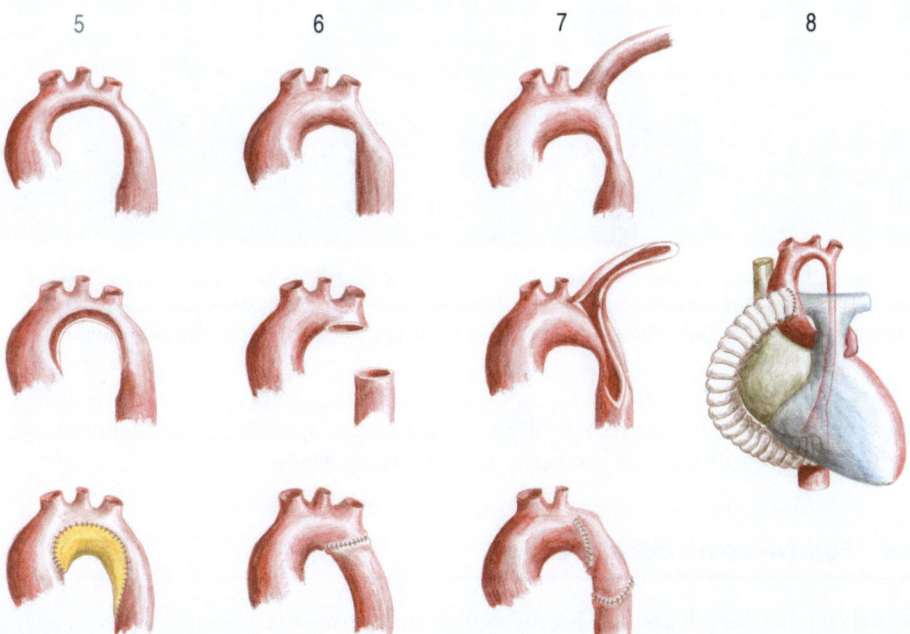

◘ **Figuur 12.6B** 5. Boogaugmentatie bij vroeg in de boog beginnende coarctaties. 6. De 'extended aortic arch repair'. 7. De distale 'subclavian flap aortoplasty' die eveneens geschikt is voor langgerekte vernauwingen (afhankelijk van de plaats van de vernauwing kan de subclavian flap ook proximaal geplaatst worden. 8. De extra-anatomische bypass van de aorta ascendens naar laag in de aorta descendens thoracalis, vroeger gebruikt bij erg lange thoracale coarctaties; deze techniek wordt niet meer uitgevoerd.

Percutane coarctatiebehandeling

Ballondilatatie met stentplaatsing (◘ figuur 12.7) is bij geschikte anatomie in veel centra de therapie van keuze. Uit onderzoek blijkt dat er meestal een goed resultaat is met afname van de arm-beengradiënt tot minder dan 20 mmHg. Aneurysmavorming en aortadissectie zijn zeldzame complicaties. Een mogelijke complicatie is migratie van de stent. De resultaten van ballondilatatie met stentplaatsing zijn beter dan van ballondilatatie zonder stent. Meestal wordt een covered stent gebruikt. Bij anatomie waarbij de stent uitsteekt tot het ostium van de art. subclavia kan een uncovered stent worden gebruikt, waarbij de toegang tot de subclavia bewaard blijft. Bij zeer ernstige stenosen kan de stent eerst worden geplaatst met een kleinere ballon, waarna na drie maanden de stent naar de einddiameter wordt gedilateerd. De langetermijn-resultaten in cohortonderzoek zijn uitstekend, met een kleine kans op restenose en aneurysmavorming. Net als na chirurgische interventie blijft hypertensie en inspanningsgebonden hypertensie een veelvoorkomend probleem.

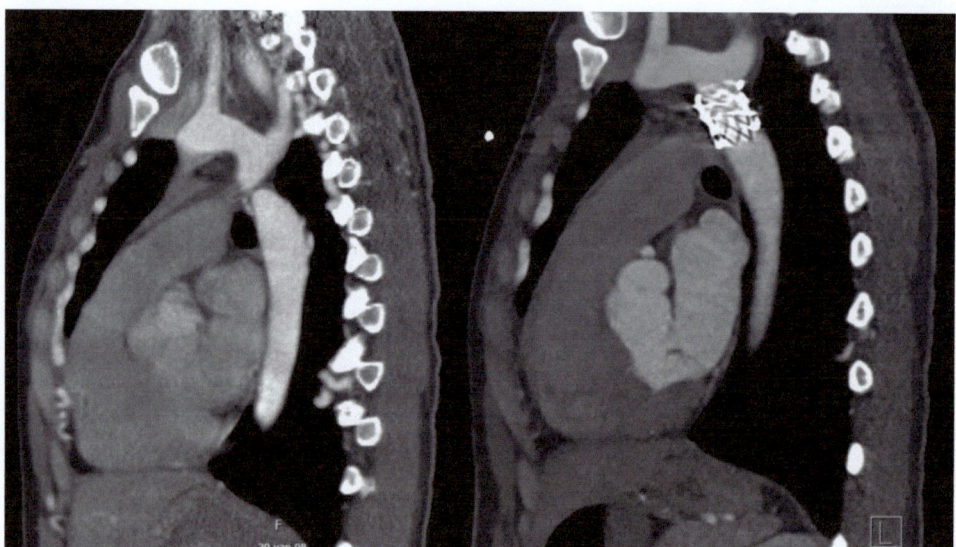

◘ **Figuur 12.7** CT-scan van een coarctatie bij een 27-jarige vrouw vóór en na plaatsing van een covered stent. Er zijn uitgebreide collateralen zichtbaar bij het sternum en rond de dorsale wervellichamen. Stent in goede positie aansluitend aan afgaande art. subclavia. Er zijn geen tekenen van dissectie of aneurysma.

Ook voor de behandeling van recoarctatie is ballondilatatie, bij voorkeur met stentplaatsing, bij geschikte anatomie de techniek van eerste keus in ervaren handen.

12.6 Follow-up na behandeling

Hoewel de functionele klasse van het merendeel van de patiënten tientallen jaren na operatie goed is, bestaat er toch een belangrijke restmorbiditeit en -mortaliteit, zoals uit diverse onderzoeken blijkt. Voor alle patiënten na behandeling van coarctatie is jaarlijkse of tweejaarlijkse follow-up geïndiceerd.

Factoren die de prognose negatief kunnen beïnvloeden en die aandacht vergen bij de follow-up van patiënten met coarctatie zijn:
- restcoarctatie of recoarctatie;
- hypertensie in rust en/of bij inspanning;
- coronairlijden;
- aneurysma van de aorta;
- dissectie van de aorta;
- intracraniële bloeding;
- linkerarm: verminderde groei en/of claudicatio;
- endocarditis en/of endarteriitis;
- bijkomende intracardiale afwijkingen (met name van de aortaklep).

De kans op het optreden van *recoarctatie* varieert in diverse onderzoeken, maar is groter wanneer de operatie vroeg in het eerste levensjaar wordt uitgevoerd en is in de meeste onderzoeken klein bij een later operatiemoment: minder dan 3% bij dertig jaar follow-up. Overigens is dit ook afhankelijk van de gebruikte definitie van recoarctatie. Vaak wordt een systolische gradiënt tussen armen en benen van 20 mmHg of meer gehanteerd als grenswaarde waarbij interventie noodzakelijk is. Een recoarctatie manifesteert zich door hypertensie in de bovenste lichaamshelft.

Bij elk polikliniekbezoek moet ten minste de bloeddruk aan de rechterarm worden gemeten en bij het bestaan van hypertensie dient in eerste instantie diagnostisch onderzoek naar een recoarctatie te worden verricht. Hierbij moet worden opgemerkt dat een bloeddrukverschil tussen linker- en rechterarm niet hoeft te wijzen op een recoarctatie, omdat er vaak lokale problemen in de art. subclavia sinistra bestaan. Anderzijds is een gelijke bloeddruk aan beide armen geen enkele garantie voor de afwezigheid van een recoarctatie, omdat de art. subclavia sinistra vaak vóór de plaats van de coarctatie afgaat. De bloeddruk aan de linkerarm kan ook (onmeetbaar) laag zijn bij status na subclavian flap-operatie. Bloeddrukmeting aan de rechterarm en aan de (onder)benen is dus essentieel om een recoarctatie op het spoor te komen. Bij een bloeddrukverschil van meer dan 20 mmHg is in elk geval nadere diagnostiek aangewezen met echocardiografie, Doppler en MRI of CT. De criteria voor interventiebehandeling van recoarctatie zijn in principe gelijk aan die bij de eerdergenoemde criteria voor behandeling van natieve coarctatie.

Hypertensie komt ook vaak voor na een geslaagde operatie en zonder aanwezigheid van een recoarctatie (voor het mechanisme hiervan zie paragraaf 12.2). De prevalentie neemt toe naarmate de follow-up langer is, tot wel 60-70% dertig tot veertig jaar na chirurgie. De incidentie van late hypertensie is groter naarmate de operatieleeftijd hoger is. Regelmatige controle van de bloeddruk aan de rechterarm bij alle patiënten die een ingreep wegens een coarctatie ondergingen, is levenslang vereist.

Bij 20-35% van de patiënten die geopereerd zijn aan een coarctatie, bestaat tien tot vijfentwintig jaar na de operatie normotensie in rust, maar hypertensie bij inspanning (> 200 mmHg systolisch).

Waarschijnlijk heeft inspanningsgebonden hypertensie wel degelijk betekenis: de dikte van de intima media van de art. carotis blijkt groter dan bij patiënten met een normale bloeddrukrespons bij inspanning. Ook de gemiddelde bloeddruk over 24 uur, hoewel nog normaal, is significant hoger bij de patiënten met inspanningsgebonden hypertensie. Gezien het toch al verhoogde risico op cardiovasculaire problemen (zie verder), moet medicamenteuze behandeling van inspanningsgebonden hypertensie overwogen worden. Bij een inspanningsafhankelijke significante gradiënt tussen armen en benen en een restcoarctatie die anatomisch geschikt is, kan ook een catheterinterventie worden overwogen.

Als hypertensie in rust bestaat zonder recoarctatie, is medicamenteuze behandeling in ieder geval aangewezen. Immers, *coronairlijden* is een belangrijke doodsoorzaak bij patiënten met status na coarctatieresectie en de frequentie hiervan is gerelateerd aan het optreden van hypertensie. Uit ouder onderzoek bleek een hoog risico op coronairlijden, maar recenter onderzoek toonde slechts een geringe verhoging van de incidentie van coronairlijden aan. In dit onderzoek bleek het risico op coronairlijden geassocieerd te zijn met traditionele risicofactoren waaronder hypertensie, terwijl de coarctatie zelf geen onafhankelijke voorspeller bleek voor coronairlijden. Niettemin ligt het voor de hand in de follow-up een actieve bestrijding van andere risicofactoren voor coronairlijden een plaats te geven.

Aneurysmavorming in het operatiegebied treedt met name op na patch-aortoplastiek, maar is ook beschreven na een subclavian flap-operatie en kan in principe bij alle operatietechnieken en catheterinterventies optreden. Dergelijke aneurysmata kunnen progressief zijn en leiden tot aortaruptuur. Regelmatig onderzoek van de gehele aorta met MRI of CT wordt aanbevolen in de internationale richtlijnen, waarbij het interval tussen de onderzoeken afhankelijk is van de basispathologie. Met name bij de associatie met een BAV, kan ook een aneurysma ontstaan in de aorta ascendens (zie H. 11).

Aortadissectie is relatief zeldzaam. Predisponerende factoren zijn atherosclerose, persisterende hypertensie en dilatatie van de aorta ascendens (met name bij een BAV, zie H. 11). Tijdens zwangerschap is de kans op het optreden van een dissectie verhoogd.

CVA's vormden de doodsoorzaak bij 7% van de patiënten uit het onderzoek van Campbell (1970) van de Mayo Clinic. Er kan een relatie bestaan met aneurysmata in de cirkel van Willis. Preventieve screening hiernaar wordt echter niet routinematig verricht. Persisterende hypertensie draagt bij aan het optreden van een CVA.

Uiteraard bepalen ook *bijkomende afwijkingen*, zoals aortaklepafwijkingen, in belangrijke mate de prognose. Als een patiënt zowel een coarctatie als een AS heeft en er wordt een interventie verricht voor de coarctatie, moet de AS daarna opnieuw worden geëvalueerd, omdat de gradiënt hoger wordt na het wegnemen van de coarctatie.

Endocarditisprofylaxe is volgens de nieuwe richtlijnen niet meer geïndiceerd, behoudens bij tandheelkundige ingrepen binnen 6 maanden na operatie.

Een leidraad voor factoren waarop moet worden gelet bij de follow-up op de langere termijn van patiënten met een coarctatie wordt gegeven in het kader.

Ook patiënten met een goed operatieresultaat moeten levenslang worden gecontroleerd om late complicaties tijdig op het spoor te komen.

Factoren die van belang zijn bij de follow-up van patiënten met een coarctatie
Voorgeschiedenis
- leeftijd bij interventie
- interventietechniek
- diagnostiek na interventie

Meten bloeddruk
- in ieder geval rechterarm, bij voorkeur beide armen en benen
- indien hypertensie: diagnostisch onderzoek naar recoarctatie

Palpatie liesarteriën/art. brachialis
- indien verminderde pulsaties of vertraging femoralispulsaties ten opzichte van briachialispulsaties: diagnostisch onderzoek naar recoarctatie

> *Bestrijding risicofactoren coronairlijden*
> - hypertensie
> - roken
> - lipiden
>
> *Controle aorta-aneurysmata (aorta ascendens en operatiegebied)*
> - periodiek MRI of CT
>
> *Controle bijkomende afwijkingen*
> - aortakleppathologie
> - VSD, mitralisklepafwijkingen
>
> *Voorlichting preventie endocarditis*
> - desgewenst voorlichting over erfelijkheid en zwangerschap

12.7 Zwangerschap

Bij ongecorrigeerde geïsoleerde coarctatie is het risico van zwangerschap hoog met een mortaliteitskans van ongeveer 5-15%. Ballondilatatie heeft een hoger risico op dissectie dan bij niet-zwangeren en wordt alleen aanbevolen als ernstige hypertensie, die bedreigend is voor moeder of kind, persisteert onder maximale medicamenteuze therapie. Het is aan te bevelen een coarctatie te behandelen vóór de zwangerschap. Na interventie is het risico van zwangerschap meestal slechts licht tot matig verhoogd (gemodificeerde WHO-klasse II, zie H. 25). Het is aan te bevelen voor de zwangerschap te zorgen voor een goede bloeddrukcontrole, een eventuele recoarctatie te behandelen en de aanwezigheid van een aneurysma van de aorta uit te sluiten door middel van een CT-scan of MRI. Als er resthypertensie is, of restcoarctatie of een aortaal aneurysma, is er een enigszins verhoogd risico op dissectie en op ruptuur van een cerebraal aneurysma. Ook bij vrouwen zonder restafwijkingen zijn er risico's, met name op zwangerschapshypertensie en pre-eclampsie en op miskramen. Regelmatige controle tijdens de zwangerschap moet plaatsvinden en medicamenteuze behandeling van hypertensie wordt aanbevolen, maar bij een belangrijke (rest)coarctatie is enige voorzichtigheid geboden in verband met de kans op hypoperfusie van de placenta. Uiteraard wordt het risico tijdens zwangerschap en partus ook beïnvloed door bijkomende afwijkingen zoals AS. Bij vrouwen ouder dan 30 jaar dient rekening te worden gehouden met de mogelijkheid dat coronairlijden aanwezig is.

Een spontane vaginale bevalling is meestal aangewezen. Als hypertensie aanwezig is of als er lokale afwijkingen van de aorta zijn, kan epidurale anesthesie worden overwogen. Echter, de aanwezigheid van collateralen die in de buurt van de punctieplaats aanwezig kunnen zijn, vormt een risico op bloeding dat moet worden meegewogen. Eventueel kan een primaire vacuümextractie worden verricht, patiënte hoeft dan niet te persen. Deze beide maatregelen moeten zeker worden overwogen als een patiënte bekend is met een intracranieel aneurysma, om de excessieve stijging van de bloeddruk ten gevolge van pijn en persen tegen te gaan.

Literatuur

Baumgartner H, Bonhoeffer P, Groot N de. ESC guidelines for the management of grown-up congenital heart diseases(GUCH) (version 2010). Eur Heart J 2010;31:3147-3197.

Brown ML, Burkhart HM, Connolly HM, et al. Coarctation of the aorta; Lifelong surveillance is mandatory following surgical repair. J Am Coll Cardiol 2013;62(11):1020-1025.

Campbell J. Natural history of coarctation of the aorta. Br Heart J 1970;32:633.

Forbes TJ, Kim DW, Du W, et al.; CCISC Investigators. Comparison of surgical, stent, and balloon angioplasty treatment of native coarctation of the aorta: an observational study by the CCISC (Congenital Cardiovascular Interventional Study Consortium). J Am Coll Cardiol 2011;58(25):2664-2674.

Foulds HJA, Giacomantonio NB, Bredin SSD, Warburton DER. A systematic review and meta-analysis of exercise and exercise hypertension in patients with aortic coarctation. J Hum Hypertens 2017;31(12):768-775.

Kpodonu J, Ramamiah VG, Rodriguez-Lopez JA, Diethrich EB. Endovascular management of recurrent adult coarctation of the aorta. Ann Thorac Surg 2010;90:1716-1720.

Luijendijk P, Bouma BJ, Groenink M, et al. Surgical versus percutaneous treatment of aortic coarctation: new standards in an era of transcatheter repair. Expert Rev Cardiovasc Ther 2012;10(12):1517-1531.

Moosmann J, Uebe S, Dittrich S, et al. Novel loci for non-syndromic coarctation of the aorta in sporadic and familial cases. PLoS One 2015;10(5):e0126873.

Pádua LMS, Garcia LC, Rubira CJ, de Oliveira Carvalho PE. Stent placement versus surgery for coarctation of the thoracic aorta. Cochrane Database Syst Rev 2012;(5):CD008204.

Regitz-Zagrosek V, Roos-Hesselink JW, Bauersachs J, et al. 2018 ESC guidelines for the management of cardiovascular diseases during pregnancy. Eur Heart J 2018;39(34):3165-3241.

Roifman I, Therrien J, Ionescu-Ittu R. Coarctation of the aorta and coronary artery disease: fact or fiction? Circulation 2012;126:16-21.

Rosenthal E. Coarctation of the aorta from fetus to adult: curable condition or life long disease process? Heart 2005;91(11):1495-1502.

Vohra HA, Adamson L, Haw MP. Does surgical correction of coarctation of the aorta in adults reduce established hypertension? Interactive Cardiovasc Thorac Surg 2009;8:123-128.

Vriend JW, Drenthen W, Pieper PG, et al. Outcome of pregnancy in patients after repair of aortic coarctation. Eur Heart J 2005;26(20):2173-2178.

Obstructies van de rechterventrikel outflowtract

P. Kiès, E.S. Hoendermis, P.G. Pieper

13.1 Inleiding – 112

13.2 Voorkomen – 112

13.3 Pathologie en fysiologie – 112

13.4 Klinisch beeld en diagnostiek – 113

13.5 Therapie – 114

13.6 Natuurlijk beloop en indicaties voor behandeling – 116

13.7 Follow-up – 116

13.8 Subvalvulaire RVOT-obstructie – 117

13.9 Supravalvulaire RVOT-obstructie – 118

13.1 Inleiding

Congenitale obstructie van de RV-uitstroom kan worden verdeeld in een valvulaire, subvalvulaire en supravalvulaire vorm. De geïsoleerde valvulaire PS komt het meest voor, deze maakt 80-90% uit van de RV-uitstroombaanobstructies, voor zover deze niet onderdeel zijn van een complexer geheel, zoals bij de tetralogie van Fallot.

13.2 Voorkomen

Geïsoleerde valvulaire PS is met 8-10% van het totale aantal patiënten met AHA een frequent voorkomende afwijking. De ernst van PS wordt verdeeld in drie graden (tabel 13.1).

Tabel 13.1 Classificatie van PS volgens de ESC-richtlijn.

	piekgradiënt (m/s)	piekgradiënt (mmHg)
geringe PS	< 3	< 36
matige PS	3-4	36-64
ernstige PS	> 4	> 64

PS kan familiair voorkomen, maar ook in het kader van het maternale rubellasyndroom en in combinatie met andere AHA. PS kan ook geassocieerd zijn met genetische aandoeningen zoals het syndroom van Williams en het syndroom van Noonan. Het laatste is een autosomaal dominant overervende aandoening die vaak gepaard gaat met PS, hypertrofische cardiomyopathie en een aantal niet-cardiale afwijkingen, waaronder een klein postuur, geringe mentale retardatie, hypertelorisme, laag ingeplante oren en een webbed neck. Bij dit syndroom is er meestal sprake van een dysplastische pulmonalisklep (zie verder). Een vrouw met een geïsoleerde valvulaire PS heeft een kans van ongeveer 6,5% dat haar kind ook een dergelijke afwijking heeft, voor een man is dit 2%.

13.3 Pathologie en fysiologie

Meestal is er bij PS sprake van een conische of dome-shaped klep met fusie van de commissuren bij behouden mobiliteit van de klep. In 20% van de gevallen is de klep bicuspide/multicuspide. Ongeveer 15% van de patiënten met PS heeft een dysplastische klep met sterk verdikte cusps. De art. pulmonalis en/of de linker pulmonaalarterie (als gevolg van een minder scherpe afgang van de truncus) vertonen meestal een poststenotische dilatatie. Een ruptuur van een gedilateerde pulmonaalarterie is zeer zeldzaam omdat het vat zeer elastisch is en het een lage drukbelasting betreft.

PS betekent een drukbelasting voor de RV en resulteert daarom in RV-hypertrofie. Deze hypertrofie is vaak vooral infundibulair sterk uitgesproken, hetgeen kan leiden tot dynamische vernauwing van de RVOT. De infundibulaire hypertrofie, en daarmee de dynamische obstructie, is vrijwel altijd progressief indien de veroorzakende PS niet behandeld wordt. Uiteindelijk kan dit leiden tot het geheel dichtknijpen van de RVOT tijdens systole: de 'suicide RV'. Als gevolg van subendocardiale ischemie kunnen multipele infarctjes in de RV ontstaan.

Het lumen van de RV blijft normaal totdat in een laat stadium RV-falen met dilatatie ontstaat. Als RV-falen optreedt, neemt de pulmonale doorstroming af, maar de oxygenatie van de weefsels blijft nog voldoende als gevolg van toegenomen zuurstofextractie, zodat er geen cyanose optreedt. Als dit compensatiemechanisme tekortschiet, bijvoorbeeld bij inspanning, ontstaat perifere cyanose.

Centrale cyanose kan ook optreden. De oorzaak is dan bijna altijd een rechts-linksshunt door een PFO of een ASD. De shunt ontstaat doordat de diastolische druk in de RV verhoogd is als gevolg van de hypertrofie en afgenomen compliantie van de RV.

13.4   Klinisch beeld en diagnostiek

Zolang de RV in rust een normaal slagvolume kan handhaven en de output bij inspanning kan verhogen, blijft de patiënt klachtenvrij. De meerderheid van de patiënten met geringe of matige PS is dan ook asymptomatisch. Groei en ontwikkeling van kinderen met PS zijn bijna altijd ongestoord. Als er klachten ontstaan, gaat het meestal om moeheid of dyspnoe (d'effort). Ook angina pectoris komt voor. Supraventriculaire en ventriculaire ritmestoornissen kunnen optreden als tekenen van drukbelasting van de RV. Incidenteel zijn syncope en zelfs plotse dood beschreven.

Centrale cyanose (ten gevolge van een rechts-linksshunt door een ASD en niet ten gevolge van de PS op zich) treedt vrijwel uitsluitend op bij ernstige PS.

Bij auscultatie is de eerste harttoon normaal. Meestal is er een pulmonale ejectietoon (behalve bij een dysplastische klep). Door de drukbelasting duurt de ejectie van de RV langer, zodat de pulmonalisklep later sluit dan normaal: er ontstaat een blijvende splijting van de tweede harttoon, die wél varieert met de ademhaling. Bij ernstige PS wordt soms een vierde toon gehoord. De systolische souffle is van het ejectietype en is het luidst in de tweede intercostaalruimte links. De luidheid van de souffle correleert niet goed met de ernst van de stenose, maar de duur van de souffle kan wel worden gebruikt om de ernst van de stenose in te schatten. Bij een perifere PS is de systolische souffle hoorbaar over de longvelden.

Ook het ECG geeft belangrijke informatie over de ernst van de PS. Bij geringe PS is het ECG vaak normaal of is er alleen een geringe draaiing naar rechts van de as van het QRS-complex. Naarmate de ernst van de PS toeneemt, neemt deze asdraaiing toe en bij ernstige PS is er vaak een as van meer dan 120°. Ook de hoogte van de R in V_1 neemt toe met de ernst van de stenose, bij ernstige PS is deze vrijwel altijd meer dan 20 mm. Het typische ECG voor een patiënt met het Noonan-syndroom heeft een linkerhartas en toegenomen rechts-activiteit in de precordiale afleidingen.

Met behulp van echocardiografie kan informatie worden verkregen over de anatomie van de pulmonalisklep en de art. pulmonalis, de mate van RV-hypertrofie en de aanwezigheid en ernst van een infundibulaire stenose. De gradiënt kan worden gemeten met behulp van Doppler-onderzoek. Als er ten gevolge van RV-hypertrofie een infundibulaire stenose optreedt, kan de totale gradiënt met Doppler worden overschat. Schatten van de RV-druk (aan de hand van een TI-signaal en VCI-wijdte en collaps) geeft dan juistere informatie over de mate van drukbelasting van de RV. Ook bijkomende afwijkingen zoals een ASD of een PFO kunnen met echocardiografie worden aangetoond. MRI en CT kunnen bijdragen aan de beoordeling van de locatie van de obstructie, de RV-functie en het RV-volume en de aanwezigheid van additionele afwijkingen. Hartcatheterisatie is voor het stellen van de diagnose en het bepalen van de ernst van de afwijking zelden nodig. Wel kunnen angiografie en drukmeting aanvullende informatie geven over de exacte anatomie bij discrepante bevindingen in de niet-invasieve diagnostiek.

13.5 Therapie

■ Tabel 13.2 geeft een overzicht van indicaties voor interventies en re-interventies. Vóór de introductie van de ballondilatatie door middel van hartcatheterisatie in de jaren tachtig was chirurgie de therapie van keuze bij alle patiënten met matige of ernstige PS. Meestal werd via een incisie in de art. pulmonalis een valvulotomie verricht. Bij een dysplastische klep met nauwe annulus is valvulotomie niet mogelijk. In die gevallen kan het verdikte klepweefsel worden verwijderd en kan de annulus verwijd worden met behulp van een patch. Dit leidt echter in de meeste gevallen tot forse PI. Klepvervanging is een goed alternatief.

Ballondilatatie is echter in de meeste gevallen mogelijk – wederom niet bij dysplastische kleppen – en is de therapie van keuze vanaf de neonatale periode tot volwassen leeftijd (■ figuur 13.1).

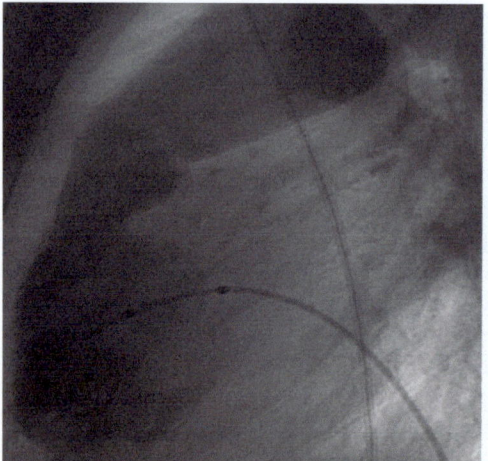
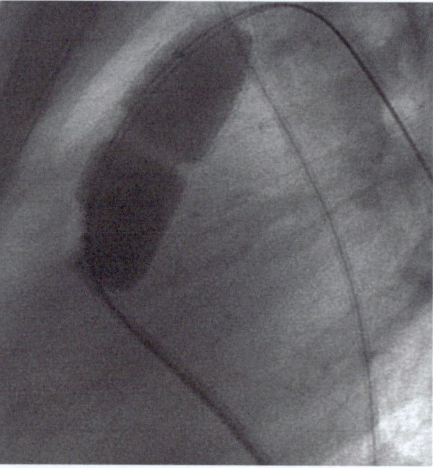

■ **Figuur 13.1** Röntgenopname met contrast van een dome shaped pulmonalisklep (links) met een invasieve gradiënt van 60 mmHg en ook enige subvalvulaire obstructie. Rechts: ballondilatatie van deze klep. In de meeste gevallen neemt ook de subvalvulaire gradiënt, veroorzaakt door RV-hypertrofie na succesvolle ballondilatatie in het verder beloop af.

Op middellange termijn bleken de resultaten vergelijkbaar met de chirurgische behandeling, terwijl ballondilatatie een minder invasieve therapie is. Een optimale vergelijking van beide methoden heeft echter om verschillende redenen beperkingen. Ten eerste is de follow-up van chirurgische behandeling langer dan die van ballondilatatie. Tevens werd in het begin van het tijdperk van ballondilatatie met kleinere ballonnen met minder hoge druk gedilateerd en kwam restenose vaker voor dan in onderzoeken van recentere jaren. In het algemeen lijkt restenose van de pulmonalisklep iets vaker voor te komen na ballondilatatie dan in de chirurgisch behandelde groep. In meerdere onderzoeken was de voorspeller voor belangrijke restenose een ballon/klepannulusratio van kleiner dan 1,2 en een gradiënt van meer dan 30 mmHg direct na de interventie. Een additionele subvalvulaire stenose (als gevolg van de valvulaire stenose door RV-hypertrofie) neemt zowel na ballondilatatie als na chirurgische correctie in de meeste gevallen in het verdere beloop af. PI komt in beide groepen in meer dan de helft van alle patiënten voor, echter het vaakst (tot 90%) bij chirurgisch behandelde patiënten. Dit is mogelijk deels het gevolg van de keus tijdens ballondilatatie van de pulmonalisklep, om enige reststenose te accepteren ter voorkoming van een ernstige PI. De door interventie ontstane PI, ook als deze ernstig

13.5 · Therapie

Tabel 13.2 Indicaties voor interventies en re-interventies.

type interventie		afwijking	symptomen	indicatie indien
primaire interventie				
plastiek	• ballon (1e keus)	• conische/dome-shaped PV	ja	• piekgradiënt < 64 mmHg en • ≤ matige PI
	• chirurgisch	• dysplastische PV met hypoplastische annulus • (sub)infundibulaire stenose	nee	• piekgradiënt > 64 mmHg • mean gradient > 40 mmHg en • ≤ matige PI

		• perifere stenose die niet toegankelijk is voor stenting
		• geassocieerde laesies waarvoor chirurgie geïndiceerd is (ernstige PI/TI)
			nee	• piekgradiënt < 64 mmHg en
				• ≤ matige PI, mits
				  – afname RV-systolische functie
				  – DCRV (i.v.m. progressief beloop)
				  – ritmestoornissen
				  – R-L-shunt via ASD/VSD

		• perifere stenose	n.v.t.	• 50% reductie in diameter mits
				  – RV-druk > 50 mmHg en/of
				  – afwijkende longperfusie

	klep-vervanging	• alle afwijkingen waarbij plastiek niet gelukt/ mogelijk is	nee	• piekgradiënt > 80 mmHg • TI > 4,3 m/s
re-interventie				
	• percutaan (1e keus)		ja	• RV-systolische druk > 60 mmHg • TI > 3,5 m/s • matige/ernstige PI

	• chirurgisch	• falende PVR-bioprothese/ RV-PA conduit	nee	• RV-systolische druk > 80 mmHg
				• ernstige PI en
				  – TI > 4,3 m/s
				  – afname RV-systolische functie
				  – afname inspanningsvermogen
				  – toename TI
				  – toename RV-dilatatie
				  – ritmestoornissen

is, leidt in de eerste tien jaar nog niet tot noodzaak voor re-interventie. Pas op de lange termijn (tot dertig jaar) neemt het aantal reoperaties wegens PI toe.

Percutane pulmonalisklepimplantatie is een relatief nieuw alternatief voor chirurgie bij disfunctie van een eerder chirurgisch geïmplanteerde pulmonalisklepbioprothese of conduit. De eerste implantatie vond plaats in 2000. Tot nu worden voornamelijk twee soorten kleppen gebruikt. De Melody-klep (gemaakt van runder-vena jugularis, beschikbaar in maten 18-22 mm) is toepasbaar tot een maximale diameter van 24 mm. De Edwards Sapien-klep (gemaakt van runder-pericard, beschikbaar in maten 23-29 mm) is juist toepasbaar in grotere bioprothesen en conduits. De belangrijkste periprocedurele complicatie is compressie van de coronairarteriën, derhalve dient vooraf de anatomische relatie tussen de coronairarteriën en de truncus pulmonalis beoordeeld te worden door middel van CT, MRI of angiografie. De resultaten van percutane klepimplantatie zijn tenminste op korte tot middellange termijn vergelijkbaar met reoperatie van de pulmonalisklep (na 5-8 jaar 70-90% zonder indicatie tot re-interventie). De belangrijkste reden voor disfunctie van de percutane klep is restenose door stentfractuur, hetgeen minder frequent voorkomt na prestenten. Er zijn wisselende rapportages over mogelijk frequenter voorkomen van infectieuze endocarditis na percutane pulmonalisklepimplantatie. Meer recent lijkt dit toch vergelijkbaar met de incidentie na chirurgische klepvervanging.

Thans vinden ontwikkelingen plaats om de toepasbaarheid van de percutane pulmonalisklepimplantatie uit te breiden. Zo is het in geselecteerde gevallen ook mogelijk om in een natieve pulmonalisklep een percutane klepvervanging te verrichten. Maar dit is duidelijk minder aantrekkelijk omdat een stevige annulus als landingsplaats voor de transcatheterklep een belangrijke voorwaarde is voor succes. Gezien de hoge incidentie van late klepdisfunctie bij elke genoemde vorm van correctie bij patiënten met PS is levenslange controle aangewezen.

13.6 Natuurlijk beloop en indicaties voor behandeling

De prognose van patiënten met geringe PS is goed. Chirurgische behandeling of ballonvalvuloplastiek is bij deze patiënten dan ook niet aangewezen. Een toename van de gradiënt na de kinderleeftijd is een grote uitzondering.

Over de prognose van patiënten met matige PS bestaat in de literatuur geen eenduidigheid. Er zijn beperkte aanwijzingen dat op lange termijn de resultaten van interventionele behandeling beter zijn dan die van medicamenteuze behandeling. De vraag of patiënten met matige PS die niet in aanmerking komen voor ballonvalvuloplastiek, chirurgisch moeten worden behandeld, kan niet in zijn algemeenheid worden beantwoord. Er moet een zorgvuldige afweging worden gemaakt waarbij onder meer de symptomen, de RV-functie, de hoogte van de gradiënt en de te gebruiken chirurgische techniek worden betrokken. Bij ernstige RVOT-obstructie (gradiënt > 64 mmHg) is er een indicatie voor interventie als er geen chirurgische klepvervanging nodig is. Als ballondilatatie of transcatheterklepvervanging niet mogelijk is, is er een indicatie voor chirurgische behandeling bij symptomatische patiënten met een gradiënt > 64 mmHg, en bij asymptomatische patiënten met een RV-druk > 80 mmHg.

13.7 Follow-up

De cardioloog heeft op de polikliniek voor volwassen patiënten met name te maken met patiënten met twee soorten PS: onbehandelde lichte PS en met chirurgie of ballonvalvuloplastiek behandelde PS.

Patiënten met onbehandelde lichte PS worden gecontroleerd om te monitoren of de PS in de loop van de tijd toeneemt, maar dit is slechts bij uitzondering het geval. De controlefrequentie kan laag zijn (eens in de 3-5 jaar).

Bij patiënten die behandeld zijn door middel van chirurgie of ballonvalvuloplastiek, dient bij de follow-up eveneens aandacht te worden besteed aan het opsporen van recidief-PS. De frequentie hiervan is echter laag (8-10%). Ritmestoornissen (zowel supraventriculaire als ventriculaire) zijn beschreven, maar vormen geen groot probleem. PI komt zeer veel voor, maar wordt vaak goed verdragen. Als er echter sprake is van ernstige PI, kunnen op de lange termijn wel degelijk problemen ontstaan, zoals RV-falen met verminderd inspanningsvermogen. In deze gevallen is chirurgisch ingrijpen noodzakelijk. Mogelijk moet worden ingegrepen voordat er klachten ontstaan, om het postoperatieve risico op een niet-herstellende RV-disfunctie zo klein mogelijk te houden. Hierover bestaat echter geen consensus (zie H. 14). Ernstige PI die leidt tot klinische problemen komt het meest frequent voor bij patiënten die chirurgisch werden behandeld met een transannulaire patch of gesloten valvulotomie. De ernst van de PI kan met behulp van echocardiografie, kleuren-Doppler en pulsed-Doppler worden ingeschat (zie H. 14). Follow-up van de mate van dilatatie van de RV is een goede methode om de gevolgen van PI te monitoren. Dit lukt globaal met echocardiografie, maar voor nauwkeurige inschatting kan MRI goede additionele informatie geven over de ernst van de PI en de functie en grootte van de RV. Een pulmonalisangiogram is zelden nodig.

De frequentie van endocarditis bij PS is laag. Volgens de nieuwe richtlijnen is endocarditisprofylaxe niet meer geïndiceerd, tenzij de klep vervangen is door een klepprothese.

Zwangerschap wordt zelfs bij ernstige PS meestal goed verdragen, terwijl dit bij ernstige AS of MS niet het geval is. Vrouwen met ernstige PS of symptomatische ernstige PI kunnen echter beter worden behandeld alvorens zwanger te worden.

Als tijdens de zwangerschap symptomen van hartfalen optreden, kan ballonvalvuloplastiek overwogen worden. Er wordt bij vrouwen met PS wel een groter aantal foetale en neonatale complicaties gevonden.

13.8 Subvalvulaire RVOT-obstructie

Een geïsoleerde, discrete subvalvulaire fibreuze ring als oorzaak van subvalvulaire stenose komt voor maar is extreem zeldzaam. Meestal is er sprake van een vernauwd infundibulum van de RV, in het kader van een tetralogie van Fallot (zie H. 14) of secundair door RV-hypertrofie bij valvulaire PS. In die gevallen is er meestal sprake van een tunnelvormige stenose. De Dopplergradiënt geeft de ernst van de stenose dan niet goed aan, en de RV-druk moet als maat voor de RV-drukbelasting worden gebruikt. Een zeldzame vorm van een subvalvulaire PS is de DCRV, waarbij abnormale en hypertrofische spierbundels de RV verdelen in een proximaal deel met hoge druk en een distaal (subvalvulair) deel met lage druk. De musculeuze obstructie kan hierbij hoog of laag in de RV zijn, het infundibulum is hier echter niet in betrokken. In de meeste gevallen gaat een DCRV gepaard met andere AHA, vooral met een VSD (60-90%) en met valvulaire PS (40%), maar ook met ASD (17%), tetralogie van Fallot of subvalvulaire AS.

Pathofysiologisch ontstaat er bij een ernstige obstructie drukbelasting van de (proximale) RV en uiteindelijk RV-falen. Als de obstructie distaal van een (vaak geassocieerd) VSD ligt, ontstaat een rechts-linksshunt met als gevolg cyanose. De ernst van obstructie is bij DCRV in de loop van het leven vrijwel altijd progressief door toenemende hypertrofie van de abnormale spierbundels. Een effectieve catheterinterventie bestaat niet voor deze vorm van obstructie. De aangewezen therapie is de chirurgische verwijdering van de spierbundels. Progressie van de hypertrofie maakt chirurgie moeilijker en daarom kan al bij matige obstructie chirurgische correctie worden overwogen, hoewel de ESC-richtlijnen dezelfde gradiënt aanhouden voor alle niveaus van obstructie in de RVOT. De operatieresultaten zijn goed en de noodzaak tot re-interventie wordt met name bepaald door geassocieerde afwijkingen zoals een rest-VSD of subvalvulaire AS. Zelden worden ventriculaire ritmestoornissen of RV-disfunctie postoperatief beschreven.

13.9 Supravalvulaire RVOT-obstructie

Stenosen in de pulmonalisstam of pulmonaalarteriën komen vooral voor bij patiënten met tetralogie van Fallot of pulmonalisatresie met VSD, en bij het Alagille-syndroom. Ook kan het voorkomen bij het syndroom van Noonan, het syndroom van Williams en in principe bij bijna alle AHA. Stenosen kunnen ook ontstaan na chirurgie, na banding van de pulmonalisstam, op de anastomoseplaats van voormalige shunts, bij de anastomosen van conduits of ter plaatse van correcties met patch. Een eenzijdige pulmonalistakstenose heeft bij ongestoorde doorbloeding van de andere long geen invloed op de RV-druk en geeft meestal geen klachten. Door verminderde doorbloeding van de betrokken long kan ernstige eenzijdige pulmonalistakstenose tot dyspnoeklachten leiden, en bij kinderen tot verminderde groei van deze long. Bij meerdere stenosen in beide pulmonalistakken ontstaat er drukbelasting van de RV met uiteindelijk RV-falen.

De behandelindicatie (en -mogelijkheid) is afhankelijk van de leeftijd van de patiënt, de locatie en ernst van de stenosen en de geassocieerde afwijkingen. Bij volwassen patiënten, bij wie belemmering van de groei van de long met pulmonalistakstenose geen rol meer speelt, kunnen klachten die veroorzaakt zijn door hypoperfusie van een long door een pulmonalistakstenose een behandelindicatie zijn. Bij ernstige hypoperfusie van een long of bij pulmonalistakstenosen van meer dan 50% van de diameter met een RV-drukverhoging > 50 mmHg is er volgens de ESC-richtlijnen een indicatie voor behandeling, ook bij asymptomatische patiënten. Ballondilatatie (meestal met plaatsing van een stent) is de behandeling van eerste keuze als deze technisch mogelijk is.

Literatuur

Alkashkari W, Alsubei A, Hijazi ZM. Transcatheter pulmonary valve replacement: Current state of art. Curr Cardiol Rep 2018;20:27.

Baumgartner H, Bonhoeffer P, Groot NM de, et al. ESC Guidelines for the management of grown-up congenital heart disease (new version 2010). Eur Heart J 2010;31(23):2915-2957.

Chen CR, Cheng TO, Huang T, et al. Percutaneous balloon valvuloplasty for pulmonic stenosis in adolescents and adults. N Engl J Med 1996;335(1):21-25.

Earing MG, Connolly HM, Dearani JA, et al. Long term follow-up of patients after surgical treatment for isolated pulmonary valve stenosis. Mayo Clin Proc 2005;80(7):871-876.

Garty Y, Veldtman G, Lee K, et al. Late outcome after pulmonary valve balloon dilatation in neonates, infants and children. J Invasive Cardiol 2005;17(6):318-322.

Kaul UA, Singh B, Tyagi S, et al. Long-term results after balloon valvuloplasty in adults. Am Heart J 1993;126(5):1152-1155.

McGrindle BW, Kan JS. Long-term results after balloon pulmonary valvuloplasty. Circulation 1991;83(6):1915-1922.

Nakata T, Hattori A, Shimamoto K. Double chambered right ventricle. Lancet 2004;363:1137.

Peterson C, Schilthuis JJ, Dodge-Khatami A, et al. Comparative long-term results of surgery versus balloon valvuloplasty for pulmonary valve stenosis in infants and children. Ann Thorac Surg 2003;76:1078-1082.

Roos-Hesselink JW, Meijboom FJ, Spitaels SEC, et al. Long-term outcome after surgery for pulmonary stenosis (a longitudinal study of 22-33 years). Eur Heart J 2006;27(4):482-488.
Syamasundar Rao P. Percutaneous balloon pulmonary valvuloplasty: State of the art. Catheter Cardiovasc Interv 2007;69:747-763.
Tanase D, Ewert P, Hager A, et al. Infective endocarditis after percutaneous pulmonary valve implantation – A long-term single centre experience. Int J Cardiol 2018;265:47-51.
Trivedi KR, Benson LN. Interventional strategies in the management of peripheral pulmonary artery stenosis. J Interv Cardiol 2003;16(2):171-188.

Tetralogie van Fallot

G.Tj. Sieswerda, H.W. Vliegen, F.J. Meijboom

14.1 Inleiding – 122

14.2 Anatomie – 122

14.3 Epidemiologie en genetica – 123

14.4 Klinisch spectrum op volwassen leeftijd – 124
14.4.1 Ongecorrigeerde tetralogie – 124
14.4.2 Gepallieerde tetralogie – 124
14.4.3 Gecorrigeerde tetralogie – 126

14.5 Restafwijkingen – 128
14.5.1 Restgradiënten over de RV-uitstroombaan – 128
14.5.2 Pulmonalisinsufficiëntie – 129
14.5.3 Restshunt – 133
14.5.4 Pulmonale hypertensie – 133
14.5.5 Aortaworteldilatatie en aortaklepinsufficiëntie – 133
14.5.6 LV-disfunctie – 134
14.5.7 Coronairafwijkingen – 134
14.5.8 Infectieuze endocarditis – 135

14.6 Postoperatieve geleidingsstoornissen en ritmestoornissen – 135

14.7 Zwangerschap – 137

14.1 Inleiding

In 1888 beschreef Étienne-Louis Arthur Fallot de 'maladie bleue' als een combinatie van PS, VSD, overrijden (deviatie naar rechts) van de aorta en RV-hypertrofie. Anderen zijn hem vóór geweest, zoals de Deense arts en geleerde Niels Stensen in 1672, en honderd jaar later de Leidse hoogleraar Edward Sandifort, maar deze veelvoorkomende cyanotische hartafwijking is onder de naam tetralogie van Fallot bekend geworden.

14.2 Anatomie

Aan de tetralogie van Fallot ligt één enkele afwijking ten grondslag, namelijk een naar anterior en craniaal verplaatst uitstroomdeel van het ventrikelseptum. Hierdoor staat dit niet meer in lijn met het musculaire deel van het septum; dit wordt malalignment genoemd (figuur 14.1). Door dit malalignment kan de gebruikelijke fusie van het musculeuze septum met het uitstroomseptum niet plaatsvinden, waardoor er een groot VSD ontstaat en de aortaklep zich gedeeltelijk boven het musculeuze deel van het ventrikelseptum (overrijding van de aorta) bevindt, ten koste van de RVOT (infundibulaire stenose). Het vierde onderdeel van de tetralogie, de RV-hypertrofie, ontstaat als gevolg van hoge druk in de RV. De hoge druk in de RV en de resulterende RV-hypertrofie zijn veelal onafhankelijk van de ernst van de PS, maar veel meer het gevolg van het grote, niet-drukscheidende VSD.

Als gevolg van de combinatie infundibulaire PS en VSD zal intra-uterien een deel van het door de RV uitgepompte bloed rechtstreeks de aorta instromen en zal de bloedstroom door de

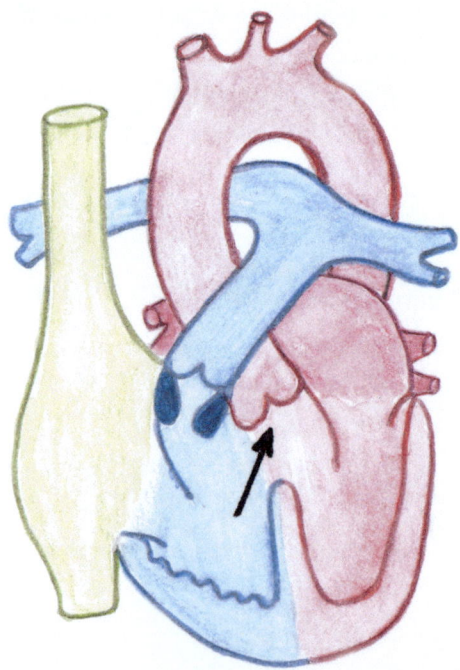

Figuur 14.1 Anatomische kenmerken van tetralogie van Fallot: VSD, infundibulaire PS, overrijdende aorta en RV-hypertrofie.

pulmonalisklep en art. pulmonalis kleiner zijn dan normaal. Dit kan leiden tot achterblijven in uitgroei van de pulmonalisklep en het pulmonale vaatbed. Naast de infundibulaire stenose worden derhalve frequent valvulaire PS en (in ongeveer de helft van de gevallen) hypoplasie van de pulmonalisstam en/of -takken gevonden. Ook meer focale vernauwingen aan de oorsprong van de rechter of linker art. pulmonalis en meer distaal komen voor (❏ figuur 14.2). Volledige afwezigheid van één pulmonalistak, vrijwel altijd de linker, is ook mogelijk.

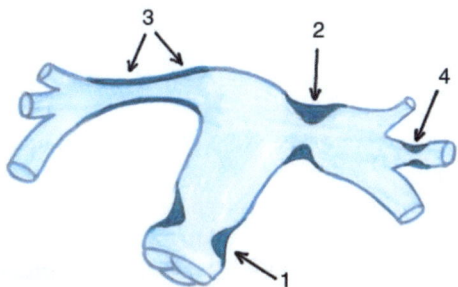

❏ **Figuur 14.2** Verschillende vormen van perifere PS bij tetralogie van Fallot: 1 supravalvulair, 2 aan de oorsprong van de linkertak, 3 tubulaire hypoplasie van de rechtertak, 4 distale of perifere stenose.

Ongeveer een derde van de patiënten met een tetralogie van Fallot heeft een rechts descenderende aortaboog, nogal eens is er een aberrante origine van een van de boogvaten. Anomalieën in de oorsprong en distributie van de coronairarteriën worden soms (5-12%) gevonden en zijn van belang voor zover ze over de RVOT lopen en de chirurgische correctie kunnen hinderen (zie H. 21). In 8-10% van de gevallen is er ook een defect in het interatriale septum (ASD), waarbij wel van 'pentalogie van Fallot' wordt gesproken. Bij sommige patiënten met het syndroom van Down wordt een tetralogie van Fallot gezien in combinatie met een compleet AVSD (zie H. 8). Zoals bij alle cyanotische vitia kunnen zich bij Fallot-patiënten bronchopulmonale of aortopulmonale collateralen (= major aorto-pulmonary collateral arteries; MAPCA's) ontwikkelen, hoewel deze minder vaak aanwezig zijn dan bij pulmonalisatresie met VSD.

14.3 Epidemiologie en genetica

Tetralogie van Fallot is de meest voorkomende cyanotische AHA en vormt 10% van alle AHA. De afwijking komt iets meer voor bij mannen dan bij vrouwen. De etiologie van de tetralogie van Fallot is multifactorieel. Bij ongeveer 25% van de patiënten is sprake van chromosomale afwijkingen, met 22q11.2-microdeleties naast de trisomieën 21, 18 en 13 als meest voorkomende. Bij 15-20% van de patiënten wordt deze microdeletie van regio q11.2 van chromosoom 22 gevonden. Dit wordt ook wel het syndroom van DiGeorge genoemd, en kent een wijd spectrum aan uitingsvormen. De mogelijke uitingsvormen worden wel omschreven door middel van het acroniem CATCH-22: cardiale afwijkingen, abnormale gezichtsvorm, thymushypoplasie, gespleten ('cleft') gehemelte en hypocalciëmie/hypothyreoïdie. Ook trombopenie en psychiatrische problematiek worden nogal eens gezien.

14.4 Klinisch spectrum op volwassen leeftijd

Tegenwoordig worden vrijwel alle kinderen die in Nederland worden geboren met een tetralogie van Fallot, op zuigelingenleeftijd gediagnosticeerd en chirurgisch gecorrigeerd binnen het eerste halve levensjaar. Dit is nog niet zo lang het geval. Voor 1955 was er geen chirurgische correctie mogelijk en circa 90% van de patiënten overleed voor het bereiken van de volwassen leeftijd. De mogelijkheid van chirurgische correctie bestaat sinds eind jaren vijftig van de vorige eeuw. Sinds die tijd is de diagnostiek, maar vooral ook de chirurgische behandeling, voortdurend veranderd. De veranderingen betroffen voornamelijk de chirurgische techniek voor de intracardiale operatie, de gebruikte aortopulmonale shunt en de leeftijd waarop deze operaties plaatsvonden.

Een volwassene die zich nu voor het eerst meldt op een polikliniek voor AHA, kan zich op drie manieren presenteren:
1. als ongecorrigeerde patiënt, die voor het eerst consulteert. Het betreft dan vrijwel altijd een minder ernstige vorm van tetralogie van Fallot, met geringe obstructie van de RVOT met minimale cyanose, waarbij overleving tot de volwassen leeftijd met geringe symptomen mogelijk is. Dit komt nog sporadisch voor in Nederland.
2. als gepallieerde patiënt met alleen een aortopulmonale shunt, zonder intracardiale correctie; ook dit komt sporadisch voor;
3. als gecorrigeerde patiënt, die veelal op kinderleeftijd een intracardiale correctie heeft ondergaan. Deze categorie vormt de overgrote meerderheid van de patiënten.

14.4.1 Ongecorrigeerde tetralogie

Het natuurlijk beloop van de tetralogie van Fallot kent een hoge mortaliteit: slechts circa 10% is nog in leven op de leeftijd van 20 jaar en slechts 3% wordt 40 jaar oud. Overleving boven de 50 jaar is een heel grote uitzondering en is alleen mogelijk als er uitgebreide aortopulmonale collateralen aanwezig zijn, of als de ductus Botalli open blijft. Een zeldzame verschijning is de zogenoemde pink Fallot: een niet of minimaal cyanotische patiënt met slechts lichte tot matige PS en minimale rechts-linksshunt door het VSD. De afgelopen decennia zijn in Nederland nog sporadisch patiënten met niet-gecorrigeerde tetralogie van Fallot gediagnosticeerd.

De klinische presentatie is afhankelijk van de mate van hypoxemie. De meest voorkomende klachten zijn afgenomen inspanningsvermogen en soms aanvallen van bewustzijnsverlies: cyanotic 'tet spells' (tet is een afkorting van tetralogy). Een presentatie die zeer typisch is voor tetralogie van Fallot, is hurken (Engels: squatting). Dit doen patiënten min of meer onbewust bij verergering van de cyanose door toename van de intracardiale rechts-linksshunt. Deze toename berust vaak op een spasme van een toch al nauwe musculeuze RVOT. Hurken leidt tot afklemmen van het deel van het arteriële vaatbed onder het niveau van de lies. Dit resulteert in een kleiner systeemvaatbed en een hogere systeemvaatweerstand, waardoor de intracardiale rechts-linksshunt afneemt en de cyanose vermindert. Verder onderscheidt het zich niet wezenlijk van andere cyanotische niet-gecorrigeerde hartafwijkingen, zoals beschreven in hoofdstuk 18.

14.4.2 Gepallieerde tetralogie

Hoewel chirurgische correctie de laatste jaren gepaard gaat met een lage mortaliteit, zijn er toch nog volwassen patiënten die alleen een shuntoperatie ondergaan hebben op de kinderleeftijd en nooit aan een totale correctie zijn toegekomen. De verschillende typen shunts hebben alle als doel de pulmonale bloedflow te verbeteren en de uitgroei van het onderontwikkelde pulmonale vaatbed te stimuleren. De cyanose wordt niet opgeheven omdat de intracardiale menging van zuurstofrijk en zuurstofarm bloed blijft bestaan. Veel oudere patiënten die een chirurgische correctie hebben ondergaan, hebben eerder een shunt gehad. Bij de chirurgische correctie is de shunt opgeheven. Elk type shunt kent specifieke complicaties die kunnen (blijven) optreden ook nadat de shunt is opgeheven. Het is daarom noodzakelijk om ook bij de gecorrigeerde patiënten te weten welke shunt zij gehad hebben, om gericht naar de mogelijke complicaties ervan te zoeken. Een aantal mogelijke shunts wordt hierna besproken (◘ figuur 14.3).

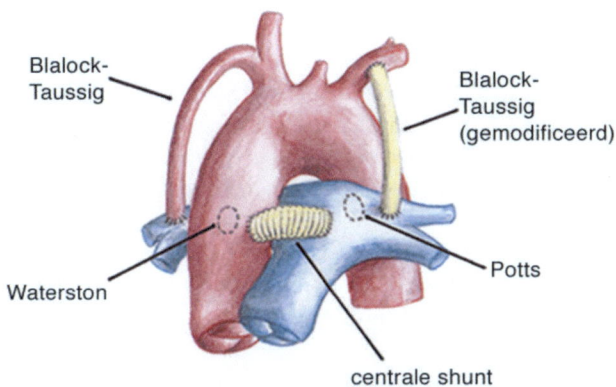

◘ Figuur 14.3 Schematische weergave van de verschillende soorten anastomosen. Zie de tekst voor uitleg.

Subclavia-pulmonalis-anastomose

De *klassieke* Blalock-Taussig-anastomose (◘ figuur 14.3) vergt een laterale thoracotomie aan de contralaterale kant van de aortaboog en wordt end-to-side aangelegd tussen de art. subclavia en de ipsilaterale tak van de art. pulmonalis. Tegenwoordig heeft de *gemodificeerde* Blalock-Taussig-shunt (◘ figuur 14.3) de voorkeur, waarbij een buisvormige Gore-Tex-prothese tussen een art. subclavia en de ipsilaterale pulmonaaltak wordt ingehecht en de desbetreffende art. subclavia intact wordt gelaten. Ook deze gemodificeerde shunt wordt meestal aangelegd aan de kant waar de aortaboog niet descendeert. In sommige gevallen is aan beide zijden een shunt aangelegd.

De kleine diameter van de art. subclavia zelf of van de Gore-Tex-buis beperkt de flow door de anastomose en handhaaft een drukverval tussen de aorta en de art. pulmonalis. PH komt dan ook vrijwel niet voor bij deze shunt. Ook hoeft het pericard niet geopend te worden, waardoor problemen ten gevolge van pericardvergroeiingen tijdens een volgende intracardiale ingreep worden voorkomen. Op het moment van een definitieve ingreep kunnen deze shunts gemakkelijk worden opgeheven. Dit kan geschieden door het afbinden van het distale deel, juist proximaal van de anastomose met de art. pulmonalis. Het verdient echter de voorkeur om de shunts te klieven, omdat hierdoor het risico kleiner wordt dat de art. pulmonalis door 'optrekken' naar craniaal bij het uitgroeien of door verlittekening misvormd raakt. Bij de gecorrigeerde patiënt is het van belang op de hoogte te zijn aan welke kant een eerdere shunt heeft gezeten, om aan die kant extra alert te zijn op complicaties. De aanwezigheid van een souffle geeft een eerste aanwijzing voor het bestaan van een pulmonaaltakstenose (systolische souffle) of een restshunt (continue souffle). Echocardiografie is onvoldoende om de longvaten goed in beeld te brengen; MRI is hiervoor de bij uitstek geschikte beeldvormende techniek, eventueel aangevuld met CT of invasieve angiografie.

Aortopulmonale anastomose

De Potts-anastomose (◘ figuur 14.3) wordt side-to-side aangelegd tussen de aorta descendens en de linker art. pulmonalis, op de plaats waar ze elkaar kruisen. De aanleg gebeurt via een laterale thoracotomie links. De Waterston-anastomose (◘ figuur 14.3) is een intrapericardiale, directe verbinding tussen de aorta ascendens en de rechter art. pulmonalis en wordt vaak aangelegd via een laterale thoracotomie rechts. De centrale shunt (◘ figuur 14.3), aangelegd via een mediane sternotomie, bestaat uit een Gore-Tex-verbinding tussen de aorta ascendens en de art. pulmonalisstam of rechter pulmonaaltak.

Voor de chirurg is het moeilijk de juiste grootte van de aortopulmonale shunt te garanderen, in tegenstelling tot die van de Blalock-anastomose. Een te kleine longdoorstroming resulteert in persisteren van de hypoxemie en onvoldoende groeipotentieel voor de longslagaders. Een te grote longdoorstroming geeft in eerste instantie aanleiding tot pulmonale overflow en hartfalen en later tot PH. Daarnaast zijn deze shunts minder eenvoudig te sluiten bij de uiteindelijke totale correctie, vooral de Potts-anastomose. Al dan niet belangrijke restshunts komen dan ook relatief vaak voor. Een bekende complicatie bij de Waterston-shunt is, nog meer dan bij de Blalock-shunt, het ontstaan van vervormingen of vernauwingen ter hoogte van de anastomose met de art. pulmonalis. Bij het optreden van endocarditis dient gedacht te worden aan een mogelijke lokalisatie ter hoogte van eventuele restshunts.

14.4.3 Gecorrigeerde tetralogie

Patiënten met een op de kinderleeftijd gecorrigeerde tetralogie van Fallot vormen veruit de grootste groep van de volwassen Fallot-patiënten. Velen hebben in eerste instantie een shunt gekregen en later, meestal op een leeftijd van 3 maanden tot 10 jaar, een chirurgische correctie. In de jaren zestig en zeventig was de perioperatieve sterfte nog hoog (tot 25%), maar inmiddels wordt het risico op perioperatief overlijden geschat op minder dan 2-3%. De overlevingskansen daarna zijn, hoewel iets minder dan in de normale populatie, goed. Bij de langste follow-uponderzoeken tot nu toe is ruim 85% van deze patiënten nog in leven na 40 jaar. De morbiditeit is in deze groep echter aanzienlijk: vrijwel alle patiënten hebben restafwijkingen die veelal in de loop van de tijd verergeren. Daarom hebben alle patiënten met een 'gecorrigeerde' tetralogie van Fallot levenslange, regelmatige cardiologische follow-up nodig.

De totale correctie

De definitieve chirurgische correctie beoogt het VSD compleet te sluiten en de obstructie van de RVOT op te heffen. Een eventueel eerder aangelegde shunt wordt opgeheven. Indien er door een Waterston- of Potts-anastomose vervorming of vernauwing is opgetreden is soms een pulmonalisplastiek nodig. Tegenwoordig wordt bij voorkeur een ventriculotomie aan de rechterkant gemeden en wordt een gecombineerde transatriale-transpulmonale benadering uitgevoerd. Het VSD wordt benaderd vanuit de atriotomie en gesloten door middel van een patch van synthetisch materiaal. Speciale aandacht gaat hierbij uit naar het vermijden van laesies ter hoogte van de aortaklep of van het geleidingssysteem langs de posterior-inferior rand van het defect en de top van het septum. Ook de resectie van de hypertrofische spierbundels, die obstructie van de RVOT veroorzaken, wordt in eerste instantie uitgevoerd via de atriotomie en het tricuspidaliskleposteum, eventueel aangevuld met een benadering vanuit een lengte-incisie in de art. pulmonalis.

Als resectie van de infundibulaire stenose en valvulotomie van de pulmonalisklep niet volstaat om een voldoende ruime doorgang te krijgen, dient de uitstroombaan verwijd te worden door middel van een patch (◘ figuur 14.4). Hiervoor wordt een autologe pericardpatch gebruikt. Soms moet de patch worden uitgebreid tot over de pulmonalisring in de stam en soms zelfs tot in de takken. Een patch die niet alleen over de RVOT loopt maar ook over de pulmonalisannulus wordt een transannulaire patch genoemd. Als de pulmonalisannulus wordt verwijd met een patch, wordt hierdoor altijd de competentie van de klep opgeheven. De PI die bij volwassen patiënten wordt gezien, bestaat dus al vanaf het moment van operatie.

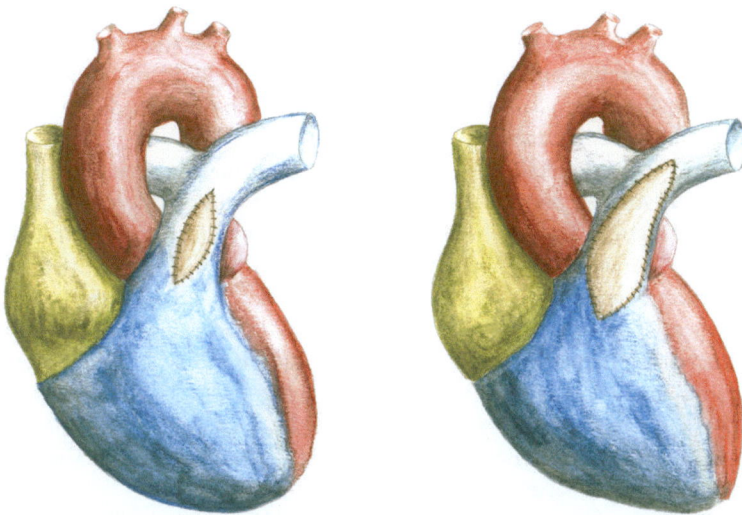

◘ **Figuur 14.4** Correctie van een tetralogie van Fallot met een transannulaire patch. De kleine patch loopt van de RV naar de art. pulmonalis. De grote patch is langer dan de art. pulmonalis communis en loopt door tot in de linker pulmonalistak.

Op de zuigelingenleeftijd, tegenwoordig de voorkeursleeftijd van de chirurgische correctie, is men zeer terughoudend met het gebruik van homografts of allografts, omdat een op de operatieleeftijd passende klep door de groei van de patiënt al snel te klein zal zijn. Sporadisch is dit toch noodzakelijk. Bij adolescenten en volwassenen die 'late' correctieve chirurgie ondergaan, wordt wel routinematig een pulmonalisklepvervanging uitgevoerd, omdat deze patiënten een ernstige PI over het algemeen niet verdragen. Een aanwezig ASD of PFO wordt ook gesloten. Het waar enigszins mogelijk vermijden van een ernstige PI is een van de uitgangspunten van de hedendaagse correctieve Fallot-chirurgie. Om dit mogelijk te maken kan het nodig zijn een milde tot matige residuele RVOT-obstructie te accepteren. Een RV-systolische druk die aan het eind van de chirurgische procedure gezakt is tot 50% of minder van die van de LV wordt over het algemeen goed verdragen.

Voordat de transatriale benadering in zwang kwam is een groot deel van de nu volwassen patiënten geopereerd door middel van een longitudinale incisie in de voorwand van de RV. Deze benadering heeft als voordeel dat de chirurg optimaal zicht heeft op het operatiegebied en de uitstroombaanobstructie goed kan opheffen. De nadelen van een ventriculotomie zijn dat de RV-functie hierdoor nadelig wordt beïnvloed en dat het litteken in de ventrikelwand aanleiding geeft tot intraventriculaire geleidingsstoornissen en een substraat vormt voor ventrikelritmestoornissen. Bij follow-uponderzoeken bleek sprake van een duidelijke associatie tussen rechtszijdige ventriculotomie en het ontstaan van ventrikelritmestoornissen en plotse hartdood. Daarom werd er later de voorkeur aan gegeven de ventriculotomie achterwege te laten en te kiezen voor een transatriale-transpulmonale benadering.

14.5 Restafwijkingen

14.5.1 Restgradiënten over de RV-uitstroombaan

Als gevolg van na de chirurgische correctie persisterende of weer toenemende RV-uitstroombaanobstructie – infundibulair, op klepniveau, supravalvulair in de pulmonalisstam of in een van beide takken, of verder perifeer in het longvaatbed – kan de RV-druk verhoogd zijn of in de loop van de tijd verder toenemen.

Als de RVOT-stenose aanleiding geeft tot *symptomen*, is ingrijpen aangewezen. In afwezigheid van klachten vormen naar de huidige inzichten een cardiaal bepaalde afname van de inspanningstolerantie, een RV-systolische druk van ten minste 80 mmHg/TI-snelheid > 4,3 m/s, een progressieve afname van de RV-contractiele functie of het optreden van sustained ritmestoornissen indicaties voor interventie. Als er naast een PS – op welk niveau dan ook – ook een ernstige PI is, bestaat er zowel een druk- als een volumeoverbelasting van de RV en is de indicatie voor interventie dringender. Zo zal het opheffen van een supravalvulaire PS kunnen leiden tot vermindering in ernst van de PI.

De aard van een eventuele ingreep hangt af van de lokalisatie en de anatomie van de stenose. Een zuiver infundibulaire stenose wordt chirurgisch behandeld. Een pulmonaaltakstenose wordt veelal met ballondilatatie en plaatsing van een stent behandeld.

Traditioneel werd valvulaire PS behandeld door middel van chirurgische pulmonalisklepvervanging, samen met RV-uitstroombaandesobstructie (◘ figuur 14.4). De ingreep leidt tot klachtenvermindering, verbetering van het objectieve inspanningsvermogen en verbetering van RV-functie. Cathetergebonden pulmonalisklepvervanging heeft zich de laatste jaren ontwikkeld tot een volwaardig alternatief, indien de RVOT-anatomie dit toestaat. De techniek wordt met name toegepast bij patiënten bij wie eerder een RV-PA-conduit werd geplaatst, en dit conduit nu degeneratief is verkalkt. Op deze verkalking kan een stent met daarin een biologische klepprothese veilig landen en vervolgens stevig worden verankerd door de stent te expanderen. Patiëntenselectie is cruciaal: er is een beperkt aantal klepmaten beschikbaar, zodat niet elke RVOT-anatomie geschikt is voor de procedure. Ook compressie van een – nogal eens aberrant verlopende – coronairarterie door de stent moet uitgesloten zijn. Stentbreuk met kans op verlies van integriteit van de klep trad in de beginperiode van de techniek nogal eens op, maar is door veranderingen in het ontwerp van de percutane kleppen en door het gebied waar de klep wordt geplaatst tevoren te stenten (prestenting) een zeldzaamheid. Ook niet-conduithoudende (natieve) RVOT's lenen zich na prestenting in principe voor plaatsing van een percutane klep, mits de specifieke anatomie dit toestaat.

Met de juiste patiëntenselectie en in ervaren handen is de kans op technisch succes van de procedure groot (> 90%). De middellange follow-upresultaten zijn gunstig, met een klinisch beloop en behoud van klepfunctie vergelijkbaar met chirurgische pulmonalisklepvervanging. Gevoeligheid voor endocarditis is met een incidentie van 2-3% per jaar een punt van zorg. Of er verschillen in infectiegevoeligheid zijn tussen de verschillende typen percutane pulmonalisklep is niet geheel duidelijk. Evenmin staat onomstotelijk vast dat de gerapporteerde incidentie hoger is dan na chirurgische pulmonalisklepvervanging. Het is aan te raden vooraf aan percutane pulmonalisklepplaatsing actief naar mogelijk infectieuze foci te zoeken en deze te eradiceren. Daarnaast dient het belang van dentale hygiëne en rigoureuze profylaxe bij risicomomenten richting de patiënt te worden benadrukt.

14.5.2 Pulmonalisinsufficiëntie

Tijdens de chirurgische correctie wordt de PS verminderd of opgeheven. Omdat tot ongeveer 25 jaar geleden werd gedacht dat ook een milde residuele PS geassocieerd was met een slechte prognose – grotere kans op ventriculaire ritmestoornissen en plotse dood – en dat PI levenslang goed zou worden verdragen, werd routinematig getracht de obstructie van de RVOT zo volledig mogelijk op te heffen. De pulmonalisannulus, bijna altijd nauw bij een tetralogie van Fallot, werd hierbij vaak gekliefd en een transannulaire patch werd veel gebruikt. Als de RVOT-obstructie op deze wijze wordt opgeheven, leidt dit altijd tot een ernstige PI. Deze PI is direct postoperatief niet ernstig, omdat door de RV-hypertrofie de compliantie van de RV verminderd is. Hierdoor heeft een relatief geringe toename van het volume al een duidelijke toename van de diastolische RV-druk tot gevolg (restrictief vullingspatroon). Hierdoor is al vroeg in de diastole de RV-druk gelijk aan de druk in de art. pulmonalis; de drijvende kracht achter de PI is hiermee verdwenen en het regurgiterend volume van de PI is daardoor beperkt. Postoperatief is de piekdruk in de RV aanzienlijk lager dan voor de operatie, vaak zelfs geheel normaal. In de loop van de tijd neemt de RV-hypertrofie door de verminderde belasting af. Hierdoor neemt de compliantie veelal toe, de restrictie af, en zal de PI in volume toenemen. Ernstige PI leidt tot een volumebelasting van de RV; het diastolisch volume zal toenemen (◘ figuur 14.5). Zolang de systolische RV-functie goed is, wordt PI goed verdragen en zal het eindsystolisch volume niet toenemen. Bij verslechtering van de systolische RV-functie zal zowel het eindsystolisch als het einddiastolisch volume toenemen. Verslechtering van de RV-functie ten gevolge van de PI zal zich derhalve manifesteren als een in de loop van de tijd progressieve RV-dilatatie, al dan niet gepaard gaand met verlies van contractiele functie.

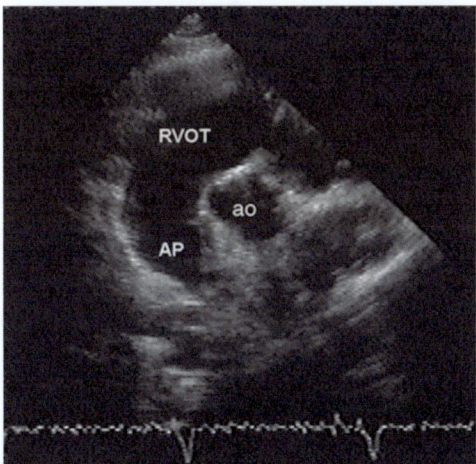 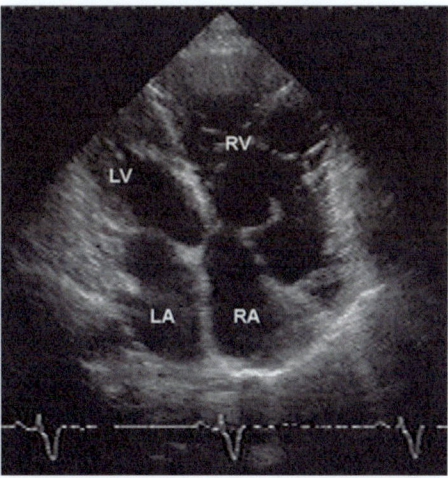

◘ **Figuur 14.5** Echocardiogram van een geopereerde tetralogie van Fallot. Links: parasternale korte-asopname door de aorta toont sterke verwijding van de RV-uitstroombaan. Rechts: de apicale vierkameropname, karakteristiek voor een ernstige PI met opvallend wijde RV (rechts op de afbeelding) en RA.

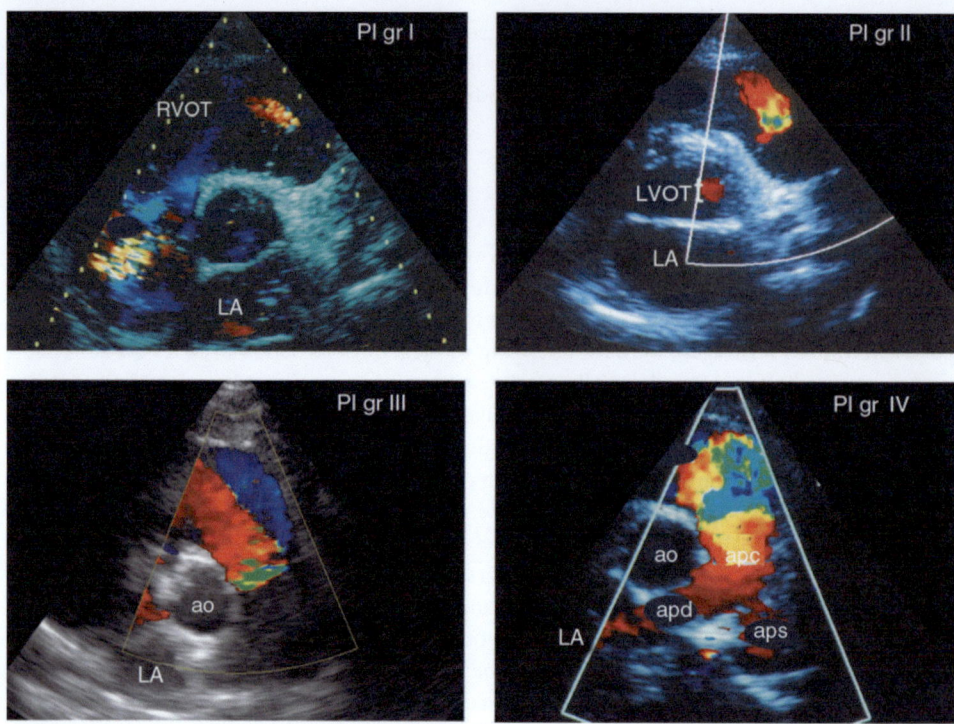

Figuur 14.6 Parasternale korte as van de aortaklep met de vier graden van ernst van PI. PI-graad I: smalle, kleine jet tot < 1 cm diep in de RVOT. PI-graad II: jetbreedte < 50% van de klepringdiameter en < 2 cm diep in de RVOT. PI-graad III: jetbreedte > 50% van de klepringdiameter, jet diep in de RVOT. PI-graad IV: als graad III met tevens PI-flow zichtbaar vanuit de pulmonalistakken. ao: aorta; apd: art. pulmonalis dextra; aps: art. pulmonalis sinistra.

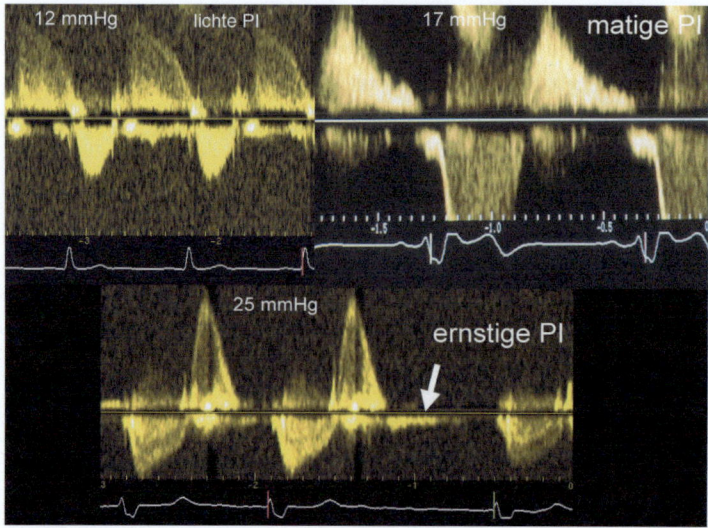

Figuur 14.7 Pulsed-Doppler-registratie van verschillende graden van PI. Naarmate de PI ernstiger is, wordt het vroegdiastolisch piekdrukverschil groter en de helling van het signaal steiler. Bij ernstige PI, gepaard gaande met een niet-compliante, restrictieve RV, kan zowel in- als expiratoir 'forward flow' in de art. pulmonalis worden geregistreerd.

14.5 · Restafwijkingen

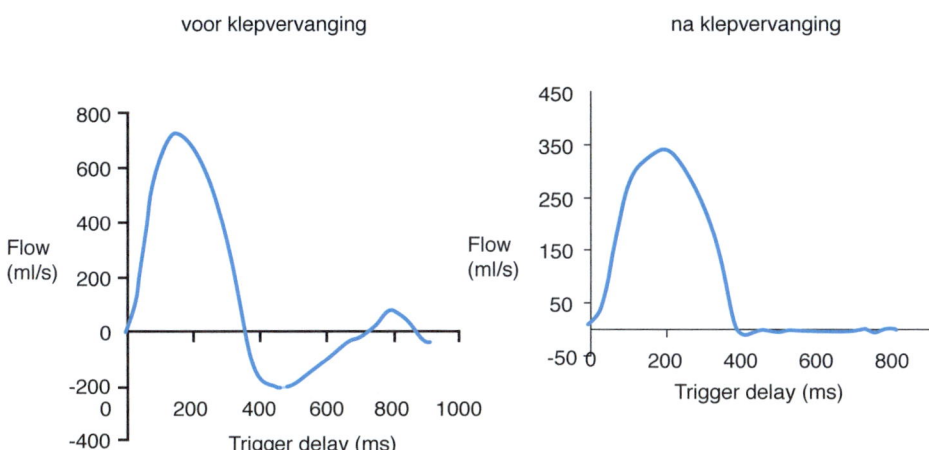

Figuur 14.8 Pulmonalisinsufficiëntie na Fallot-operatie. MRI van flowpatronen bij een patiënt na een geopereerde tetralogie van Fallot. Links: flowpatroon in de art. pulmonalis voor reoperatie bij een patiënt met ernstige PI. Er bestaat einddiastolisch antegrade flow ten gevolge van de atriale contractie. Rechts: flowpatroon bij dezelfde patiënt na pulmonalisklepvervanging.

De ernst van de PI kan kwalitatief en semikwantitatief worden beoordeeld met echocardiografie en Doppler (figuur 14.6 en figuur 14.7). Kwantificering is mogelijk met MRI (figuur 14.8). Met de huidige stand van de techniek blijft het echocardiografisch nog onvoldoende mogelijk ventrikelvolumina en globale ventrikelfunctie (ejectiefractie) betrouwbaar te meten.

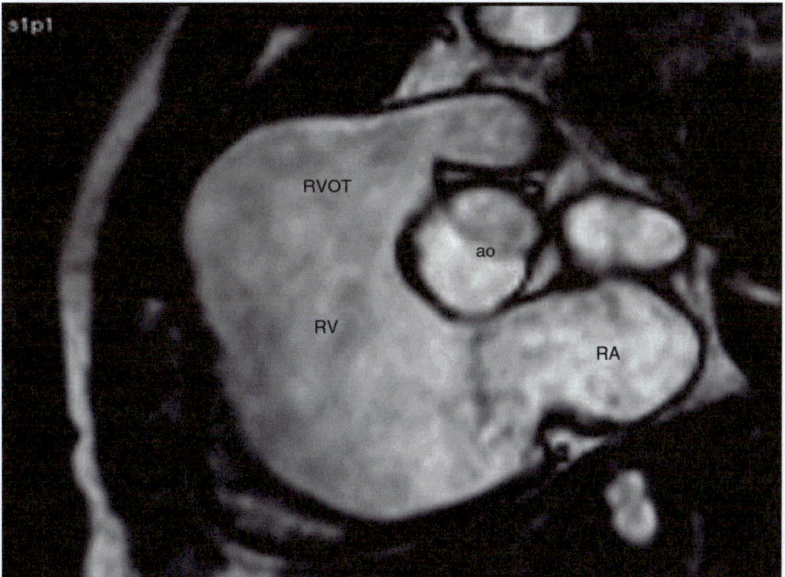

Figuur 14.9 MRI van een patiënt na een geopereerde tetralogie van Fallot: de RV is zeer fors vergroot en de RVOT is aneurysmatisch gedilateerd. ao: aorta.

Voor het bepalen van deze volumina is MRI de klinische standaard (◘ figuur 14.9). Daarnaast kan met MRI de anatomie van de centrale vaten (pulmonaalarteriën, aorta en eventuele shunts) worden beoordeeld, alsmede hun relatie tot het sternum, van belang bij re-sternotomie. CT is een alternatief voor patiënten met een niet-MRI-compatibele pacemaker of ICD. Beter dan MRI is CT in staat tot het afbeelden van de coronaire vaatboom en de mate van verkalking van vaten en conduits.

Behandeling

Als een ernstige PI aanleiding geeft tot *symptomen*, veelal in de vorm van verminderend inspanningsvermogen of progressieve moeheid, is er een indicatie voor klepvervanging. Patiënten herkennen deze klachten overigens soms niet goed door jarenlange gewenning aan de bestaande situatie. Bij twijfel over de symptomatologie van een patiënt of over etiologie van gerapporteerde symptomen is cardiopulmonaal inspanningsonderzoek van nut. Veruit de meeste symptomatische patiënten hebben baat bij pulmonalisklepvervanging: tekenen van veneuze stuwing verdwijnen, het inspanningsvermogen neemt toe en de RV-volumina nemen af.

De timing van interventie bij *asymptomatische* patiënten is al jarenlang onderwerp van aanzienlijke controverse. Het idee dat klachten pas optreden bij relatief ver voortgeschreden RV-disfunctie, en dat afwachten tot zich klachten voordoen inherent leidt tot een onacceptabel risico op irreversibele RV-beschadiging, is echter algemeen geaccepteerd. Of een asymptomatische patiënt met een ernstige PI die al jaren klinisch stabiel is en bij wie de RV gedilateerd is zonder progressie van deze dilatatie, baat heeft bij pulmonalisklepvervanging is vooralsnog onduidelijk. Argumenten voor vroege pulmonalisklepvervanging zijn de lage peri-interventionele mortaliteit, vermindering van de RV-volumina en een verbeterd effectief slagvolume na klepvervanging Sommige centra zijn voorstander van vroeg ingrijpen in de hoop hiermee de RV-functie voor de lange termijn te behouden en zo de prognose te verbeteren

De aanvankelijk in sommige centra heersende vrees voor snelle degeneratie van homografts in pulmonalispositie bleek ongegrond. Uit een Leids onderzoek bleek dat na een follow-up van 17 jaar 89% van de patiënten in leven was zonder dat de klep vervangen had hoeven te worden.

De huidige richtlijnen geven geen eenduidig advies over pulmonalisklepvervanging bij klachtenvrije patiënten. In zijn algemeenheid baseren zij zich echter wel op vergelijkbare parameters, waarbij het voorkomen van onderstaande factoren – in de praktijk nogal eens twee of meer - als indicatie voor interventie wordt omarmd:
- afname van objectief inspanningsvermogen (serieel cardiopulmonaal inspanningsonderzoek);
- progressieve RV-dilatatie (seriële MRI);
- fors vergroot RV-einddiastolisch volume (RVEDV) > 150-170 ml/m² of RVEDV > 2× LV-einddiastolisch volume op seriële MRI);
- progressieve afname van RV-functie (EF < 47%, RV-eindsystolisch volume > 80 ml/m²);
- progressieve, op zijn minst matige, TI (als uiting van dilatatie van de RV basis);
- het optreden van ritme- en geleidingsstoornissen (zie paragraaf 14.6);
- progressieve LV-disfunctie (LVEF < 55%)

Het doel van pulmonalisklepvervanging is het voorkomen of beperken van irreversibele schade aan de RV. De verwachting is dat behoud van RV-functie zal leiden tot een betere levensverwachting en een beter inspanningsvermogen.

Wanneer besloten wordt tot chirurgische pulmonalisklepvervanging, wordt meestal gekozen voor een homograft of een biologische klepprothese. Mechanoprothesen in de pulmonalispositie zijn geassocieerd met een hoge mate van klepdisfunctie en trombotische complicaties en worden weinig gebruikt. Onafhankelijk van het type klep is pulmonalisklepvervanging met minder dan 1% perioperatieve mortaliteit een ingreep met een laag risico. Donorkleppen hebben als voornaamste nadeel dat de levensduur niet oneindig is. Door degeneratie kan geleidelijk weer insufficiëntie en/of stenose ontstaan, zodat klepvervanging op den duur opnieuw noodzakelijk is. In dat geval kan meestal met een percutane klepvervanging worden uitgekomen.

De cathetergebonden klepplaatsing heeft zich de afgelopen jaren steeds meer tot een reëel alternatief ontwikkeld, zij het vooralsnog bij een geselecteerde populatie patiënten bij wie de RVOT-anatomie zich hiervoor leent (zie paragraaf 14.5.1).

14.5.3 Restshunt

Restshunting rondom het gesloten VSD komt voor bij 20% van de geopereerde patiënten. Kleine shunts sluiten vaak spontaan; in 5 tot 10% is de shunt zodanig groot (Qp:Qs > 1,5 en/of aanwijzingen voor LV-volumeoverbelasting) dat reoperatie noodzakelijk is. Een restshunt kan het gevolg zijn van patchdehiscentie of van een vóór de operatie niet onderkend bijkomend musculeus defect. Een VSD-souffle, al dan niet met een palpabele thrill, is gemakkelijk te ausculteren, maar soms moeilijk te onderscheiden van een bijkomende PS. Anatomie en hemodynamische consequenties van het VSD kunnen goed worden gekwantificeerd met behulp van echocardiografie en Doppler. Een hemodynamisch weinig belastend VSD (Qp:Qs < 1,5 en afwezige LV-volumeoverbelasting) zal alleen als er om andere redenen een reoperatie wordt verricht worden gesloten.

Niet zelden wordt een restshunt gevonden door een niet-gekliefde, maar slechts geligeerde aortopulmonale anastomose. Bij auscultatie kan dan een continue souffle worden gehoord. Met echocardiografie kan de aanwezigheid van een restshunt veelal worden aangetoond. Kwantificering kan met MRI. Een resterende aortopulmonale shunt is zelden zo groot dat een interventie alleen voor het sluiten van deze shunt nodig is. Als een patiënt een ingreep ondergaat voor een intracardiale restshunt of, zoals vaker voorkomt, voor pulmonalisklepvervanging, kan tijdens dezelfde procedure gepoogd worden de aortopulmonale shunt te sluiten. Cathetergebonden sluiting van een resterende Potts- of Waterston-shunt geschiedt door het plaatsen van een gecoverde stent in de aorta, omdat er geen kanaaltje is dat gesloten moet worden, maar een enkel gat van de side-to-side-anastomose.

Bij een resterende Blalock-Taussig-shunt of een resterende centrale shunt, waarbij wel sprake is van een tunnelvormige verbinding tussen systeemvaatbed en longvaatbed, biedt een cathetergebonden techniek een vaak relatief eenvoudig uitkomst.

14.5.4 Pulmonale hypertensie

PAH komt weinig voor. Patiënten die vroeger een Potts-anastomose hebben gehad of een Waterston-shunt, kunnen PH hebben ontwikkeld door een grote longflow onder hoge druk voorafgaand aan het sluiten van de shunt. Ook wordt soms een rekanalisatie van een oude shunt gezien, waardoor PAH kan ontstaan. Als de pulmonale circulatie grotendeels afhankelijk is van MAPCA's, kan ook (een deel van) het pulmonale vaatbed tekenen van PH vertonen. Met de behandeling zoals die de afgelopen 30-40 jaar op de kinderleeftijd heeft plaatsgevonden is PAH op volwassen leeftijd zeldzaam.

14.5.5 Aortaworteldilatatie en aortaklepinsufficiëntie

Dilatatie van de proximale aorta (wortel en ascendens) is een bekende langetermijncomplicatie bij Fallot-patiënten en komt afhankelijk van de gebruikte definitie bij 30-70% van de volwassen patiënten voor. De dilatatie is waarschijnlijk een uiting van intrinsieke afwijkingen van de aorta, al dan niet in combinatie met volumeoverbelasting en genetische factoren. Door dilatatie van de annulus kan een AI ontstaan. In een kleine minderheid van de patiënten is de dilatatie > 50 mm. Een meer dan geringe aortaklepinsufficiëntie is eveneens uitzonderlijk. Ondanks een hoge prevalentie van aortadilatatie is progressie zeldzaam, ook bij waarden > 50 mm. Op basis van enkele case-reports en cohortonderzoeken is het risico op spontane dissectie te graderen als laag, en lijkt dit zich alleen voor te doen bij aneurysmata met een diameter boven de in de richtlijnen gehanteerde indicatiegrenzen voor interventie.

Het extrapoleren van de criteria voor interventie bij aortale dilatatie bij Fallot-patiënten conform die van een bindweefselziekte (bicuspide aortaklep of Marfan) is niet rationeel; wellicht is zelfs de gebruikelijke grens van 55 mm te agressief. Al met al zal de diameter van de aorta slechts zelden een indicatie voor interventie vormen. Ook de AI is zelden progressief. Als deze uitzonderingsgewijs zodanig ernstig wordt dat er symptomen optreden of zich LV-disfunctie voordoet, is aortaklepplastiek of -vervanging noodzakelijk. Mede om chirurgisch-technische redenen zal dan veelal ook een plastiek of vervanging van de aortawortel en soms van de aorta ascendens worden verricht.

14.5.6 LV-disfunctie

LV-disfunctie is een regelmatig optredende bevinding tijdens de follow-up op lange termijn van patiënten met een gecorrigeerde tetralogie van Fallot. Bij patiënten geopereerd in de beginfase van de correctieve chirurgie, is er relatief vaak sprake van reeds vroeg post-OK aanwezige significante LV-disfunctie. Aan dit type disfunctie liggen de langduriger cyanose voorafgaand aan de operatie en/of inadequate myocardiale protectie tijdens de ingreep ten grondslag. Ook kan perioperatieve infarcering door beschadiging van een aberrant (over de RVOT) verlopende linker coronairarterie leiden tot LV-contractiliteitsverlies. LV-disfunctie kan ook het gevolg zijn van chronische LV-volumeoverbelasting door wat ruim bemeten aortopulmonale shunts, grotere rest-VSD's en/of belangrijke AI.

Recent onderzoek toont aan dat er reeds op de kinderleeftijd sprake kan zijn van subtielere vormen van LV-disfunctie in rust naast een verminderde contractiele reserve bij stress. Dit treedt vooral op bij patiënten met ernstige PI en/of belangrijke RV-dilatatie, waarbij disfunctie van de RV optreedt door interactie met de LV (andere stand van het septum, verdringing binnen de pericardholte, gedeelde spiervezels). Naarmate deze interactie langer bestaat, zal de subtiele LV-disfunctie in ernst toenemen, en zich ook klinisch uiten. Het optreden van LV-disfunctie is geassocieerd met een belangrijk verhoogd risico op plotse dood. Progressieve LV-disfunctie in aanwezigheid van een belangrijke PI en belangrijke RV-dilatatie zonder alternatieve verklaring is een van de argumenten om interventie aan de pulmonalisklep te overwegen.

14.5.7 Coronairafwijkingen

Van de Fallot-patiënten heeft 2-10% een afwijkende oorsprong of beloop van de coronairarteriën (zie H. 21). Meestal is dit goed te herkennen tijdens een corrigerende ingreep, maar soms kan zo'n coronairvat echter verscholen zitten in het myocard of in epicardiale vergroeiingen. Bij verticale incisie van de RVOT en vooral bij extensie van deze incisie tot over de pulmonalisring kan transsectie van een aberrant coronairvat plaatsvinden met als gevolg infarcering en functieverlies van de ventrikel. Om dit probleem te vermijden is soms een horizontale ventriculotomie nodig of het plaatsen van een conduit tussen RV en art. pulmonalis.

Coronairfistels worden niet zelden ontdekt na correctie, en zijn typisch het gevolg van de uitgebreide spierresectie in de RVOT. Meestal zijn deze fistels hemodynamisch onbelangrijk en worden ze toevallig ontdekt bij echocardiografisch onderzoek.

14.5.8 Infectieuze endocarditis

Na primaire correctie zijn Fallot-patiënten op zich weinig gevoelig voor endocarditis, tenzij restletsels voorkomen, zelfs al zijn deze hemodynamisch niet belangrijk. Met name gaat het hierbij om restshunting na VSD-sluiting, die vaak wordt verricht met kunstmateriaal, en resterende aortopulmonale anastomosen. Ook na implantatie van RV-PA-conduits en klepprothesen is de kans op endocarditis duidelijk vergroot. Dit is wellicht vooral het geval na percutane pulmonalisklepvervanging (zie paragraaf 14.5.2). Volgens de huidige internationale richtlijnen (ESC 2015) moet het worden overwogen (klasse IIa-indicatie) om bij tandheelkundige ingrepen endocarditisprofylaxe voor te schrijven bij patiënten met elk type klepprothese of bij wie prothetisch materiaal is gebruikt tijdens klepplastiek, bij eerder doorgemaakte endocarditis, cyanose, zes maanden volgend op een hartoperatie waarbij prothesemateriaal is gebruikt, of levenslang als hierbij residuele shunting of klepinsufficiëntie resteert. Zie H. 28 voor endocarditis bij AHA.

14.6 Postoperatieve geleidingsstoornissen en ritmestoornissen

Intraventriculaire geleidingsstoornissen komen frequent voor na chirurgische correctie. Zo hebben de meeste patiënten een compleet RBTB. Bij ongeveer 15% van de patiënten wordt een bijkomend linker anterior hemiblock gezien. Een totaal AV-blok is zeldzaam (1-2%). De rechterbundel kan tijdens de totale correctie op drie plaatsen beschadigd raken: aan de onderrand van het VSD bij het innaaien van de patch, ter hoogte van de moderatorband indien deze uitgebreid werd geresceerd en ter hoogte van de meer perifere banen als gevolg van de ventriculotomie. In de loop van de tijd kan de QRS-duur, al toegenomen door de beschadiging tijdens de operatie, verder toenemen. Toename van de QRS-duur is traditioneel geassocieerd met myocardiale fibrose, hypertrofie en verdere dilatatie van de RV, wat een verslechtering van de RV-functie impliceert. Een snelle toename van de QRS-duur en een QRS-duur van meer dan 180 ms zijn geassocieerd met ventriculaire ritmestoornissen en plotse dood. Aangenomen wordt dat niet de QRS-duur op zich de risicofactor vormt, maar dat wat het representeert: een gedilateerde, toenemend fibrotische en slechte of verslechterende RV. Met de huidige indicatie voor pulmonalisklepvervanging en het achterwege blijven van ventriculotomie worden minder vaak extreem brede QRS-complexen gezien met een duur van > 180 ms dan in het verleden, en lijkt de associatie tussen QRS-breedte en ongunstige uitkomst minder hard. Bij oudere patiënten met een langere follow-up en bij complexere anatomie worden deze brede QRS-complexen frequenter gezien.

Supraventriculaire ritmestoornissen komen voor bij ongeveer 15% van de patiënten met een gecorrigeerde tetralogie van Fallot. Typisch betreft het macro-re-entrytachycardie (met name atriumflutter), soms atriumfibrilleren. SVT's zijn vaak fors symptomatisch en nogal eens refractair voor antiaritmica. Het optreden ervan is geassocieerd met een verhoogd risico op (vooral plotse) hartdood. SVT's kunnen vaak succesvol worden behandeld door middel van catheterablatie.

Ventriculaire ectopie wordt bij ruim de helft van de patiënten na Fallot-correctie tijdens Holter-monitoring aangetroffen, met non-sustained VT in 10-15% van de gevallen. Dit type ritmestoornis is niet geassocieerd met een verhoogd risico op plotse dood. Er is in deze context dan ook geen plaats voor profylactische medicatie of devicetherapie. Sustained monomorfe of polymorfe VT's worden in 5-10% van de gevallen gevonden en het is dit type ventrikelritmestoornis dat wél een duidelijke associatie met plotse hartdood kent. Aan sustained monomorfe VT's ligt veelal een macro-re-entrycircuit ten grondslag, met gebieden van trage geleiding afgeschermd van het overige myocard door chirurgische littekens of patches. Elektroanatomische mapping heeft aangetoond dat er na Fallot-correctie vier predilectieplaatsen zijn waar macro-re-entrycircuits kunnen voorkomen. Deze circuits lenen zich goed voor elektrofysiologische interventie. Polymorfe sustained VT is veelal multifocaal van origine en treedt typisch op in een RV of LV met uitgebreide myocardiale fibrose en slechte contractiele functie. Ablatie kan een optie zijn, en moet in elk geval worden overwogen voorafgaand aan klepvervanging, omdat daarna het gebied onbereikbaar kan zijn voor ablatiecatheters.

Als een patiënt zich lang na chirurgische correctie van de tetralogie van Fallot voor het eerst presenteert met een sustained ritmestoornis, dient naast behandeling van de ritmestoornis vooral gekeken te worden naar een onderliggende oorzaak. Het optreden van een ritmestoornis kan een teken zijn van verslechterende intracardiale hemodynamiek. Als er een PS of PI met duidelijke RV-overbelasting bestaat – zoals zo vaak bij volwassen Fallot-patiënten – is het optreden van ritmestoornissen een extra argument om interventie aan de RVOT te overwegen. Elektrofysiologisch onderzoek en ablatie vooraf aan of ten tijde van de ingreep wordt steeds laagdrempeliger verricht, mede omdat na interventie een aritmogene focus slecht of niet meer bereikbaar kan zijn.

Met name als een patiënt VT's heeft zonder een duidelijk onderliggende ongunstige hemodynamiek, dus als geen reoperatie wordt overwogen, kan diagnostisch elektrofysiologisch onderzoek sturing geven aan het beleid. Bij het vinden van een duidelijk elektrofysiologisch substraat kan catheterablatie worden verricht. Succesvolle ablatie is een argument om van profylactische ICD-plaatsing af te zien, tenzij er sprake is van belangrijke ventrikeldisfunctie. Bij uitblijven van succes van een ablatie of bij afwezigheid van een duidelijk substraat wordt vaak wel overgegaan tot ICD-plaatsing. Dit geldt zeker voor patiënten die een circulatiestilstand ten gevolge van ventriculaire ritmestoornissen (VT/ventrikelfibrilleren (VF)) overleefd hebben (secundaire profylaxe). Na het optreden van onverklaarde syncope, zeker wanneer in combinatie met sterk verminderde ventrikelfunctie een polymorfe VT wordt vermoed, kan ICD-implantatie eveneens worden overwogen. In een ongeselecteerde populatie van gecorrigeerde Fallot-patiënten is het risico op plotse dood met ongeveer 0,5% per jaar beperkt. Naast een sterke toename met de leeftijd zijn aanwezigheid van LV-systolische of -diastolische disfunctie, een sterk verbreed QRS-complex (> 180 ms) en forse RV-dilatatie of -fibrosering additionele risicofactoren. In aanwezigheid van een hoog risicoprofiel kan elektrofysiologisch onderzoek worden overwogen voor nadere risicostratificatie. Het hierbij optreden van induceerbare VT's impliceert een belangrijk risico op latere plotse dood. Ablatie is vaak succesvol mogelijk. Het is niet bewezen dat ICD-plaatsing in deze primaire profylactische context, zeker na succesvolle ablatie, van voordeel is.

14.7 Zwangerschap

Bij ongeopereerde of gepallieerde Fallot-patiëntes is de kans op maternale of foetale complicaties en sterfte tijdens zwangerschap en partus groot. Bij een rustsaturatie van 85% of lager zijn de risico's zodanig, dat zwangerschap zelfs is gecontra-indiceerd. Bij deze patiëntengroep dient correctieve chirurgie sowieso sterk te worden overwogen; dit geldt eens temeer bij zwangerschapswens.

Zwangerschap bij een gecorrigeerde tetralogie van Fallot wordt meestal goed verdragen, vooral wanneer de PS adequaat werd opgeheven, de PI beperkt is, en de ventrikelfunctie is behouden. De kans op sterfte is zeer gering. Wel wordt ongeveer 8% van de zwangerschappen gecompliceerd door cardiale events (supraventriculaire ritmestoornissen, soms hartfalen). De kans op foetale complicaties is verhoogd (met name groeivertraging). Er zijn beperkte aanwijzingen dat in 10-15% van de gevallen de volumebelasting van de zwangerschap tot blijvende RV-dilatatie leidt. Cardiale follow-up elk trimester volstaat veelal, frequentere follow-up is geïndiceerd in aanwezigheid van ernstige PI.

De richtlijnen wegen zwangerschapswens niet mee bij de indicatie voor pulmonaliskleprevervanging. Of klepvervanging zinvol is bij asymptomatische patiënten die wel forse RV-dilatatie hebben maar nog geen formele operatie-indicatie, is niet bekend. Het verdient in een dergelijke context wel aanbeveling inspanningsonderzoek te verrichten. In geval van belangrijke en cardiaal veroorzaakte inspanningsbeperking onder het niveau dat bij gecorrigeerde Fallot-patiënten verwacht mag worden, is klepvervanging voorafgaand aan de zwangerschap een reële overweging. Bij pulmonalisklepvervanging dient bij elke vrouw met een (potentiële) zwangerschapswens in principe te worden gekozen voor een bioprothese (chirurgisch of percutaan), omdat mechanische kleppen in de pulmonalispositie gepaard gaan met een zeer hoog tromboserisico tijdens zwangerschap. Indien dit nog niet plaatsgevonden heeft, is screening op 22q11-microdeletie voorafgaande aan zwangerschap aangewezen. Het herhalingsrisico op een AHA bij het kind is bij Fallot patiënten 2-5%, tenzij de moeder 22q11-microdeletie heeft, waarbij het herhalingsrisico 50% bedraagt.

Literatuur

Balci A, Drenthen W, Mulder BJ, et al. Pregnancy in women with corrected tetralogy of Fallot: occurrence and predictors of adverse events. Am Heart J 2011;161:307-313.

Bhagra CJ, Hickey EJ, Van De Bruaene A, et al. Pulmonary valve procedures late after repair of tetralogy of Fallot: Current perspectives and contemporary approaches to management. Can J Cardiol 2017;33:1138-1149.

Broberg C, Aboulhosn J, Mongeon FP, et al. Prevalence of left ventricular dysfunction in adults with repaired tetralogy of Fallot. Am J Cardiol 2011;107:1215-1220.

Egbe AC, Miranda WR, Ammash NM, et al. Aortic disease and interventions in adults with tetralogy of Fallot. Heart 2019;195(7):538-544. doi:10.1036/heartjnl-2018-314115.

Kapel GF, Sacher F, Dekkers OM, et al. Arrhythmogenic anatomical isthmuses identified by electromechanical mapping are the substrate for ventricular tachycardia in repaired tetralogy of Fallot. Eur Heart J 2017;38: 268-276.

Martin MH, Meadows J, McElhinney DB, et al. Safety and feasibility of Melody transcatheter pulmonary valve replacement in the native outflowtract: A multicenter Pediatric Heart Network Scholar study. JACC Cardiovasc Interv 2018;27:1642-1650.

Meijer FMM, Kiès P, Jongbloed MRM, et al. Excellent durability of homografts in pulmonary position analysed in a predefined adult group with tetralogy of Fallot. Interact Cardiovasc Thorac Surg 2019;28:279-283.

Sarris GE, Comas JV, Tobota Z, et al. Results of reparative surgery for tetralogy of Fallot: data from the European Association for Cardio-Thoracic Surgery Congenital Database. Eur J Cardiothorac Surg 2012;42:766-774.

Tretter JT, Friedberg MK, Wald RM, McElhinney DB. Defining and redefining indications for transcatheter pulmonary valve replacement in patients with repaired teralogy of Fallot: Contributions form anatomical and functional imaging. Int J Cardiol 2016;221:916-925.

Tretter JT, Redington AN. The forgotten ventricle? The left ventricle in right-sided congenital heart disease. Circ Cardiovasc Imaging 2018;11:e007410.

Villafane J, Feinstein JA, Jenkins KJ, et al. Hot topics in tetralogy of Fallot. J Am Coll Cardiol 2013;62:2155-2166.

Wu MH, Lu CW, Chen HC, et al. Arrhythmic burdens in patients with tetralogy of Fallot: a national database study. Heart Rhythm 2015;12:604-609.

Transpositie van de grote arteriën

A.E. van den Bosch, R.R.J. van Kimmenade, B.J. Bouma

15.1 Inleiding – 140

15.2 De atriale switchoperatie: herstel van de seriële circulatie – 141
15.2.1 Techniek – 141
15.2.2 Follow-up van de atriale switchoperatie – 143
15.2.3 Diagnostiek – 148

15.3 De arteriële switchoperatie: anatomische correctie – 150
15.3.1 Techniek – 150
15.3.2 Follow-up van de ASO – 151

15.4 Complexe vormen – 152
15.4.1 TGA met VSD – 152
15.4.2 TGA met LV-uitstroombaanobstructie met of zonder VSD – 152
15.4.3 TGA met pulmonale hypertensie – 153

15.1 Inleiding

TGA komt voor bij 5-8% van AHA (1 op 5.000 geboorten), en twee tot drie keer zo vaak bij jongens als bij meisjes. TGA wordt het best gedefinieerd als concordante AV- en discordante VA-connectie: het morfologische RA is via de RV verbonden met de aorta, het morfologische LA is via de LV verbonden met de art. pulmonalis. Hierbij ligt de aorta meestal rechts vóór de art. pulmonalis (D-transpositie). In 70% van de gevallen heeft men te maken met een geïsoleerde vorm, in 30% met een complexe vorm, dat wil zeggen: geassocieerd met een belangrijk VSD, een obstructie van de LVOT of een combinatie van beide. Fundamenteel voor het begrip TGA is het abnormale verloop van de circulatie, die niet in serie maar parallel is geschakeld (◘ figuur 15.1).

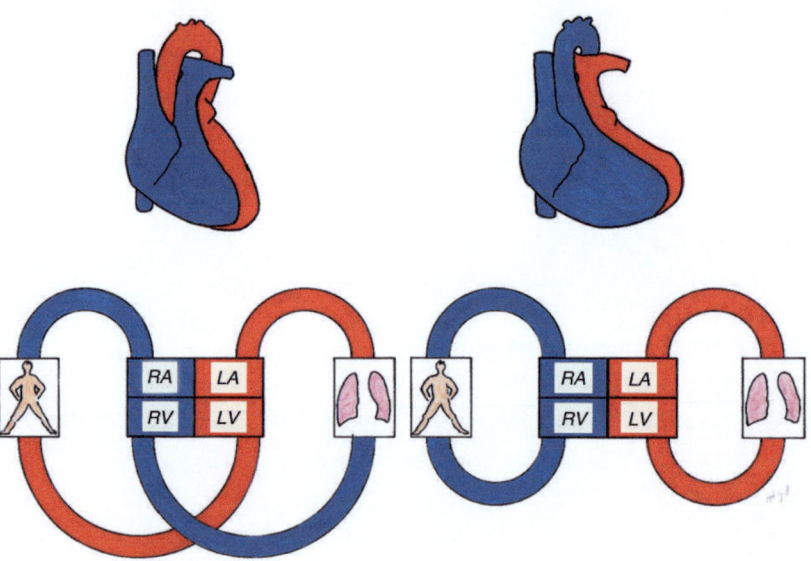

◘ **Figuur 15.1** Schematische weergave van de circulatie bij TGA. Links: normale stand van de grote vaten met pulmonale en systeemcirculatie in serie geschakeld. Rechts: transpositiestand van de grote vaten met parallel verlopende circulaties.

Het systeemveneuze bloed wordt via RV en aorta opnieuw aangeboden aan het lichaam, het pulmonaalveneuze bloed wordt via LV en art. pulmonalis opnieuw aangeboden aan de longen. Bij de geboorte ontstaat, als gevolg van deze gescheiden circulaties, een ernstige arteriële desaturatie. Het kind is voor de zuurstofverzadiging in de aorta afhankelijk van een zekere menging of shunting door een PFO. Dit kan voldoende zijn, maar vaak is dat niet het geval. Begin jaren tachtig werden prostaglandinen geïntroduceerd waarmee de ductus Botalli opengehouden kon worden. Door het open blijven van de ductus en doordat na de geboorte de pulmonale vaatweerstand daalt, neemt de links-rechtsshunt toe en dus de longdoorbloeding. Dit leidt weer tot een grotere vulling van (en druk in) het LA, met als gevolg een toename van de links-rechtsshunt op atriumniveau. Deze zuurstofrijke bijmenging in het RA vertaalt zich in een hogere zuurstofsaturatie in de aorta. Als er een geassocieerd VSD is, is neonataal de shunting door het VSD dermate gering dat de zuurstofsaturatie hierdoor niet of nauwelijks verbetert. Soms is het PFO zo klein dat de shunting minimaal is en er snel een ernstige onderverzadiging ontstaat met als gevolg metabole acidose, hypoglykemie en hartfalen.

De cyanose verbetert niet door het geven van zuurstof. Zonder behandeling sterft 30% van de kinderen binnen een week, 50% binnen een maand en 90% binnen een jaar. Het creëren van een shuntmogelijkheid op atriumniveau is veelal de eerste behandeling: aanvankelijk kon dit alleen chirurgisch (Blalock-Hanlon-septectomie), later – sinds midden jaren zestig van de vorige eeuw – door middel van een ballonseptostomie volgens Rashkind. De ballonseptostomie zal de toestand van het kind stabiliseren, maar een chronisch ernstig hypoxemische situatie persisteert. Correctieve chirurgie werd in het verleden uitgevoerd door herstel van de seriële circulatie door de atriale switchoperatie (Mustard- of Senning-operatie). Tegenwoordig wordt vrijwel uitsluitend een anatomische correctie toegepast door middel van de arteriële switchoperatie (Jatene, Yacoub, Lecompte); slechts bij hoge uitzondering vinden nog fysiologische correcties plaats. Echter, wanneer er sprake is van een TGA in combinatie met een groot subaortaal VSD en subpulmonale uitstroomkanaalobstructie is een arteriële switchoperatie niet mogelijk, omdat er daarvoor een (relatief) normale pulmonalisklep aanwezig moet zijn. Bij de Rastelli-operatie (zie figuur 15.10) wordt er een patch geplaatst door het VSD waarmee het zuurstofrijke bloed van de LV via het VSD naar de aorta wordt geleid.

Een jongere of volwassene met TGA kan zich op vier manieren presenteren op de polikliniek voor aangeboren afwijkingen:
1 gecorrigeerd door middel van de atriale switchoperatie (operatie volgens Mustard of Senning);
2 gecorrigeerd door middel van de arteriële switchoperatie (operatie volgens Jatene);
3 gecorrigeerd door middel van de Rastelli-operatie;
4 met een ongecorrigeerde complexe vorm: met shunting over een VSD, al dan niet met obstructie van de LVOT, en al dan niet met PH, waarbij de aanwezigheid van een LVOT-obstructie beschermt tegen het ontwikkelen van PH.

15.2 De atriale switchoperatie: herstel van de seriële circulatie

De standaardtherapie voor TGA met intact septum bestond in de jaren zestig en zeventig uit een atriale ballonseptostomie volgens Rashkind, en/of chirurgische septectomie volgens Blalock-Hanlon in de neonatale periode, gevolgd door een intra-atriale rerouting van de veneuze retour volgens Mustard of Senning in de eerste levensjaren, de zogenoemde atriale switchoperaties.

15.2.1 Techniek

De atriale switchoperaties werden ontwikkeld door Senning (in 1959) en Mustard (in 1964). Na resectie van het atriumseptum wordt een patch van dacron of pericard (de zogenoemde 'baffle') in de atria genaaid, zodanig dat het systeemveneuze bloed naar de mitralisklep wordt gedirigeerd. De populairste modelpatch werd 'de broek van Brom', zoals geïntroduceerd door professor Brom (Leiden, 1978). Hierbij worden broekspijpen ter hoogte van de vena cava superior (VCS) en vena cava inferior (VCI) ingenaaid, met een taille ter hoogte van het mitralisostium (figuur 15.2). Het cavale bloed (blauw) stroomt dan via twee tunnels naar de mitralisklep, en de LV en het longveneuze (rode) bloed komt in het resterende posterior deel van het LA uit en stroomt via een doorgaans wat nauwe doorgang tussen de twee 'broekspijpen' (posterior van de superior baffle en anterior van de inferior baffle) naar de tricuspidalisklep en de RV (figuur 15.3). De sinus coronarius blijft inmonden in het RA, wat tot enige zuurstofarme bijmenging leidt in de systeemcirculatie.

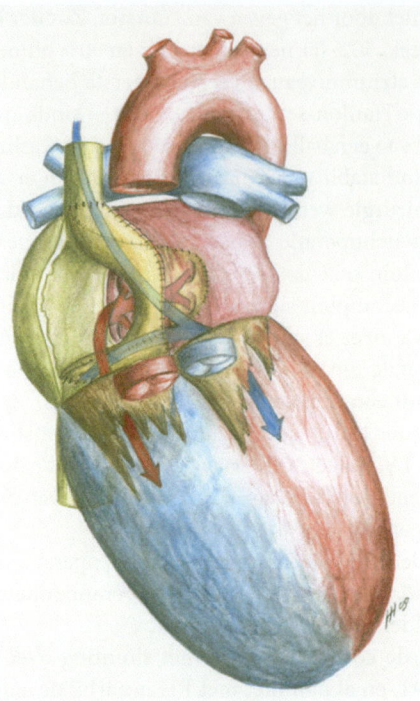

◘ **Figuur 15.2** Herstel van de seriële circulatie volgens de Mustard-operatie. Het longveneuze bloed stroomt achter de patch langs naar het tricuspidalisostium (rode pijl). Het systeemveneuze bloed stroomt via de patch naar het mitralisostium (blauwe pijl). Zie verder de tekst voor uitleg. Om de intra-atriale patch zichtbaar te maken zijn in de tekening delen van de aorta ascendens en van de art. pulmonalis weggelaten.

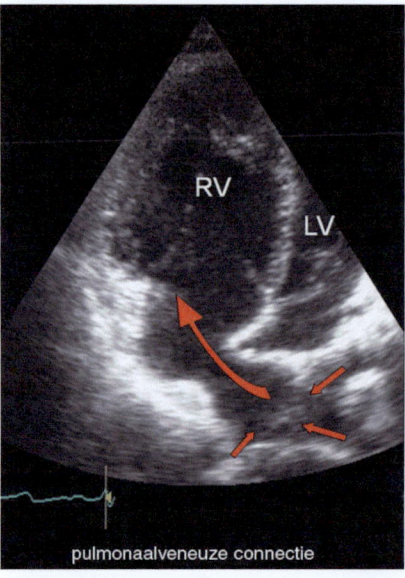
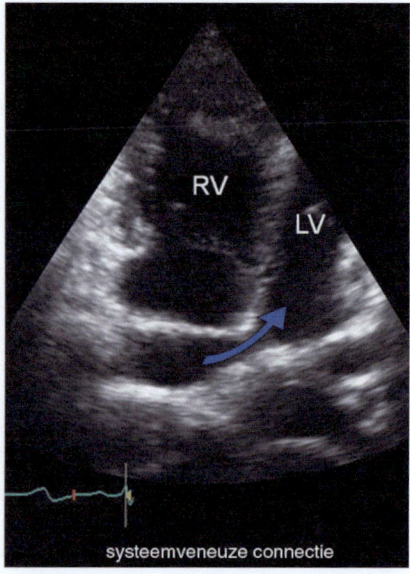

◘ **Figuur 15.3** Echocardiogram van een Mustard-operatie met daarin schematisch weergegeven de stroomrichting van het zuurstofrijke longveneuze bloed (rode pijlen) en van het zuurstofarme systeemveneuze bloed (blauwe pijl).

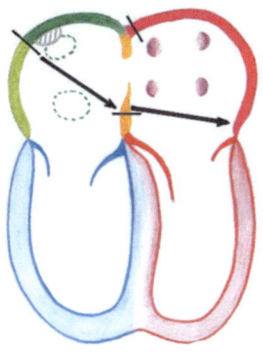 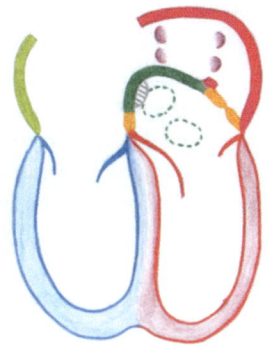 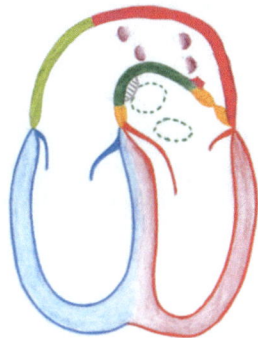

Figuur 15.4 Fysiologische correctie volgens de Senning-operatie.

De Senning-operatie is geïllustreerd in figuur 15.4.

15.2.2 Follow-up van de atriale switchoperatie

Mortaliteit

De introductie van de atriale switchoperatie bracht, met een operatiemortaliteit van maar 0-5%, een fenomenale verbetering in de overlevingskans van kinderen met TGA: 89% na 10 jaar, 80% na 25-30 jaar. Met het verstrijken der jaren blijft de mortaliteit echter toenemen met ongeveer 0,5%/jaar. Oorzaken hiervoor zijn voor een groot deel ritme- en geleidingsstoornissen en hartfalen van de systeemventrikel (de anatomische RV). Plotse dood is geen uitzondering, en wordt gezien bij ongeveer 10% van de patiënten gedurende een follow-up van ongeveer 30 jaar. Er lijkt een relatie te bestaan tussen plotse dood en een voorgeschiedenis van supraventriculaire ritmestoornissen, een verminderde systeem-RV-functie en een QRS-duur van ≥ 140 msec. Medicatie of een pacemaker beschermt niet tegen plotse dood, en specifieke criteria voor ICD-implantatie voor primaire preventie zijn nog niet geformuleerd.

Functionele status en ventrikelfunctie

Na een atriale switchoperatie moet de RV de systeemcirculatie onderhouden. De situatie van AV-concordantie en een VA-discordantie is nu veranderd in een AV- en VA-discordantie.

Wat de anatomie betreft, is er steeds verondersteld dat een RV niet geschikt is om te functioneren als systeemventrikel. Niet alleen is de anatomische configuratie van de RV (een gespierde blaasbalg met een duidelijke instroomklep aan het ene einde en een uitstroomklep aan het andere einde) totaal verschillend van die van de LV (een ronde fles met zowel de instroom- als de uitstroomklep aan de basis), maar ook het meer horizontale verloop van de myocardvezels zorgt ervoor dat de RV geschikter is om volume te verwerken dan om een hoge druk op te bouwen. Een ander verschil is dat de RV geen mechanoreceptoren bezit die tijdens inspanning reflectoir de perifere weerstand doen afnemen waarbij het perifere vaatbed voorbereid wordt op een eventuele toename van de CO.

De hemodynamiek wordt door de atriale switchoperatie grondig verstoord, zowel op atriaal als op ventrikelniveau.

Voor de systeemveneuze return geldt dat de stijve baffle geen contractie of relaxatie toelaat en dat het deel van het atrium dat resteert zodanig klein is dat ook dit uitsluitend functioneert als een stijf passief conduit. Hierbij gaat de normale bijdrage van de atriale systole aan de subpulmonale ventrikel (de morfologische LV) verloren. De verhoogde CVD is derhalve het gevolg van de verminderde atriale compliantie en contractiliteit en niet per se van een verminderde subpulmonale ventrikelfunctie. De hemodynamiek op ventrikelniveau wordt ook beïnvloed door het feit dat de RV in de transpositiesituatie een groter einddiastolisch volume heeft dan een normale RV of systeem-LV en dus een hogere wandspanning moet ontwikkelen tijdens de contractie. Dit betekent dat er een grotere zuurstofconsumptie is.

Patiënten hebben na een atriale switchoperatie een afgenomen inspanningsvermogen ten opzichte van leeftijdsgenoten. Om de CO te verhogen zijn zij voornamelijk afhankelijk van het verhogen van de hartfrequentie omdat de stijve baffles een toename van het slagvolume in de weg staan. Als gevolg van de uitgebreide atriale chirurgie is er vaak schade aan de sinusknoop, met verlies van sinusritme bij langere follow-up en ook chronotrope incompetentie. Ook is de EF van de systeemventrikel vaak afgenomen, is er vaak TI en bestaat er een mismatch tussen ventrikelafterload en ventrikelfunctie. Uitingen van dit abnormale fysiologisch antwoord op inspanning zijn een onvoldoende chronotrope reactie, een daling van het slagvolume, een verhoging van de systeemweerstand en een abnormale arteriële oxygenatie.

Het optreden van RV-disfunctie is een belangrijke voorspellende factor voor mortaliteit na de atriale switchoperatie. De functie van de systeem-RV op lange termijn blijkt niet alleen afhankelijk te zijn van anatomische en hemodynamische factoren inherent aan de atriale switchoperatie, maar ook van de preoperatieve situatie, waarbij cyanose en toegenomen CO een belangrijke rol spelen, en van de myocardschade ontstaan tijdens de operatie; een groot deel van de patiënten met een atriale switchoperatie is geopereerd in een tijd dat geopereerd werd met diepe hypothermie, met circulatoir arrest en toen er geen of minder werkende myocardpreservering was. Veel patiënten die postoperatief een goede RV-functie hadden, hadden dat ook gedurende hun hele kindertijd. De meeste patiënten hebben echter op hun 18e levensjaar al een verminderde EF. In het 'natuurlijk' beloop lijkt de RV-functie geleidelijk achteruit te gaan, waarbij tevens een progressieve TI ontstaat. Het is niet duidelijk of medicamenteuze beïnvloeding van een verminderde RV-functie effect heeft. Een recentelijk gepubliceerde meta-analyse toonde dat er geen significant voordeel van medicamenteuze behandeling op basis van ACE-remmers, angiotensine-II-receptorantagonisten of aldosteronantagonisten kon worden geobjectiveerd in patiënten met een systeem-RV, maar deze analyse toonde vooral ook dat de bestudeerde aantallen helaas nog steeds erg klein zijn om betrouwbare conclusies te trekken.

De laatste behandelingsoptie is uiteindelijk harttransplantatie of een assist device.

Tricuspidalisinsufficiëntie

Naarmate de patiënt ouder wordt treedt TI frequenter op. Dilatatie van de tricuspidalisannulus en tenting, secundair aan RV-dilatatie, zijn de belangrijkste mechanismen. Soms, wanneer de TI-jet gericht is op entree van de pulmonaalveneuze baffle (❏ figuur 15.5) wordt de stroom hierdoor belemmerd. Chirurgie is aangewezen bij symptomatische patiënten met ernstige tricuspidalisinsufficiëntie en RVEF > 45%. Ook bij asymptomatische patiënten met behouden RVEF kan chirurgie worden overwogen. Een plastiek van de klep is minder succesvol vanwege het hoge recidiefpercentage van TI, zodat een klepvervanging de beste behandeling lijkt.

Vanwege het hoge mortaliteitsrisico is conservatief beleid aangewezen bij patiënten met RVEF < 45%.

15.2 · De atriale switchoperatie: herstel van de seriële circulatie

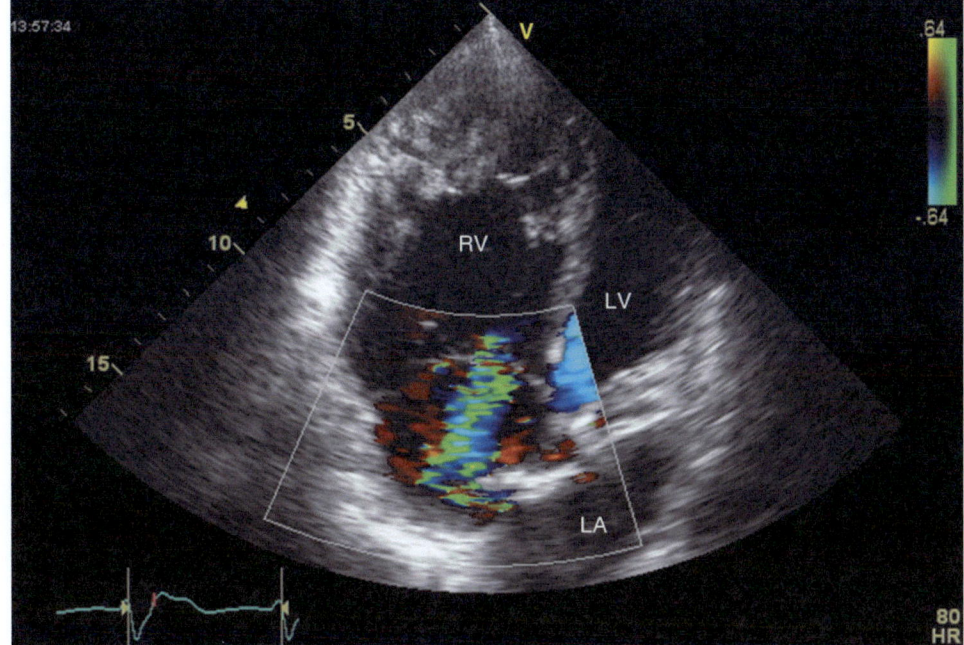

Figuur 15.5 Echocardiogram van een Mustard-operatie waarbij een TI is ontstaan. In dit geval is de TI-jet gericht op de pulmonaalveneuze baffle waardoor de stroom van LA naar RA/RV kan worden belemmerd.

Ritmestoornissen

Ritmestoornissen zijn een beruchte complicatie van de atriale switchoperatie: bradycardieën gevolgd door AV-junctioneel ritme, sinusarresten en sinusbradycardieën worden afgewisseld door SVT's, vooral intra-atriale re-entrytachycardieën. Schade aan de sinusknoop of -arterie, progressieve fibrose en hechtingen in de atriumwand blijken verantwoordelijk te zijn voor junctionele ritmes, trage geleiding, toegenomen automaticiteit en atriale re-entry. Technische modificaties (bijvoorbeeld selectieve canulatie in de VCS in plaats van in het RA met de canule dicht bij de sinusknoop en de sinusknooparterie) deden het aantal ritmestoornissen in de vroegoperatieve fase drastisch dalen, maar voorkwamen niet dat er in de loop van de volgende jaren progressief verlies aan sinusknoopfunctie optrad, plaatsmakend voor junctionele bradycardieën. Geïsoleerde bradycardieën worden meestal goed verdragen, in tegenstelling tot tachycardieën en het brady-tachycardiesyndroom. Zowel klachten ten gevolge van sinusarrest of bradycardie (duizeligheid, precordiale pijn, syncope of near-syncope en verminderd inspanningsvermogen) als de noodzaak om patiënten met een brady-tachycardiesyndroom antiaritmisch te behandelen zijn een indicatie voor pacemakerimplantatie. Langdurige bradycardieën kunnen immers leiden tot ventrikeldilatatie en TI. Het verlies van sinusritme is overigens vaak een voorbode van achteruitgang van de RV, het ontstaan van hartfalen en plotse dood.

Risicofactoren voor het ontstaan van atriale ritmestoornissen zijn: perioperatieve bradyaritmie, reoperatie en verlies van sinusritme tijdens follow-up. Atriale ritmestoornissen zijn geassocieerd met plotse dood. Holter-registratie is geïndiceerd bij hoogrisicopatiënten en om klinische ritmestoornissen te determineren. Een atriumflutter dient onderdrukt of voorkomen te worden, omdat bekend is dat veel patiënten overlijden tijdens inspanning, vermoedelijk doordat vanuit 1:1-geleiding ventrikelfibrilleren ontstaat. Een cardioversie is de snelste manier om de flutter te behandelen. Men dient wel bedacht te zijn op een langdurig arrest direct na cardioversie ten gevolge van onderliggend sinusknooplijden. Ter preventie van atriumflutter werd vroeger veel gekozen voor digoxine. Tegenwoordig wordt bij de volwassene steeds vaker gebruikgemaakt van een klasse III-antiaritmicum zoals sotalol, of eventueel een gewone bèta-blokker. Men dient steeds in gedachten te houden dat proaritmie mogelijk is, maar ook dat door het negatief chronotroop effect een pre-existente sinusknoopdisfunctie ontmaskerd kan worden waarbij pacemakerimplantatie noodzakelijk wordt.

Indien tot pacemakerimplantatie wordt overgegaan zal meestal voor een AAI-mode gekozen worden aangezien de AV-geleiding vrijwel altijd normaal is. Bovendien bestaan er aanwijzingen dat AAI-pacen de incidentie van tachycardieën doet afnemen. Als er een gestoorde AV-geleiding is, kan men het best voor DDDR-mode kiezen. Men dient zich wel te realiseren dat het positioneren van de atriumdraad endocardiaal bemoeilijkt wordt doordat het systeemveneuze atrium na een Mustard-operatie grotendeels uit kunststof bestaat. Als het linkerhartoor deel uitmaakt van het systeemveneuze atrium, is plaatsing in het algemeen niet moeilijk. Als dat niet het geval is, kan de draad worden geplaatst in de wand van atriaal weefsel tussen VCS en tricuspidalisklep, wat technisch lastiger is. De ventriculaire draad dient actief te worden gefixeerd, omdat deze in een gladwandige LV terechtkomt. Ook catheterablatie van het fluttercircuit is een optie. Deze procedures worden bemoeilijkt doordat de atria niet normaal toegankelijk zijn voor catheters, zodat dit in gespecialiseerde centra moet worden verricht.

Baffle-obstructie

Obstructie van de *systeemveneuze baffle* is doorgaans gelokaliseerd bij de inmonding van de VCS, daar waar de baffle de overgebleven rand van het geëxcideerde atriumseptum kruist. Oorzaken hiervan kunnen zijn: een te nauwe baffle, onvoldoende wegsnijden van het atriumseptum, baffle-constrictie, constrictie ter hoogte van de canulatieplaats in de VCS.

Bij een acute obstructie ontstaat oedeem van het gezicht en soms zelfs een chylothorax. Bij een geleidelijke obstructie kunnen tortueuze veneuze collateralen op de thorax ontstaan. Vaker echter is een obstructie, zelfs indien deze totaal is, geheel symptoomloos doordat het veneuze bloed afgevoerd wordt via het azygossysteem, uiteindelijk naar de VCI. Obstructie van de VCI komt minder voor en kan hepatomegalie, ascites, oedemen van de onderste ledematen en zelfs protein-losing enteropathy (PLE) veroorzaken. Ook hier kan de obstructie symptoomloos verlopen bij afvoer naar het azygossysteem.

Bij totale obstructie zal alleen een forse flow in de vena azygos worden gezien op de plek waar deze inmondt in de VCS. Transthoracale echo, met echocontrastinjectie in de onderste lichaamshelft, leidt dan tot de diagnose. Tegenwoordig wordt meestal met succes een ballondilatatie met stentplaatsing uitgevoerd; eventueel kan chirurgische interventie plaatsvinden. Het kan overwogen worden ook een asymptomatische baffle-stenose te behandelen, omdat de beperking van de systeemveneuze retour bij een SVT levensbedreigend kan worden.

Een superior systeemveneuze baffle-obstructie kan een probleem zijn als endovasculaire pacemakerdraden moeten worden geplaatst. Hiervoor is het belangrijk voorafgaand aan de ingreep de doorgankelijkheid van de baffle te bepalen.

Obstructie van de longveneuze tunnel is een serieuze zaak en treedt dikwijls op of ter hoogte van de inmonding van de linkerlongvenen, of bij de overgang van het longveneuze atrium naar het RA (figuur 15.6). Bij het ontstaan van dyspnoe, tekenen van longoedeem of zelfs syncopale neiging bij inspanning dient aan deze complicatie te worden gedacht. Een continue turbulente hoge flowsnelheid van 1 à 2 m/s ter plaatse kan met Doppler worden geregistreerd.

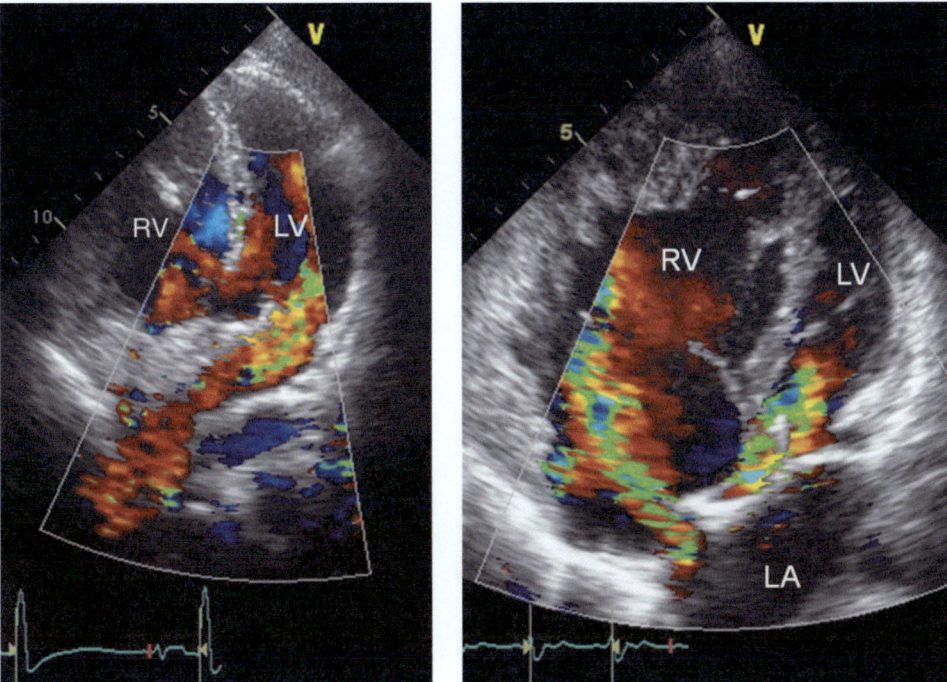

◘ **Figuur 15.6** Echocardiogram van een Mustard-operatie waarin met kleuren-Doppler de flow is gevisualiseerd. Links: de systeemveneuze baffle (zuurstofarm bloed) mondt uit in de LV. Rechts: de pulmonaalveneuze baffle (zuurstofrijk bloed) mondt vanuit het LA uit in de RV; de langdurig turbulente flow vanuit de baffle in de RV wijst op een stenose. De ernst ervan kan met Doppler worden bepaald.

Longveneuze baffle-obstructie leidt tot PH. Re-interventie door middel van chirurgie is noodzakelijk.

Baffle-lekkage

Een geringe baffle-lekkage met een zekere mate van bidirectionele shunting komt frequent voor. Een lichte cyanose in rust als uiting van een rechts-linksshunt kan belangrijk worden bij inspanning. Weer zal een zorgvuldig Doppler-onderzoek, contrastecho of MRI hier noodzakelijk zijn. Met TEE is de diagnose makkelijk te stellen (◘ figuur 15.7). Als patiënten klachten van de lekkage hebben of indien er een belangrijke volumeoverbelasting is, dient men het defect met een covered stent of een device te sluiten. Mocht dit niet mogelijk zijn, dan is chirurgie aangewezen. Een kleine baffle-lekkage werd vroeger dikwijls bestempeld als onbelangrijk. We mogen echter niet vergeten dat, zeker met het ouder worden, hierdoor de mogelijkheid blijft bestaan dat kleine trombi paradox de systeemcirculatie bereiken tijdens inspanning of Valsalva-manoeuvres, met alle gevolgen van dien. Bij plaatsen van pacemakerdraden is dit risico extra relevant en moet worden overwogen een baffle-lek te sluiten met een covered stent of device.

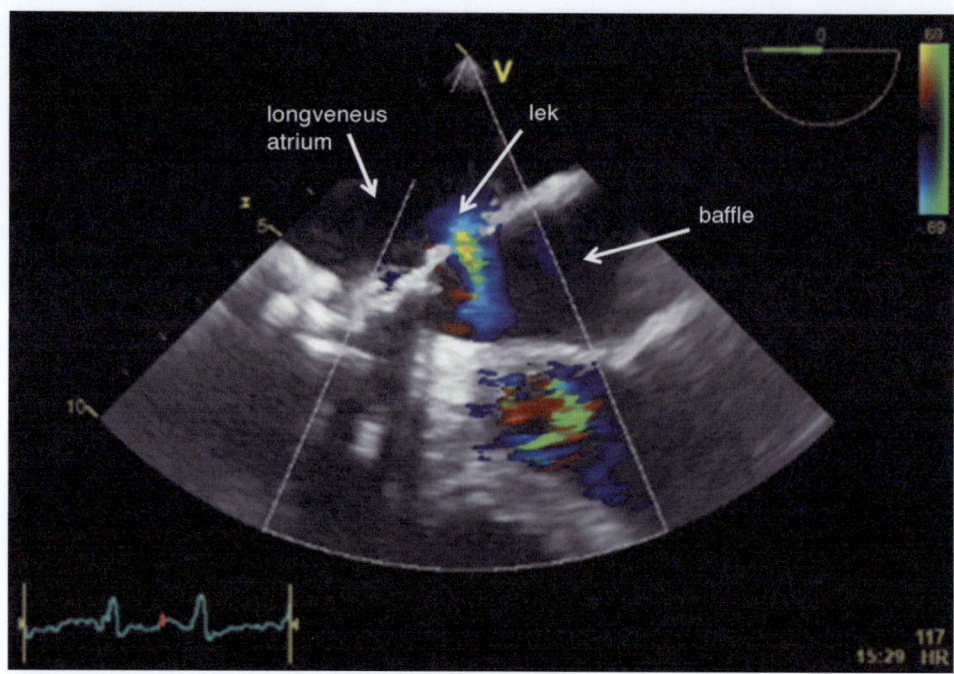

■ **Figuur 15.7** TEE-opname van een baffle bij een patiënt die een Mustard-operatie heeft ondergaan. Met kleuren-Doppler is baffle-lekkage zichtbaar van het longveneuze atrium naar het RA.

LVOT-obstructie

De dynamische subvalvulaire PS als gevolg van het uitpuilen van het ventrikelseptum naar links neemt gewoonlijk in de loop van de tijd af. Soms treedt geen regressie op. Maar zelden wordt de gradiënt zo belangrijk dat reoperatie noodzakelijk blijkt. Hemodynamisch wordt aan een zekere PS een gunstig effect toegeschreven, omdat de anatomische LV de hierdoor verhoogde druk gemakkelijk aankan, terwijl de anatomische LV hierdoor tegendruk geeft aan de systeemventrikel. RV-dilatatie met een progressieve TI kan door de tegendruk vaak voorkomen worden.

15.2.3 Diagnostiek

Het ECG behoudt de karakteristieke tekenen van ernstige RV-hypertrofie met minimale LV-activiteit (in V_6 een heel kleine R-top en een diepe S) en geen tekenen van RA-overbelasting. Het sinusritme verdwijnt vaak in de loop der jaren en maakt plaats voor een junctioneel ritme. Toename van het R-voltage in V_6 doet een LV-overbelasting vermoeden, die kan ontstaan door PH of progressie van PS. 24-uurselektrocardiografie wordt aanbevolen bij patiënten met een hoog risico op plotse dood, of met een verdenking op een symptomatische ritmestoornis.

Op de thoraxfoto blijft de nauwe vaatsteel zichtbaar. Op de laterale opname kan retrosternaal de anterior geplaatste aorta gezien worden. Hartgrootte en longvascularisatie zijn normaal in de ongecompliceerde vorm.

Echocardiografie is essentieel voor beoordeling van de ventrikelfunctie, AV-kleplekkage (■ figuur 15.5), LV-uitstroombaanobstructie en de baffle-functie (■ figuur 15.6). Voor dit laatste is contrastecho vaak erg informatief. Een TEE kan van nut zijn om details ter hoogte van de

15.2 · De atriale switchoperatie: herstel van de seriële circulatie

baffle te visualiseren (◘ figuur 15.7). De diagnose TGA is gebaseerd op de bevinding dat de aorta uit de RV ontspringt. Dit is te herkennen als een recht doorlopend vat dat anterior ligt en de hoofd- en halsvaten afgeeft. De art. pulmonalis ontspringt uit de LV. De art. pulmonalis wordt gekenmerkt door zijn korte hoofdstam, die snel splitst in twee takken en met een scherpe hoek afbuigt naar posterior. Beide grote vaten lopen evenwijdig, in tegenstelling tot wat gezien wordt bij een normale stand van de grote vaten waarbij zij elkaar kruisen. Het ventrikelseptum verloopt dan ook rechter dan normaal. De aortaklep ligt boven en vóór de pulmonalisklep in de parasternale lange as. Heel karakteristiek is het beeld in de korte as van een 'dubbele cirkel' met de aorta rechts en vóór de art. pulmonalis of zij aan zij (◘ figuur 15.8) (in plaats van de aorta afgebeeld te zien als een cirkel en de art. pulmonalis in zijn lange as, zoals bij een normale stand van de grote vaten; zie ◘ figuur 16.1 en ◘ figuur 16.2).

De RV is bolvormig en hypertrofisch, de LV ligt er als een schijf tegenaan en is dunwandig. Doordat de druk rechts hoger is dan links, puilt het septum tijdens systole uit in de LVOT waardoor een dynamische subpulmonale obstructie ontstaat, soms met een systolische anterior beweging van de mitralisklep. Als de druk in de LV verhoogd is, zal de LV meer circulair worden, net zoals de RV, met tussen beide een recht septum. Op het niveau van de atria zal zowel de systeemveneuze als de longveneuze tunnel te zien zijn. Dit kan het best vanuit de apicale vierkameropname gevisualiseerd worden door een craniale angulatie van de transducer voor het pulmonaalveneuze atrium en door een caudale angulatie voor het systeemveneuze atrium (◘ figuur 15.6).

MRI biedt de mogelijkheid om een nauwkeurige meting van LV- en RV-dimensies en -functies te verrichten. Daarbij kan de regurgitatiefractie over de AV-kleppen worden gemeten. Ook kunnen eventuele stenosen en lekkages in de conduits worden gevisualiseerd. Daarnaast kan een eventuele uitstroombaanobstructie worden gevisualiseerd.

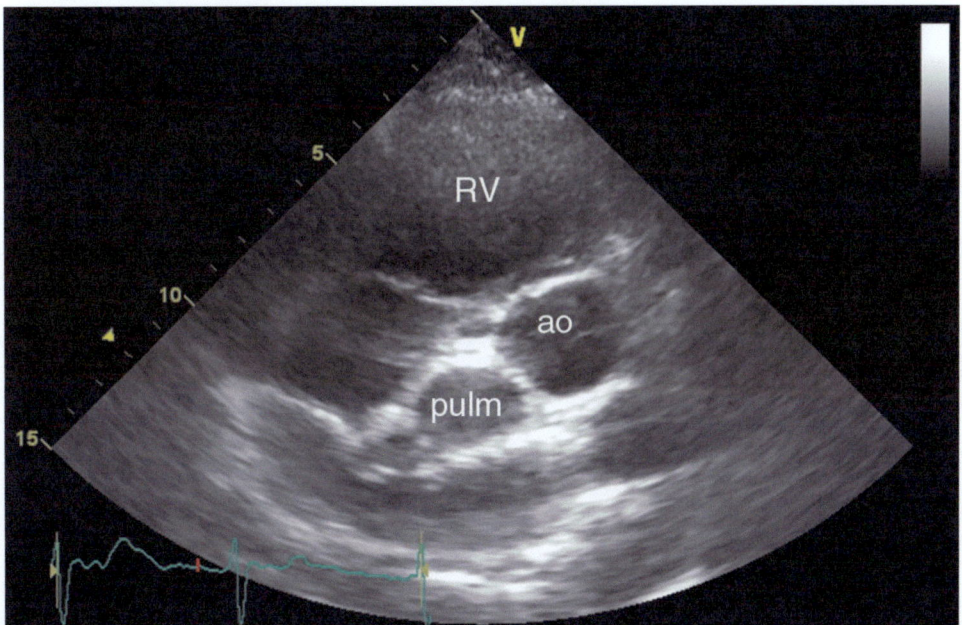

◘ **Figuur 15.8** Echocardiogram van een TGA met een doorsnede door aorta- en pulmonaliskleppen. De klepringen liggen vrijwel in één vlak, in tegenstelling tot de normale situatie waarbij ze vrijwel haaks op elkaar staan. De aortaklep ligt hier ook (rechts) vóór de pulmonalisklep. ao: aortaklep, pulm: pulmonalisklep.

Een hartcatheterisatie is zelden noodzakelijk, tenzij een interventie wordt gepland zoals ballondilatatie van een baffle-stenose, het dichten van een baffle-lek door middel van een device, het opsporen en opwekken van ritmestoornissen door middel van elektrofysiologisch onderzoek en hun eventuele behandeling met ablatie.

Volwassen patiënten met een TGA gevolgd door een atriale switchoperatie hebben dus risico's op tal van complicaties zoals progressief systeemventrikelfalen, AV-kleplekkage, ritme- en geleidingsstoornissen en baffle-complicaties. Door de hoge incidentie van late problemen is het vanzelfsprekend dat deze patiënten in ieder geval jaarlijks dienen te worden gezien op een polikliniek gespecialiseerd in AHA.

15.3 De arteriële switchoperatie: anatomische correctie

De arteriële switchoperatie (ASO) werd pas begin jaren tachtig voor het eerst in Nederland toegepast. Inmiddels zien we deze patiënten toenemend voor nacontrole op de polikliniek voor volwassenen met AHA. Pas in 1976 beschreef Jatene de eerste succesvolle anatomische correctie, die als voordeel heeft dat de LV zijn functie als systeemventrikel behoudt (◘ figuur 15.9).

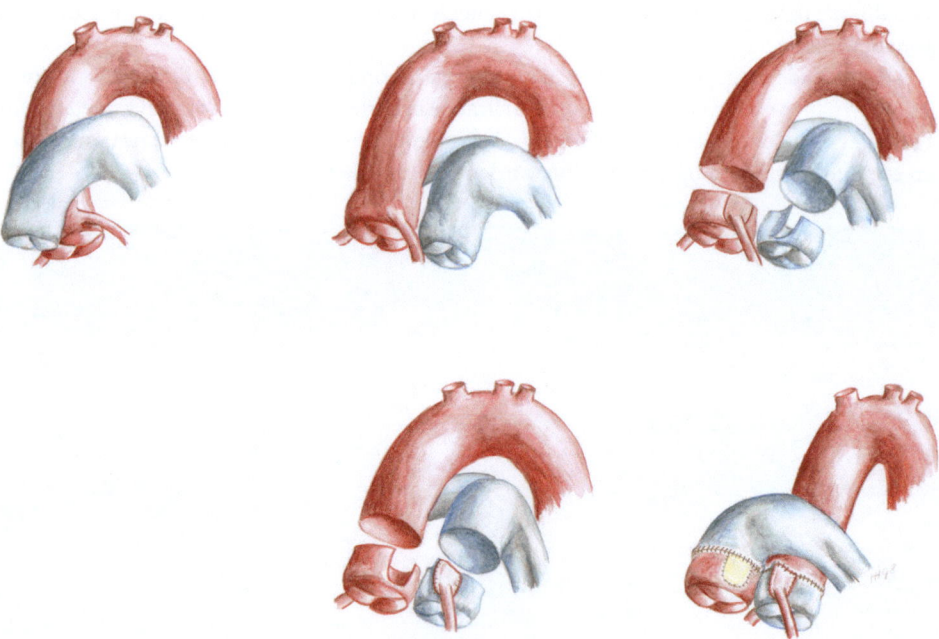

◘ **Figuur 15.9** Anatomische correctie door middel van de arteriële switchoperatie. Linksboven: normale stand van aorta en art. pulmonalis. Middenboven: transpositiestand. Zie verder de tekst voor uitleg.

15.3.1 Techniek

De techniek bestaat uit klieven van het ligamentum arteriosum, hierna het dwars doorsnijden van beide grote arteriën boven de sinus van Valsalva. Vervolgens worden de coronairarteriën met een kraagje aortawand losgesneden en onder een hoekje geïmplanteerd in de originele art.

pulmonalis, die de nieuwe aorta is geworden, waarna de distale aorta verbonden wordt met de pulmonalisstomp. De defecten die hierbij ontstaan zijn in de aortawand worden gesloten met patchmateriaal. De posterior gelegen pulmonalisbifurcatie wordt zodanig gemobiliseerd dat deze anterior van de aorta ascendens gebracht kan worden (Lecompte-manoeuvre) om een rechtstreekse anastomose te maken tussen de originele aortastomp en de distale art. pulmonalis zonder interpositie van een conduit.

Bij TGA met intact ventrikelseptum dient deze operatie in de eerste levensweken te worden uitgevoerd omdat er dan nog een hoge intrapulmonale druk bestaat en de LV in staat is om de systeemcirculatie te onderhouden. Desnoods kan de LV voorbereid worden op zijn functie als LV door de ductus Botalli open te houden door intraveneuze toediening van prostaglandine E_1. Bij TGA met een grote PDB of met een groot VSD zal door overbelasting de LV blijven functioneren op systeemniveau en kan de anatomische correctie nog wat uitgesteld worden.

Bij TGA-patiënten met een valvulaire of discrete subvalvulaire PS is een ASO onmogelijk. Aangepaste chirurgische technieken zoals de Rastelli-operatie (zie paragraaf 15.4.2 en ◘ figuur 15.10), en de REV- of Nikaidoh-operatie (hier niet verder besproken) zijn dan noodzakelijk en leiden tot een normalere anatomie.

15.3.2 Follow-up van de ASO

Mortaliteit
Aanvankelijk was de operatiemortaliteit zeer hoog, tot 70%. Naarmate men meer ervaring kreeg, werd de mortaliteit geleidelijk teruggebracht en de resultaten overtreffen nu al die van de atriale switchoperaties wat vroege mortaliteit betreft. De 25-jaarsoverleving is met 97% hoger dan die voor patiënten die met een atriale switchoperatie zijn gecorrigeerd.

Art. pulmonalisstamstenose en -takstenose
Bij 5-15% van de volwassenen komen na een ASO complicaties voor die re-interventie nodig maken. De belangrijkste is stenose van de art. pulmonalis, maar stenosen op andere niveaus in de RVOT zijn ook mogelijk. De belangrijkste oorzaken zijn fibrose van de anastomoseplaats, tractie als gevolg van de translocatie, en eerdere banding van de art. pulmonalis. Echocardiografie is de eerste keus om stenose van de art. pulmonalisstam of -takken te evalueren. De rechterventrikeldruk moet altijd worden beoordeeld bij patiënten die een ASO hebben ondergaan; wanneer er sprake is van een verhoogde rechterventrikeldruk, is verdere evaluatie noodzakelijk. Als er sprake is van een verhoogde rechterventrikeldruk, kan men kiezen voor MRI of CT om pulmonalisstam en -takken in beeld te brengen. Er is een indicatie voor het opheffen van de stenose, wanneer de rechterventrikeldruk boven de 64 mmHg komt of als er RV-disfunctie ontstaat. Bij ontstaan van RV-disfunctie komt ook een asymptomatische patiënt in aanmerking voor interventie, zelfs als de gradiënt/RV-druk lager is dan 64 mmHg.

Myocardischemie
In de eerste jaren na ASO zorgde het verplaatsen van de coronairarteriën tijdens de operatie voor de grootste complicaties. Naarmate de operatietechniek verbeterde, daalde de perioperatieve mortaliteit. Echter, op volwassen leeftijd komt als late complicatie coronairstenose voor. Myocardischemie ontstaat door verlittekening van de coronairostia, door kinking van de coronairarteriën of door externe compressie door omgevend weefsel. Een risicofactor voor het ontwikkelen van coronairstenose is onder andere de anatomie van de coronairarteriën. Veel patiënten met een stenose of obstructie van de coronairarteriën zijn asymptomatisch. Door de

denervatie die in wisselende mate is opgetreden zullen sommige patiënten die wel ischemie hebben, geen anginapectorisklachten hebben. Een CT of MRI van de coronairarteriën, eventueel gecombineerd met ischemiedetectie, dient met ruime tussenpozen op volwassen leeftijd verricht te worden.

Neo-aortadilatatie en aortaklepinsufficiëntie

Patiënten met een ASO hebben een pulmonalisklep (ook wel de neo-aortaklep genoemd) in de aortakleppositie, waarbij ook pulmonaalarterieweefsel de proximale aorta vervangt (de neo-aorta). Na verloop van de tijd kan de diameter van deze neo-aorta gaan toenemen. In de literatuur wordt beschreven dat ongeveer 50% van de patiënten na tien jaar een dilatatie van de aorta ascendens heeft. Wanneer de neo-aortadiameter 55 mm of meer is zal er een aortawortelvervanging of klepsparende wortelvervanging moeten plaatsvinden. Bij de neo-aortaklepdilatatie ontstaat vaak AI. Ongeveer 15-20% van de patiënten ontwikkelt een zekere mate van insufficiëntie. De exacte prevalentie van deze complicaties en de noodzaak van chirurgisch ingrijpen is bij volwassenen nog onvoldoende bekend.

15.4 Complexe vormen

15.4.1 TGA met VSD

Een VSD, in associatie met TGA, kan klein, groot of multipel zijn en gelokaliseerd zijn in elk deel van het septum. Door het VSD is het mogelijk om een betere menging van zuurstofrijk en zuurstofarm bloed te krijgen en is de cyanose soms minder uitgesproken, alhoewel shunting op ventrikelniveau door een VSD minder effectief is dan shunting op atriumniveau. Bij een groot, niet-restrictief VSD zal met het dalen van de longvaatweerstand de links-rechtsshunt – en daarmee de longflow – toenemen. Dit kan in de eerste levensmaanden leiden tot hartfalen. Als deze fase wordt doorstaan, kan relatief snel PH ontstaan.

Vroeger werd in eerste instantie een bandje aangelegd rond de art. pulmonalis (banding) om het longvaatbed te beschermen. In een later stadium vond de fysiologische correctie plaats (ASO) in combinatie met het sluiten van het VSD. Tegenwoordig wordt in de zuigelingenperiode, liefst vóór de leeftijd van 3-4 maanden, overgegaan tot een anatomische correctie met tegelijk sluiting van het VSD via het tricuspidalisostium.

De chirurgische correctie van de complexe TGA is moeilijker dan van de simpele TGA en heeft een hogere vroege en late mortaliteit met meer postoperatieve complicaties.

15.4.2 TGA met LV-uitstroombaanobstructie met of zonder VSD

Een geïsoleerde valvulaire PS is zeldzaam bij TGA. Frequenter wordt een combinatie gevonden met een subvalvulaire stenose: dynamisch, gefixeerd of beide. De dynamische stenose wordt veroorzaakt door uitpuilen van het septum naar links. De gefixeerde stenose kan of een gelokaliseerd diafragma zijn, of een langere fibromusculeuze tunnel. Zeldzame vormen zijn: chordale aanhechting van de mitralisklep op het septum, verplaatste papillairspier naar het septum toe of aneurysmatische protrusie van de septale tricuspidalisklep door het VSD heen naar links. Nog een bijzondere vorm van stenose in aanwezigheid van een VSD wordt veroorzaakt door deviatie van het outlet-septum naar links met vernauwing van de LVOT.

15.4 · Complexe vormen

De kliniek wordt gekarakteriseerd door de aanwezigheid van cyanose waarvan de ernst afhankelijk is van de mate van obstructie. In aanwezigheid van een VSD zal een matige obstructie de pulmonalisflow doen verminderen en dus wordt ook de kans op hartfalen of op het ontwikkelen van PH kleiner. Correctieve chirurgie kan dan nog enkele maanden worden uitgesteld. Als er een ernstige obstructie is, zal onvoldoende longdoorstroming een belangrijke hypoxie veroorzaken. In de neonatale periode zal een aortopulmonale shunt aangelegd moeten worden gevolgd door een correctie op latere leeftijd. Een valvulaire stenose of een gelokaliseerd subvalvulair diafragma kan via een transpulmonale en/of transmitrale toegang benaderd worden. De andere subvalvulaire vormen zijn moeilijker op te heffen. Het zal soms nodig zijn de stenose te overbruggen door middel van een conduit tussen LV en art. pulmonalis. In aanwezigheid van een subaortaal VSD kan gekozen worden voor een correctie volgens Rastelli (◘ figuur 15.10). Hierbij wordt een intracardiale tunnel aangelegd die de LV via het VSD verbindt met de aorta en een extracardiale tunnel waarin een homograft wordt aangebracht. Met deze tunnel wordt de RV verbonden met de art. pulmonalis. Deze operatie ging aanvankelijk gepaard met een hoge mortaliteit, maar wordt nu met succes uitgevoerd rond de leeftijd van 2 jaar.

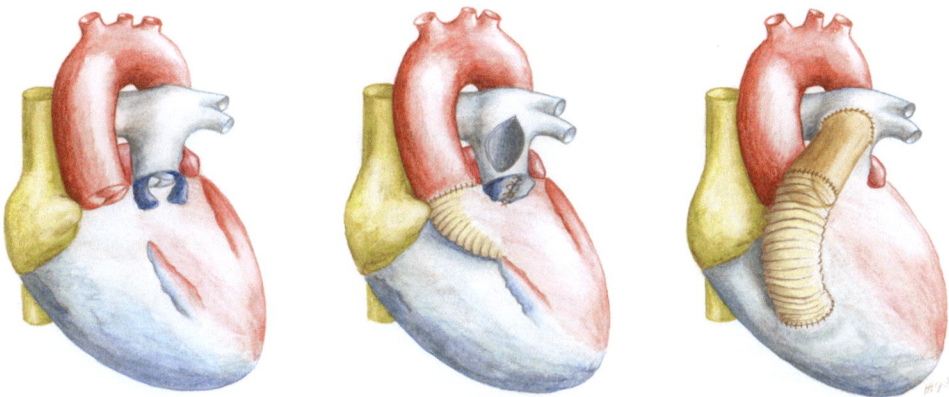

◘ **Figuur 15.10** Rastelli-operatie voor transpositie van de grote arteriën met VSD en LV-uitstroombaanobstructie. Zie verder de tekst voor uitleg.

Restafwijkingen komen op latere leeftijd veel voor, zoals een rest-VSD, een conduitstenose, RV- en LV-disfunctie en/of VT. Ook endocarditis komt redelijk vaak voor. Het lijkt erop dat patiënten na operatie voor een complexe TGA, vooral na een Rastelli-operatie, op aanzienlijk jongere leeftijd overlijden dan patiënten met andere hartafwijkingen.

15.4.3 TGA met pulmonale hypertensie

Kinderen die pas op latere leeftijd een fysiologische correctie ondergingen (zoals in de beginperiode van de atriale switchoperaties), hadden een grote kans om irreversibele PH te ontwikkelen. Dit geldt zowel voor kinderen met een geïsoleerde TGA als voor degenen met een TGA en VSD. Er is bij deze patiënten vaak overgegaan tot een 'palliatieve Mustard-operatie': de atriale switchoperatie wordt uitgevoerd, maar het bestaande VSD wordt (al dan niet ten dele) opengelaten. De oxygenatie en de kwaliteit van leven verbeteren hierdoor aanzienlijk. Helaas wordt de pulmonale weerstand niet beïnvloed. Op oudere leeftijd krijgt men te maken met de problemen inherent aan cyanose. Ook kunnen paradoxale emboliëen optreden. Men dient ook rekening te houden met de bekende late complicaties, eigen aan de fysiologische correctie. Inmiddels zijn er medicamenteuze mogelijkheden om PAH gunstig te beïnvloeden.

PH wordt ook een enkele keer gezien als late complicatie bij initieel succesvol geopereerde TGA-patiënten. Het mechanisme hierbij is niet begrepen, al moeten oorzaken zoals baffle-lekkage en/of obstructie in de longveneuze retour wel eerst worden uitgesloten.

Literatuur

Bom T van der, Winter MM, Bouma BJ, et al. The effect of valsartan on the systemic right ventricular function: a double-blind randomized placebo-controlled pilot trial. Circulation 2013;127(3):322-330.

Cuypers JA, Eindhoven JA, Slager MA, et al. The natural and unnatural history of the Mustard procedure: long-term outcome up to 40 years. Eur Heart J 2014;35(25):1666-1674.

De Pasquale G, Bonassin Tempesta F, Lopes BS, et al. High prevalence of baffle leaks in adults after atrial switch operations for transposition of the great arteries. Eur Heart J Cardiovasc Imaging 2017;18(5):531-535.

Drenthen W, Pieper PG, Ploeg M, et al. Risk of complications during pregnancy after Senning or Mustard (atrial) repair of complete transposition of the great arteries. Eur Heart J 2005;26:2588-2595.

Formigari AE, Napoleone P, Ragni OG, et al. Long-term coronary artery outcome after arterial switch operation for transposition of the great arteries. Eur J Cardiothorac Surg 2010;38(6):714.

Koyak Z, Harris L, Groot JR de, et al. Sudden cardiac death in adult congenital heart disease. Circulation 2012;126(16):1944-1954.

Murphy DJ jr. Transposition of the great arteries: long-term outcome and current management. Curr Cardiol Rep 2005;7:299-304.

Oechslin E, Jenni R. 40 years after the first atrial switch procedure in patients with transposition of the great arteries: long-term results in Toronto and Zurich. Thorac Cardiovasc Surg 2000;48(4):233.

Scherptong RW, Vliegen HW, Winter MM, et al. Tricuspid valve surgery in adults with a dysfunctional systemic right ventricle: repair or replace? Circulation 2009;119(11):1467-1472.

Tobler D, Williams WG, Jegatheeswaran A, et al. Cardiac outcomes in young adult survivors of the arterial switch operation for transposition of the great arteries. J Am Coll Cardiol 2010;56(1):58-64.

Warnes CA. Transposition of the great arteries. Circulation 2006;114(24):2699-2709.

Winter MM, Scherptong RW, Kumar S, et al. Ventricular response to stress predicts outcome in adult patients with a systemic right ventricle. Am Heart J 2010;160(5):870-876.

Zaragoza-Macias E, Zaid A, Marell A. Systematic review report: Medical therapy for systemic right ventricles: A systematic review (Part 1) for the 2018 AHA/ACC Guideline for the management of adults with congenital heart disease: A report of the American College of Cardiology/American Heart Association Task Force on Clinical Practice Guidelines.

Congenitaal gecorrigeerde transpositie van de grote arteriën

J.W. Roos-Hesselink, A.P.J. van Dijk, J.P. van Melle

16.1 Definitie en pathofysiologie – 156

16.2 Bijkomende cardiale pathologie – 157

16.3 Herkenning van het ziektebeeld – 157
16.3.1 Presentatie op de kinderleeftijd – 157
16.3.2 Presentatie op de volwassen leeftijd – 158

16.4 Problemen op de volwassen leeftijd – 160

16.5 Zwangerschap – 162

16.6 Levensverwachting – 162

16.7 Behandeling – 162

16.1 Definitie en pathofysiologie

Bij een ccTGA is er een normale positie van de atria (situs solitus), maar zijn de atria aangesloten op de 'verkeerde' ventrikel (RA op LV en LA op RV), terwijl tevens de aorta uit de RV ontspringt en de art. pulmonalis uit de LV. Er zijn dus discordante AV-connecties en discordante VA-connecties. De circulatie is al tijdens de aanleg van het hart 'gecorrigeerd', omdat het bloed op zich goed circuleert: zuurstofarm bloed gaat naar de longen en zuurstofrijk bloed naar het lichaam. 'Gecorrigeerd' betekent in dit kader dus niet dat chirurgie heeft plaatsgevonden. Er is sprake van inversie van de ventrikels waardoor de anatomische RV moet functioneren als systeemventrikel. De LV is de subpulmonale ventrikel. De AV-kleppen volgen de ventrikels, dus de tricuspidalisklep is de systemische AV-klep (◘ figuur 16.1).

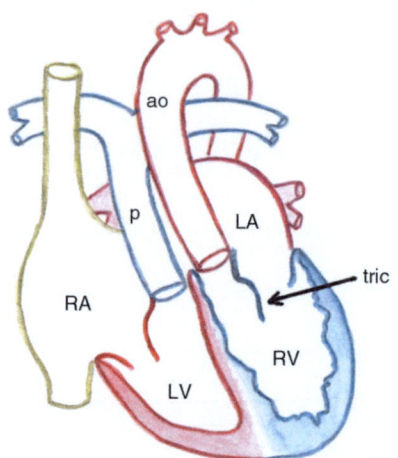

◘ **Figuur 16.1** ccTGA waarbij de positie van de tricuspidalisklep (tric) en daarmee die van de mitralisklep is aangegeven. ao: aorta; p: art. pulmonalis.

Andere benamingen voor dit ziektebeeld zijn 'L-transpositie' (linksdraaiing in plaats van de gebruikelijke 'D-loop' van het ventrikelsegment bij de embryonale ontwikkeling van het hart) en 'double-disco' (discordant-discordant). De aorta ligt in het algemeen links en ventraal van de art. pulmonalis (L-loop) (◘ figuur 16.2).

De coronairarteriën volgen de ventrikel en tonen het spiegelbeeld van de normale situatie. De rechts gelegen coronairarterie verloopt als de morfologische linker coronairarterie: eerst een hoofdstam en dan splitst het vat zich in een linker anterior descendens (LAD) en een ramus circumflexus (CX). De links gelegen coronairarterie is de morfologische rechter coronairarterie (RCA) die nu om de links gelegen tricuspidalisklep verloopt. Vaak worden ook varianten gezien, bijvoorbeeld één enkele coronairarterie die het hele hart van bloed voorziet.

De geleiding verloopt ook abnormaal. In het normale hart ligt de AV-knoop aan de basis van het interatriale septum en geeft dan de bundel van His af in het ventrikelseptum. Door malalignment tussen het atriale en ventriculaire septum kan er bij de ccTGA geen bundel direct van de normale AV-knoop naar het ventrikelseptum lopen. Vaak is er een extra AV-knoop anterior en lateraal gelegen, die vandaar een lange bundel onder de pulmonalisklepbladen naar het ventrikelseptum afgeeft en daar splitst in een spiegelbeeldige rechter- en linkerbundel. Door het langere traject is deze bundel nogal kwetsbaar. In het normale hart verloopt de initiële elektrische activatie van de ventrikels in het septum van links naar rechts, zodat op het ECG

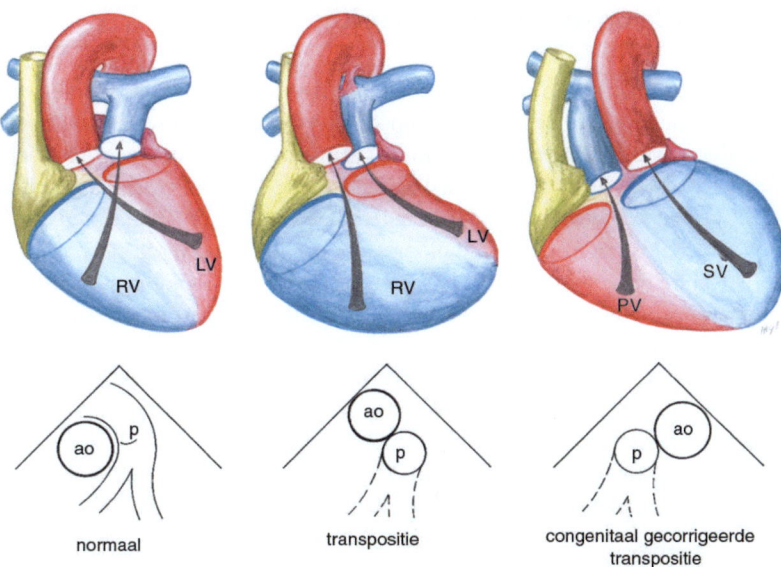

Figuur 16.2 Stand van de grote vaten van een normaal hart, bij complete transpositie en bij een congenitaal gecorrigeerde transpositie. Boven: anatomie. Onder: echografische parasternale korte-asopname ter hoogte van het aortaklepostium. ao: aorta; RV: arteriële ventrikel; p: art. pulmonalis; PV: pulmonale ventrikel; SV: systeemventrikel.

een Q-golf wordt gezien in afleiding I, aVL en V_6 en een R-top in afleiding V_1. Bij de ccTGA is juist het spiegelbeeld te zien: het septum wordt nu van rechts naar links geactiveerd en het ECG toont dan ook een abnormale initiële activatie. Het ziektebeeld kan zonder bijkomende afwijkingen optreden en wordt dan dikwijls niet herkend tot op de volwassen leeftijd. Vaak echter zijn er bijkomende cardiale afwijkingen.

De ccTGA is een zeldzame afwijking die 0,5% vertegenwoordigt van de AHA.

16.2 Bijkomende cardiale pathologie

Een VSD wordt bij ongeveer 60% van de patiënten gezien en geeft vaak al klachten op jongere leeftijd. PS (valvulair of subvalvulair) komt voor bij 30-50%, vaak bij de patiënten die ook een VSD hebben. Ziekte van Ebstein-achtige veranderingen van de tricuspidalisklep komen voor bij 25-30% van de patiënten, soms in combinatie met een VSD en/of PS. Bij meer dan 80% van alle patiënten is de tricuspidalisklep niet geheel normaal. Vaak ontstaat insufficiëntie van deze in aanleg abnormale klep die dienst doet als systemische AV-klep.

16.3 Herkenning van het ziektebeeld

16.3.1 Presentatie op de kinderleeftijd

Als er ook een VSD en/of PS bestaat, is er vaak al op de zuigelingenleeftijd sprake van cyanose of ernstig hartfalen. Sommige patiënten presenteren zich al bij de geboorte met een totaal AV-blok.

16.3.2 Presentatie op de volwassen leeftijd

Wij zien twee groepen volwassen ccTGA-patiënten. Ten eerste de groep die doorverwezen wordt door de kindercardioloog. Bij hen is de diagnose al gesteld en dit zijn vaak patiënten met bijkomende aandoeningen (VSD, PS, TI), al dan niet geopereerd. Bij geopereerde patiënten zijn er soms restletsels zoals een rest-VSD of rest-PS. Ten tweede is er een groep zonder bijkomende pathologie. Deze mensen kunnen de volwassen leeftijd bereiken zonder klachten. Vaak worden de patiënten dan verwezen naar de cardioloog vanwege een abnormaal ECG, een afwijkende thoraxfoto, een systolische souffle of het optreden van ritme- en geleidingsstoornissen.

Uit de anamnese blijkt soms een verminderd inspanningsvermogen. Ritmestoornissen kunnen de eerste manifestatie zijn.

Het lichamelijk onderzoek hoeft geen afwijkingen op te leveren. Vaak is echter de tweede toon enkelvoudig en opvallend luid ten gevolge van de voorliggende aorta. Er kan een TI-souffle (insufficiëntie van de systemische AV-klep) worden gehoord.

Het ECG is duidelijk afwijkend (● figuur 16.3). De gemiddelde elektrische hartas is naar links gedraaid en de septumactivatie verloopt spiegelbeeldig (geen Q-golf in I, aVL en V_6, geen

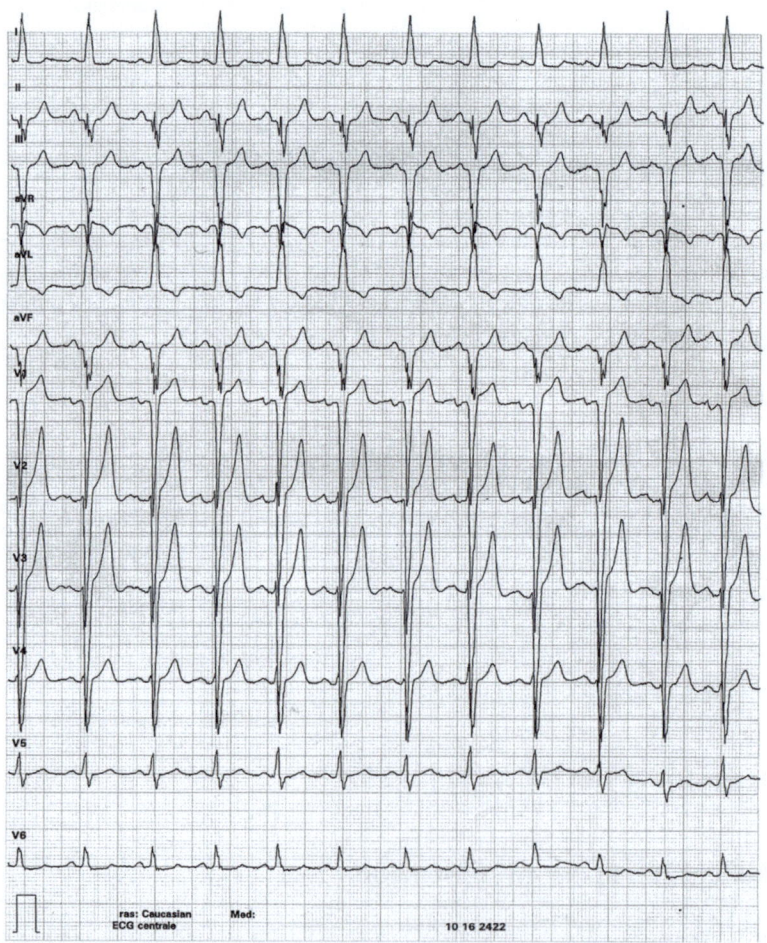

● **Figuur 16.3** ECG van een patiënt met een ccTGA. Zie verder de tekst voor toelichting.

R-top in V_1). Een diepe Q-golf wordt vaak gezien in de afleidingen III en aVF. Op basis van het ECG kan de diagnose al vermoed worden. In de loop van het ziektebeeld kunnen geleidingsstoornissen optreden, eerst een eerstegraads AV-blok, later een tweede- of derdegraads blok. Soms wordt een linkerbundeltakblok (LBTB) gevonden.

De thoraxfoto toont een smalle vaatsteel (aorta ventraal van de art. pulmonalis) met een links ascenderende aorta. De rechter en linker art. pulmonalis gaan op hetzelfde niveau af (normaal verloopt de rechtertak wat lager dan de linker) en zijn symmetrisch (de zogenoemde Bismarck-snor).

Echocardiografie geeft een goede mogelijkheid om de anatomie te beoordelen (◘ figuur 16.4). De links gelegen RV kan worden herkend op grond van de morfologie (trabekels en moderatorband). Het apicale trabekelpatroon van de RV is grof in tegenstelling tot het fijne reliëf van de rechtsgelegen LV. Verder heeft de tricuspidalisklep een lagere insertie dan de mitralisklep. Op de apicale vierkameropname is de septale aanhechting van de AV-kleppen dan ook spiegelbeeldig aan de gewone situatie (grote pijlen). De chordae van het septale tricuspidalisklepblad insereren direct in het septum, hetgeen bij de mitralisklep niet het geval is.

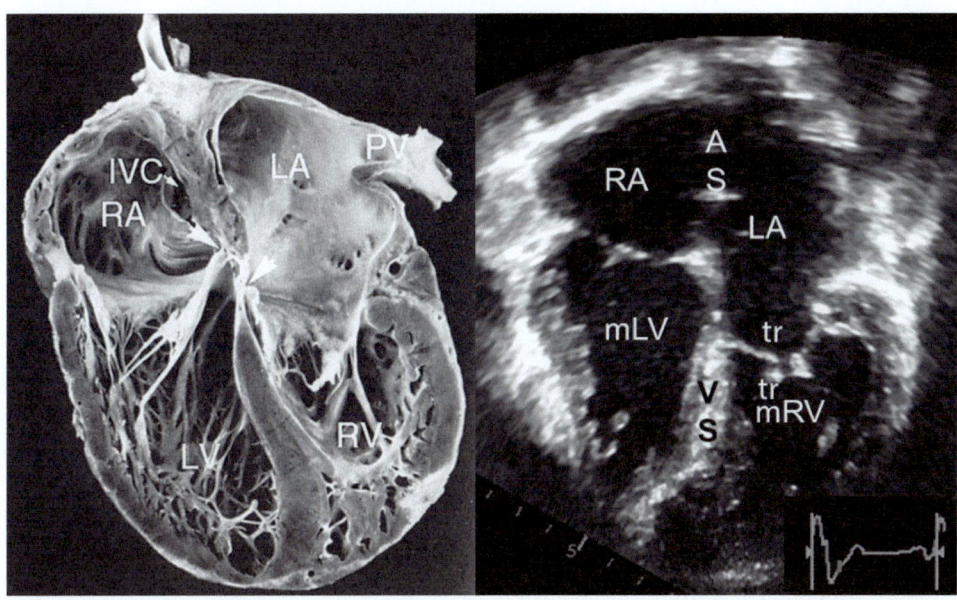

◘ **Figuur 16.4** ccTGA. Links: het anatomische preparaat. Rechts: het echocardiografische apicale vierkamerbeeld in dezelfde oriëntatie als het anatomische preparaat. Er is tevens een milde ziekte van Ebstein van de systemische tricuspidalisklep aanwezig. AS: atriumseptum; IVC: vena cava inferior; mLV: morfologische linkerventrikel; mRV: morfologische rechterventrikel; PV: longvene; VS: ventrikelseptum.

De uitgang van de LV naar de art. pulmonalis is geëlongeerd en vaak moeilijk af te beelden. De crista supraventricularis en een infundibulum tussen de tricuspidalisklep en de aortaklep worden gezien in de anatomische RV. Echocardiografisch liggen in de korte-asopname de annulus van de aorta- en de pulmonalisklep in één vlak, waarbij de aortaklep meestal links anterior van de pulmonalisklep ligt (zie ◘ figuur 16.1).

16.4 Problemen op de volwassen leeftijd

AV-geleidingsstoornissen

Het risico op het ontwikkelen van een AV-blok is voor patiënten met ccTGA ongeveer 2% per jaar. In het natuurlijk beloop van de ccTGA past dus het AV-blok. Oorzaken van het AV-blok zijn enerzijds fibrosering van de geleidingsvezels, anderzijds een kwetsbare geleiding door de grotere afstand van de AV-knoop naar het septum. Verder is een chirurgisch blok mogelijk, doordat de chirurg het geleidingssysteem beschadigde. Vaak ontwikkelt een totaalblok zich tijdens chirurgie, ondanks de huidige kennis van de positie van de AV-knoop en de geleidingsbanen en de voorbereiding door de chirurgen. Waarschijnlijk ontstaat er niet altijd echt een chirurgisch blok, maar is de operatie een luxerend moment in het natuurlijk beloop van de aandoening. Mogelijk is de narcose, het koelen of de cardioplegie al voldoende om het fragiele geleidingssysteem te beschadigen.

In de literatuur wordt gemeld dat bij ongeveer 50% van de patiënten met een AV-blok de indicatie voor een pacemaker wordt gesteld, vooral wanneer er sprake is van een postchirurgisch AV-blok en wanneer de hartfrequentie bij inspanning onvoldoende stijgt (vaak hebben deze patiënten in rust een adequate hartfrequentie). Een adequate hartfrequentie is van belang voor de ventrikelfunctie, omdat de systeemventrikel bij onvoldoende frequentie kan dilateren ten gevolge van het grote slagvolume dat nodig is om het hartminuutvolume op peil te houden. Er wordt plotse dood gerapporteerd (zeldzaam), waarbij het onduidelijk is of een AV-blok de oorzaak is. Er is een associatie tussen plotse dood en hemodynamische afwijkingen zoals systemische AV-klepinsufficiëntie, falen van de systeemventrikel en PS, maar het komt ook voor zonder deze afwijkingen.

Klepdisfunctie en VSD

In geval van een grote shunt zal een VSD vaak op de kinderleeftijd gesloten zijn. Op de volwassen leeftijd kan nog een (rest-)VSD worden gevonden.

Een PS kan aanwezig zijn en met het toenemen van de leeftijd een probleem gaan vormen. Ook zien we patiënten die reeds voor PS geopereerd zijn, maar een reststenose hebben. Er is dan vaak een belangrijke subvalvulaire component en die is soms moeilijk chirurgisch te reseceren.

Ook ontstaat vaak TI. Het gaat hier om insufficiëntie van de systemische AV-klep en die treedt nogal eens op door in aanleg afwijkende kleppen (Ebstein-achtige veranderingen) of endocarditis, maar ook door dilatatie van de systeemventrikel met annulusdilatatie, waarbij de TI toeneemt met de leeftijd. Opvallend is dat er vaak TI ontstaat na een andere intracardiale operatie, zoals het sluiten van een VSD of het opheffen van een PS. Na de operatie is de hemodynamische situatie veranderd, met minder hoge druk in de rechts gelegen pulmonale ventrikel. Dit veroorzaakt een verandering in de stand van het ventrikelseptum, waardoor dilatatie van de systeemventrikel (minder tegendruk) optreedt en daardoor systemische AV-klepinsufficiëntie. Ook een chirurgische beschadiging van het klepapparaat vormt mogelijk een verklaring voor deze TI. ❒ Figuur 16.5 geeft de verdeling van de complicaties per decennium weer.

Ritmestoornissen

Bij deze patiënten vormen supraventriculaire ritmestoornissen in het beloop van de ziekte een probleem. Als er bijkomende afwijkingen bestaan (VSD, PS), worden vaak al op jongere leeftijd atriale tachycardieën gezien. Anders is het een probleem dat meestal optreedt vanaf ongeveer 40-jarige leeftijd. In een onderzoek bij volwassen patiënten met een ccTGA zonder bijkomende

16.4 · Problemen op de volwassen leeftijd

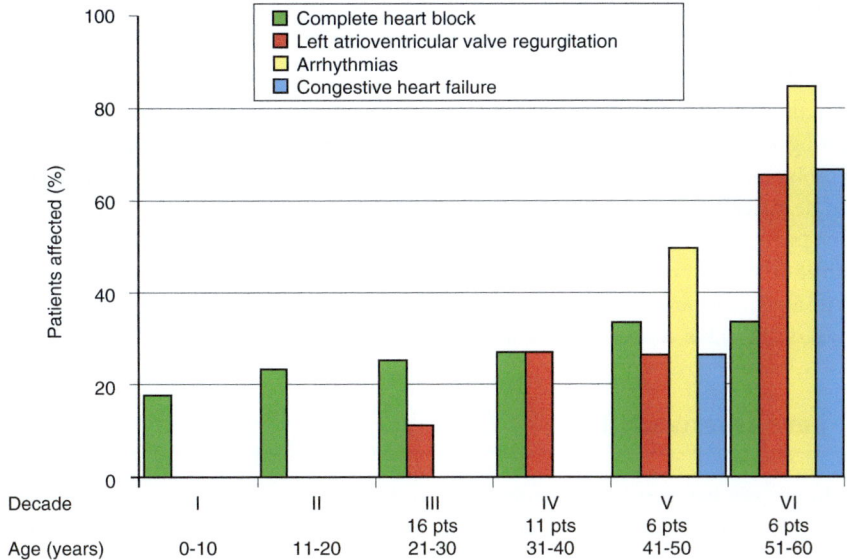

Figuur 16.5 Prevalentie van complicaties per decennium bij ccTGA (Presbitero et al., 1995). pts: patiënten.

afwijkingen had geen van de patiënten jonger dan 40 jaar last van ritmestoornissen, maar daarboven was dat al 50%, en alle patiënten ouder dan 60 jaar hadden supraventriculaire ritmestoornissen. Bij 2-4% van de patiënten is er een Wolff-Parkinson-White (WPW)-syndroom, met name als er een Ebstein-malformatie van de systemische tricuspidalisklep is.

Hartfalen

Hartfalen is een groot probleem dat optreedt naarmate de patiënt ouder wordt. De RV moet als systeemventrikel dienst doen, maar is er niet op gebouwd blijvend een hoge druk op te bouwen. De RV gaat dilateren en de systolische contractie neemt af. Waarschijnlijk speelt hierbij een tekortschieten van de myocardiale bloeddoorstroming door de RCA een rol. Hartfalen treedt geleidelijk op vanaf jongvolwassen leeftijd. Ongeveer twee derde van de patiënten met geassocieerde afwijkingen en een kwart van de patiënten zonder geassocieerde afwijkingen heeft hartfalen op de leeftijd van 45 jaar.

Er is een duidelijke relatie met het optreden van TI. De TI kan zowel de oorzaak als het gevolg zijn van het RV-falen.

Endocarditis

Endocarditis is een volgende complicatie bij deze groep. Ook als er geen of minimale AV-klepinsufficiëntie bestaat, is er toch een verhoogde kans op endocarditis. Connolly et al. (1996) vonden in hun onderzoek onder 52 volwassen patiënten met een ccTGA bij 11% een voorgeschiedenis van endocarditis.

Coronairlijden

Coronairsclerose kan bij alle volwassenen ontstaan, dus ook bij deze patiënten. Het is goed te beseffen dat de coronairarteriën de ventrikel volgen, dat wil zeggen dat de anatomie per definitie afwijkend is, nog afgezien van het feit dat er een abnormale oorsprong kan bestaan (zie H. 21). Bij chirurgie van een PS kan dan ook de linker anterior descendens beschadigd worden.

16.5 Zwangerschap

Zwangerschap is herhaaldelijk beschreven bij deze groep patiënten. Door de toename van het hartminuutvolume kan hartfalen ontstaan, vooral bij patiënten die al beperkt waren in hun inspanningsmogelijkheden. Patiënten met een ernstige (rest-)PS kunnen tijdens de zwangerschap problemen krijgen en moeten bij voorkeur van tevoren behandeld worden. Individueel moeten de risico's op hartfalen en ritmestoornissen worden afgewogen (ernst TI, eerder opgetreden tachycardieën, enzovoort). Mogelijk geeft zwangerschap bij een deel van de patiënten een blijvende verslechtering van de systeem-RV. Ten slotte is het percentage miskramen hoger dan in de algemene bevolking. Over de erfelijkheid van deze afwijking is nog niet veel bekend, maar waarschijnlijk is de herhalingskans klein (ongeveer 0,5%).

16.6 Levensverwachting

In het hierboven genoemde onderzoek van Connolly et al. bij een groep van 52 volwassen patiënten met een ccTGA en eventueel bijkomende pathologie werd gedurende een follow-up van twaalf jaar een mortaliteit gevonden van 25%. De gemiddelde leeftijd bij overlijden was 38,5 jaar. Oorzaken van overlijden waren progressief hartfalen, plotse dood en endocarditis. In het onderzoek van Presbitero et al. (1995) waarbij de patiënten geen bijkomende afwijkingen hadden, werd geen mortaliteit gezien bij 18 patiënten die gemiddeld tien jaar werden gevolgd. De gemiddelde leeftijd in dit onderzoek was 35 jaar (met een spreiding tussen 16 en 61) bij presentatie. De patiënten hadden wel een verminderd inspanningsvermogen. Piran et al. (2002) hebben onderzoek gedaan naar mensen met een eenventrikelfysiologie of systeem-RV en zij vonden dat de mortaliteit na ruim vijftien jaar follow-up 47% was bij symptomatische patiënten versus 5% bij asymptomatische patiënten. Prieto et al. (1998) toonden aan dat de mensen met TI een significant hogere mortaliteit hebben. Oliver et al. (2012) vonden dat ccTGA-patiënten met een situs inversus minder vaak plotse hartdood of hartfalen ontwikkelden dan de mensen met een situs solitus (0% versus 40% na 7,4 jaar).

16.7 Behandeling

Controles zijn levenslang geïndiceerd gezien de hiervoor beschreven problemen die deze patiënten op de volwassen leeftijd krijgen. Gezien de complexe afwijkingen en de lage incidentie moet deze pathologie bij voorkeur gevolgd worden in een centrum voor AHA.

Een inspanningsprogramma lijkt veilig voor deze mensen, als zij tevoren geen klachten hebben, en leidt tot een verbetering van het inspanningsvermogen.

Het is vooralsnog onduidelijke in hoeverre (vroege) instelling op hartfalenmedicatie verbetering geeft van de prognose, omdat voldoende grote onderzoeken hiernaar ontbreken. Van de ACE-remmers is weinig bekend over hun werking op de morfologische RV. Het eerste klinische onderzoek bij 29 volwassenen met een RV als systeemventrikel laat geen effect zien van ACE-remmers op het inspanningsvermogen of op de NT-proBNP-waarde na 4 maanden. Een gerandomiseerd onderzoek naar het effect van valsartan op de functie van de systeem-RV laat ook geen effect zien, alhoewel bij symptomatische patiënten er minder complicaties werden gezien. Of bètablokkers gunstige effecten hebben bij systeem-RV's is nog niet onderzocht in onderzoeken van voldoende kwaliteit.

16.7 · Behandeling

De resultaten van een tricuspidalisklepoperatie zijn beter als de operatie wordt uitgevoerd voordat de RV gaat falen.

Ritmestoornissen moeten behandeld worden, maar bij voorkeur niet met negatief-inotrope middelen; digoxine en eventueel amiodaron hebben de voorkeur. Elektrische cardioversie bij atriumfibrillatie of -flutter is belangrijk; de patiënten hebben hun 'atrial kick' hard nodig. Ablatie moet zeker overwogen worden en dient uitgevoerd te worden in een centrum met veel expertise met patiënten met een AHA. Pacemakers moeten frequent gecontroleerd worden, gezien het grote aantal problemen bij deze patiënten. Dit komt doordat de pacemakerdraad in de gladwandige LV ligt en gemakkelijk kan disloceren en doordat er door de bijkomende afwijkingen meer kans bestaat op infectie en/of endocarditis. Vaak wordt de pacemaker al op jonge leeftijd ingebracht en kan groei tot problemen leiden. Fysiologisch pacen (DDD) is erg belangrijk, niet alleen vanwege de atriale bijdrage aan de pompfunctie, maar ook omdat atriaal pacen mogelijk atriale ritmestoornissen voorkomt. Biventriculair pacen lijkt ook bij deze groep patiënten een optie bij de behandeling van hartfalen. Hierbij moet rekening worden gehouden met het ontbreken van de sinus coronarius bij een klein aantal patiënten.

Intracardiale chirurgie van een VSD en/of PS kan leiden tot toename van de TI (zie hiervoor). Verder gelden voor chirurgie van het VSD en PS in principe dezelfde criteria als normaal (zie H. 7 en H. 13). Matige PS kan gunstig zijn omdat de 'tegendruk' het septum naar de systeemventrikel verplaatst en zo de TI kan verminderen en de CO kan helpen verbeteren. In het verleden was het risico van intracardiale chirurgie bij patiënten met een VSD en PS en TI hoog (mortaliteit tot 35%), maar de recente literatuur geeft acceptabeler cijfers. Het moment waarop het beste kan worden overgegaan tot tricuspidalisklepchirurgie is moeilijk te bepalen. Er moet tricuspidalisklepvervanging worden verricht nog voordat de systeemventrikel gaat falen. Als de systeemventrikel slecht contraheert en fors dilateert, is men te laat en zeker bij een in aanleg abnormale klep met forse insufficiëntie moet vermoedelijk niet te lang worden gewacht met een tricuspidalisklepvervanging. Meestal is implantatie van een mechanische prothese noodzakelijk, maar dit dient bij elke patiënt individueel te worden beoordeeld. Bij reconstructieve chirurgie bestaat namelijk de kans dat er opnieuw insufficiëntie ontstaat. Na de operatie kan een totaal AV-blok ontstaan. Of een patiënt beter of slechter zal worden door een operatie, blijft een individuele inschatting.

Om de LV weer als systeemventrikel te laten functioneren bestaat de mogelijkheid van rerouting: de zogenoemde double switchoperatie. Hierbij worden zowel de atria als de grote vaten 'omgepoold'. Dit betekent een combinatie van de ASO (Jatene) met een operatie volgens Mustard of Senning (atriale ompoling). Fysiologisch is dit een mooie gedachte omdat de anatomische LV weer dienst kan doen als systeemventrikel, maar er is wel sprake van een hoge operatiemortaliteit door de omvang van de ingreep. Daarna kunnen in de loop van de tijd alle complicaties optreden die ook gezien worden na de Mustard-operatie en na de ASO (baffle-problemen, ritmestoornissen, coronairproblemen, enzovoort). De ASO kan pas worden uitgevoerd na 'training' van de LV. Dit kan worden bereikt door chirurgisch een bandje aan te brengen rondom de art. pulmonalis (banding). Bij patiënten met een belangrijke PS is training van de LV niet nodig. De kans op een succesvolle double switch is erg laag bij patiënten ouder dan 16 jaar. Het bandje om de art. pulmonalis lijkt op zich al een gunstig effect te hebben op de functionele klasse, maar er werd geen effect gezien op de ernst van de TI.

Een cardiac assist device vormt een optie bij eindstadium hartfalen, maar de getrabeculariseerde RV geeft meer kans op complicaties en technische problemen dan een assist device in de LV. De enige chirurgische oplossing die een goede langetermijnprognose geeft is een harttransplantatie. De schaarste aan donorharten is echter een belangrijke beperking.

Literatuur

Beauchesne LM, Warnes CA, Connolly HM, et al. Outcome of the unoperated adult who presents with congenitally corrected transposition of the great arteries. J Am Coll Cardiol 2002;40:285-290.

Bom T van der, Winter MM, Bouma BJ, et al. Effect of valsartan on systemic right ventricular function: a double-blind, randomized, placebo-controlled pilot trial. Circulation 2013;127:322-330.

Connolly HM, Liu PP, Williams WG, et al. Congenitally corrected transposition of the great arteries in the adult: functional status and complications. J Am Coll Cardiol 1996;27:1238-1243.

Dissel AC van, Winter MM, Bom T van der, et al. Long-term clinical outcomes of valsartan in patients with a systemic right ventricle: Follow-up of a multicenter randomized controlled trial. Int J Cardiol 2019;278:84-87.

Dore A, Houde C, Chan KL, et al. Angiotensin receptor blockade and exercise capacity in adults with systemic right ventricles. A multicenter, randomized, placebo-controlled clinical trial. Circulation 2005;112:2411-2416.

Filippov AA, Del Nido PJ, Vasilyev NV. Management of systemic right ventricular failure in patients with congenitally corrected transposition of the great arteries. Circulation 2016;134(17):1293-1302.

Graham TP, Bernard YD, Mellen BG, et al. Long-term outcome in congenitally corrected transposition of the great arteries. A multi-institutional study. J Am Coll Cardiol 2000;36:255-261.

Moore JP, Cho D, Lin JP, et al. Implantation techniques and outcomes after cardiac resynchronization therapy for congenitally corrected transposition of the great arteries. Heart Rhythm 2018;15(12):1808-1815.

Oliver JM, Gallego P, Gonzalez AE, et al. Comparison of outcomes in adults with congenitally corrected transposition with situs inversus versus situs solitus. Am J Cardiol 2012;110(11):1687-1691.

Piran S, Veldtman G, Siu S, et al. Heart failure and ventricular dysfunction in patients with single or systemic right ventricles. Circulation 2002;105:1189-1194.

Prieto LR, Hordof AJ, Secic M, et al. Progressive tricuspid valve disease in patients with congenitally corrected transposition of the great arteries. Circulation 1998;98:997-1005.

Regitz-Zagrosek V, Roos-Hesselink JW, Bauersachs J, et al. 2018 ESC Guidelines for the management of cardiovascular diseases during pregnancy. Eur Heart J 2018;39:3165-241.

Warnes CA. Transpostion of the great arteries. Circulation 2006;114:1699-2709.

Winlaw DS, McGuirck SP, Balmer C, et al. Intention-to-treat analysis of pulmonary artery banding in conditions with a morphological right ventricle in the systemic circulation with a view to anatomic biventricular repair. Circulation 2005;111(4):405-411.

Winter MM, Bom T van der, Vries LC de, et al. Exercise training improves exercise capacity in adult patients with a systemic right ventricle: a randomized clinical trial. Eur Heart J 2012;33:1378-1385.

Truncus arteriosus communis

M.R.M. Jongbloed, M.G. Hazekamp, F.J. Meijboom

17.1 Anatomie en geassocieerde afwijkingen – 166

17.2 Erfelijkheid – 167

17.3 Behandeling en prognose – 167

17.4 Follow-up en diagnostiek ter opsporing van langetermijncomplicaties – 168

17.5 Zwangerschap – 168

17.1 Anatomie en geassocieerde afwijkingen

Truncus arteriosus communis (TAC) is een zeldzame AHA met een incidentie van ongeveer 0,056/1000 levendgeborenen (ongeveer 0,7% van alle AHA). TAC wordt gedefinieerd als een enkele arteriële stam die het hart verlaat via een enkele arteriële klep en die direct toegang geeft tot de coronaire, systemische en pulmonale circulatie (◘ figuur 17.1). Geassocieerde afwijkingen komen veel voor. Naast het obligatoire VSD en variaties in morfologie van de truncusklep en pulmonaalarteriën, komen variaties in coronaire anatomie en aortaboog frequent voor. In 15-20% van de patiënten was er bij de geboorte een coarctatio of een interruptie van de aortaboog. Een rechteraortaboog komt voor bij een derde van de patiënten. Aortaboogafwijkingen komen vaker voor bij het 22q11-deletiesyndroom. In de LV kan de aanwezigheid van prominente spierbundels de functie van de mitralisklep compromitteren. Niet-cardiale geassocieerde afwijkingen zijn grotendeels gerelateerd aan syndromen en kunnen de prognose ongunstig beïnvloeden.

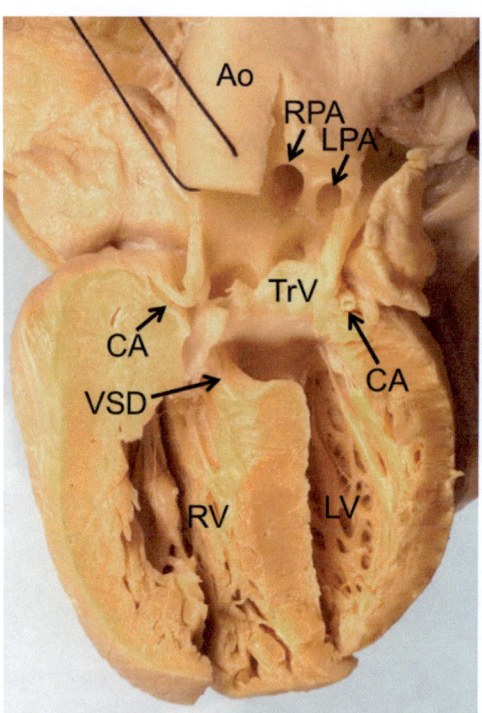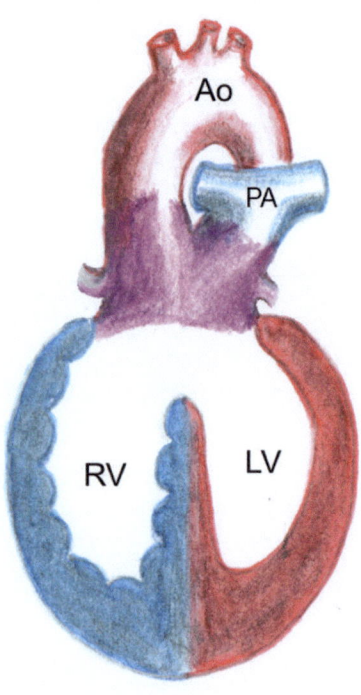

◘ **Figuur 17.1** Morfologisch preparaat (links) en schematische tekening (rechts) van TAC. Er is sprake van een single outlet VA-connectie, met een ongesepareerde uitstroom op niveau van de outflowtract (locatie van het VSD), truncusklep (TrV) en op niveau van de grote vaten. De truncus arteriosus geeft toegang tot de systemische, pulmonale en coronaire circulatie. Ao: aorta; CA: coronairarterie; LPA: linker pulmonaalarterie; LV: linkerventrikel; RPA: rechter pulmonaalarterie; RV: rechterventrikel.

17.2 Erfelijkheid

Geadviseerd wordt om iedere patiënt met TAC te verwijzen naar een klinisch geneticus voor screening. Ongeveer 35% van de TAC-patiënten heeft het 22q11.2-microdeletiesyndroom (DiGeorge-syndroom). Bij de meerderheid betreft het een de novo-mutatie. Bij familiaire gevallen is er waarschijnlijk een dominante overerving (50% risico op herhaling). Ook andere chromosoomafwijkingen en enkelvoudige genafwijkingen komen voor. Er is een associatie met maternale diabetes, en bij dieronderzoek met blootstelling aan hoge doses retinolzuur (vitamine A) (zie H. 24).

17.3 Behandeling en prognose

De primaire operatie omvat een mobilisatie en separatie van de pulmonaalarteriën, sluiten van het VSD, repareren van de truncusklep en reconstructie van de RVOT. Dit laatste geschiedt door het plaatsen van een klephoudende conduit tussen de RV en de pulmonaalarteriën (pulmonalishomograft-conduit of Contegra-conduit) of door een directe anastomose van de pulmonaalarteriën met de ventrikel. Verder zullen geassocieerde afwijkingen, zoals een interruptie van de aortaboog, gerepareerd worden.

De langetermijnuitkomst wordt bepaald door de noodzaak voor re-interventies zoals conduitproblemen met noodzaak tot interventie/vervangen van het conduit, pulmonaalarteriestenosen en interventies aan de truncusklep (neo-aortaklep). De meerderheid van de patiënten zal ooit een re-interventie nodig hebben, meestal van de RVOT. De meeste conduits lijken uiteindelijk stenotisch te worden. Ook andere complicaties zoals endocarditis, (pseudo)aneurysmata, perifere PS, neo-aortaworteldilatatie en rest-VSD kunnen indicaties zijn voor reoperatie/interventie.

De timing voor conduitvervanging is hetzelfde als bij andere aangeboren hartafwijkingen met een RV-PA-conduit (zie H. 13). Bij symptomatische patiënten met een verhoogde systolische RV-druk (> 60 mmHg, TI-snelheid > 3,5 m/s; de gradiënt kan lager zijn bij een lage flow door bijvoorbeeld minder output) en/of matig-ernstige PI, wordt chirurgie geadviseerd (klasse IC-indicatie). Bij asymptomatische patiënten met ernstige obstructie van de RVOT en/of ernstige PI wordt aanbevolen om chirurgie in de volgende gevallen te overwegen: objectief verminderd inspanningsvermogen, progressieve RV-dilatatie, progressieve RV-systolische disfunctie, progressieve TI (ten minste matig), een RV-systolische druk > 80 mmHg (TI-snelheid > 4,3 m/s) en sustained atriale/ventriculaire ritmestoornissen (klasse IIaC-indicatie).

Percutane interventie is een alternatief voor conduitvervanging. Ballondilatatie/stentimplantatie is een veilige behandeloptie voor RV-conduitobstructie, mits de anatomie hiervoor geschikt is. Verder is de ervaring met percutane pulmonalisklepimplantatie toegenomen. Patiënten met een actieve endocarditis, geoccludeerde centrale venen, ongunstige RV/conduit-dimensies en ongunstige coronaire anatomie, zijn niet geschikt voor percutane interventie. Ook indien additionele interventies zijn geïndiceerd, zoals tricuspidalisklepplastiek, is er een voorkeur voor chirurgie (zie H. 13).

Ongeveer 20-25% van alle TAC-patiënten zal gedurende de follow-up een reoperatie aan de truncusklep (neo-aortaklep) nodig hebben. De indicatie voor reoperatie aan de uitstroomkleppen is met name regurgitatie van de truncusklep, stenose komt minder vaak voor. In veel gevallen kan de klep gerepareerd worden, in sommige gevallen is klepvervanging (meestal met een mechanische prothese) geïndiceerd.

Aortadilatatie komt vaak voor, maar lijkt zelden tot dissectie te leiden. Of aortadilatatie wordt veroorzaakt door verstoorde hemodynamiek, een primaire wandaanlegstoornis, of een combinatie hiervan, is nog niet duidelijk. Bij gebrek aan richtlijnen lijkt het redelijk om dezelfde criteria te hanteren als bij de algemene populatie en operatie te overwegen bij een dimensie > 55 mm, en eerder bij snelle groei of andere risicofactoren zoals een belaste familieanamnese.

Bij de (zeldzame) ongeopereerde volwassen patiënten met PH/Eisenmenger-syndroom is medicamenteuze behandeling aangewezen (zie H. 10). Ook de behandeling van andere langetermijncomplicaties, zoals hartfalen, ritmestoornissen en endocarditis, is conform de richtlijnen bij andere AHA.

17.4 Follow-up en diagnostiek ter opsporing van langetermijncomplicaties

Levenslange follow-up in een centrum gespecialiseerd in volwassenen met een AHA is aanbevolen, met een frequentie van minstens één keer per jaar, en frequenter bij tekenen van klinische/hemodynamische verslechtering. Klinisch kan een conduitstenose zich uiten als dyspnoe d'effort, palpitaties, syncope, maar ook als plotse hartdood. Bij lichamelijk onderzoek kan een precordiale thrill worden gevonden, een prominente a-golf in de vena jugularis en een systolische souffle. Patiënten bij wie chirurgische correctie op oudere leeftijd heeft plaatsgevonden, hebben meer risico op late PH. Zeer vroege operatie verhoogt het risico op conduitreoperatie. De kans op ritmestoornissen is waarschijnlijk – conform andere aandoeningen – hoger bij abnormale hemodynamiek door klep- of conduitdisfunctie of ventrikeldisfunctie.

Bij de follow-up dient aandacht te worden geschonken aan (veranderingen in) inspanningsvermogen, geobjectiveerd met een cardiopulmonale inspanningstest. Transthoracale echocardiografie geeft informatie over grootte en functie van de ventrikels en van klepfuncties. De gradiënt over het RVOT-conduit kan lastig te bepalen zijn met Doppler. De van de TI-gradiënt afgeleide RV-druk kan worden gebruikt om een inschatting te maken van de aanwezigheid en ernst van conduitstenose. Conduitcalcificatie kan ook worden gezien op een X-thorax. Cardiale MRI en/of CT kunnen worden gebruikt om het conduit en de eventuele stenose daarin in beeld te brengen; ook kunnen hiermee de pulmonaalarteriën en de coronaire anatomie in beeld worden gebracht en kan MRI behulpzaam zijn bij het beoordeling van de RV-functie en mate van klepdisfunctie. Voorafgaand aan een re-sternotomie zijn deze technieken van belang om de relatie tussen het conduit/RV en het sternum te evalueren.

Hartcatheterisatie met rechtsdrukmeting is geïndiceerd indien een interventie wordt overwogen. Angiografie geeft informatie over niveau van stenose, aanwezigheid van perifere pulmonaalstenose en over de coronaire anatomie.

Men dient alert te zijn op de associatie van TAC met extracardiale aandoeningen, zoals een gestoorde T-celimmuniteit door thymusproblemen en een gestoorde calciumhuishouding met hypocalciëmie door parathyroïdafwijkingen bij patiënten met een 22q11.2-deletie (zie H. 24).

17.5 Zwangerschap

Het zwangerschapsrisico wordt bepaald door de ernst van de obstructie van de RVOT en de aanwezigheid van hartritmestoornissen en/of hartfalen. Er is een risico op toename van regurgitatie van de truncusklep (neo-aortaklep). Voorafgaand aan zwangerschap dient een klinische en hemodynamische evaluatie plaats te vinden. Conform andere hartafwijkingen wordt het zwangerschapsrisico erg hoog geacht bij PH, ernstige ventrikeldisfunctie, NYHA-klasse III-IV, en bij belangrijke stenose van de neo-aortaklep of belangrijke aortadilatatie. Reguliere follow-up is nodig gedurende zwangerschap en een ziekenhuisbevalling wordt geadviseerd.

Literatuur

Bonhoeffer P, Groot NMS de, Haan F de, et al. ESC Guidelines for the management of grown-up congenital heart disease (new version 2010). Eur Heart J 2010;31:2915-2957.

AEPC & EACTS Taskforce. Expert consensus document on optimal management of patients with truncus arteriosus. Publication due in 2019.

Goldmuntz E, Clark BJ, Mitchell LE, et al. Frequency of 22q11 deletions in patients with conotruncal defects. J Am Coll Cardiol 1998;32(2):492-498.

Rajasinghe HA, McElhinney DB, Reddy VM, et al. Long-term follow-up of truncus arteriosus repaired in infancy: a twenty-year experience. J Thorac Cardiovasc Surg 1997;113(5):869-878.

Ongecorrigeerde cyanotische hartafwijkingen

T.C. Konings, B. Bartelds, F.J. Meijboom

18.1 Inleiding – 172
18.1.1 Complexe hartafwijkingen – 172
18.1.2 Biventriculaire circulatie – 173
18.1.3 Natuurlijke palliatie bij univentriculaire harten – 174

18.2 Pathofysiologie en klinische presentatie – 174
18.2.1 Cyanose – 174
18.2.2 Multiproblematiek – 174

18.3 Diagnostiek en follow-up – 175

18.4 Behandelopties – 176

18.5 Specifieke aandachtspunten – 177
18.5.1 Endocarditis en trombo-emboliëen – 177
18.5.2 Begeleiding bij niet-cardiale operatie – 177
18.5.3 Zwangerschap – 177

18.1 Inleiding

18.1.1 Complexe hartafwijkingen

Ongecorrigeerde cyanotische hartafwijkingen komen voor in drie categorieën:
1. hartafwijkingen waarbij geen behandeling mogelijk is door het ontbreken van een centraal longvaatbed, zoals pulmonalisatresie (PA) met VSD en multiple aortopulmonale collateraalarteriën (PA-VSD-MAPCA's);
2. hartafwijkingen waarbij geen behandeling nodig werd geacht vanwege natuurlijke palliatie zoals double inlet-LV met PS of waarbij verdere Fontan-palliatie niet mogelijk werd geacht;
3. hartafwijkingen die laat ontdekt zijn, bijvoorbeeld door de toenemende aantallen migranten.

In dit hoofdstuk zullen we *niet* de 'Eisenmenger-patiënten' bespreken, bij wie een aanvankelijk grote longdoorstroming ten gevolge van een links-rechtsshunt heeft geleid tot PH en omkering van de shunt naar een rechts-linksshunt. Zie hiervoor H. 10.

De meest voorkomende diagnosen op volwassen leeftijd zijn:
1. biventriculaire circulatie:
   - PA-VSD-MAPCA's (figuur 18.1),
   - tetralogie van Fallot, niet gecorrigeerd,
   - TGA met VSD en PS,
   - ccTGA met VSD en PS en suprasysteemdruk in subpulmonale ventrikel,
   - Ebstein-anomalie met ASD en rechts-linksshunt op atriumniveau,
   - 'anderhalve' circulatie bij onderontwikkelde RV met ASD;

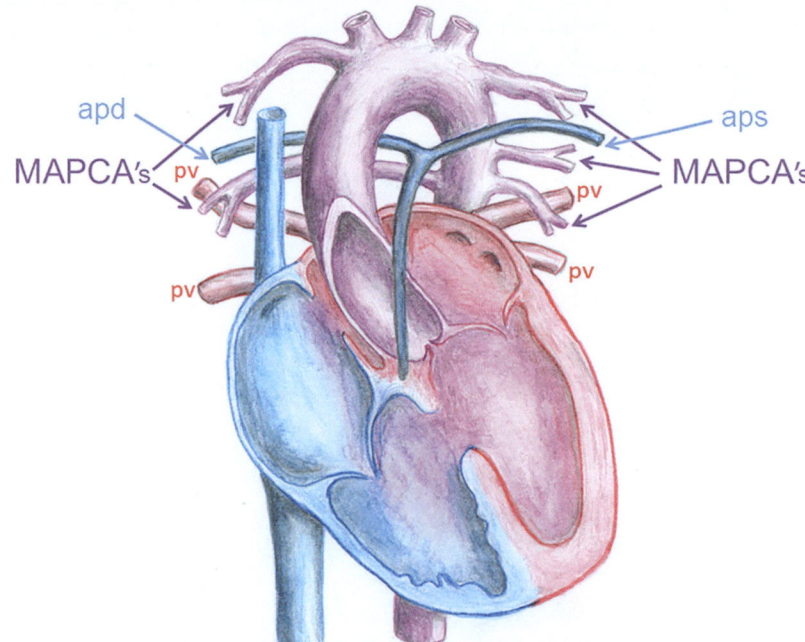

Figuur 18.1 Schematische weergave van pulmonalisatresie met ASD, VSD en MAPCA's. aps: art. pulmonalis sinistra; apd: art. pulmonalis dextra; pv: pulmonaalvenen.

18.1 · Inleiding

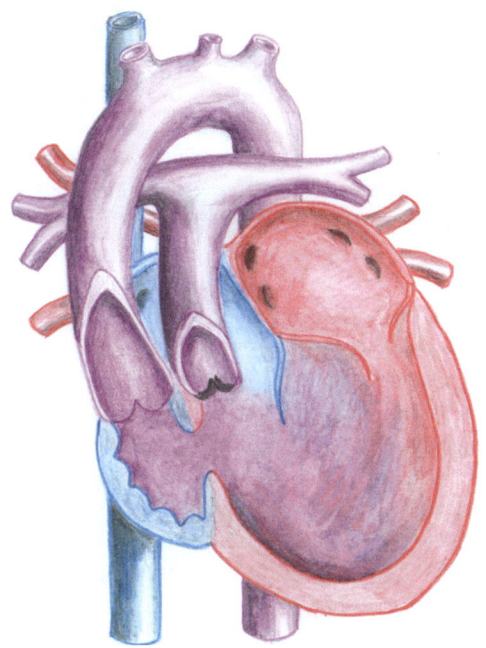

◘ **Figuur 18.2** Schematische weergave van double inlet-LV met pulmonalisstenose.

2 univentriculaire circulatie:
  — double inlet-LV met PS (◘ figuur 18.2),
  — andere vormen van univentriculair hart met natuurlijke palliatie door VSD,
  — univentriculair hart waarbij de 'Fontan-palliatie' gestopt is bij aortopulmonale shunts of bidirectionele cavopulmonale verbinding ('Glenn') in verband met technische problemen in het longvaatbed, de AV-kleppen of cardiale functie.

18.1.2 Biventriculaire circulatie

Patiënten met PA-VSD bij wie in het verleden geen behandeling mogelijk werd geacht, meestal ten gevolge van het ontbreken van een centraal longvaatbed, bereiken relatief frequent de volwassen leeftijd. Het longvaatbed wordt veelal gevoed via collateralen (MAPCA's) (◘ figuur 18.1).

Als de flow door deze MAPCA's gering is, zijn patiënten extreem cyanotisch. In het natuurlijk beloop van deze MAPCA's komt het voor dat deze op den duur stenoseren, waardoor de longflow (verder) afneemt. Het is dan te overwegen deze MAPCA's te stenten. Het komt echter ook voor dat de flow door deze MAPCA's groot is. Deze patiënten zijn dan slechts licht cyanotisch en krijgen soms last van volumebelasting van de linkerharthelft, met mogelijk zelfs ventrikelfalen. Ook kan, door (segmentele) overflow van een longsegment onder hoge (systemische) druk, PH ontstaan. Daarnaast heeft een aanzienlijk deel van deze patiënten een 22q11-microdeletie met daarbij horende multiproblematiek (zie H. 24). Ongeacht de precieze klinische presentatie is de levensverwachting sterk beperkt. Dat geldt zeker ook voor de andere groepen niet-geopereerde cyanotische hartafwijkingen, maar betrouwbare getallen ontbreken.

18.1.3 Natuurlijke palliatie bij univentriculaire harten

De tweede groep patiënten heeft een univentriculaire circulatie waarbij de natuurlijke palliatie, door middel van een PS, intact is gelaten. Deze groep patiënten is als 'spelingen van de natuur' van groot belang omdat we uit de vergelijkende fysiologie veel kunnen leren over het functioneren van delen van de Fontan-circulatie. In deze groep vallen ook de patiënten bij wie op medische gronden besloten is de Fontan-palliatie niet te voltooien na het aanleggen van aortopulmonale shunts of na de partiële cavopulmonale connectie (Glenn). Redenen om niet verder te behandelen kunnen zijn: obstructies in het longvaatbed, slechte ventrikelfunctie of ernstige AV-klepinsufficiëntie. Centraal bij deze patiënten is naast de cyanose ook de langdurig abnormaal belaste ventrikel die zowel druk- als volumebelast is.

Poterucha beschreef 24 patiënten met een univentriculair hart met PS die gemiddeld 52 jaar oud waren (35-61 jaar). Deze selectie van 'natuurlijke' overlevers had frequent ritmestoornissen en een beperkte inspanningsintolerantie, maar minder vaak de problemen van langdurig verhoogde CVD die de Fontan-circulatie kenmerken, zoals PLE en varices. Misschien is het in deze situatie – bij een univentriculair hart met een acceptabel hemodynamisch evenwicht – een betere optie voor de lange termijn om niet standaard voor een Fontan-operatie te kiezen, maar dit is vooralsnog speculatie. Veel zal afhangen van hoe het op lange termijn na de Fontan-operatie gaat met patiënten na hun 40e-50e levensjaar.

18.2 Pathofysiologie en klinische presentatie

18.2.1 Cyanose

De klinische presentatie van patiënten met een ongecorrigeerde cyanotische hartafwijking wordt gedomineerd door centrale cyanose en een beperkt inspanningsvermogen. Perifeer zijn er tekenen van chronische hypoxemie: horlogeglasnagels, trommelstokvingers, blauwe lippen en cyanotische blossen. Er is een duidelijke correlatie tussen lage O_2-saturaties in rust en een beperkt inspanningsvermogen. Patiënten met een complexe cyanotische afwijking hebben in vergelijking met patiënten met het Eisenmenger-syndroom met vergelijkbaar lage O_2-saturaties veelal minder klachten en een beter inspanningsvermogen.

18.2.2 Multiproblematiek

De problemen die patiënten met een ongecorrigeerde cyanotische hartafwijking ondervinden – die een gevolg zijn van de chronische hypoxemie en obligate intracardiale rechts-linksshunt – zijn vergelijkbaar met die van patiënten met het Eisenmenger-syndroom: hematologische problemen, galstenen en jicht, kans op intracerebrale abcessen, trombo-emboliëen, nierfunctieproblemen en kans op acute dood door massale longbloedingen. Deze problemen zijn bij het Eisenmenger-syndroom (zie H. 10) besproken, evenals de behandeling van complicaties zoals reactieve erytrocytose, de beperkte rol van flebotomieën en praktische uitvoering van ijzersuppletie.

Pulmonalisatresie is een risicofactor voor het ontwikkelen van late aortaworteldilatatie – waarschijnlijk ten gevolge van de toegenomen aortale flow – die hemodynamisch belangrijke AI tot gevolg kan hebben. Dissectie of ruptuur van een gedilateerde aortawortel of aorta ascendens bij deze pathologie komt vrijwel niet voor.

Bij patiënten die zich presenteren met kenmerken van myocardiale ischemie moet coronaire steal als oorzaak overwogen worden, omdat er in 10% van de patiënten met PA-VSD collateralen tussen de coronairarteriën en de art. pulmonalis kunnen bestaan.

Er is gespeculeerd dat patiënten met cyanotische hartziekten beschermd zijn tegen atherosclerose. Mogelijk zijn de coronairarteriën wijder door adaptatie aan de chronische hypoxemie. Maar recente onderzoeken betwisten deze uitspraken, wellicht zijn de patiënten nog niet oud genoeg om dit te kunnen beoordelen.

18.3 Diagnostiek en follow-up

Bij elke volwassen patiënt met een ongecorrigeerde cyanotische hartafwijking moet de diagnose, tot in detail, bekend zijn. Bij de follow-up moet inzicht verkregen worden in (a) de morfologische en functionele perfusie van het longvaatbed; (b) de functie van de ventrikel(s) en AV-kleppen; (c) de circulatoire effecten van chronische cyanose; en (d) de sociale consequenties van de afwijking. De intracardiale anatomie kan in beeld zijn gebracht met echo en/of MRI en de exacte toegang tot het longvaatbed moet bekend zijn, zowel de anatomie als de functie, inclusief pulmonaaldrukken. Dit betekent in vrijwel alle gevallen dat invasief onderzoek (hartcatheterisatie) gedaan moet zijn om na te gaan in hoeverre de cyanose een gevolg is van beperkte longdoorstroming door beperkte toegang tot het longvaatbed door anatomische stenosen of door PH. Als dit niet op de kinderleeftijd is gedaan, of de diagnostiek is niet te achterhalen, dient dit op volwassen leeftijd ten minste eenmaal gedaan te worden. De anatomie van het longvaatbed en collateralen is bij deze patiëntengroep in hoge mate variabel, en uiterst complexe vaatstructuren worden soms gevonden. 3D-reconstructies van deze structuren met CT, MRI of angiografie is zeer behulpzaam bij pogingen de complexe vaatstructuren te begrijpen (◘ figuur 18.3).

Een snel in opkomst zijnde techniek is het 3D-printen van CT-datasets. Deze 3D-prints kunnen gebruikt worden in de preoperatieve planning alsook voor educatieve doeleinden. Voor routinematig vervolgen van de hartfunctie is transthoracale echocardiografie doorgaans het aangewezen onderzoek.

Het is in het algemeen raadzaam om patiënten met dergelijke complexe afwijkingen minstens eenmaal per jaar poliklinisch te zien. Een gedetailleerde anamnese, met vooral aandacht voor fysieke (on)mogelijkheden van de patiënt – en veranderingen in de tijd – hoort bij elk polikliniekbezoek te worden verricht. Dit geldt ook voor lichamelijk onderzoek. De auscultatie is afhankelijk van het onderliggend lijden: een groot VSD is zelden drukscheidend en zal dus niet worden gehoord, maar wel PS op diverse niveaus (systolische ejectiesouffle) of collateralen van aorta naar pulmonaaltakken (systolische souffle op de rug, of systolisch-diastolisch tunnelgeruis) indien er een fors drukverval is. Meting van de O_2-saturatie is cruciaal: een geleidelijke daling van de O_2-saturatie zal nieuwe (invasieve) diagnostiek nodig maken om de precieze oorzaak te achterhalen, in de hoop een behandelbaar substraat te vinden (bijvoorbeeld progressie van een pulmonaaltakstenose, waarvoor ballondilatatie en stenting soms mogelijk is).

Regelmatig laboratoriumonderzoek voor hematologie, ijzerstatus en nierfunctie hoort bij de routine. Een inspanningsonderzoek met VO_2max-meting is aan te bevelen als uitgangsmeting, met periodieke herhaling elke 3-5 jaar.

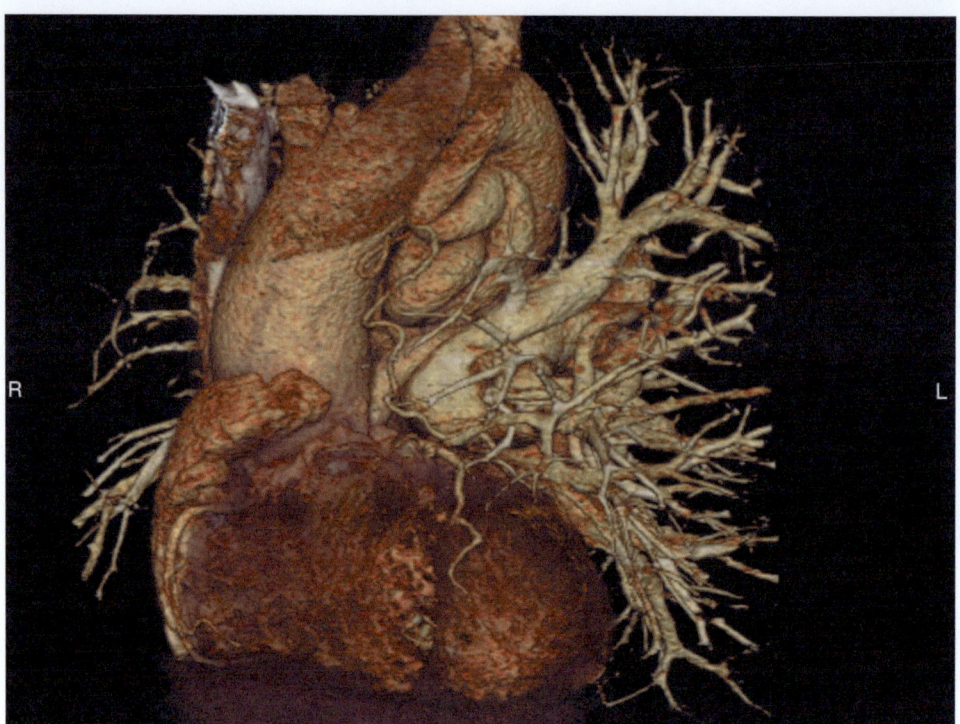

Figuur 18.3 3D-reconstructie van een MAPCA bij een patiënt met PA-VSD, lopend van art. subclavia naar de linker art. pulmonalis.

18.4 Behandelopties

Bij elke volwassen patiënt moet ten minste eenmaal worden nagegaan op welke gronden er op de kinderleeftijd besloten is om geen chirurgische correctie uit te voeren. Er moet kritisch worden bezien of de redenen om niet chirurgisch te behandelen nog steeds geldig zijn, of dat er inmiddels andere of nieuwe behandelmogelijkheden zijn. Niet alleen zijn chirurgische technieken verbeterd en zijn operatierisico's nu lager, ook zijn catheterinterventietechnieken verbeterd.

In enkele gevallen is het besluit tot ingrijpen op volwassen leeftijd simpel. Als er een goed corrigeerbare afwijking wordt gevonden, zoals een tetralogie van Fallot, zal, binnen de grenzen van het redelijke, chirurgische correctie worden geadviseerd. Bij complexe cyanotische hartafwijkingen is het vrijwel altijd lastiger. Als een patiënt relatief weinig klachten heeft en al vele jaren (vaak meer dan twintig jaar) in een stabiel hemodynamisch evenwicht verkeert, is het aannemelijk dat dit nog jaren zo door kan gaan. Derhalve is men in het algemeen bij een stabiele situatie zeer terughoudend met electief ingrijpen op volwassen leeftijd.

Bij toename van klachten ten gevolge van progressieve cyanose en/of chronisch hartfalen zal overwogen moeten worden of toch een interventie mogelijk is: het uitvoeren van een chirurgische correctie, dilateren en stenten van een vernauwde pulmonaalarterie of MAPCA waardoor verbetering van de longflow, aanbrengen van een Glenn-anastomose door middel van het creëren van een arterioveneuze fistel in de bovenste extremiteiten of door chirurgisch aanleggen van een extra shunt.

Ten aanzien van medicamenteuze therapie zijn er vooralsnog weinig opties. De voordelen van gebruik van PAH-specifieke medicatie zijn nog niet voldoende aangetoond. Er zijn geen data die routinematig gebruik van anticoagulantia of plaatjesremmers ter preventie van trombo-emboliëen rechtvaardigen. Dit wordt, mede gezien het verhoogde risico op bloedingen, niet standaard aangeraden.

Voor patiënten met ongecorrigeerde cyanotische hartafwijkingen die niet geschikt zijn voor correctie, kan hart- of hart-longtransplantatie (HLTx) de laatste optie zijn. Naast de ethische overwegingen, of er bij een groot donortekort voor zowel harten als longen nog wel gekozen moet worden voor HLTx, zijn excessieve collateralen bij chronische cyanose en de (on)mogelijkheid om pulmonale grafts op elkaar aan te sluiten technische problemen die een HLTx mogelijk in de weg staan.

18.5 Specifieke aandachtspunten

18.5.1 Endocarditis en trombo-emboliëen

Door de obligate intracardiale rechts-linksshunt ontbreekt het longfilter: micro-emboliëen, al dan niet geïnfecteerd, worden niet weggefilterd in de pulmonale microcirculatie, passeren het hart en kunnen CVA's of hersenabcessen veroorzaken. Dit is in deze populatie niet zeldzaam. Een hersenabces met positieve bloedkweken is bij deze patiënten een uiting van het ontbreken van het longfilter en (meestal) niet van een endocarditis. Endocarditisprofylaxe is, volgens de richtlijn, bij alle patiënten geïndiceerd; goede tandhygiëne is wellicht nog belangrijker. Snelle herkenning van paronychia en van wondjes die een port d'entrée voor infectie kunnen vormen is ook belangrijk, en moet worden gevolgd door adequate behandeling.

18.5.2 Begeleiding bij niet-cardiale operatie

Een niet-cardiochirurgische operatie heeft bij patiënten met een cyanotische hartafwijking een sterk verhoogd risico en dient bij voorkeur in een gespecialiseerd centrum te worden verricht. Om een goed anesthesieplan op te stellen, moet de exacte pathofysiologie van de ziekte door de anesthesist begrepen worden. Het belangrijkste doel daarbij moet zijn preventie van toename van rechts-linksshunting. Derhalve moet dehydratie worden vermeden; afname van systeemvasculaire weerstand en toename van pulmonaalvasculaire weerstand moeten worden voorkomen.

18.5.3 Zwangerschap

Zwangerschap bij deze patiënten is beschreven, maar de risico's zijn hoog, voor zowel moeder als kind en worden vaak ingeschat als gemodificeerde WHO-klasse III of IV (zie H. 25). De O_2-saturatie in rust is een belangrijke parameter: hoe lager de O_2-saturatie in rust en bij inspanning en hoe slechter het resultaat van de inspanningsproef, hoe hoger het risico. Begeleiding van zwangerschap en bevalling in een gespecialiseerd centrum is aangewezen.

Literatuur

Apostolopoulou SC, Vagenakis G, Rammos S. Pulmonary vasodilator therapy in tetralogy of Fallot with pulmonary atresia and major aortopulmonary collaterals: case series and review of literature. Cardiol Young 2017;27(9):1861-1864.

Fukui D, Kai H, Takeuchi T, et al. Longest survivor of pulmonary atresia with ventricular septal defect: well-developed major aortopulmonary collateral arteries demonstrated by multidetector computed tomography. Circulation 2011;124(19):2155-2157.

Gatzoulis MA, Munk MD, William WG, Webb GD. Definitive palliation with cavopulmonary or aortopulmonary shunts for adults with single ventricle physiology. Heart 2000;83(1):51-57.

Jensen AS, Idorn L, Thomsen C, et al. Prevalence of cerebral and pulmonary thrombosis in patients with cyanotic congenital heart disease. Heart 2015;101(19):1540-1546.

Montanaro C, Merola A, Kempny A, et al. The outcome of adults born with pulmonary atresia: High morbidity and mortality irrespective of repair. Int J Cardiol 2019;280:61-66.

Müller J, Hess J, Hager A. Exercise performance and quality of life is more impaired in Eisenmenger syndrome than in complex cyanotic congenital heart disease with pulmonary stenosis. Int J Cardiol 2011;150(2):177-181.

Muralidaran A, Mainwaring RD, Reddy VM, Hanley FL. Prevalence of anomalous coronary arteries in pulmonary atresia with ventricular septal defect and major aortopulmonary collaterals. J Am Coll Cardiol 2013;62(12):1127-1128.

Poterucha JT, Anavekar NS, Egbe AC, et al. Survival and outcomes of patients with unoperated single ventricle. Heart 2016;102(3):216-222.

Tarp JB, Søndergaard MH, Chrisoffersen C, et al. Subclinical atherosclerosis in patients with cyanotic congenital heart disease. Int J Cardiol 2019;277:97-103.

Univentriculair hart en de Fontan-circulatie

J.P. van Melle, F.J. Meijboom, A.J.J.C. Bogers

19.1 Inleiding – 180

19.2 Chirurgische technieken – 182

19.3 Klinisch beloop – 184
19.3.1 Ziektegeschiedenis – 184
19.3.2 Levensverwachting – 184

19.4 Specifieke Fontan-problemen – 185
19.4.1 Hemodynamiek – 185
19.4.2 Ventrikelfunctie – 187
19.4.3 Ritmestoornissen – 188
19.4.4 Verhoogde pulmonale vaatweerstand – 189
19.4.5 Chronische hypoxemie – 190
19.4.6 Leverfibrose en -cirrose (Fontan associated liver disease, FALD) – 190
19.4.7 Protein-losing enteropathy – 191
19.4.8 Inspanningsvermogen – 192

19.5 Conversie van 'oude' Fontan naar 'moderne' laterale tunnel – 192

19.6 Zwangerschap – 192

19.7 Praktijk: controle van de patiënt met een Fontan-circulatie – 193

19.1 Inleiding

Ongeveer 10% van alle patiënten met een AHA heeft slechts één functionerende ventrikel en dan is er sprake van een functioneel univentriculair hart (UVH). De andere ventrikel is altijd aanwezig, maar is rudimentair – soms zelfs in het geheel niet macroscopisch zichtbaar. Intrauterien geeft dit zelden aanleiding tot problemen, omdat er in deze fase een parallelle circulatie bestaat: als één ventrikel niet functioneert – het maakt niet uit of dit nu een LV of een RV is – neemt de andere ventrikel dit probleemloos over (◘ figuur 19.1). Pas na de geboorte ontstaat de in serie geschakelde circulatie; LV en RV krijgen elk hun eigen functie. Bij het ontbreken of niet functioneren van één ventrikel komt de circulatie kort na de geboorte in gevaar. Als de ene functionele ventrikel een goede connectie heeft met zowel de art. pulmonalis als de aorta, zal

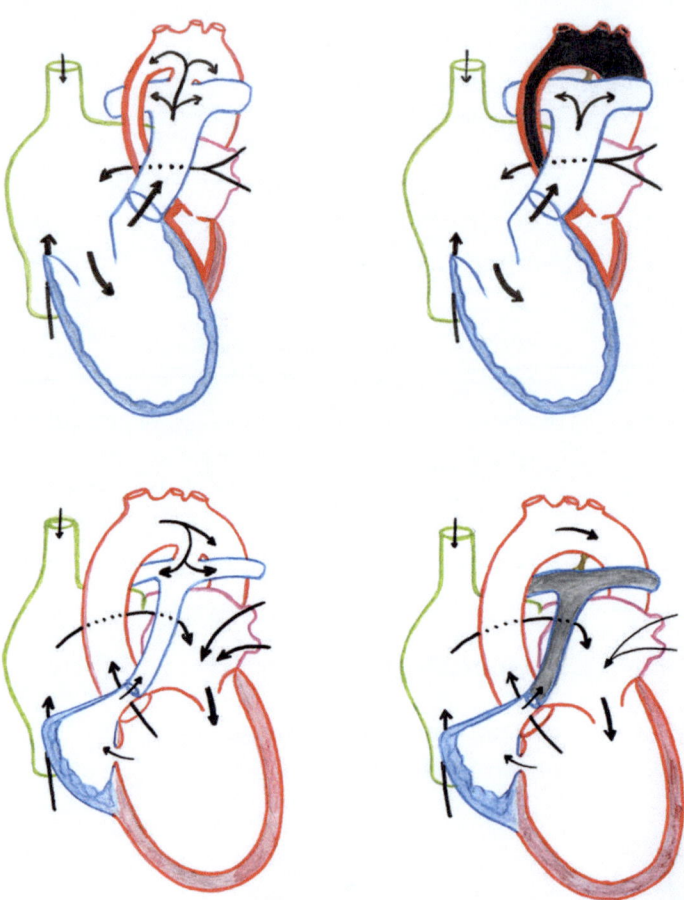

◘ **Figuur 19.1** Boven: schematische weergave van de bloedstroom bij een hypoplastisch linkerhartsyndroom voor de geboorte (linksboven) en na het sluiten van de ductus Botalli (rechtsboven). In dit voorbeeld is de aortaklep atretisch. Voor de geboorte wordt de aorta van bloed voorzien via de ductus Botalli; wanneer deze sluit stopt de bloedstroom naar de grote circulatie. Onder: schematische weergave van de bloedstroom bij een onderontwikkelde RV voor de geboorte (linksonder) en na het sluiten van de ductus Botalli (rechtsonder). In dit voorbeeld is de pulmonalisklep ernstig vernauwd en zijn de pulmonalisvaten onderontwikkeld. De bloedstroom naar het pulmonalissysteem is praktisch geheel afhankelijk van de ductus; wanneer deze zich sluit, zal de bloedstroom naar het pulmonalissysteem ernstig afnemen.

deze ene ventrikel long- en lichaamscirculatie kunnen onderhouden. De verdeling tussen long- en lichaamscirculatie zal afhangen van eventueel aanwezige AS of PS of, bij afwezigheid daarvan, van het verschil in vaatweerstand tussen de twee circuits. Als de ene ventrikel slechts verbinding heeft met één arterie – of de aorta, of de art. pulmonalis – zal de circulatie die niet direct verbonden is met de ventrikel alleen bloed ontvangen via de ductus Botalli.

Het hypoplastisch linkerhartsyndroom (HLHS) is een frequent voorkomend UVH (◘ figuur 19.1). Niet alleen de LV is hypoplastisch, maar ook de aortaklep, aorta ascendens en aortaboog. Omdat bloed uit het LA niet de LV in kan stromen, bestaat op atriumniveau obligaat een links-rechtsshunt. De RV ontvangt – als enige aanwezige ventrikel – alle veneuze retour en pompt dit uit in de art. pulmonalis. Een deel hiervan zal de pulmonaaltakken links en rechts instromen en een deel stroomt door de ductus Botalli de aorta in. De systeemcirculatie is dus afhankelijk van de rechts-linksshunt door de ductus Botalli. Bij geleidelijk sluiten van de ductus – meestal binnen enkele uren of dagen na de geboorte – vermindert de systeemcirculatie. Dit is het moment van de – vaak dramatische – klinische presentatie, waarbij cyanose en acidose op de voorgrond staan.

Bij een pulmonalisatresie zal de RV de pulmonale circulatie niet kunnen verzorgen en zal de pulmonale circulatie na de geboorte geheel afhankelijk zijn van een ductus Botalli met links-rechtsshunt. Bij geleidelijk sluiten van de ductus zal de pulmonale circulatie afnemen (◘ figuur 19.1). Dit is het moment van klinische presentatie, waarbij progressie van de cyanose op de voorgrond staat.

Voor de ductusafhankelijke afwijkingen geldt dat kort na de geboorte een ingreep noodzakelijk is; de ductus sluit zich immers enkele uren tot enkele dagen na de geboorte. In eerste instantie zal de ductus door medicamenteuze behandeling – prostaglandinen intraveneus (i.v.) – kunnen worden opengehouden. Gezien de vele bijwerkingen van prostaglandinen is dit geen oplossing voor langere duur. Bij een ductusafhankelijke longcirculatie zal veelal in de eerste levensweken een aortopulmonale shunt worden aangelegd om de bloedvoorziening van de longen te garanderen na het discontinueren van de prostaglandinen (en de sluiting van de ductus Botalli die hierop zal volgen). Bij een ductusafhankelijke systeemcirculatie, zoals een HLHS, zal een ingreep gedaan moeten worden die ertoe leidt dat de output van de enige aanwezige ventrikel – in dit geval de RV – primair naar de systeemcirculatie gaat via een nieuw te construeren aortaboog, voor een deel bestaand uit de oorspronkelijke pulmonalisstam. De longcirculatie wordt gegarandeerd door middel van een shunt van de aorta naar de pulmonaaltakken (Norwood-operatie) of van de RV naar de pulmonaaltakken (Sano-operatie).

Bij een UVH met ongeobstrueerde flow naar zowel longcirculatie als systeemcirculatie zal de longflow beperkt dienen te worden om pulmonale overflow te beperken en pulmonale vaatweerstandsverhoging te voorkomen. Dit kan door het aanleggen van een bandje om de stam van de art. pulmonalis (banding) zodat op mechanische wijze de toevloed naar het longvaatbed beperkt wordt. Meer ingrijpend, omdat extracorporele circulatie nodig is, is het volledig sluiten van de art. pulmonalis gecombineerd met het aanleggen van een aortopulmonale shunt.

Een enkele keer komt het voor dat er bij een patiënt met een UVH van nature een evenwicht bestaat tussen systeemcirculatie en longcirculatie, waardoor er geen vroegtijdige neonatale palliatieve ingreep noodzakelijk is.

Een aantal specifieke voorbeelden van AHA met slechts één functionele ventrikel zijn:
- tricuspidalisatresie: onderontwikkeling van de RV;
- mitralisatresie: onderontwikkeling van de LV;
- hypoplastisch linkerhartsyndroom; onderontwikkelde LV;
- ernstige vorm van de ziekte van Ebstein: te kleine functionele RV;
- double inlet-LV: onderontwikkelde RV;

- ongebalanceerd AVSD: sterke dominantie van één ventrikel en onderontwikkeling van de andere ventrikel (kan zowel LV als RV zijn).

Voor al deze afwijkingen geldt dat er intracardiaal een shuntmogelijkheid moet zijn, op atriumniveau en/of op ventrikelniveau.

Alle afwijkingen met slechts één functionele ventrikel, al dan niet met een aortopulmonale shunt, hebben ook twee andere cruciale facetten met elkaar gemeen: (1) in het hart vindt menging plaats van zuurstofrijke longveneuze retour en zuurstofarme systeemveneuze retour, met als gevolg dat wat het hart uitpompt, gedeeltelijk gedesatureerd bloed is; en (2) er is een chronische volumeoverbelasting van de ene ventrikel, omdat deze zowel de longveneuze als de systeemveneuze retour moet verwerken. De chronische hypoxemie heeft tot gevolg dat het inspanningsvermogen beperkt is, maar die heeft ook andere systemische gevolgen (beenmerg, nierfunctie). Door de obligate intracardiale rechts-linksshunt ontbreekt het longfilter voor eventuele emboliëen, trombotisch of infectieus van aard, wat leidt tot een verhoogde kans op herseninfarcten of -abcessen. Zonder verdere behandeling is de levensverwachting sterk gereduceerd: slechts enkelen bereiken de volwassen leeftijd. Chirurgische correctie van deze hartafwijkingen, waarbij er weer een systeem met twee ventrikels zou worden gecreëerd, behoort niet tot de mogelijkheden. Fontan en Baudet presenteerden in 1971 een alternatief waarbij een gescheiden pulmonale en systeemcirculatie werd gecreëerd: de ene ventrikel werd gebruikt als pomp voor de systeemcirculatie en de systeemveneuze retour werd, zonder pompende subpulmonale ventrikel, de longen in geleid. Na vele chirurgische modificaties is dit concept nog steeds de basis van de behandeling van patiënten met slechts één functionele ventrikel. Ongeacht de precieze chirurgische techniek die wordt gebruikt, noemt men een dergelijke operatie nog steeds een Fontan-operatie. Omdat de anatomie geenszins genormaliseerd wordt door een Fontan-operatie en omdat het klinisch beloop vaak wordt gekenmerkt door veel problemen, spreekt men meestal niet van chirurgische correctie maar van definitieve palliatie.

Kenmerken van en voorwaarden voor een Fontan-operatie

Een Fontan-operatie is een definitieve vorm van palliatie voor patiënten met een complexe hartafwijking voor wie geen biventriculaire correctie mogelijk is.

Kenmerkend voor de Fontan-circulatie is dat de systeemveneuze retour, zonder tussenkomst van een effectief pompende ventrikel, direct de art. pulmonalis in geleid wordt en dat de enig bruikbare ventrikel functioneert als systeemventrikel.

Voorwaarden voor het functioneren van een Fontan-circulatie zijn:
- een goed ontwikkeld longvaatbed met lage pulmonale weerstand;
- lage gemiddelde LA-drukken, dat wil zeggen: een goede functie van de systeemventrikel en een goede functie van de AV-klep (geen significante stenose of insufficiëntie).

19.2 Chirurgische technieken

De 'oer-Fontan', beschreven door Fontan en Baudet in hun eerste publicatie hierover in 1971, bestond uit het aanleggen van een end-to-end Glenn-anastomose tussen VCS en art. pulmonalis rechts, en het verbinden van het RA met de art. pulmonalis links met gebruikmaking van een aortale homograft. Tevens werd een tweede homograft geplaatst in de VCI om regurgitatie in de VCI tijdens de atriale contractie te verminderen. Al heel snel bleek deze klep in de VCI in het geheel niet te functioneren, maar wel complicaties te geven. In de daaropvolgende jaren volgden vele modificaties en varianten op ditzelfde thema. Enkele voorbeelden zijn (◘ figuur 19.2):

1. anastomosering van rechterhartoor met pulmonalisstam;
2. conduit tussen RA en art. pulmonalis, kleploos of met klep;
3. anastomose RA met RV met conduit, al dan niet klephoudend;
4. een klassieke end-to-end Glenn-anastomose van VCS met art. pulmonalis rechts;
5. een van de technieken 1, 2 of 3 in combinatie met een bidirectionele (end-to-side) Glenn-anastomose van VCS met art. pulmonalis;
6. gemodificeerde Fontan-operatie met extracardiale tunnel van VCI naar art. pulmonalis rechts, in combinatie met een bidirectionele Glenn-anastomose;
7. gemodificeerde Fontan-operatie met intra-atriale tunnel van VCI naar art. pulmonalis rechts (of links), in combinatie met een bidirectionele Glenn-anastomose; de gemodificeerde Fontan-operatie kan ook gefaseerd verricht worden, met in eerste instantie het aanleggen van een bidirectionele Glenn-anastomose en daarna (soms jaren later) het completeren van de Fontan-circulatie door middel van een intra- of extra-atriale tunnel van VCI naar art. pulmonalis;
8. gefenestreerde gemodificeerde Fontan met bidirectionele Glenn-anastomose en een of meer fenestraties in de intra-atriale tunnel om enige rechts-linksshunting op atriaal niveau mogelijk te maken.

De technieken 1, 2, 4 en 5 werden aanvankelijk vaak gebruikt, maar worden de afgelopen jaren niet meer toegepast. De laatstgenoemde drie technieken wel, waarbij het per centrum verschilt aan welke techniek de voorkeur wordt gegeven. Nummer 3 (anastomose RA met RV door middel van (klephoudend) conduit) lijkt een geval apart: deze techniek wordt eigenlijk zelden

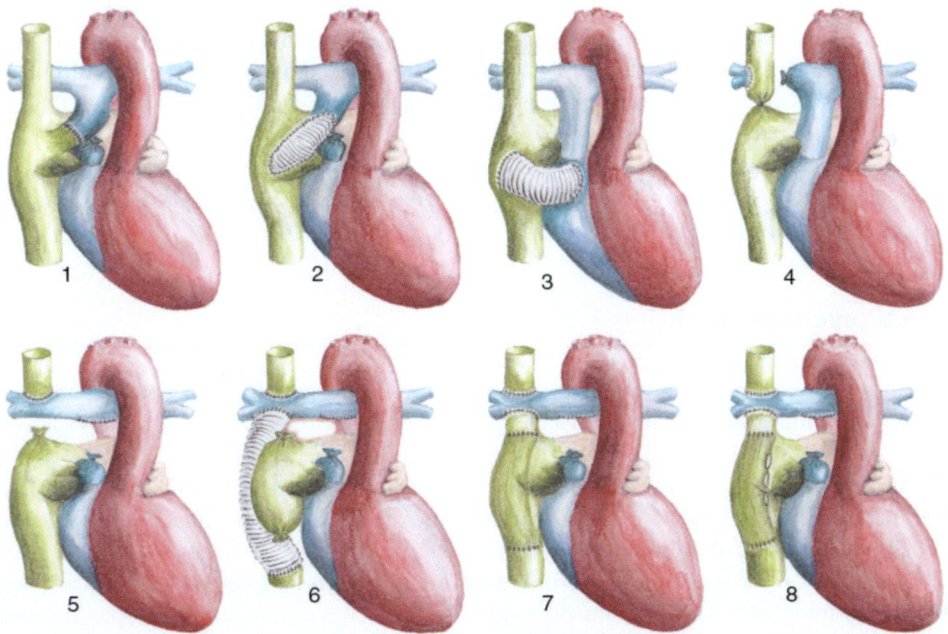

◘ **Figuur 19.2** Modificaties en varianten van de Fontan-operatie. Zie de tekst voor uitleg.

of nooit meer toegepast, maar er zijn wel oudere patiënten die met deze techniek zijn geopereerd, en bij langetermijn-follow-up blijkt het voor te komen dat patiënten met deze techniek, met pulsatiele systolische flow in de arteria pulmonalis, het vaak goed doen. De eigennamen Glenn en Fontan (en Kreutzer) zijn geleidelijk vervangen door een meer descriptieve benaming: partiële cavopulmonale connectie (PCPC) voor de Glenn-anastomose en totale cavopulmonale connectie (TCPC) voor de Fontan-operatie. Een PCPC is tegenwoordig vrijwel altijd een bidirectionele anastomose, met een end-to-side-anastomose van de VCS en de (proximale) art. pulmonalis dextra; de bidirectionele shunt betekent dat zowel de rechter- als de linkerlong geperfundeerd kan worden.

Van elke patiënt die in het verleden een Fontan-operatie heeft ondergaan is het belangrijk te weten wat de oorspronkelijke morfologische diagnose was en welke van de genoemde technieken is gebruikt voor de operatie. Deze factoren bepalen mede wat voor soort restafwijkingen en problemen te verwachten zijn, en tevens welke behandelmogelijkheden en eventuele chirurgische alternatieven er zijn.

19.3 Klinisch beloop

19.3.1 Ziektegeschiedenis

Het is waarschijnlijk dat het problematische klinisch beloop van patiënten die nu volwassen zijn en die in het verleden een Fontan-operatie hebben ondergaan, deels het gevolg is van een indertijd niet-optimale patiëntenselectie of van inmiddels als obsoleet beschouwde operatietechnieken. Vooral de patiëntenselectie is van groot belang gebleken: in de eerste jaren zijn frequent patiënten geopereerd die nu, met de inmiddels verworven kennis, geen kandidaat meer zouden zijn voor een Fontan-operatie. Veel van deze patiënten zijn inmiddels overleden. Echter, ook bij de groep jongere patiënten die voldoen aan de huidige (strenge) selectiecriteria voor een Fontan-operatie zoals opgesteld door Chaussat en Fontan, en die geopereerd zijn conform de nieuwste inzichten en technieken, lijkt de cardiale conditie geleidelijk achteruit te gaan. Ook in deze groep blijkt de circulatie op termijn te gaan falen.

Hierna volgt een overzicht van problemen die of inherent zijn aan de Fontan-circulatie, of die men anderszins frequent tegenkomt bij patiënten wanneer deze eenmaal de volwassen leeftijd hebben bereikt.

19.3.2 Levensverwachting

De tot nu toe gedocumenteerde levensverwachting van patiënten na een Fontan-operatie is aanzienlijk minder dan die van de normale populatie. In de twee grote follow-up onderzoeken, van Fontan (Bordeaux) met 334 patiënten, geopereerd tussen 1975 en 1988, en van Driscoll (Mayo Clinic) met 352 patiënten, was de overleving na tien jaar respectievelijk 63 en 60%. De leeftijd bij operatie was toen ongeveer 5 jaar; een groot deel van deze patiënten is dus overleden voor het bereiken van de volwassen leeftijd.

De resultaten van deze twee onderzoeken representeren een sterk heterogene populatie wat betreft morfologische diagnose, aanwezigheid van risicofactoren voor de Fontan-operatie, aard van initiële palliatie, leeftijd bij operatie en gebruikte chirurgische techniek. Vooral in de vroege jaren van de Fontan-operatie waren de risicofactoren voor vroegtijdig overlijden nog niet goed bekend en was de patiëntenselectie minder streng dan later. Patiënten met deze nu bekende risicofactoren voor de Fontan-circulatie – verhoogde pulmonale vaatweerstand, AV-klepinsufficiëntie, afgenomen ventrikelfunctie – zijn oververtegenwoordigd in deze vroege groep vergeleken met de later geopereerden. Ofschoon de prognose na een Fontan-operatie in de afgelopen decennia verbeterd is (met name de perioperatieve mortaliteit is afgenomen), is ook de overleving bij de 'perfecte Fontan', dat wil zeggen zonder de genoemde risicofactoren, minder dan normaal: de Fontan-status op zichzelf is een risicofactor voor vroegtijdig overlijden. Van een recenter onderzoek ($n = 773$ Fontan-patiënten) bleek twintig jaar na de Fontan-operatie ongeveer een kwart van de patiënten overleden. De meest voorkomende oorzaken van overlijden zijn falen van de systeemventrikel, onbehandelbare ritmestoornissen of een zodanige pulmonale vaatweerstandsverhoging dat de longflow – en als gevolg daarvan de CO – te gering wordt. Daarnaast krijgen veel Fontan-patiënten op termijn te maken met levercirrose, hetgeen kan resulteren in het ontstaan van levertumoren (hepatocellulair carcinoom). De problematiek van de Fontan-circulatie wordt ook gereflecteerd door de frequente noodzaak van chirurgische en percutane re-interventies (twee derde van de Fontan-patiënten gedurende twintig jaar). Veel van de Fontan-patiënten krijgen op termijn te maken met een Fontan-falen ('failing Fontan') wat zich kenmerkt door afname in inspanningsvermogen, cyanose, ascites, PLE, levercirrose en oedeem. In het hele traject van RA tot LV zijn hiervoor oorzaken aanwijsbaar (figuur 19.3). Ofschoon er hard gewerkt wordt aan de ontwikkeling van een cavopulmonale assist device (die het bloed door de longen moet pompen), zijn er voor de uiteindelijk falende Fontan-patiënt weinig therapeutische opties behalve een harttransplantatie (zie H. 29).

Gezien deze matige resultaten rijst de vraag of de Fontan-operatie wel de beste behandeling is voor deze groep patiënten. Er bestaan echter geen gerandomiseerde onderzoeken met controlegroepen die een ander soort definitieve palliatie hebben ondergaan, bijvoorbeeld een aortopulmonale shunt, zoals een Blalock-Taussig-shunt of het alleen uitvoeren van een PCPC. Zolang deze gegevens er niet zijn en de andere palliaties op historische gronden mindere resultaten laten zien, blijft de Fontan-operatie vooralsnog de best denkbare palliatie voor deze patiënten.

19.4 Specifieke Fontan-problemen

19.4.1 Hemodynamiek

Een lage pulmonale weerstand is een conditio sine qua non voor de Fontan-circulatie. De systeemveneuze druk, de drijvende kracht achter de Fontan-circulatie, zal hoger moeten zijn dan de LA-druk om voldoende transpulmonaal drukverschil te hebben voor een goede antegrade longflow. Het transpulmonale drukverschil wordt kleiner bij verlaging van de druk vóór het capillaire vaatbed, zoals die kan bestaan ten gevolge van een stenose ergens in de Fontan-constructie – één of meer trombi in het RA (zie figuur 4.3), in een aangelegde tunnel of in de art. pulmonalistakken – of bij ondervulling door ziekte, overmatig transpireren bij grote warmte of ten gevolge van diuretica. Een verhoging van de druk ná het capillaire vaatbed, dat wil zeggen verhoging van de LA-drukken, zoals bij AV-klepinsufficiëntie, atriumfibrilleren of diastolische disfunctie van de systeemventrikel, leidt ook tot afname van het transpulmonale drukverschil. Een geringe stenose of een te scherpe hoek van een anastomose binnen de Fontan-constructie kan leiden tot een drukverschil en dit wordt in het algemeen slecht verdragen. Het LA speelt een belangrijke rol in de Fontan-circulatie: bij een goede ventrikelfunctie en een

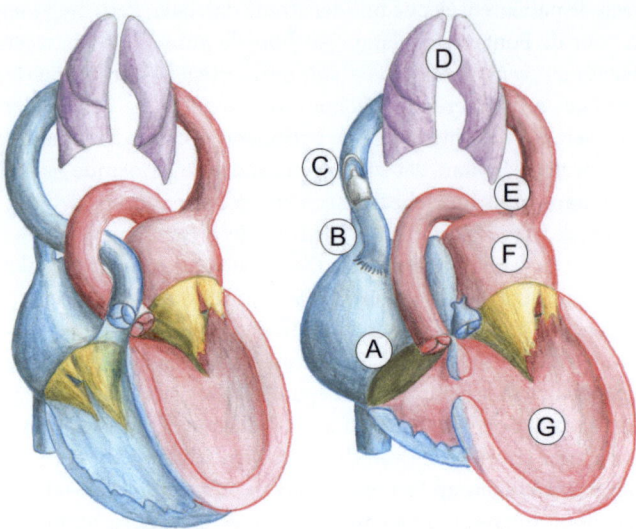

◘ **Figuur 19.3** De falende Fontan-circulatie: op welke niveaus kan het mis gaan? Links: schematische weergave van de normale grote en kleine circulatie. Rechts: schematische weergave van een Fontan-circulatie bij een patiënt met tricuspidalisatresie, transpositie van de grote vaten, een onderontwikkelde RV en een restrictief VSD. De art. pulmonalis is geplaatst op het RA. In de figuur zijn mogelijke probleemplaatsen aangegeven die aanleiding kunnen zijn voor het falen van de Fontan-circulatie.
A = lage druk in systeemveneuze circulatie/RA, door uitdroging, ondervulling, diureticagebruik of obstructie door trombus.
B = anastomose van VCS of VCI met art. pulmonalis, aangelegd op jonge leeftijd ten tijde van respectievelijk Glenn-anastomose en completering van Fontan-circulatie, met klein kaliber van alle vaten. De vaatnaden zijn predilectieplaatsen voor stenosen later in het leven: deze stenosen ontstaan doordat de vaten groeien, terwijl de vaatnaden niet meegroeien.
C = een klein kaliber art. pulmonalis. Na Glenn-anastomose op jonge leeftijd is er geen pulsatiele flow meer in de art. pulmonalis, wat mogelijk de verdere uitgroei nadelig beïnvloedt. Een andere reden voor een te kleine art. pulmonalis is obstructie van het lumen door een longembolie (van elders) of door lokaal ontstane trombi. Een wiggedrukmeting is tevens geïllustreerd.
D = pulmonale vaatweerstand. Een theorie is dat door multipele micro-embolisaties het perifere longvaatbed dat van bloed wordt voorzien – het longdebiet – geleidelijk kleiner wordt, hetgeen de totale pulmonale vaatweerstand doet toenemen.
E = compressie van rechterlongvene(n) door uitpuilen van het interatriaal septum naar links (bij RA-PA-connectie) of door een gedilateerde intra-atriale tunnel.
F = drukverhoging in het LA. Als dat gebeurt – door nodaal ritme maar vooral door atriumfibrilleren, door AV-klepregurgitatie of door verhoogde vullingsdrukken van de systeemventrikel – neemt de transpulmonale gradiënt af. Als dit niet wordt opgeheven door compensatoire verhoging van de systeemveneuze druk, zal dat leiden tot afname van de cardiac output.
G = ventrikelfalen, systolisch en/of diastolisch.

niet-lekkende AV-klep leidt de systolische neerwaartse beweging van de AV-ring tot drukverlaging in het LA (het x-dal in de LA-drukcurve, ◘ figuur 19.4). In diastole is het y-dal een weerspiegeling van daling van de LA-druk bij geopende atrioventriculaire kleppen. Deze fasische drukverlagingen zorgen voor een aanzuigend effect op het bloed uit de longen: de Fontan-circulatie is niet alleen een push-circulatie (door de longen geduwd door de systeemveneuze druk), maar ook een pull-circulatie (aangezogen vanuit het LA). Het geheel is een kwetsbaar systeem omdat het erg gevoelig is voor zelfs lichte schommelingen van preload, pulmonale vaatweerstand en afterload.

19.4 · Specifieke Fontan-problemen

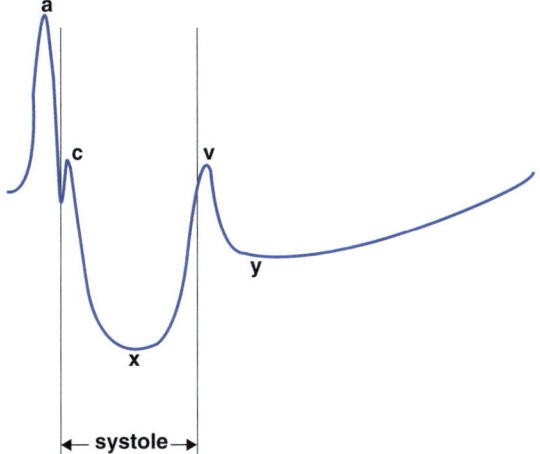

Figuur 19.4 De normale LA-drukcurve. De lagere drukken die bestaan tijdens vooral het x-dal en ook bij het y-dal zuigen bloed aan uit de pulmonale circulatie. Dit is het 'pull'-gedeelte van de Fontan-circulatie.

In rust blijkt de CO van vrijwel alle patiënten na een Fontan-operatie lager te zijn dan normaal. Bij inspanning is een Fontan-circulatie slechts in zeer beperkte mate in staat de CO te verhogen. In een normale circulatie wordt verhoging van de CO bereikt door verhoging van het slagvolume van de ventrikels en verhoging van de hartfrequentie. In een biventriculair hart is een verhoging van het slagvolume geen probleem doordat de RV genoeg bloed naar de LV pompt. Bij de Fontan-circulatie is een dergelijke toename van preload maar zeer beperkt mogelijk en de belangrijkste manier om de CO te verhogen is verhoging van de hartfrequentie.

Een frequent voorkomende restafwijking (soms opzettelijk achtergelaten door de chirurg) is een rest-ASD ('fenestratie'). Door de hoge drukken in het Fontan-circuit en een (hopelijk) normale LA-druk bestaat er een fors drukverschil tussen de atria; zelfs een klein restdefectje zal derhalve al snel kunnen leiden tot een substantiële rechts-linksshunt. Bij inspanning, met toename van de systeemveneuze retour en lichte toename van de druk in het Fontan-circuit, zal de shunt verder toenemen, met als gevolg een toename van de cyanose. In het verleden werd dit gezien als indicatie voor sluiting van het restdefect (meestal door catheterinterventie). Inmiddels worden dergelijke restdefectjes soms geaccepteerd als 'ventiel' voor een hoge druk in het Fontan-circuit: door toename van de rechts-linksshunt via een restdefect kan de preload van de systeemventrikel worden verhoogd, waardoor de CO kan toenemen. Het nettoresultaat van een betere CO met een verminderde zuurstofsaturatie levert soms een betere zuurstoftransportcapaciteit op dan een lagere CO met beter gesatureerd bloed, en daarmee ook een beter inspanningsvermogen. Per patiënt zal moeten worden afgewogen wat de beste behandeling van een shunt op atriumniveau is, waarbij ook het risico op rechts-links-embolisatie van trombi uit het veneuze systeem moet worden meegewogen.

19.4.2 Ventrikelfunctie

Goede systolische en diastolische ventrikelfunctie is noodzakelijk voor de Fontan-circulatie. Ventrikelfalen is een van de belangrijkste doodsoorzaken bij deze populatie. De oorzaak van het falen van een ventrikel die aanvankelijk goed genoeg werd geacht om een Fontan-operatie uit te voeren, is waarschijnlijk multifactorieel: volumebelasting en hypoxemie vóór het aanleggen van de Fontan-circulatie en abnormale geometrie van univentriculaire harten, met daardoor minder optimale myocardvezeloriëntatie en minder effectieve ventrikelcontractie. Uit de meeste onderzoeken komt naar voren dat patiënten met een Fontan-circulatie met een LV als systeemventrikel het op de lange termijn beter doen dan patiënten met een andere ventrikelmorfologie.

Met non-invasieve technieken – echo en MRI – is het mogelijk de systolische functie te beoordelen. Geen van de echoparameters die voor het schatten van diastolische disfunctie bij biventriculaire harten worden gebruikt, kunnen worden gebruikt bij univentriculaire harten. De correlatie met invasief gemeten parameters is erg slecht. Invasieve meting is dan ook de enige manier om verhoogde einddiastolische druk, of andere parameters van diastolische disfunctie, te meten in een Fontan-circulatie.

Bij verslechtering van systolische functie is een gunstig effect van ACE-remmers nooit aangetoond. Hetzelfde geldt voor bètablokkers, maar deze categorie medicamenten wordt wel redelijk frequent voorgeschreven vanwege andere indicatie (hartritmeproblematiek).

Een progressieve insufficiëntie van de AV-klep is vaak een uiting van een verslechtering van de ventrikelfunctie. Soms echter lijkt een progressieve insufficiëntie de oorzaak van de verslechtering. Vooral bij patiënten met een reeds voor de operatie bestaande insufficiëntie bij een anatomisch afwijkende klep, zoals bij een AVSD, is dit berucht. Als het substraat zich ertoe leent, zou plastiek van de lekkende klep in deze situatie overwogen moeten worden. Het plaatsen van een kunstklep in deze positie leidt, door de intrinsieke gradiënt van dergelijke kleppen, onvermijdelijk tot verhoging van de LA-drukken en is derhalve een minder aantrekkelijke behandeloptie.

Wanneer de Fontan-circulatie geleidelijk slechter gaat functioneren door progressieve achteruitgang van de ventrikelfunctie en chirurgische revisie van de Fontan of TCPC niet aangewezen is, is harttransplantatie – indien mogelijk – de enig overgebleven vorm van therapie of palliatie.

19.4.3 Ritmestoornissen

Supraventriculaire ritmestoornissen komen vaak voor na de Fontan-operatie. Dertig jaar na de Fontan-operatie heeft slechts 20% van de patiënten geen last gehad van supraventriculaire ritmestoornissen. Het is niet verwonderlijk dat juist supraventriculaire ritmestoornissen voorkomen; afhankelijk van welke techniek is gebruikt, is bij de Fontan-circulatie het RA sterk gedilateerd, hypertrofisch en/of voorzien van uitgebreide chirurgische littekens.

Het betreft meestal atriale flutters, maar atriumfibrilleren en atriale tachycardieën komen frequent voor en vormen een groot klinisch probleem. Ze worden meestal slecht verdragen en kunnen in korte tijd leiden tot ernstige hemodynamische ontregeling, met daarbij een risico op overlijden. Bij optreden van ritmestoornissen moet men, naast de pogingen de ritmestoornis te beëindigen, altijd de hemodynamiek grondig beoordelen, om te zien of er een aanwijsbare oorzaak van de ritmestoornis te vinden is. Bij een lage kans op een trombus in het Fontansysteem wordt veelal gekozen de tachycardie snel te beëindigen door middel van elektrische cardioversie. Na een eerste periode van ritmestoornissen moet naast antistolling (indien de patiënt dat nog niet had) gestart worden met onderhoudsbehandeling met antiaritmica, met als doel een recidief te voorkomen. Wanneer de medicamenteuze aanpak niet succesvol is, moeten agressievere, meer invasieve behandelmethoden worden overwogen zoals RF-ablatie. De uitvoering hiervan vergt een gedegen voorbereiding met uitgebreide multimodale beeldvorming, want door de sterk afwijkende anatomie en circulatie is het soms niet mogelijk om de ablatie-catheters zonder punctie door de Fontan-tunnel op de plaats van ablatie te krijgen. De resultaten van ablatie zijn dan ook duidelijk minder goed dan bij anatomisch normale harten.

Bij het plaatsen van een pacemaker moet men zich realiseren dat gezien de gecreëerde anatomie een transveneus endocardiaal systeem vaak onmogelijk is: een transveneus opgevoerde pacemakerdraad eindigt in de art. pulmonalis en niet in de ventrikel. Bijna altijd zal een epicardiaal pacemakersysteem nodig zijn. Het vervolgens afstellen van de atrioventriculaire synchronie is erg belangrijk voor een adequate CO van de patiënt.

Indien SVT's niet goed behandelbaar blijken kan bij een patiënt met een ouder type Fontan-operatie (bijvoorbeeld een directe anastomose van het rechterhartoor op de art. pulmonalis) overwogen worden om een TCPC aan te leggen met een intra-atriale of extracardiale tunnel (de zogenoemde Fontan-conversie), in combinatie met een chirurgische maze-operatie.

19.4.4 Verhoogde pulmonale vaatweerstand

Geleidelijke verhoging van de pulmonale vaatweerstand is een van de bekende problemen na de Fontan-operatie. Het betreft hier waarschijnlijk een gevolg van een geleidelijke verandering van de vaatwandstructuur in combinatie met het optreden van (veelal subklinische) micro-embolieën vanuit een gedilateerd atrium of vanuit het veneuze systeem. Trombo-embolische complicaties komen vaak voor bij patiënten na een Fontan-operatie. De oorzaak is een combinatie van hemodynamische factoren en stollingsstoornissen. Door de in het algemeen lage CO en de lichte ondersaturatie bestaat er vaak een polycytemie. Een hoge hematocriet leidt tot een hoge viscositeit. In het vaak gedilateerde RA is de flow van dit viskeuze bloed traag. Dit predisponeert tot trombusvorming. Enkele jaren geleden is aangetoond dat veel patiënten na een Fontan-operatie een proteïne-C- en proteïne-S-deficiëntie hebben (met als gevolg een grotere stollingsneiging), maar ook een verlengde protrombinetijd en lage waarden van antitrombine-III factor II, factor V en factor X (verminderde activiteit van de eigen antistollingsactiviteit), met daardoor juist een toegenomen bloedingsneiging. Initieel zal een verhoging van de pulmonale vaatweerstand kunnen worden overwonnen door verhoging van de veneuze drukken. Op een gegeven moment zal verdere verhoging van de pulmonale vaatweerstand niet meer gecompenseerd kunnen worden door een verhoogde CVD: dit leidt tot vermindering van de longflow en daardoor van de CO. Om die reden is het in een groot aantal centra de gewoonte om elke patiënt, direct na de Fontan-operatie, levenslang op orale anticoagulantia in te stellen. Er zijn ook onderzoeken die aangeven dat trombocytenaggregatieremmers de kans op trombusvorming bij Fontan-patiënten in dezelfde mate reduceren. De beperkte informatie die er tot nu toe is over effectiviteit van NOAC's (non-vitamin K antagonist oral anticoagulants) in de Fontan-circulatie lijkt erop te wijzen dat deze even effectief zijn. Op grond van deze overwegingen is dan ook de voorlopige conclusie dat er geen onderbouwd advies gegeven kan worden omtrent het voorschrijven van trombocytenaggregatieremmers, NOAC's of traditionele orale anticoagulantia voor alle patiënten met een Fontan-circulatie. Er is wel min of meer consensus dat bij patiënten die ook nog extra risico's hebben – natuurlijk de patiënten met atriumfibrilleren, maar ook patiënten met extreem gedilateerde atria – profylactische orale anticoagulantia wel voorgeschreven dienen te worden.

Recente onderzoeken suggereren dat fosfodiësteraseremmers, zoals sildenafil, en endothelineantagonisten, zoals bosentan, het inspanningsvermogen van patiënten met een Fontan-circulatie mogelijk kunnen verbeteren. In een recent Nederlands onderzoek bleek een teleurstellend effect van bosentan op het inspanningsvermogen van veelal asymptomatische Fontan-patiënten. Mogelijk is er meer winst te verwachten als er sprake is van een falende Fontan-circulatie door verhoogde pulmonale vaatweerstand. In absolute zin is de vaatweerstand dan lang niet zo hoog als in situaties waarin deze middelen een bewezen effectiviteit hebben, zoals bij PH bij structureel normale harten of bij het Eisenmenger-syndroom. Gezien de kleine aantallen patiënten ontbreekt wetenschappelijk bewijs, en dat zal ook niet snel geleverd worden.

19.4.5 Chronische hypoxemie

Veel patiënten hebben na een Fontan-operatie een iets lagere zuurstofsaturatie dan normaal (92-95%). Bij patiënten met een extracardiale tunnel en bij een aantal patiënten met een intracardiale tunnel draineert de sinus coronarius, met extreem lage zuurstofsaturatiewaarden, normaal in het RA, maar deze is verbonden met het LA en zodoende met de systeemcirculatie. Een andere oorzaak van hypoxemie kan de aanwezigheid zijn van een intracardiale shunt (bijvoorbeeld een fenestrum tussen Fontan-tunnel naar LA). Ook intrapulmonale arterioveneuze fistels, leidend tot precapillaire shunting in de longen, geven een arteriële ondersaturatie. Ze zijn berucht na een klassieke Glenn-anastomose, maar komen soms ook voor na TCPC. Waarschijnlijk ontstaan deze fistels wanneer er geen leverveneus bloed door de long stroomt. Wanneer bij een patiënt met een Fontan-circulatie de saturatie geleidelijk afneemt, moet behalve naar mogelijke intracardiale shunts ook gericht worden gezocht naar collateralen van de systeemveneuze kant naar de longvenen of direct naar het LA. Contrastecho, met toediening van echocontrast dat de longen in principe niet passeert en dat wordt ingespoten in de armen en een been, is een waardevol diagnosticum om het bestaan van deze shunts aan te tonen. Het verschijnen van contrast in het longveneuze atrium wijst op het bestaan van een dergelijke shunt. De shunt kan op deze wijze echter niet worden gekwantificeerd en de precieze plaats van de shunting en het verloop van de shuntvaten kunnen niet worden aangetoond. Voor bepaling van de shuntgrootte en de anatomie kunnen MRI en hartcatheterisatie worden gedaan. Met een CT-scan kan de anatomie goed tot in detail worden afgebeeld. Gezien het veelal grillige en kronkelende verloop van deze collateralen wordt aangenomen dat dit vaatnieuwvormingen betreft, waarschijnlijk mede ontstaan onder invloed van de verhoogde systeemveneuze druk. Deze vaten zijn soms toegankelijk voor cathetergebonden sluiting. Dit is soms succesvol en leidt dan tot een duidelijke en blijvende verbetering van de zuurstofsaturatie. Berucht is echter het snel openen van een ander collateraalvat of -systeem, waardoor de zuurstofsaturatie binnen enkele weken of maanden weer kan dalen.

Een gevolg van chronische ondersaturatie is het ontstaan van polycytemie. Dit is een compensatoire polycytemie, nodig om de zuurstoftransportcapaciteit zo goed mogelijk op peil te houden, en moet dus niet met aderlatingen worden behandeld. Er moet gezorgd worden voor een goede ijzerstatus, indien nodig door middel van suppletie (cave Fe-verlies in darmen bij PLE), om goede kwaliteit erytrocyten te kunnen maken. Laag serum-Fe en laag-MCV van erytrocyten zijn risicofactoren voor het ontstaan van ischemische herseninfarcten (zie H. 10, Eisenmenger-syndroom).

19.4.6 Leverfibrose en -cirrose (Fontan associated liver disease, FALD)

Sinds de introductie van de Fontan-operatie is bekend dat deze patiënten, bijna zonder uitzondering, bij laboratoriumonderzoek afwijkende leverproeven hebben (verhoogde aminotransaminasen, bilirubine en gamma-GT). Het is waarschijnlijk dat de chronisch verhoogde veneuze drukken aanleiding geven tot levercongestie. Het spectrum van de gevolgen voor de lever (ook wel FALD genoemd) varieert, maar iedere Fontan-patiënt heeft in het gunstigste geval enige mate van fibrose, evidente levercirrose kan echter in bijna 30% van de Fontan-patiënten histologisch aangetoond worden na leverbiopsie. Uit een Nederlands onderzoek bij 38 asymptomatische Fontan-patiënten bleek tevens dat de huidige onderzoeksmodaliteiten (laboratoriumonderzoek, MRI, fibroscan, echo abdomen of CT) die gebruikt worden voor screening op leverafwijkingen onvoldoende in staat waren om de levercirrose aan te tonen dan wel uit te sluiten. Waarschijnlijk is de schade aan de lever een langzaam proces. De cirrotische Fontan-patiënt met verhoogde portale druk zal portosystemische collateralen vormen zoals oesofagusvarices. Splenomegalie, met secundair verlaagd trombocytengetal, is vaak aanwezig. Door de kans op levercirrose heeft de Fontan-patiënt een verhoogd risico op hepatocellulair carcinoom. De incidentie van leverproblemen maakt dat iedere patiënt die gescreend wordt voor harttransplantatie een uitgebreide leveranalyse verdient. Als de leverfunctie erg slecht is, kan dat een reden zijn om patiënt voor harttransplantatie af te wijzen, of om een gecombineerde hart- en levertransplantatie te overwegen. Hiervan zijn inmiddels enkele gevallen gerapporteerd.

19.4.7 Protein-losing enteropathy

PLE is eiwitverlies in de darmen, een zeldzame (114 van de 3029 patiënten in het grootste onderzoek, dat is 3,9%) maar zeer ernstige complicatie van de Fontan-circulatie. Het wordt veelal de eerste maanden tot jaren na de Fontan-operatie gezien, maar komt ook op volwassen leeftijd voor en het is geassocieerd met een hoge mortaliteit. Het komt vaker voor bij patiënten met een reeds voor de Fontan-situatie verhoogde CVD, maar komt ook voor bij lagere drukken. Een mogelijke verklaring is dat bij een verhoogde druk in de VCS de drainage van het lymfesysteem via de ductus thoracicus bemoeilijkt is. Dit leidt tot intestinale lymfangiëctasieën met lekkage van lymfocyten, chylomicronen en serumeiwitten naar het darmlumen. Bij PLE worden in het bloed een hypoalbuminemie en tekorten aan gammaglobulinen aangetoond. In de ontlasting wordt een meer dan normale excretie van het eiwit alfa-1-antitrypsine aangetoond. Door het eiwitverlies ontstaan oedeem, ascites en immunodeficiënties. Ook is er ijzerverlies in de darmen, leidend tot ijzerdepletie en ijzergebreksanemie. Behandeling is in eerste instantie gericht op verlaging van de systeemveneuze druk, indien mogelijk. Als de hoge CVD een gevolg is van een niet goed functionerende 'oude' Fontan-constructie, kan conversie naar een TCPC soms tot klinische verbetering leiden. Het creëren van een ASD, chirurgisch of door een cathetergebonden techniek, ter ontlasting van de hoge systeemveneuze drukken is soms succesvol gebleken. Medicamenteuze beïnvloeding van de pulmonale vaatweerstand door middel van bosentan of sildenafil wordt ook geprobeerd, maar de schaars gerapporteerde uitkomsten hiervan zijn wisselend. Bij toeval is gevonden dat ongefractioneerde heparine een duidelijke vermindering van het eiwitverlies kan geven, met soms symptomatische verlichting. Chronisch heparinegebruik leidt echter onvermijdelijk, binnen 6 maanden, tot ernstige osteoporose en spontane fracturen. Heparine is daarom niet geschikt voor langetermijnbehandeling, maar het zou overwogen kunnen worden ter overbrugging tot aan een andere behandeloptie, zoals Fontan-conversie of transplantatie. Laagmoleculaire heparine (LMWH) heeft waarschijnlijk veel minder effect dan de ongefractioneerde.

Een dieet (vetarm, eiwitrijk, medium chain-triglyceridendieet) wordt frequent voorgeschreven en zou mogelijk kunnen bijdragen aan de behandeling, maar de effectiviteit is gering (of afwezig). Bovendien is het voor patiënten erg moeilijk vol te houden omdat het zo'n slechte smaak heeft. De orale corticosteroïden budesonide en prednison worden ook voorgeschreven in de behandeling van PLE, maar ook deze medicamenten hebben vervelende bijwerkingen (hyperglykemie, osteoporose, spieratrofie, enzovoort) waardoor chronisch gebruik problematisch wordt. In sommige ernstige gevallen bieden albumine-infusies veelal kortdurend soelaas. De Fontan-patiënt met PLE kent een beperkte prognose (12% is binnen vijf jaar overleden).

19.4.8 Inspanningsvermogen

Bij vrijwel alle patiënten, ook bij de meest perfecte Fontan-patiënt, is het maximale inspanningsvermogen verminderd. In onderzoeken van grote groepen Fontan-patiënten is het gemiddelde inspanningsvermogen circa 60-65% van het (op grond van leeftijd, geslacht en postuur) voorspelde inspanningsvermogen. Metingen van het inspanningsvermogen waarbij ook de zuurstofconsumptie gemeten wordt (VO_2max-meting) laten soms dramatisch slechte waarden zien, nauwelijks boven de waarden die men gewoonlijk vindt bij patiënten die gescreend worden voor een harttransplantatie. Het merendeel van de Fontan-patiënten weet binnen de beperkingen van een verminderde cardiale conditie redelijk goed te functioneren: fysiek niet-belastend werk, een sociaal leven en zelfs sport op recreatief niveau zijn vaak wel mogelijk. Omdat deze beperkingen bestaan zolang zij zich kunnen herinneren, is hun leven vaak aangepast aan het verminderde inspanningsniveau. Na verloop van tijd gaat de klinische conditie van een groot deel van de patiënten achteruit en dit heeft consequenties voor zowel het inspanningsvermogen als de levensverwachting. Desalniettemin blijkt de laatste jaren dat er voor deze patiëntencategorie met betrekking tot hun inspanningsvermogen veel winst te boeken is door het trainen van de ademhalings- en skeletmusculatuur. Door relatief eenvoudige trainingsschema's blijkt de VO_2max significant te verbeteren.

19.5 Conversie van 'oude' Fontan naar 'moderne' laterale tunnel

Een deel van de volwassen patiënten heeft een Fontan-operatie ondergaan voordat Leval in 1989 de techniek van de intra-atriale tunnel introduceerde en heeft derhalve een Fontan-circulatie waar het RA, en soms ook nog de RV, deel van uitmaken (zie ◘ figuur 19.2). Het meest voorkomende probleem bij deze patiënten is ontwikkeling van hartritmestoornissen, veroorzaakt door een (op volwassen leeftijd) zeer sterk gedilateerd RA. Deze ritmestoornissen zijn zeer refractair voor medicamenteuze therapie. Ook cathetergebonden behandeling is in beperkte mate effectief. Deze patiënten hebben een lage functionele klasse, NYHA-klasse III of IV, en de mortaliteit is hoog. Voor deze patiënten is conversie van de oude Fontan naar een laterale tunnel, gecombineerd met een maze-operatie, een mogelijke behandeling.

Electieve conversie bij een klachtenvrije Fontan-patiënt is discutabel. Risico's van een dergelijke operatie (mortaliteit 10-15%) moeten worden gewogen tegen risico's op ontstaan van problemen bij afwachten in de 'oude' situatie, en risico van conversie bij een patiënt als hij/zij in een slechte conditie is. Tot nu toe hebben weinigen geopteerd voor een puur electieve conversie.

19.6 Zwangerschap

Bij patiënten met een normaal hart en een normale circulatie neemt het hartminuutvolume tijdens een zwangerschap toe met ongeveer 40-50%. Deze toename, een uiting van de toegenomen metabole behoefte, zal in een Fontan-circulatie zeer moeilijk te realiseren zijn. Het onvermogen van het hart de CO voldoende te laten toenemen houdt in dat zwangerschap bij patiënten met een Fontan-circulatie in het algemeen problematisch is. Zo worden tijdens de zwangerschap van goed functionerende Fontan-patiënten (nooit eerder complicaties) in 19-27% ernstige maternale problemen gezien en worden ze ingedeeld in de een na hoogste risicogroep (gemodificeerde WHO-klasse III volgens de ESC-richtlijnen van 2018). Supraventriculaire ritmestoornissen en blijvende achteruitgang van de NYHA-klasse zijn beschreven. Het risico op trombo-embolische complicaties is waarschijnlijk hoog en therapeutische antistolling moet worden overwogen, de kans op met name placentabloedingen neemt hierdoor echter ook toe. Er is tevens een fors toegenomen risico op foetale complicaties. Die lijken grotendeels het gevolg van een verminderde placentaperfusie die verantwoordelijk is voor het ontstaan van hypertensie en (pre-)eclampsie bij de moeder en van pre- en dysmaturiteit bij het kind. Goede voorlichting, gebaseerd op een goed inzicht in de klinische conditie van de patiënt en gericht op de mogelijke risico's voor moeder en kind, is noodzakelijk om vrouwen (en hun partners) bij een weloverwogen keus over zwangerschap te begeleiden. Bij Fontan-patiënten met eerdere complicaties is zwangerschap gecontra-indiceerd. Bij bijvoorbeeld PLE, afgenomen ventrikelfunctie, belangrijke AV-klepinsufficiëntie en zuurstofsaturatie < 85% moet zwangerschap worden ontraden. Uiteraard is bij zwangerschap begeleiding in een gespecialiseerd centrum aangewezen. Meestal kan de bevalling vaginaal plaatsvinden.

19.7 Praktijk: controle van de patiënt met een Fontan-circulatie

Gezien de complexiteit van de oorspronkelijke hartafwijking, de nuances van de verschillen tussen de diverse operatietechnieken en de moeilijke interpretatie van de hemodynamiek van de Fontan-circulatie zijn patiënten met een Fontan-circulatie hét voorbeeld van patiënten die in een centrum voor congenitale cardiologie gecontroleerd dienen te worden.

Het lichamelijk onderzoek dient nauwgezet te worden uitgevoerd en de bevindingen moeten goed worden genoteerd. Koude, klamme handen, een licht cyanotische waas en opvallende paarsrode blossen in het gelaat passen bij een lage CO. Een oplopende CVD wijst erop dat een hogere druk in het begin van het Fontan-circuit nodig is om een effectieve longflow te genereren. Dit kan een gevolg zijn van een trombus (of van een vernauwing door een andere oorzaak) in het Fontan-circuit vóór het capillaire vaatbed, een hogere weerstand in het capillaire vaatbed (pulmonale vaatziekte) of van hogere LA-drukken (verslechtering van de LV-functie en/of AV-klepinsufficiëntie). Er bestaat geen auscultatiepatroon van het hart specifiek voor de Fontan-situatie. Indien er een systolische leksouffle optreedt die met de tijd luider wordt, moet men denken aan (toename van) insufficiëntie van de AV-klep. Afwezigheid van een cardiale souffle sluit een (zelfs ernstige) stenose in een deel van het Fontan-circuit geenszins uit.

Er bestaat geen typisch 'Fontan-ECG'. Het aspect van het ECG is erg afhankelijk van de oorspronkelijke afwijking en in mindere mate ook van de gekozen chirurgische techniek. Supraventriculaire ritmestoornissen (vooral atriumflutter en -fibrilleren) komen relatief frequent voor. Naast het normale twaalfafleidingen-ECG speelt ook een 24-uurs-ECG (Holter) een belangrijke rol in de ritmediagnostiek. Ritmestoornissen worden bij een Fontan-circulatie in het algemeen slecht verdragen. Atriumfibrilleren, een van de frequentst voorkomende supraventriculaire ritmestoornissen, leidt direct tot een verhoogde gemiddelde LA-druk. Deze drukverhoging zal de transpulmonale gradiënt en daardoor de pulmonaalflow doen verminderen. In een Fontan-circuit waarin het RA geïncorporeerd is, zal bij een supraventriculaire ritmestoornis de atriale contractie – belangrijk om het veneuze bloed actief de longcirculatie in te pompen – wegvallen, resulterend in minder longflow en dus een lagere CO. Behandeling van deze ritmestoornissen met als doel herstel van het sinusritme moet dan ook, op klinische gronden, vaak vrij snel na presentatie plaatsvinden.

Wanneer zich nieuwe klachten voordoen, in het bijzonder supraventriculaire ritmestoornissen, moet niet alleen de klacht behandeld worden, er moet ook zeer goed gekeken worden naar een mogelijk behandelbaar anatomisch substraat. Echocardiografie is zeer nuttig voor het volgen van de ventrikelfunctie en van AV-klepinsufficiëntie. Er bestaan geen normaalwaarden voor echo van univentriculaire harten wat betreft EF of andere echoparameters, zoals TAPSE, tissue-Doppler-waarden of 2D-strain. Voor longitudinale follow-up zijn deze metingen wel erg nuttig: achteruitgang van deze parameters betekent vaak verslechtering van de ventrikelfunctie. Het is echter vaak zeer moeilijk of geheel onmogelijk de Fontan-circulatie in beeld te brengen; essentiële informatie zoals het al dan niet aanwezig zijn van trombi, stenosen of intra-atriale shunts kan vaak niet met voldoende zekerheid met behulp van TTE worden verkregen. Wanneer er anamnestisch klachten naar voren komen – zoals snellere vermoeidheid of frequent hartkloppingen – en er bij TTE geen afwijkingen worden gevonden, moet men zich de beperking van deze diagnostiek realiseren en gemakkelijk overgaan tot meer invasieve diagnostiek. Een TEE kan dan in aanmerking komen (zie ❂ figuur 4.3), maar veelal is ook een hemodynamische evaluatie gewenst in de vorm van hartcatheterisatie. MRI kan een belangrijke rol spelen in de diagnostiek: ventrikelfunctie (EF), CO en regurgiterend volume van een eventueel bestaande AV-klepinsufficiëntie kunnen gekwantificeerd worden en het Fontan-circuit kan worden gevisualiseerd, inclusief eventuele stenosen in dit systeem. Door MRI-beeldvorming te combineren met tegelijkertijd geregistreerde drukken via een jugularislijn krijgt men veel meer hemodynamische informatie en is hartcatheterisatie soms niet nodig. 4D-flowanalyse is een nieuwe MRI-ontwikkeling die het mogelijk maakt om naast de anatomische structuren de bloedstroom binnen het hart en bloedvaten 3D weer te geven, waarbij informatie over snelheden en shearstress belangrijke informatie kan geven over het functioneren van de Fontan-circulatie.

Met enige regelmaat zal laboratoriumonderzoek nodig zijn. Het in de loop van de tijd volgen van tekenen van levercelverval, het volgen van leverfuncties zoals eiwitsynthese en stolling, en bepalen van nierfunctie en hematologische controles geven aan hoe de diverse orgaansystemen de combinatie van een verminderde CO en een chronisch verhoogde systeemveneuze druk verdragen. Ook dient de behandelaar beducht te zijn op ijzertekorten bij de patiënt. Het belang van leverbiopsie bij het opsporen van levercirrose zal in de komende jaren groter worden aangezien de huidige onderzoeksmethoden te ongevoelig zijn voor een screening. In geval van verdenking op PLE kan feces worden onderzocht op eiwit door bepalen van alfa-1-antitrypsineklaring in gedurende 24 uur verzamelde feces.

Zeer belangrijk tijdens de regelmatige poliklinische controles zijn de gesprekken met de patiënt over de beperkingen die de Fontan-circulatie voor hem of haar betekenen. Enkele algemene leefregels zijn voor de Fontan-patiënt extra belangrijk: niet roken (verhoging van de PVR), niet te zwaar worden (beperkt inspanningsvermogen bij beperkte CO), voldoende lichaamsbeweging (training van spieren die de bloedsomloop stimuleren) en goed gebitsonderhoud (endocarditisrisico). Gewogen, zo goed mogelijk onderbouwde adviezen over zwangerschap, anticoagulantia, inschatting van risico's van niet-cardiale operaties en eventuele nieuwe hartoperaties kunnen alleen worden gegeven door artsen, of teams van artsen, met veel ervaring met de typische Fontan-problematiek. In de Nederlandse situatie is deze expertise alleen aanwezig in de centra voor AHA.

Literatuur

Baek JS, Bae EJ, Ko JS, et al. Late hepatic complications after Fontan operation; non-invasive markers of hepatic fibrosis and risk factors. Heart 2010;96:1750-1755.

Deal BJ, Jacobs ML. Management of the failing Fontan circulation. Heart 2012;98(14):1098-1104.

Diller GP, Giardini A, Dimopoulos K, et al. Predictors of morbidity and mortality in contemporary Fontan patients: results from a multicenter study including cardiopulmonary exercise testing in 321 patients. Eur Heart J 2010;31:3073-3083.

Georgekutty J, Kazerouninia A, Wang Y, et al. Novel oral anticoagulant use in adult Fontan patients: A single center experience. Congenit Heart Dis 2018;13(4):541-547.

Khairy P, Fernandes SM, Mayer JE Jr, et al. Long-term survival, modes of death, and predictors of mortality in patients with Fontan surgery. Circulation 2008;117:85-92.

Mavroudis C, Backer CL, Deal BJ, et al. Total cavopulmonary conversion and Maze procedure for patients with failure of the Fontan operation. J Thorac Cardiovas Surg 2001;122(5):863-871.

Mertens L, Hagler DJ, Sauer U, et al. Protein-losing enteropathy after the Fontan operation: an international multicenter study. PLE study group. J Thorac Cardiovasc Surg 1998;115(5):1063-1073.

Munsterman ID, Duijnhouwer AL, Kendall TJ, et al.; Nijmegen Fontan Initiative. The clinical spectrum of Fontan-associated liver disease: results from a prospective multimodality screening cohort. Eur Heart J. 2019;40(13): 1057-1068.

Pundi KN, Johnson JN, Dearani JA, et al. 40-year follow-up after the Fontan operation: Long-term outcomes of 1,052 patients. J Am Coll Cardiol 2015;66(15):1700-1710.

Regitz-Zagrosek V, Roos-Hesselink JW, Bauersachs J, et al; 2018 ESC Guidelines for the management of cardiovascular diseases during pregnancy. Eur Heart J 2018;39(34):3165-3241.

Thacker D, Patel A, Dodds K, et al. Use of oral budesonide in the management of protein-losing enteropathy after the Fontan operation. Ann Thorac Surg 2010;89:837-842.

Walker HA, Gatzoulis MA. Prophylactic anticoagulation following the Fontan operation. Heart 2005;91:854-856.

Wolff D, Melle JP van, Ebels T, et al. Trends in mortality (1975-2011) after one- and two-stage Fontan surgery, including bidirectional Glenn through Fontan completion. Eur J Cardiothorac Surg 2014;45(4):602-609.

Ebstein-malformatie van de tricuspidalisklep

A.P.J. van Dijk, D. Robbers-Visser, B.J. Bouma

20.1 Inleiding – 198

20.2 Anatomie, pathologie en pathofysiologie – 198
20.2.1 Anatomie – 198
20.2.2 Pathologie – 199
20.2.3 Pathofysiologie – 200

20.3 Voorkomen, natuurlijk beloop en klinisch beeld – 200
20.3.1 Voorkomen – 200
20.3.2 Natuurlijk beloop – 200
20.3.3 Klinisch beeld bij adolescenten en volwassenen – 201

20.4 Behandeling – 202

20.5 Zwangerschap en nageslacht – 203

20.6 Conclusie – 204

20.1 Inleiding

De ziekte van Ebstein, genoemd naar Wilhelm Ebstein (1836-1912) is een AHA van de morfologische tricuspidalisklep. De diagnose ziekte van Ebstein kon lange tijd alleen post mortem worden gesteld. Met de introductie van de echocardiografie in de jaren zeventig is het stellen van de diagnose eenvoudiger geworden.

20.2 Anatomie, pathologie en pathofysiologie

20.2.1 Anatomie

Zoals de naam al aangeeft, heeft de tricuspidalisklep in principe drie klepbladen: anterior, septaal en inferior. De drie klepbladen hebben hun scharnierpunt aan de AV-junctie, waar het atriale myocard geïsoleerd wordt van het ventriculaire myocard. Het septale klepblad heeft directe chordaverbindingen met het septum. Het inferior klepblad is via meerdere kleine papillairspieren verbonden met de diafragmale zijde van de RV, terwijl het anterior klepblad meestal verbonden is met een grotere, anterior gelegen papillairspier. Het septale klepblad van de tricuspidalisklep is meer in de richting van de apex aan het septum geïnsereerd dan de mitralisklep. De normale afstand tussen de inserties is minder dan 0,8 cm/m² lichaamsoppervlak (figuur 20.1).

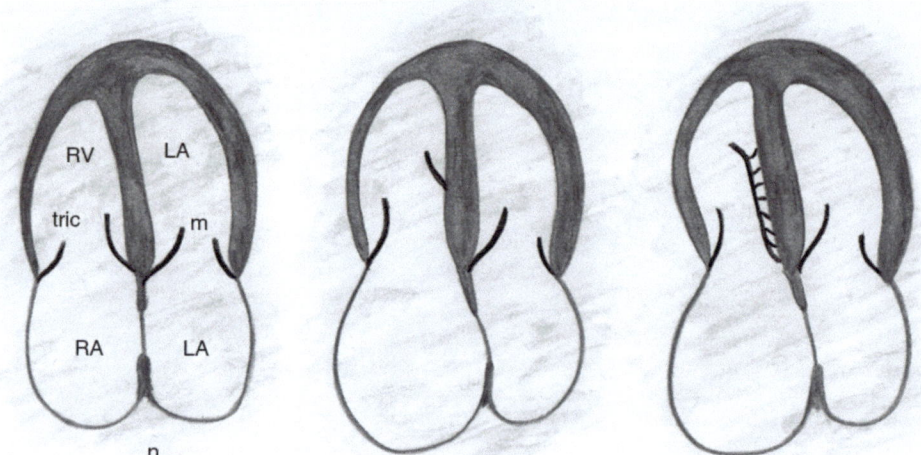

Figuur 20.1 Schematische weergave van een echocardiografische vierkameropname in de normale situatie (n) en bij de ziekte van Ebstein (midden en rechts). n: geïllustreerd is het normaal aanwezige geringe verschil in implantatieniveau van de tricuspidalis- en mitralisklep aan het interventriculaire septum. De tricuspidalisklep hecht iets lager (apicaalwaarts) aan dan de mitralisklep. Midden: ziekte van Ebstein met uitgesproken apicale 'verplaatsing' van het septale klepblad. Rechts: ziekte van Ebstein, waarbij het septale klepblad met multipele verbindingen vastzit aan het septum en alleen een distaal gedeelte vrij beweeglijk is. tric: tricuspidalisklep; m: mitralisklep.

20.2.2 Pathologie

De Ebstein-malformatie bestaat uit anatomische en functionele afwijkingen van de morfologische tricuspidalisklep met een grote variatie. Typisch zijn de volgende kenmerken:
- de inserties van de septale en inferior klepbladen zijn naar apicaal verplaatst, dus in de RV voorbij de AV-junctie;
- het anterior klepblad is niet verplaatst, is groot (sail-like) en kan fenestraties vertonen;
- het effectieve klepostium is in de richting van de RVOT verplaatst en kan stenotisch zijn;
- 'atrialisatie' (dat wil zeggen: de wand is dun) van het inletgedeelte van de RV met daardoor een kleinere functionele RV;
- vergroting van het RA.

Embryologisch ontstaat de tricuspidalisklep doordat de binnenlaag van de RV ondermijnd wordt, als het ware los komt en de klepbladen vormt. Bij de ziekte van Ebstein is aan dit proces vroegtijdig een eind gekomen waardoor een groter of kleiner deel van de septale en inferior klepbladen vergroeid is gebleven met de RV-wand. De functionele annulus bevindt zich nu meer apicaal en het deel van de RV met adherente klepbladen dat nu ruimtelijk tot het RA behoort, wordt het geatrialiseerde gedeelte van de RV genoemd (◘ figuur 20.2).

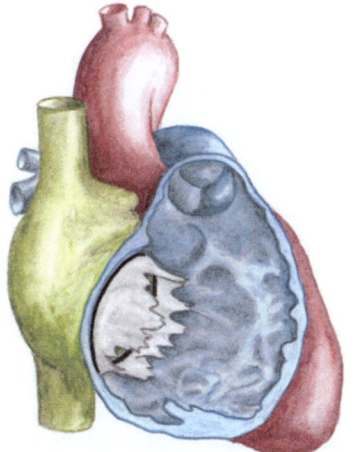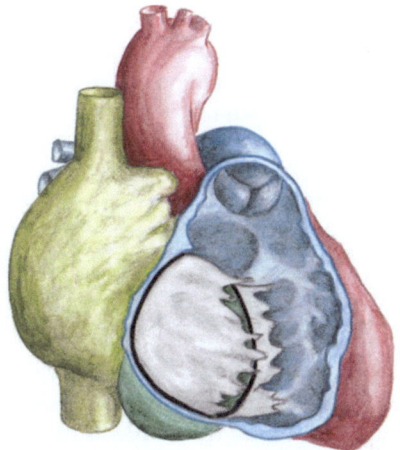

◘ **Figuur 20.2** Links een normaal hart met geopende RV, rechts de ziekte van Ebstein met uitgesproken verplaatsing van septale en inferior tricuspidalisklepbladen waardoor een groot deel van de RV geatrialiseerd is en het coaptatiepunt van de klepbladen richting de RVOT verplaatst is.

Carpentier maakte voor de praktijk een indeling in vier typen (◘ figuur 20.3). Soms is het proces van ondermijning heel vroeg in de ontwikkeling tot stilstand gekomen en is de tricuspidalisklep als geheel adherent gebleven. Er is dan een kleploze AV-junctie. Aan de andere kant van het spectrum bevindt zich de vrijwel normaal ontwikkelde klep met slechts een geringe verplaatsing van het septale klepblad.

De Ebstein-malformatie kan geïsoleerd voorkomen, maar bekende geassocieerde afwijkingen zijn de aanwezigheid van een of meer accessoire geleidingsbundels (25%), een ASD of een PFO (50%), PS of pulmonalisatresie, VSD, ccTGA (dubbel-discordante harten) en LV-noncompaction cardiomyopathie.

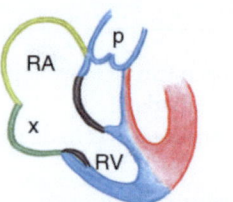 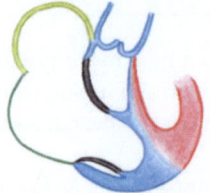 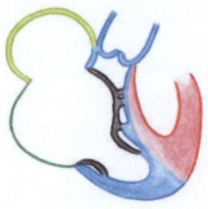 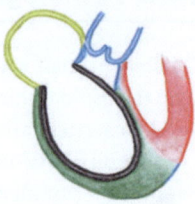

Figuur 20.3 Indeling van anatomische typen van de ziekte van Ebstein volgens Carpentier. Van links naar rechts: kleine contractiele geatrialiseerde RV; grote niet-contractiele geatrialiseerde RV met mobiel anterosuperior klepblad; restrictief anterosuperior klepblad; tricuspidale zak. x: geatrialiseerde RV. p: art. pulmonalis.

20.2.3 Pathofysiologie

De primaire hemodynamische afwijking is TI, die in ernst varieert. Ernstige TI geeft aanleiding tot volumebelasting met sterke dilatatie van het rechterhart en een verminderd hartminuutvolume. In ernstige gevallen kan hepatomegalie met leverfunctiestoornissen ontstaan, zelden is er splenomegalie met hypersplenisme. Bij voldoende verhoging van de RA-druk (soms alleen bij inspanning) kan zich centrale cyanose ontwikkelen door een rechts-linksshunt via een PFO of ASD. Uitbochting van het ventrikelseptum naar links kan de geometrie van de LV en daardoor de LV-functie verstoren. Als het voorste tricuspidalisklepblad restrictief is, kan een tricuspidalisstenose en/of subpulmonale stenose aanwezig zijn. Geassocieerde pathologie speelt vooral op jonge leeftijd een rol.

20.3 Voorkomen, natuurlijk beloop en klinisch beeld

20.3.1 Voorkomen

De meeste gevallen van de ziekte van Ebstein zijn sporadisch en familiair voorkomen is zeldzaam. Zeldzame casus met mutaties in de cardiale transciptiefactor NKX2.5 en deleties in chromosoom 1 (1p34.3-p36.11) en in chromosoom 10 (10p13-p14) zijn beschreven. In een onderzoek werd bij acht van de 141 patiënten (die geen familie waren) een mutatie gevonden in het MYH7-gen. Zes van deze acht patiënten hadden ook non-compactie (Postma et al.). Van alle patiënten met een AHA in het eerste levensjaar heeft 0,3-0,8% de ziekte van Ebstein. Het voorkomen van het geassocieerde WPW-syndroom wordt wisselend opgegeven, tot 30%.

20.3.2 Natuurlijk beloop

Hoe ernstiger de hemodynamische verstoring van de circulatie (mede bepaald door geassocieerde pathologie), des te eerder de presentatie plaatsvindt en des te slechter de prognose is. Foetale echocardiografie toont reeds veel gevallen met een sterk gedilateerd rechterhart in utero aan. Pasgeborenen kunnen tijdelijk ernstig symptomatisch zijn met cyanose doordat de longvaatweerstand aanvankelijk nog hoog is, waardoor de TI en een rechts-linksshunt op atriumniveau worden bevorderd. In de loop van het eerste levensjaar is rechtsdecompensatie, al dan niet in combinatie met cyanose, het klinische beeld. Later wordt de diagnose vaak gesteld bij asymptomatische patiënten met een cardiale souffle. Adolescenten en volwassenen presenteren zich veelal met supraventriculaire ritmestoornissen, al dan niet in combinatie met een abnormale AV-connectie.

In een grote groep patiënten ($n = 220$) met de ziekte van Ebstein was de overleving van de levendgeborenen 67% na één jaar en 59% na tien jaar (Celermajer et al., 1994). Operatieve behandeling vond plaats bij 39% van de patiënten. Van de onderzochte groep overleden 58 patiënten: 26 aan hartfalen (45%), negentien perioperatief (33%) en acht plotseling (14%). Het mortaliteitsrisico is verhoogd bij foetale presentatie met obstructie van de RVOT, bij sterke dilatatie van het hart op de thoraxfoto (cor-thoraxratio > 60%) of bij een echo waarbij (oppervlak RA+geatrialiseerde RV)/(oppervlak van RV en LV) > 1,5 was. Van de 155 overlevenden was 83% na tien jaar in NYHA-klasse I, 15% in klasse II en 2% in klasse III. Van de 220 patiënten vertoonden er 74 (34%) hartritmestoornissen; in afnemende frequentie kwamen voor: junctionele tachycardie, atriumflutter of -fibrilleren en VT. In dertien gevallen was er pre-excitatie zonder optreden van ritmeproblemen. Van de 220 patiënten ontwikkelden er twee tijdens sinusritme een CVA als gevolg van een paradoxe embolie. Er was eenmaal een hersenabces en eenmaal endocarditis.

20.3.3 Klinisch beeld bij adolescenten en volwassenen

Adolescenten en volwassenen met de ziekte van Ebstein zijn meestal asymptomatisch. Snelle vermoeidheid en dyspnoe d'effort zijn het gevolg van een afgenomen hartminuutvolume door ernstige TI en RV-disfunctie of door centrale cyanose als gevolg van het ontstaan van rechts-linksshunting op atriumniveau. Palpitatieklachten door supraventriculaire ritmestoornissen komen frequent voor. Een enkele maal zijn er secundaire problemen in de vorm van cerebrale ischemie, die op paradoxe embolie zou kunnen berusten.

Bij het lichamelijk onderzoek kan centrale cyanose aanwezig zijn. De CVD is, ondanks ernstige TI, zelden verhoogd ten gevolge van het grote en compliante RA. De eerste toon is wijd gespleten met een luide tricuspidaliscomponent. De tweede toon is wijd gespleten door een RBTB. Bij ernstige TI kan een derde harttoon worden gehoord. De systolische, bij inspiratie luider wordend TI-souffle is evident. De bevindingen op het ECG variëren sterk. Typisch zijn lage voltages. Hoge P-toppen in afleiding II en V_1 wijzen op RA-dilatatie. Het PR-interval kan verlengd zijn, maar kan ook kort zijn door de aanwezigheid van pre-excitatie. Er is een variabel RBTB met af en toe bizarre ventrikelcomplexen. Op de thoraxfoto kan het hart sterk vergroot zijn, met uitbochting van de rechtercontour. De longvaattekening is meestal normaal of verminderd. Echocardiografisch wordt de diagnose bevestigd door het aantonen van de apicale verplaatsing van het septale blad van de tricuspidalisklep, de aanwezigheid van een groot sail-like anterosuperior klepblad, het vergrote RA inclusief het geatrialiseerde deel van de RV en de met kleuren-Doppler aan te tonen TI. Elektrofysiologisch onderzoek ter lokalisatie van accessoire bundels is soms noodzakelijk.

Bij de follow-up van patiënten met de ziekte van Ebstein worden de volgende onderzoeken standaard regelmatig verricht:
- anamnese;
- lichamelijk onderzoek;
- ECG;
- echocardiografisch onderzoek.

Op indicatie kunnen de volgende onderzoeken worden verricht:
- thoraxfoto;
- inspanningstest inclusief O_2-saturatiemeting;
- O_2-saturatiemeting;
- (24-uurs-)ECG-monitoring;
- MRI-scan;
- elektrofysiologisch onderzoek.

20.4 Behandeling

Bij een ernstige TI met symptomen (NYHA-klasse > II of ritmestoornissen) of verslechtering van de inspanningstolerantie bij een cardiopulmonale inspanningstest (klasse I-C) is er een indicatie voor chirurgische interventie. Indien er een indicatie is voor klepoperatie dan dient een aanwezig PFO of ASD ook te worden gesloten (klasse I-C). Een chirurgische ingreep kan worden overwogen, ongeacht de aanwezigheid van klachten, bij progressieve dilatatie van de rechterharthelft of vermindering van de RV-systolische functie en/of progressieve cardiomegalie op een X-thorax (klasse IIa-C).

Wanneer de TI niet ernstig is en klachten ontstaan door centrale cyanose door rechts-linksshunting via een PFO of ASD, kan worden overwogen dit PFO of ASD met een catheterdevice te sluiten (klasse IIb-C). Dit geldt ook bij aangetoonde perifere embolie als gevolg van paradoxale embolie (klasse IIa-C).

Patiënten met een relevante ritmestoornis moeten een elektrofysiologisch onderzoek ondergaan met daarop volgend catheterablatie of, als er chirurgie plaatsvindt, ritmechirurgie.

Onderdelen van de chirurgische techniek zijn tricuspidalisklepplastiek, plicatie van het geatrialiseerde gedeelte van de RV, sluiting van een PFO of ASD en eventueel ook ritmechirurgie.

In enkele gevallen, wanneer de TI niet ernstig is en klachten ontstaan door centrale cyanose door rechts-linksshunting via een PFO of ASD, kan worden overwogen dit PFO of ASD met een catheterdevice te sluiten. De tricuspidalisklepplastiek kan met diverse technieken worden uitgevoerd. Een succesvolle techniek is de zogenoemde cone reconstruction-techniek van Da Silva (figuur 20.4) waarbij uit bestaand klepmateriaal een op een normale tricuspidalisklep lijkende klep wordt geconstrueerd. Deze techniek kan bij veel anatomische variaties worden toegepast. Indien een tricuspidalisklepplastiek niet mogelijk is, dient de tricuspidalisklep te worden vervangen, maar dat is slechts zelden noodzakelijk. De resultaten van het implanteren van een bioprothese zijn goed en mogelijk zelfs beter dan die van een tricuspidalisklepplastiek.

Het aanleggen van een bidirectionele Glenn-anastomose, waarbij de VCS end-to-side met de art. pulmonalis wordt geanastomoseerd, kan noodzakelijk zijn ter verlaging van de RV-preload, met name in geval van ernstige RV-dilatatie of -disfunctie. Hoewel een tricuspidalisklepplastiek al leidt tot vermindering van het aantal ritmestoornissen, is additionele cryoablatietherapie een veelal succesvolle behandeling van ritmestoornissen. Goede resultaten van de tricuspidalisklepplastiek zijn beschreven met acceptabele vroege mortaliteit (6,1-9,0%). De tien- en twintigjaarsoverleving is ongeveer 85% respectievelijk 71%. Voorspellers voor late mortaliteit waren de aanwezigheid van MI, LV-disfunctie, een obstructie in het traject RVOT, pulmonalisklep en art. pulmonalis. Het aanleggen van een bidirectionele Glenn-anastomose vermindert de vroege mortaliteit door RV-falen significant omdat de volumebelasting van de RV hierdoor afneemt. Harttransplantatie blijft een optie die slechts noodzakelijk is bij patiënten met biventriculair falen, en dat is zeldzaam.

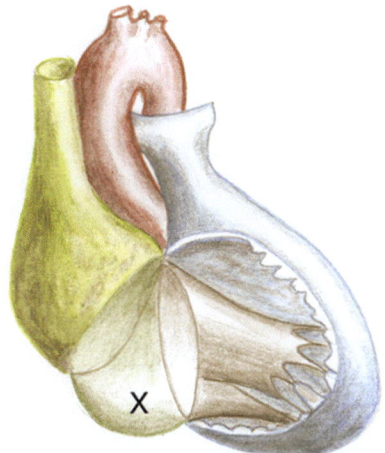
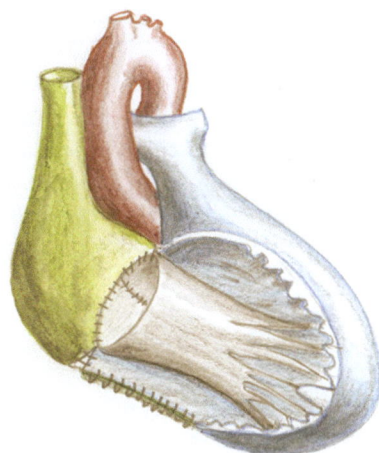

Figuur 20.4 Reconstructie van de tricuspidalisklep volgens Da Silva. Bij deze reconstructie worden alle drie klepbladen van de tricuspidalisklep aan hun basis losgemaakt. Soms kan hierbij een klein deel van het anterior klepblad blijven staan, afhankelijk van de aard van de pathologie die bij Ebstein-patiënten sterk verschilt. Uit het losgemaakte klepweefsel wordt een nieuwe tuitvormige klep geconstrueerd (conus) die ruimtelijk sterk lijkt op een normale tricuspidalisklep. Daartoe worden delen van het septale klepblad en het inferior klepblad aan elkaar genaaid. De nieuwe klep wordt vervolgens opgehangen aan de anatomische tricuspidaliskepring. Wanneer door de reconstructie van de klepbladen het klepostium niet goed doorgankelijk blijkt, kunnen de klepranden een klein stukje geïncideerd worden. Vervolgens wordt het (meestal erg dunne) geatrialiseerde deel van de RV geplicieerd. x: geatrialiseerde RV.

Het grootste gedeelte (83%) van de patiënten bevindt zich een jaar na de operatie in functionele klasse I of II. Het inspanningsvermogen neemt vooral toe bij patiënten die preoperatief cyanose hadden. Het risico op reoperatie was 26% na tien jaar en 46% na twintig jaar. Voorspellers van reoperatie zijn mannelijk geslacht, eerdere palliatieve shuntoperaties en LV-disfunctie. Heropname in een ziekenhuis is vaker nodig voor atriale ritmestoornissen.

20.5 Zwangerschap en nageslacht

Zwangerschap wordt in het algemeen door vrouwen met de ziekte van Ebstein goed verdragen. In een onderzoek naar 111 zwangerschappen bij 44 patiënten traden geen ernstige maternale complicaties op. Slechts 76% van de zwangerschappen was succesvol. Cyanose van de moeder leidde tot een significant lager geboortegewicht (Connolly en Warnes, 1994). In een groot review artikel door Drenthen et al. (2010) werd gevonden dat 18% van de zwangerschappen bij vrouwen met de ziekte van Ebstein eindigt in een miskraam. Hartfalen ontstond bij 3,1% en ritmestoornissen bij 3,9% van 127 zwangerschappen. Vroeggeboorte treedt in 22% van de zwangerschappen op. Het risico op een kind met een AHA bij ouders van wie er één een Ebstein-malformatie heeft, bedraagt 4%. Indien de moeder de ziekte heeft, bedraagt het herhalingsrisico 4-6% en indien de vader de ziekte heeft is dit 1%.

20.6 Conclusie

De ziekte van Ebstein is een zeldzame aangeboren afwijking van de tricuspidalisklep, met grote variabiliteit in ernst en beloop. Van degenen die de volwassen leeftijd bereiken, is een groot aantal asymptomatisch. Deze patiënten behoeven alleen geregeld een follow-up. Bij patiënten met progressieve cyanose, verminderde functionele capaciteit, (rechtszijdig) hartfalen, paradoxe embolie, persisterende ritmestoornissen en asymptomatische progressieve cardiomegalie is een operatie geïndiceerd. De prognose op de middellange termijn is redelijk.

Literatuur

Attenhofer-Jost CH, Connolly HM, Dearani JA, et al. Ebstein's anomaly. Circulation 2007;115:277-285.
Brown ML, Dearani JA, Danielson GK, et al. The outcomes of operations for 539 patients with Ebstein anomaly. J Thorac Cardiovasc Surg 2008;135:1120-1136.
Celermajer DS, Bull C, Till JA, et al. Ebstein's anomaly: Presentation and outcome from fetus to adult. J Am Coll Cardiol 1994;23(1):170-176.
Chauvaud S, Fuzelier JF, Berrebi A, et al. Bi-directional cavopulmonary shunt associated with ventriculo and valvuloplasty In Ebstein's anomaly: benefit in high risk patients. Eur J Cardiothorac Surg 1998;13:514-519.
Chauvaud S, Brancaccio G, Carpentier A. Cardiac arrhythmia in patients undergoing surgical repair of Ebstein's anomaly. Ann Thorac Surg 2001;71:1547-1552.
Chauvaud S, Berrebi A, D'Attellis N, et al. Ebstein's anomaly: Repair on functional analysis. Eur J Cardiothorac Surg 2003;23:525-531.
Connolly HM, Warnes CA. Ebstein's anomaly: Outcome of pregnancy. J Am Coll Cardiol 1994;23(5):1194-1198.
Dearani JA, Bacha E, da Silva JP. Cone reconstruction of the tricuspid valve for Ebstein's anomaly: anatomic repair. Oper Tech Thorac Cardiovasc Surg 2008;13:109-125.
Drenthen W, Boersma E, Balci A, et al.; ZAHARA Investigators. Predictors of pregnancy complications in women with congenital heart disease. Eur Heart J 2010;31(17):2124-2132.
Postma AV, Engelen K van, Meerakker J van de, et al. Mutations in the sarcomere gene MYH7 in Ebstein anomaly. Circ Cardiovasc Genet 2011;4(1):43-50.
Qureshi MY, O'Leary PW, Connolly HM. Cardiac imaging in Ebstein anomaly. Trends Cardiovasc Med 2018;28(6):403-409.
Raju V, Dearani JA, Burkhart HM, et al. Right ventricular unloading for heart failure related to Ebstein malformation. Ann Thorac Surg 2014;98(1):167-173.

Aberrante coronairarteriën

H.W. Vliegen, G.Tj. Sieswerda, J.P. van Melle

21.1   Inleiding – 206

21.2   Varianten – 206
21.2.1 Normale varianten – 206
21.2.2 Abnormale varianten – 206
21.2.3 Potentieel maligne varianten – 207

21.3   Aberrante coronairarteriën bij patiënten met AHA – 207
21.3.1 Tetralogie van Fallot – 208
21.3.2 TGA – 208
21.3.3 ccTGA – 208
21.3.4 Bicuspide aortaklep – 208

21.4   Anomalieën niet geassocieerd met AHA – 209

21.5   Diagnostiek – 210

21.6   Consequenties van het vinden van aberrante coronairarteriën. Wanneer interventie? – 214

21.1 Inleiding

Een aberrant verloop van de coronairarteriën wordt vooral bij patiënten met AHA regelmatig aangetroffen. Daarnaast worden anatomische variaties in oorsprong of beloop van de coronairarteriën nogal eens gezien bij patiënten die op verdenking van coronair vaatlijden CT-angiografie of coronairangiografie ondergaan. Sommige varianten zijn eenvoudig te herkennen, andere vereisen specifieke kennis. Niet alleen kan door deze kennis een overmatig langdurige procedure met een hoge stralingsbelasting worden vermeden, maar tevens kan een potentieel maligne beloop worden gediagnosticeerd waardoor de klachten van een patiënt kunnen worden verklaard en een adequate therapie kan worden ingesteld.

Volgens de classificatie van James et al. (1986) worden normale varianten en abnormale varianten onderscheiden. De abnormale varianten zijn weer onder te verdelen in goedaardige en kwaadaardige anomalieën.

21.2 Varianten

21.2.1 Normale varianten

Normale varianten hebben op zichzelf geen pathologische betekenis, alhoewel ze een versterkte neiging tot atherosclerose kunnen hebben door overmatig scherpe hoeken en een gekronkeld beloop. Tot deze groep worden gerekend:
- een eerste septumtak die uit een diagonale tak, de CX of de RCA ontspringt;
- een dubbele ramus descendens anterior (LAD) van de linker coronairarterie (LCA);
- een CX die uit de rechtersinus van Valsalva of uit de RCA ontspringt en achter de aortawortel loopt;
- afzonderlijke ostia voor CX en LAD;
- een conusarterie die direct uit de aorta ontspringt;
- variaties in het beloop van een normaal ontspringende coronairarterie;
- kleine arterioveneuze coronaire shunts of fistels.

21.2.2 Abnormale varianten

Tot de abnormale varianten worden gerekend:
- het ontspringen van een coronairarterie uit de art. pulmonalis;
- het ontspringen van een coronairarterie uit de contralaterale sinus of contralaterale coronairarterie;
- een enkele coronairarterie;
- grote shunts;
- grote fistels;
- tunneling of belangrijke myocardiale bridging (dit betreft meestal de LAD).

21.2.3 Potentieel maligne varianten

Een variant wordt als (potentieel) maligne beschouwd als deze kan leiden tot myocardiale ischemie met daardoor een verhoogd risico op infarcering, maligne (ventriculaire) ritmestoornissen en plotse hartdood. Een zonder meer kwaadaardige variant is het ontspringen van één – meestal de linker – of alle coronairarteriën uit de art. pulmonalis. Deze afwijking is bekend onder de naam Bland-White-Garland-syndroom of, meer beschrijvend, ook wel ALCAPA: aberrant left coronary artery from pulmonary artery. Hierbij krijgt de patiënt meestal als zuigeling al ernstige klachten door myocardischemie in het stroomgebied van de ALCAPA.

Potentieel maligne is het ontspringen van een coronairarterie uit de contralaterale sinus of contralaterale coronairarterie met een beloop tussen art. pulmonalis en aorta door. Bij een interarterieel beloop wordt frequent een intramurale ligging van het meest proximale deel van de coronairarterie gezien, en/of een scherpe hoek daar waar de arterie ontspringt uit de aorta. Dit gaat vaak gepaard met een spleetvormig ostium, en een gemakkelijk collabeerbaar proximaal deel van de aberrante coronairarterie. Wanneer tijdens inspanning de grote arteriën uitzetten, kan door mechanische compressie van het coronairlumen flowbeperking optreden, met myocardiale ischemie in het verzorgingsgebied van de betreffende arterie als gevolg. Een beloop septaal, retroaortaal of anterior van de art. pulmonalis wordt als niet-maligne beschouwd, alhoewel er bij een septaal beloop wel evidente bridging kan optreden waardoor ook ischemie kan ontstaan.

Enkelvoudige coronairarteriën worden door sommigen als maligne beschouwd, terwijl anderen ze als goedaardig classificeren. Het is aannemelijk dat ook hier slechts die vormen maligne zijn waarbij een beloop tussen aorta en art. pulmonalis voorkomt.

Recentelijk werd een nieuw codeersysteem gepubliceerd waarmee beter de anatomie van aberrante coronairarteriën kan worden beschreven. Dit coderingssysteem wordt de gemodificeerde Leiden Convention genoemd en is, in tegenstelling tot eerdere coderingssystemen (zoals de nog veel gebruikte Lipton-classificatie), toepasbaar in harten met verschillende patronen van complexe coronairarteriën, ongeacht de positie van de grote vaten (denk bijvoorbeeld aan TGA) of het aantal cusps van de aortaklep (denk aan bicuspide aortakleppen).

Bij de codering volgens deze methode neemt de onderzoeker denkbeeldig plaats in de non-coronaire sinus van de aorta en kijkt hij naar de pulmonaalarterie. Zijn rechterhand wijst dan naar sinus 1 en de linkerhand naar sinus 2. Vervolgens worden de coronairarteriën in volgorde tegen de klok in benoemd. Een normale anatomie wordt dan beschreven als: 1R-2LCx. Verschillende coronairarteriën die uit een gemeenschappelijk ostium ontspringen, worden zonder komma ertussen beschreven. Bij meerdere coronairarteriën uit dezelfde sinus zonder gemeenschappelijk ostium, worden de verschillende takken met een komma ertussen benoemd.

21.3 Aberrante coronairarteriën bij patiënten met AHA

Het beloop van de coronairarteriën is vooral van belang bij die patiënten met AHA bij wie chirurgie geïndiceerd is, omdat een beloop door het operatiegebied het risico van de operatie (infarcering door beschadiging van het vat) verhoogt. Afwijkingen in het proximale beloop zijn relatief zeldzaam bij harten met een normale relatie tussen de grote vaten, omdat als algemene regel geldt dat de coronairarteriën de kortste weg nemen vanuit de sinus waaruit ze ontspringen naar de dichtstbij gelegen subepicardiale arterie. Hieronder volgt een beschrijving van het beloop van de coronairarteriën bij enkele congenitale vitia die van belang zijn voor de cardioloog die volwassenen behandelt.

21.3.1 Tetralogie van Fallot

Bij de tetralogie van Fallot zijn verschillende varianten mogelijk. Van belang is het detecteren van een aberrant vat dat over de RVOT loopt, omdat dit tot complicaties kan leiden bij chirurgische correctie. Aberrante coronairarteriën worden gezien in 2-10% van de gevallen. Meestal betreft het een van de onderstaande afwijkingen:
- een grote conusarterie uit de RCA of rechtersinus;
- een LAD uit de RCA of rechtersinus;
- een enkele coronairarterie uit de rechtersinus die een LAD afgeeft die over de RVOT loopt.

21.3.2 TGA

Bij een TGA is de rechts gelegen coronaire sinus de non-coronaire sinus. Meestal komt de RCA uit de posterior gelegen sinus en de LCA uit de linker coronaire sinus, waarbij de LCA meer anterior in plaats van posterior van de RVOT loopt en zich vervolgens vertakt. Een minder frequent voorkomende variant is die waarbij de LAD apart uit de linkersinus ontspringt en de RCA uit de posterior gelegen sinus ontspringt en de CX afgeeft. Er is een zestal veelvoorkomende patronen van de coronairarteriën, naast een veelvoud aan zeldzamere vormen. Het onderkennen van het patroon is vooral van belang voor de cardiochirurg ten tijde van de arteriële switchoperatie. Voor het beloop na de ingreep speelt het – voor zover bekend – veel minder een rol.

21.3.3 ccTGA

Bij een ccTGA zijn de morfologische LCA en RCA concordant met de morfologische LV en RV. Bij een normale ligging van het hart en een normale situs is de anterior gelegen sinus de non-coronaire sinus. De morfologische LCA ontspringt uit de rechts posterior gelegen sinus en de morfologische RCA ontspringt uit de links posterior gelegen sinus.

21.3.4 Bicuspide aortaklep

Een BAV is in meer dan 90% van de gevallen een gevolg van het ontbreken van commissuren tussen cusps en als gevolg daarvan fusie van de cusps, met wel de drie oorspronkelijke sinussen. Het meest komt een fusie tussen de rechter- en linkercusp voor, op echo identificeerbaar als een BAV met een oost-westsluitlijn. Veel minder frequent is de BAV het gevolg van fusie van een coronaire cusp – linker of rechter – met de non-coronaire cusp, op echo herkenbaar als een noord-zuidsluitlijn.

De coronairarteriën ontspringen veelal uit de oorspronkelijke sinussen. Het patroon van de coronairarteriën bij de zeldzame 'true BAV' – met anatomisch slechts twee sinussen – is zeer variabel.

Regelmatig komt bij BAV een korte of ontbrekende hoofdstam voor, met een links-dominant patroon.

21.4 Anomalieën niet geassocieerd met AHA

Van de coronaire anomalieën die niet geassocieerd zijn met AHA is 80% goedaardig. Deze goedaardige anomalieën zullen niet leiden tot het ontstaan van klachten bij de patiënt. Het zijn toevalsbevindingen bij coronairangiografie of obductie. De potentieel maligne anomalieën (ongeveer 20%) kunnen aanleiding geven tot myocardiale ischemie met als gevolg angina pectoris, myocardinfarct, syncope, hartritmestoornissen, hartfalen en plotse dood. Dit onderstreept het belang om de kwaadaardige van de goedaardige anomalieën te onderscheiden.

◘ Tabel 21.1 geeft een overzicht van de verschillende coronaire anomalieën, met prevalentie en relatief percentage zoals dit werd gevonden in een onderzoek onder 126.595 patiënten. De prevalentie van anatomische variaties in oorsprong of beloop van de kransslagaders in de gezonde populatie is niet goed te achterhalen, maar zal lager zijn dan de hier gerapporteerde waarden. De onderzoeken die gedaan zijn, beschrijven een geselecteerde groep die ofwel een coronairangiografie heeft ondergaan ofwel op de obductietafel is beland.

◘ Tabel 21.1 Geïsoleerde anomalieën van de coronairarteriën. LAD = ramus descendens anterior; LSV = linkersinus van Valsalva; RSV = rechtersinus van Valsalva; PSV = posterior sinus van Valsalva; HS = hoofdstam; R-I, R-II, R-III, L-I, L-II = benamingen volgens Lipton-classificatie.

	incidentie (%)	% van totaal
goedaardige anomalieën		
– aparte oorsprong van LAD en CX uit LSV	0,41	30,4
– CX uit RSV of RCA (retroaortaal beloop)	0,37	27,7
coronairarterie uit PSV		
– HS uit PSV	0,0008	0,06
– RCA uit PSV	0,003	0,24
anomale origine uit de aorta ascendens		
– HS uit aorta ascendens	0,013	0,95
– RCA uit aorta ascendens	0,15	11,2
– CX afwezig ('zeer dominante RCA')	0,003	0,24
– intercoronaire communicatie	0,002	0,18
– kleine coronaire fistel	0,12	9,7
totaal	1,07	80,6
potentieel kwaadaardige anomalieën		
coronaire arterie uit art. pulmonalis		
– HS uit art. pulmonalis	0,008	0,59
– LAD uit art. pulmonalis	0,0008	0,06
– RCA uit art. pulmonalis	0,002	0,12
– CX uit art. pulmonalis	niet genoemd	

	incidentie (%)	% van totaal
coronaire arterie uit contralaterale sinus		
– HS uit rechtersinus	0,017	1,3
– LAD uit rechtersinus	0,03	2,3
– RCA uit linkersinus	0,107	8,1
– CX uit rechtersinus (beloop frontaal van aorta)	niet genoemd	
één (single) coronairarterie		
– R-I	0,0008	0,06
– R-II	0,015	1,1
– R-III	0,004	0,30
– L-I	0,016	1,2
– L-II	0,009	0,65
multipele of grote fistels	0,005	3,7
totaal	0,26	19,4

21.5 Diagnostiek

Coronairangiografie is van oudsher de onderzoekstechniek om coronairanomalieën te diagnosticeren. De laatste tien jaar wordt daarnaast steeds meer gebruikgemaakt van CT-angiografie. Het grote voordeel van CT-angiografie is dat hierbij het aberrante vat wordt gevisualiseerd in relatie tot de omgevende structuren. Hierdoor is het veel gemakkelijker om het juiste beloop ten opzichte van die omringende structuren vast te stellen. Bij twijfel wordt zowel coronairangiografie als CT-angiografie verricht.

Om met behulp van angiografie het beloop van een aberrante coronairarterie vast te stellen zijn verschillende methoden gepubliceerd. We zullen hier kort op ingaan.

Diagnostiek met behulp van coronairarteriografie van een uit de art. pulmonalis ontspringende coronairarterie levert in de praktijk weinig problemen op. Veel moeilijker is het differentiëren tussen een interarterieel (maligne) en een septaal (benigne) beloop bij het ontspringen van een aberrante coronairarterie uit de contralaterale sinus of contralaterale coronairarterie.

Wanneer de hoofdstam uit de rechtersinus van Valsalva ontspringt, kan met behulp van arteriografie in rechts-voor-schuine stand, in links-voor-schuine stand en laterale opnamen een indruk worden verkregen van het beloop. De ongeschaarde rechts-voor-schuine-30°-opname blijkt in de praktijk het best bruikbaar om het beloop vast te stellen. Daarbij doen zich vier mogelijkheden voor: een caudale anterior route van de hoofdstam uit de rechtersinus van Valsalva pleit voor een septaal beloop (o figuur 21.1), een craniale posterior route pleit voor een interarterieel beloop, een craniale anterior route pleit voor een beloop anterior van de art. pulmonalis (o figuur 21.2) en een caudale posterior route pleit voor een beloop posterior van de aorta. Het septale type wordt vaak verward met het interarteriële type. Van nut bij de differentiatie met een interarterieel beloop is de wijze van afgifte van septumtakken bij een septaal beloop.

21.5 · Diagnostiek

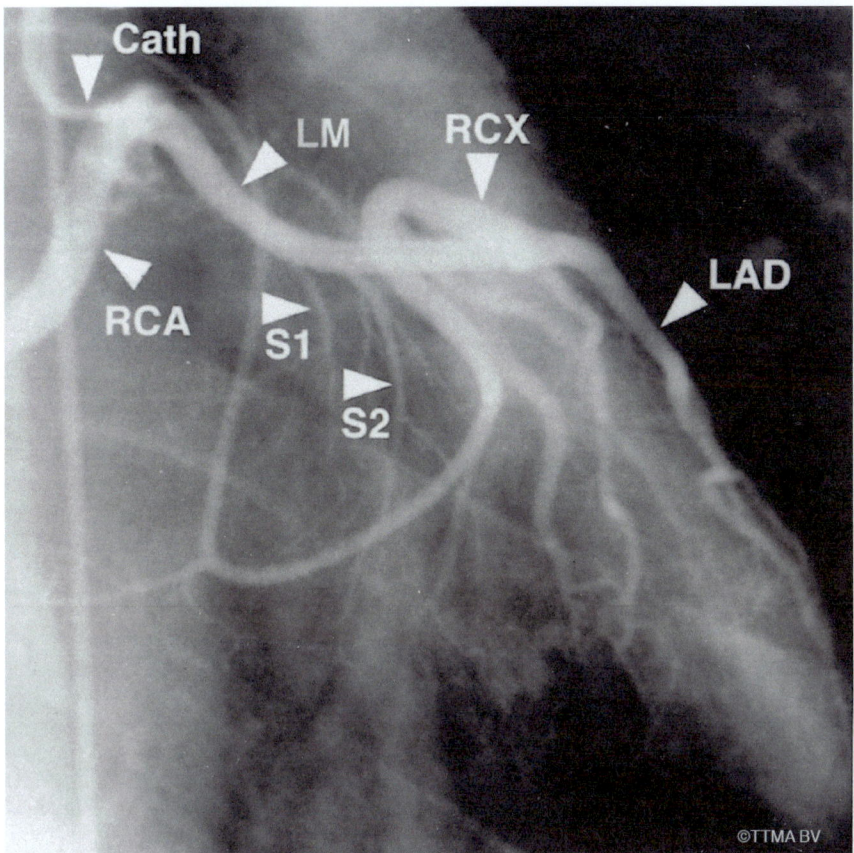

Figuur 21.1 Coronair arteriogram (rechts-voor-schuine opname) van een patiënt bij wie de hoofdstam van de linker coronairarterie uit de rechter coronairarterie (RCA) ontspringt (Lipton-classificatie R-II). De catheter (Cath) ligt in het gemeenschappelijke ostium. Hieruit ontspringen de RCA en de hoofdstam (LM). De hoofdstam heeft een caudaal en voorwaarts gericht beloop en geeft septumtakken af (S1 en S2). Vervolgens vertakt de hoofdstam zich in de ramus circumflexus (RCX) en de ramus descendens anterior (LAD). De RCX vormt een oog (eye) met de hoofdstam, waarbij de RCX het bovenste gedeelte van het oog vormt. De LAD is kort. Al deze gegevens passen bij een septaal beloop (zie tabel 21.2).

De door Serota et al. (1990) voorgestelde methode om verschillende mogelijkheden van het beloop van aberrante coronairarteriën te diagnosticeren blijkt in de praktijk ook goed hanteerbaar. Deze methode wordt dot and eye genoemd. In de rechts-voor-schuine (rechts anterior oblique, RAO) projectie blijkt bij een septaal of anterior beloop de hoofdstam met de CX een ellips te maken (een eye) (◘ figuur 21.1 en ◘ figuur 21.2), terwijl bij een interarterieel of retroaortaal beloop de CX geen ellips met de hoofdstam maakt, maar meer als een streepje of stipje wordt waargenomen (dot). Deze methode werd gevalideerd met een model waarbij de verschillende anomalieën werden nagebootst met metaaldraad (◘ tabel 21.2).

Als men er niet uitkomt, kan nog een catheter in de art. pulmonalis worden geplaatst om het beloop van de aberrante coronairarterie ten opzichte van de art. pulmonalis beter te kunnen zien.

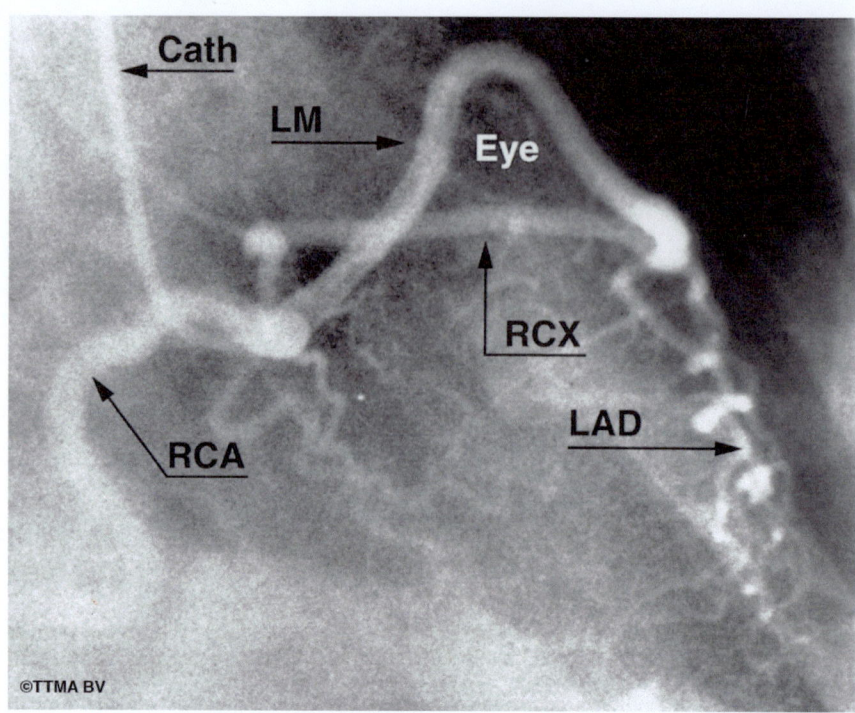

◘ **Figuur 21.2** Coronair arteriogram (rechts-voor-schuine opname) van een patiënt bij wie de hoofdstam van de linker coronairarterie uit de rechter coronairarterie (RCA) ontspringt (Lipton-classificatie R-II). De catheter (Cath) ligt in het gemeenschappelijke ostium. Hieruit ontspringen de RCA en de hoofdstam (LM). De hoofdstam heeft een craniaal en voorwaarts gericht beloop en geeft geen septumtakken af. Vervolgens vertakt de hoofdstam zich in de ramus circumflexus (RCX) en de ramus descendens anterior (LAD). De RCX vormt een oog (eye) met de hoofdstam, waarbij de RCX het onderste gedeelte van het oog vormt. De LAD is kort. Al deze gegevens passen bij een beloop anterior van de art. pulmonalis (zie tabel 21.2).

◘ **Tabel 21.2** Angiografische criteria voor de bepaling van het beloop van een aberrante hoofdstam uit de RCA of rechtersinus; de dot and eye-methode.

beloop	RAO-arteriografie of ventriculografie			
	punt (dot)	oog (eye)	LAD-lengte	septale takken
interarterieel	+ anterior	–	normaal	nee
septaal	–	+		
		CX: boven	kort	ja
		LM: onder		
retroaortaal	+ posterior	–	normaal	nee
anterior van art. pulmonalis	–	+	kort	nee
		CX: onder		
		LM: boven		

21.5 · Diagnostiek

In de praktijk blijkt het vaak moeilijk te zijn om het beloop van aberrante coronairarteriën vast te stellen met arteriografie, omdat met deze techniek slechts een 2D-beeld verkregen wordt van een complexe 3D-structuur. Uitingen van myocardischemie bij afwezigheid van significante stenosen in de coronairarteriën bij een patiënt met een uit de contralaterale sinus ontspringende coronairarterie kan het vermoeden op een maligne variant versterken. Bij twijfel over het exacte beloop van aberrante coronairarteriën zijn aanvullende onderzoeken zoals TEE, MRI en CT van nut gebleken. Inmiddels is de CT-angiografie verreweg de meest gebruikte techniek. Hoewel met MRI ook mooie beelden worden verkregen en MRI het voordeel heeft van het ontbreken van röntgenstraling, is de uitkomst van het onderzoek te sterk afhankelijk van het inzicht van de onderzoeker om dit tot een routineonderzoek voor deze indicatie te maken.

◘ Figuur 21.3 toont een MRI-angiografie van de proximale coronairarteriën bij een patiënt met een hoofdstam die uit de RCA ontspringt en een beloop heeft anterior van de art. pulmonalis. Het juiste beloop is op dit plaatje zonder twijfel vast te stellen. ◘ Figuur 21.4A toont een CT-angiografie van een patiënt met een hoofdstam uit de RCA met een septaal beloop. Door middel van postprocessing kunnen de omringende structuren worden verwijderd zodat een afgietsel van de coronairarteriën overblijft (zie ◘ figuur 21.4B).

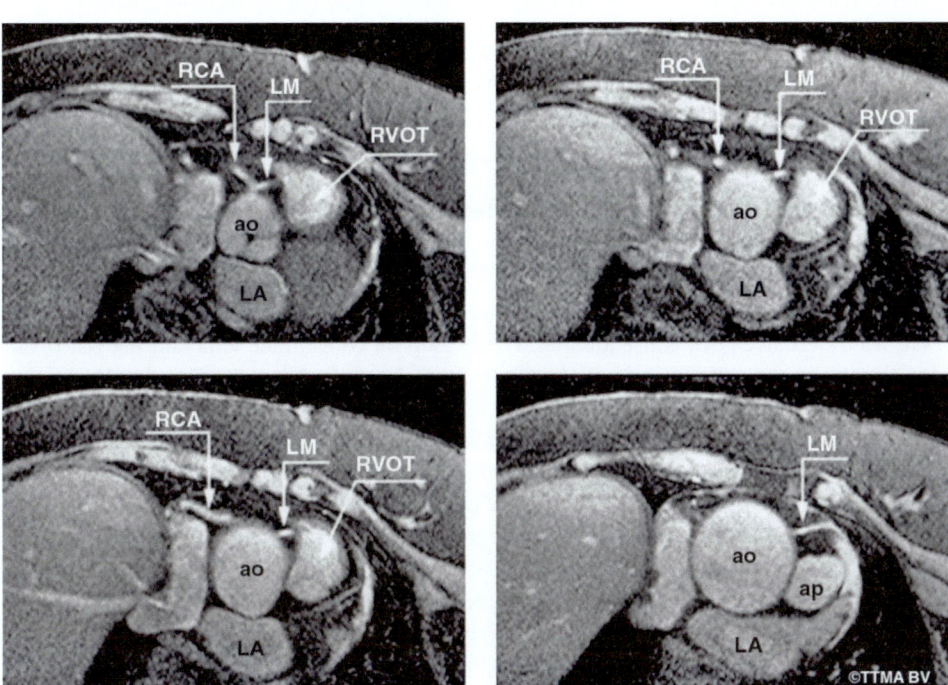

◘ **Figuur 21.3** MRI-angiografie van dezelfde patiënt als in figuur 21.2. Het plaatje linksboven is het meest caudale plaatje. Rechtsonder is het meest craniale plaatje. Op het meest caudale plaatje ziet men uit de aorta (ao) een gemeenschappelijk ostium voor zowel de rechter coronairarterie (RCA) als de hoofdstam (LM) ontspringen. Het beloop van de hoofdstam is op de volgende plaatjes te volgen: voor de RVOT langs. Ter oriëntatie is ook het LA aangegeven. Op het meest craniale plaatje is de RVOT overgegaan in de art. pulmonalis (ap). Als toevalsbevinding ziet men hier ook een pathologische dilatatie van de aorta.

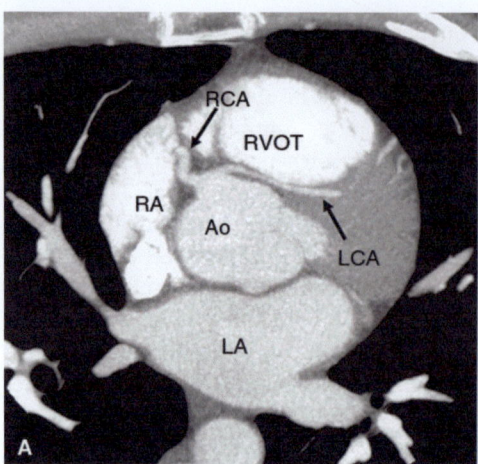 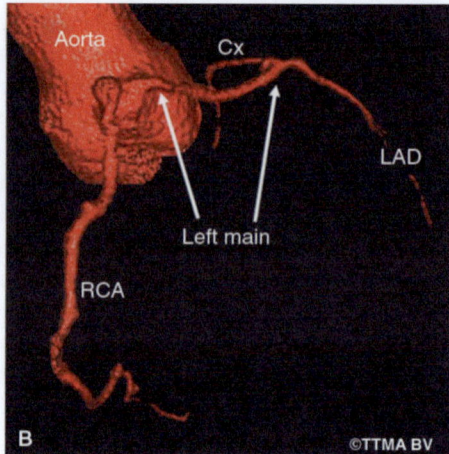

Figuur 21.4 CT-coronaire angiografie van een aberrante linker coronairarterie (LCA) uit de rechtersinus, vlak bij de origo van de rechter coronairarterie (RCA). Links: transaxiale plak die de oorsprong in de rechtersinus toont, en het beloop hoog in het interventriculaire septum. Rechts: na postprocessing wordt een beeld verkregen dat sterk overeenkomt met het angiografische beeld. Deze projectie komt overeen met een RAO-opname, en zoals te verwachten loopt de hoofdstam naar voren en naar onderen, zoals past bij een septaal beloop. B: gereproduceerd uit: Vliegen HW, et al. Congenital coronary artery anomalies, 2012, met toestemming van de uitgever.

21.6 Consequenties van het vinden van aberrante coronairarteriën. Wanneer interventie?

De meeste aberrante coronairarteriën geven geen klachten of myocardischemie en het vinden ervan heeft derhalve geen consequenties. Het beloop bij congenitale vitia kan het risico van operatieve correctie verhogen als de aberrante coronairarterie door het operatiegebied loopt. Indien bij een patiënt een potentieel maligne variant wordt vastgesteld en er zijn klachten of bewezen myocardischemie gerelateerd aan de anomalie, zal operatieve correctie door middel van re-implantatie of rerouting noodzakelijk zijn.

De indicatiestelling voor primair preventief ingrijpen is niet uitgekristalliseerd. Gebruikelijk is dat een risico-inschatting wordt gemaakt voor het optreden van ischemische events op basis van klinische criteria (leeftijd, klachten), type afwijking (met name links-uit-rechts), morfologie (scherpe hoek van afgang, slit-like orifice, intra-aortaal proximaal beloop, significante proximale lumenvernauwing), dominantie van het vat en functionele eigenschappen (objectief bewijs voor ischemie of infarct in het verzorgingsgebied van het aberrante vat). Bij een hoog risico is interventie een goede optie. Interventie is primair chirurgisch en kan bestaan uit unroofing of plastiek van het intramuraal lopende proximale aberrante deel, of coronaire bypass-chirurgie (met obligatoir onderbinden van het aberrante vat).

Momenteel wordt er gewerkt aan een landelijk protocol waarmee richting gegeven wordt aan het beleid bij dit soort patiënten.

Literatuur

Angelini P. Coronary artery anomalies: an entity in search of an identity. Circulation 2007;115:1296-1305.

Gittenberger-de Groot AC, Koenraadt WMC, Bartelings MM. Coding of coronary arterial origin and branching in congenital heart disease: The modified Leiden Convention. J Thorac Cardiovasc Surg 2018;156:2260-2269.

Ishikawa T, Brandt P. Anomalous origin of the left main coronary artery from the right anterior aortic sinus: angiographic definition of anomalous course. Am J Cardiol 1985;55:770-776.

Jaggers J, Cameron DE, Herlong RJ, Ungerleider RM. Congenital Heart Surgery Nomenclature and Database Project: transposition of the great arteries. Ann Thorac Surg 2000;69:S205-S235.

James TN, Bruschke AVG, Bothig S, et al. Report of WHO/ISFC Task Force on Nomenclature of Coronary Arteriograms. Circulation 1986;74:451A-455A.

Krasuski RA, Magyar D, Hart S, et al. Long-term outcome and impact of surgery on adults with coronary arteries originating from the opposite coronary cusp. Circulation 2011;123:154-162.

Lipton MJ, Barry WH, Oberez I, et al. Isolated single coronary artery: diagnosis, angiographic classification, and clinical significance. Radiology 1979;130:3947.

Perloff JK. Congenital anomalies of the coronary circulation. In: Perloff JK (ed.). The clinical recognition of congenital heart disease. Philadelphia: Saunders, 1987. pp. 663-674.

Serota H, Barth CW, Seuc CA, et al. Rapid identification of the course of anomalous coronary arteries in adults: the the 'dot' and 'eye' method. Am J Cardiol 1990;65:891-898.

Vliegen HW, Doornbos J, Roos A de, et al. Value of fast gradient echo magnetic resonance angiography as an adjunct to coronary arteriography in detecting and confirming the course of clinically significant coronary artery anomalies. Am J Cardiol 1997;79:773-776.

Vliegen HW, Jukema JW, Bruschke AVG. Congenital coronary artery anomalies, anatomy, diagnosis, and management. 2nd ed. Leiden: TTMA, 2012.

Yamanaka O, Hobbs RE. Coronary artery anomalies in 126,595 patients undergoing coronary arteriography. Cathet Cardiovasc Diagn 1990;21:28-40.

Het Marfan-syndroom en andere aortopathieën

M. Groenink, D.R. Koolbergen, B.J.M. Mulder

22.1   Inleiding – 218

22.2   Pathogenese bij erfelijke aortaziekte – 218

22.3   Diagnose – 220

22.4   Behandeling – 222

22.1 Inleiding

Het Marfan-syndroom is een autosomaal dominant overervende bindweefselziekte met karakteristieke manifestaties in met name het hart, de grote vaten, de ogen en het skelet. Het onderliggend genetisch defect is al in 1995 gelokaliseerd in het fibrilline-gen (FBN-1) op chromosoom 15. Meer dan twaalfhonderd verschillende mutaties in het fibrilline-gen zijn geïdentificeerd. Bij ongeveer 10% van de patiënten met de klinische diagnose Marfan-syndroom kan geen mutatie gevonden worden. Daarbij komt dat niet elke mutatie in het fibrilline-gen tot het Marfan-syndroom leidt en soms tot andere syndromen. Dit maakt het momenteel nog onmogelijk om de diagnose Marfan-syndroom alleen op genetische gronden te stellen.

Er is (om nog onvoldoende opgehelderde redenen) een grote variabiliteit in klinische expressie, ook binnen families met dezelfde mutatie. De prevalentie wordt geschat op 1:5000, waarvan de meerderheid familiair is, maar ongeveer 15-30% wordt veroorzaakt door nieuwe mutaties. Progressieve dilatatie van de aorta ascendens, en met name van de aortawortel, is een van de belangrijkste verschijnselen, waardoor patiënten met het Marfan-syndroom reeds op jonge leeftijd het risico lopen op plotse dood door aortadissectie of -ruptuur. In de afgelopen decennia is het spectrum van erfelijke aortaziekten breder geworden: waar vroeger alle patiënten met erfelijke aneurysmavorming die niet aan Marfan-criteria voldeden met de term FTAAD (familial thoracic aortic aneurysm and dissection) werden aangeduid, zijn er nu specifieke entiteiten gedefinieerd, zoals Loeys-Dietz-syndroom (LDS) en aneurysma-osteoartritis syndroom (AOS). Op deze twee syndromen zal in dit hoofdstuk ook wat dieper worden ingegaan aangezien defecten in dezelfde regelsystemen aan de basis liggen. Soms is familiaire aortadilatatie niet syndromaal, zelfs niet in de verschijningsvormen die, zoals Marfan-syndroom, als syndromaal te boek staan. ◘ Tabel 22.1 geeft een overzicht van bekende mutaties in aortasyndromen.

22.2 Pathogenese bij erfelijke aortaziekte

Gezien de veelheid aan gendefecten en bijbehorende syndromen worden tegenwoordig alle vormen van erfelijke aortaziekte aangeduid met de term HTAD (heritable thoracic aortic disease). Hieronder vallen alle in ◘ tabel 22.1 genoemde aandoeningen. Marfan-syndroom komt duidelijk het meest voor. Van een aandoening als AOS wordt bijvoorbeeld de prevalentie geschat op 1:1.000.000. Meestal gaat een zekere mate van aneurysmavorming aan aortadissectie vooraf. Een uitzondering is het vasculaire type van het Ehlers-Danlos-syndroom (EDS-type IV). Behandeling hiervan is derhalve zeer lastig en heeft ook een zeer hoge operatiemortaliteit. In alle andere gevallen is er een tamelijk karakteristiek histopathologisch beeld van de tunica media van grote arteriën met gefragmenteerde vezels en ophoping van een slijmerige substantie ('mucoid pooling'). De laatste jaren is er meer bekend geworden over de pathogenese van deze mucoïde medianecrose. Fibrilline-1 vormt samen met elastine en collageen een stevig en elastisch netwerk in de extracellulaire matrix van de tunica media in grote arteriën. Bij te weinig of verkeerd gevormd fibrilline (zoals optreedt bij het Marfan-syndroom) kan er minder van een bepaalde cytokine, TGF-β (transforming growth factor β), gebufferd worden in de extracellulaire matrix. Door de overvloed aan TGF-β wordt vervolgens een cascade aan enzymsystemen ingeschakeld die kan leiden tot georganiseerde celdood van gladde spiercellen en inflammatoire processen. Door de progressieve structurele veranderingen in de extracellulaire matrix is dit een exponentieel proces, terwijl de repetitieve fysieke krachten van bloeddrukveranderingen op de aorta onveranderd blijven bestaan. Gladde spiercellen zullen daarom steeds

22.2 · Pathogenese bij erfelijke aortaziekte

Tabel 22.1 Familiaire aortasyndromen. MVP: mitralisklepprolaps; BAV: bicuspide aortaklep; PDB: persisterende ductus Botalli.

syndroom	gen	cardiovasculaire verschijnselen	extracardiaal
syndromaal			
Marfan	FBNI	aorta(wortel)aneurysma en dissectie, MVP, hartfalen	lensluxatie, skeletale verschijnselen
Ehlers-Danlos IV	COL3A1, COL1A2	aortaruptuur en dissectie zonder aneurysma, hartklepaandoeningen	dunne huid, faciale karakteristieken (dunne lippen, diepliggende oogkassen)
Loeys-Dietz	TGFBr1, TGFBr2, SMAD 3, TGFB1, TGFB2	aorta(wortel)aneurysma en dissectie, arteriële turtuositeit, MVP	bifide uvula, palatum cleft, hypertelorisme, skeletale verschijnselen
aneurysma-osteoartritis (AOS)	SMAD 3	aorta(wortel)aneurysma en dissectie, arteriële turtuositeit, MVP	osteoartritis, skeletale verschijnselen
arteriële turtuositeit	SLCA10	arteriële turtuositeit, stenosen en aneurysmata	rekbare huid, overstrekbare gewrichten
cutis laxa	FBNL4	aorta(wortel)aneurysma en dissectie, arteriële turtuositeit	rekbare huid, overstrekbare gewrichten, emfyseem
niet syndromaal			
FTAAD	ACTA2	aorta(wortel)aneurysma en dissectie, cerebrale vaatziekte, coronaire ziekte	
	MLCK	aorta(wortel)aneurysma en dissectie	
met BAV	NOTCH1	aorta(wortel)aneurysma en dissectie, BAV	
met PDB	MYH11	aorta(wortel)aneurysma en dissectie, PDB	

meer moeite hebben de integriteit van de extracellulaire matrixvezels te onderhouden. Stroomafwaarts van de fibrilline-1 in dit signaalsysteem bevinden zich receptoren voor TGF-β op de celwand van gladde spiercellen en de intracellulaire signaalpeptiden (second messengers) van het SMAD-type. Bij LDS zijn mutaties in TGF-β, de TGF-β-receptoren en SMAD-peptiden verantwoordelijk voor de ziekte (LDS1 & LDS2: TGF-β-receptor, LDS3: SMAD 3, LDS4 & LDS5: TGF-β), bij AOS-mutaties in SMAD 3.

22.3 Diagnose

Moleculair-biologisch onderzoek zal in de toekomst mogelijk het stellen van de diagnose en het voorspellen van de prognose vereenvoudigen. Vooralsnog zullen echter ook op grond van klinische verschijnselen de diagnose en het beleid bij Marfan-patiënten bepaald moeten worden. In het licht van het klassieke fenotype (lange mensen met grote spanwijdte, lange dunne vingers, borstkasafwijkingen, ernstige myopie) lijkt het verbazingwekkend dat de diagnose Marfan-syndroom vaak over het hoofd wordt gezien. De uitgesproken variabiliteit in klinische expressie, met verschijnselen die geleidelijk ontstaan vanaf de kinderleeftijd, en het hoge percentage nieuwe mutaties maken het stellen van de diagnose echter moeilijk. Veel van de als 'klassiek' beschouwde kenmerken komen veelvuldig in de normale populatie voor en vaak niet bij Marfan-patiënten. Bovendien zijn er deels overlappende syndromen, die kunnen leiden tot een agressievere vasculopathie, zoals LDS en AOS, of juist een mildere vorm, zoals MASS-fenotype (mitral valve prolapse, aortic aneurysm, skin, skeletal), dat ook door een mutatie in FBN-1 wordt veroorzaakt. Een multidisciplinair team is in feite nodig voor het stellen van de diagnose en de screening van familieleden. Deze taak wordt verricht in zes expertisecentra in Nederland: Amsterdam UMC, locatie AMC, LUMC (Leiden), Radboudumc (Nijmegen) UMCG (Groningen), Erasmus MC (Rotterdam) en Maastricht UMCM+.

De diagnose Marfan-syndroom wordt gebaseerd op verschillende fenotypische manifestaties in het hele lichaam en op de familieanamnese (Gent-criteria 2010). Er zijn vijf majorcriteria gedefinieerd:
1 aortaworteldilatatie of aortadissectie (Ao);
2 lensluxatie (EL);
3 een combinatie van systemische kenmerken met een score ≥ 7 volgens een vastgesteld scoringssysteem (syst);
4 eerstegraads familielid met vastgesteld Marfan-syndroom (FH);
5 causale FBN-1-mutatie (hierbij worden zekere eisen gesteld aan de pathogeniciteit van de mutatie, in ◘ tabel 22.2 aangeduid als FBNc).

Hierbij geldt dat elke combinatie van 1 met 2, 3, 4 of 5 en elke combinatie van 4 met 1, 2 of 3 leidt tot de diagnose (◘ tabel 22.2). Bij aanwezigheid van alleen criterium 2 dient een aangetoonde FBN-I-mutatie al eerder in samenhang met aortapathologie te zijn beschreven (aangeduid als FBNa). Deze Marfan-diagnosecriteria hebben nogal wat kritiek gekregen, vooral omdat de Z-score (die het aantal standaarddeviaties dat een waarde afwijkt van het gemiddelde weergeeft) wordt gebruikt als criterium voor aortaworteldilatatie bij volwassenen. Hierbij wordt voorbijgegaan aan het feit dat adipeuze of grote patiënten aan de hand van de Z-score wel een zeer grote aortawortel mogen hebben voordat deze als gedilateerd wordt geclassificeerd. Het blijkt dat in een normale populatie zelden een aortawortel voorkomt die wijder is dan 40 mm. Overigens is het onmogelijk de aortawortel op de millimeter nauwkeurig te meten en heerst er geen consensus over de meetmethode. De ESC-richtlijnen stellen dat bij de follow-up van een bepaalde patiënt steeds dezelfde techniek moet worden gebruikt. Zie ◘ figuren 22.1A en 22.1B voor karakteristieke echobeelden en MRI-beelden bij Marfan-syndroom en gerelateerde syndromen. Voorts is de definitie van 'pathogene' FBN-I-mutatie omstreden. Tegenwoordig wordt de pathogeniciteit uitgedrukt in een score van 1 (niet pathogeen) t/m 5 (zeker pathogeen).

22.3 · Diagnose

◘ **Tabel 22.1** Mogelijke combinaties van majorcriteria die tot de diagnose Marfan-syndroom leiden. In horizontale richting van de tabel is af te lezen welke criteria aanwezig moeten zijn voor de diagnose. Ao: aortawoerteldilatatie of aortadissectie; EL: lensluxatie; syst: een combinatie van systemische kenmerken met een score ≥ 7 volgens een vastgesteld scoringssysteem; FH: eerstegraads familielid met vastgesteld Marfan-syndroom; FBNc: causale FBN-I-mutatie (hierbij worden zekere eisen gesteld aan de pathogeniciteit van de mutatie); FBNa: bij aanwezigheid van alleen EL dient een aangetoonde FBN-I-mutatie al eerder in samenhang met aortapathologie te zijn beschreven.

Ao	EL	syst	FH	FBNc	FBNa
●	●				
●		●			
●				●	
	●				●
●			●		
	●		●		
		●	●		

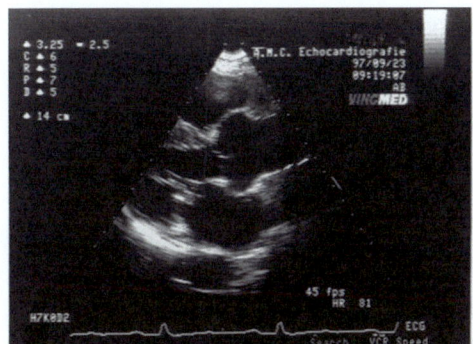 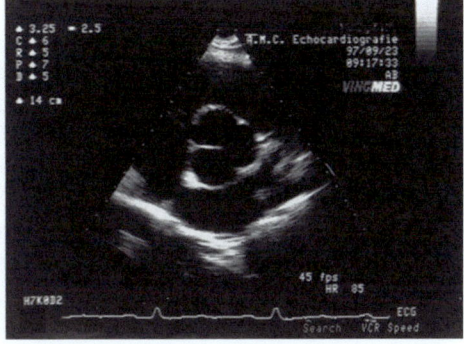

◘ **Figuur 22.1A** Karakteristiek echobeeld van een verwijde sinus Valsalva van de aorta bij een patiënt met Marfan-syndroom in de lange as (links) en in de korte as (rechts).

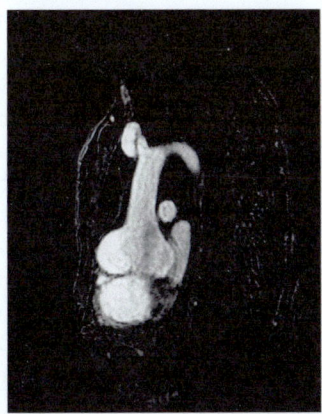 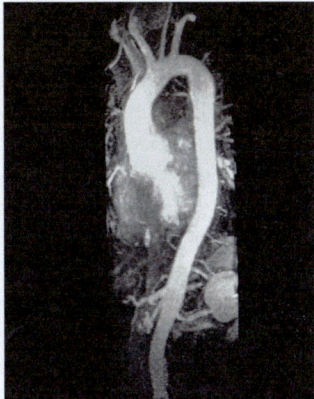

◘ **Figuur 22.1B** Karakteristiek MRI-beeld van de aortawortel (links) en van de hele aorta (rechts) tot de bifurcatie bij een patiënt met Marfan-syndroom.

De diagnose van gerelateerde aandoeningen kan geholpen worden door uiterlijke kenmerken, zoals bifide uvula en wijd uitstaande oogkassen bij LDS.

Prenatale diagnostiek is in principe mogelijk als het gendefect bekend is. Met behulp van pre-implantatiegenetische diagnostiek is het mogelijk om selectief embryo's die niet zijn aangedaan te selecteren voor de zwangerschap. Hierbij moet het risico van IVF-behandeling worden meegewogen (trombose, vochtretentie).

22.4 Behandeling

De belangrijkste redenen om de aortawortel te vervangen zijn het optreden van een dissectie en het voorkomen van het optreden van LV-falen ten gevolge van ernstige AI. Zowel het ontstaan van AI als het risico op type-A-dissectie zijn gerelateerd aan de diameter van de aortawortel. Echocardiografische follow-up van de maximale aortaworteldiameter is derhalve van het grootste belang om het tijdstip van operatie te bepalen. Als de echocardiografische metingen onduidelijk of onnauwkeurig zijn, bijvoorbeeld door vaak voorkomende ernstige thoraxdeformaties, kan MRI-onderzoek duidelijkheid verschaffen. MRI of een CT-scan van de gehele aorta is bij iedere patiënt met het Marfan-syndroom geïndiceerd, omdat 20% van de aortadissecties optreedt in de abdominale aorta, vooral na profylactische aortawortelvervanging. Jaarlijkse follow-up met echocardiografie en minder frequent MRI of een CT-scan is bij de meeste patiënten voldoende. Dilatatie van de aortawortel ontstaat geleidelijk, met gemiddeld 0,3 mm/jaar. In de jaren tachtig is in verschillende onderzoeken aannemelijk gemaakt dat behandeling met bètablokkers de dilatatie van de aorta kan vertragen en de kans op dissectie kan verkleinen. Behandeling met angiotensine-II-receptorantagonisten (losartan) is inmiddels gelijkwaardig gebleken aan de behandeling met bètablokkers. Naast deze medicamenteuze therapie om de druk in de aorta te verlagen wordt Marfan-patiënten geadviseerd fysieke en emotionele situaties die bloeddruk en hartfrequentie verhogen te vermijden. Topsport, isometrische sporten en contactsporten moeten ontraden worden. Voor alle HTAD-patiënten is levenslang de behandeling met bètablokkers en regelmatige beoordeling van de gehele aorta met echografie en MRI geïndiceerd. Indien een klassieke Bentall-operatie (met kunstklep) is uitgevoerd geldt bovendien een noodzaak voor endocarditisprofylaxe.

Tegenwoordig wordt electieve aortawortelvervanging geadviseerd bij een aortaworteldiameter van 45-50 mm. Bij Marfan-patiënten met een dissectie in de familie, snelle groei van de aorta (> 3 mm/jaar, bij herhaalde metingen op dezelfde plek in de aorta en verricht met dezelfde beeldvormende techniek, met directe vergelijking van de beelden) of bij een ernstige AI of MI waarvoor chirurgie noodzakelijk is, wordt aortawortelvervanging geadviseerd bij een diameter van 45 mm en meer. Zwangerschap is voor vrouwen met het Marfan-syndroom in twee opzichten een probleem: ten eerste is er het genetische aspect (50% kans op een kind met Marfan-syndroom) en ten tweede is er een hoog risico (circa 50%) op een dissectie van de aorta bij de moeder tijdens en vooral kort na de zwangerschap. Gebaseerd op beperkte onderzoeksgegevens wordt vrouwen met een aortadiameter > 45 mm een zwangerschap ontraden zonder voorafgaande electieve aortawortelvervanging. Een aortadiameter < 40 mm geeft meestal weinig problemen, alhoewel een veilige diameter niet bestaat. Bij elke individuele patiënt zal aan de hand van een aantal factoren, zoals de aortadiameter, de groei van de aortadiameter en de familieanamnese, het risico van een eventuele zwangerschap zorgvuldig afgewogen moeten worden. Voor patiënten met LDS en AOS is electieve aortawortelvervanging al geïndiceerd bij een diameter van 40-45 mm. Preoperatief moet altijd een CT-onderzoek van de gehele aorta verricht worden om een occulte dissectie of aneurysma uit te sluiten en de coronaire anatomie te onderzoeken. Bij patiënten ouder dan 50 jaar en bij jongere patiënten met belangrijke risicofactoren voor atherosclerose zal bovendien, bij onvoldoende beeldvorming van de coronairarteriën, preoperatief coronairangiografie verricht worden.

De klassieke en bekendste chirurgische vervanging van de aortawortel is de Bentall-operatie, waarbij aortaklep en aorta ascendens gezamenlijk worden vervangen door een aorta vaatprothese met daarin een aortakunstklep gemonteerd (◘ figuur 22.2). Bij deze procedure wordt de aortaklep vervangen door een mechanische klep en is levenslang gebruik van antistolling noodzakelijk. De mortaliteit van een electieve Bentall-operatie is minder dan 2%, maar in geval van een spoedingreep vanwege aortadissectie 15-25%. Tegenwoordig is echter de klepsparende aortawortelvervanging (of VSRR = valve sparing root replacement) de behandeling van eerste keus omdat in vele gevallen de aortaklep zelf nog helemaal gezond is (◘ figuur 22.3). Deze ingreep werd in de jaren negentig voor het eerst geïntroduceerd door Tirone David en wordt vaak ook 'David-procedure' genoemd. Bij deze operatie wordt al het pathologische weefsel uit de aortawortel weggeknipt en de eigen aortaklep wordt dan in de aortavaatprothese opgehangen. Indien er door de worteldilatatie aortakleplekkage is ontstaan kan de ingreep in sommige gevallen worden gecombineerd met reparatie van de aortaklep. De resultaten van klepsparende wortelvervanging op middellange termijn bij geselecteerde patiëntenpopulaties zijn uitstekend.

Een nieuwe ontwikkeling op het gebied van aortawortelvervanging is de PEARS (personalised external aortic root support) die bestaat uit een kunststofnetje dat precies op maat wordt gemaakt voor een bepaalde patiënt en dan om de aortawortel heen wordt gehecht om verdere dilatatie te voorkomen. Deze procedure kan zonder gebruik van hart-longmachine worden uitgevoerd en het is daardoor in principe een ingreep met een lager risico.

De vijf- en tienjaarsoverleving na een aortawortelvervanging is respectievelijk 80 en 60%. Deze toch beperkte prognose wordt veroorzaakt door de late complicaties na operatie: 75% reoperaties van de aorta, 10% mitralisklepchirurgie, 0,5% endocarditis, 0,5% hartfalen en 0,5% CVA. In een publicatie uit Houston over de follow-up gedurende 26 jaar van 192 geopereerde Marfan-patiënten werd bij 53% een reoperatie van de aorta uitgevoerd op een andere lokalisatie in de aorta; bij 25% van de patiënten was een reoperatie op dezelfde lokalisatie noodzakelijk. Risicofactoren voor een reoperatie waren een aortadissectie bij de eerste operatie, hypertensie en roken.

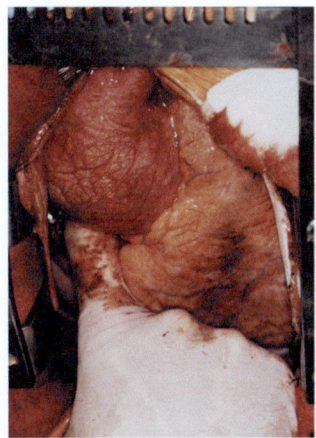 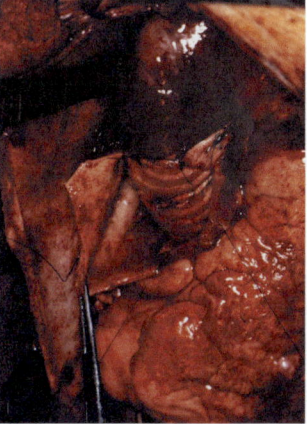

◘ **Figuur 22.2** Links: peroperatief beeld van een verwijde aortawortel bij een patiënt met het Marfan-syndroom. Rechts: Bentall-operatie; de buisprothese met kunstklep is ingehecht en de coronairarteriën zijn gere-implanteerd (bron: afdeling Thoraxchirurgie, AMC).

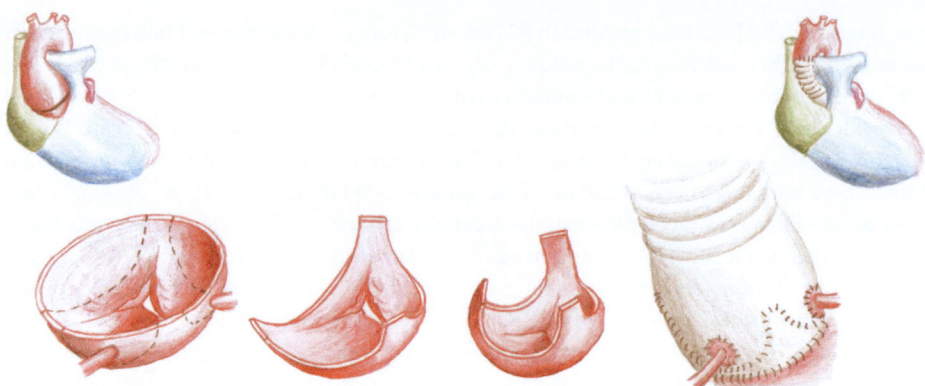

◘ **Figuur 22.3** Schematische weergave van klepsparende aortawortelchirugie (David-procedure). Linksboven: het aneurysma wordt dwars doorgesneden vlak boven de ophanging van de aortaklep. Linksonder: de uitgezakte sinussen waren er de oorzaak van dat de klepbladen niet meer sluiten en een centrale AI ontstond. De coronairvaten worden losgemaakt van de aorta. Langs de stippellijnen worden de resterende delen van de sinus Valsalva verwijderd die niet met de klepophanging te maken hebben zodat de klepbladen met drie 'pootjes' overblijven. Middenonder: door de pootjes meer rechtop te plaatsen sluiten de cusps weer aaneen en wordt de AI opgeheven. Onder: over de klep wordt een buisprothese geschoven die aan de klepring wordt bevestigd. De pootjes worden aan de binnenzijde van de buisprothese bevestigd. De coronairvaten worden aan de buisprothese gemonteerd (rechtsonder). De buisprothese wordt vervolgens aan de aorta ascendens bevestigd (rechtsboven).

◘ Figuur 22.4 toont schematisch hoe verschillende aneurysmatisch verwijde delen van de aorta in opeenvolgende operaties vervangen kunnen worden door prothesemateriaal.

Door verbeterde medicamenteuze en chirurgische behandeling is de levensverwachting van Marfan-patiënten belangrijk verbeterd: in 1993 was die gemiddeld 60 jaar en in de laatste jaren door een agressievere chirurgische profylactische therapie nog beter. Waarschijnlijk heeft zowel de verbeterde overleving als de profylactische aortawortelvervanging zelf bij Marfan-patiënten geleid tot meer complicaties in de distale aorta.

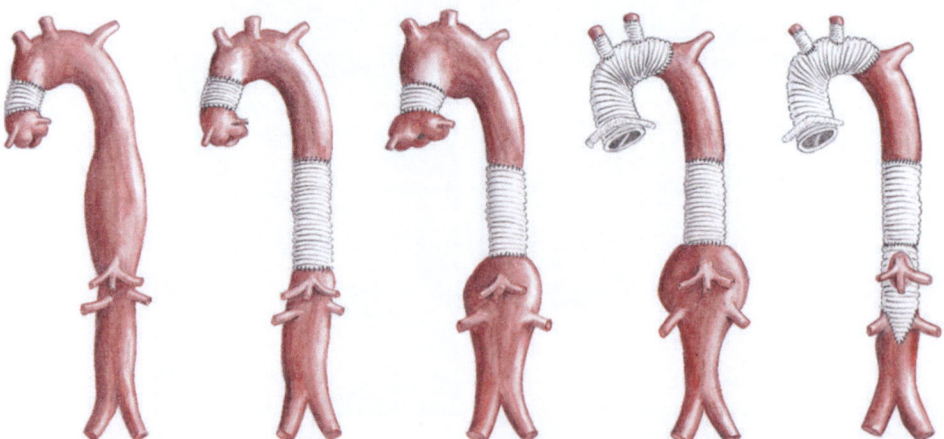

◘ **Figuur 22.4** Schematische weergave van mogelijke opeenvolgende operaties wegens aneurysmavorming van de aorta bij het Marfan-syndroom.

22.4 · Behandeling

Literatuur

David TE, Armstrong S, Maganti M, et al. Long-term results of aortic valve-sparing operations in patients with Marfan syndrome. J Thorac Cardiovasc Surg 2009;138(4):859-864; discussion 863-864.
Groenink M, Hartog AW den, Franken R, et al. Losartan reduces aortic dilatation rate in adults with Marfan syndrome: a randomized controlled trial. Eur Heart J 2013;34(45):3491-3500.
Hartog AW den, Franken R, Zwinderman AH, et al. Current and future pharmacological treatment strategies with regard to aortic disease in Marfan syndrome. Expert Opin Pharmacother 2012;13(5):647-662.
Hartog AW den, Franken R, Zwinderman AH, et al. The risk for type B aortic dissection in Marfan syndrome. J Am Coll Cardiol 2015;65(3):246-254.
Judge JP, Dietz HC. Marfan's syndrome. Lancet 2005;366:1965-1976.
Loeys BL, Dietz HC, Braverman AC, et al. The revised Ghent nosology for the Marfan syndrome. J Med Genet 2010;47(7):476-485.
Meijboom LJ, Vos FE, Timmermans J, et al. Pregnancy and aortic root growth in the Marfan syndrome: a prospective study. Eur Heart J 2005;26:914-920.
Milewicz DM, Guo DC, Tran-Fadulu V, et al. Genetic basis of thoracic aortic aneurysms and dissections: focus on smooth muscle cell contractile dysfunction. Annu Rev Genomics Hum Genet 2008;9:283-302.
Radonic T, Witte P de, Groenink M, et al. Critical appraisal of the revised Ghent criteria for diagnosis of Marfan syndrome. Clin Genet 2011:80:346-353.
Teixido-Tura G, Forteza A, Rodríguez-Palomares J, et al. Losartan versus atenolol for prevention of aortic dilation in patients with Marfan syndrome. J Am Coll Cardiol 2018;72(14):1613-1618.
Treasure T, Petrou M, Rosendahl U, et al. Personalized external aortic root support: a review of the current status. Eur J Cardiothorac Surg 2016;50(3):400-404.

Ritme- en geleidingsstoornissen

Y. Blaauw, J.W. Roos-Hesselink, P.G. Pieper

23.1 Inleiding – 228

23.2 Diagnostiek bij AHA en ritmestoornissen – 229

23.3 Supraventriculaire ritmestoornissen – 229
23.3.1 Ebstein-anomalie – 230
23.3.2 Intra-atriale re-entrytachycardie (IART) – 231
23.3.3 Ablatie van IART – 233
23.3.4 Atriumfibrilleren – 234

23.4 Ventriculaire ritmestoornissen en acute hartdood – 235
23.4.1 Epidemiologie – 235
23.4.2 Pathofysiologie – 236
23.4.3 Risicostratificatie plotse dood en ICD – 236
23.4.4 Ritmecontrole (medicatie/ablatie) – 238
23.4.5 ICD-implantatie bij patiënten met AHA – 239

23.5 Bradyaritmieën bij patiënten met aangeboren hartafwijkingen – 240
23.5.1 Sinusknoopdisfunctie – 240
23.5.2 AV-blok – 241

23.1 Inleiding

De langetermijnoverleving van patiënten met AHA is sterk verbeterd door technologische ontwikkelingen. De groep volwassen patiënten met een AHA is toegenomen en ritme- en geleidingsstoornissen zijn een belangrijke oorzaak van mortaliteit en morbiditeit (◘ tabel 23.1). Ritme- en geleidingsstoornissen kunnen deel uitmaken van AHA zelf, maar kunnen ook het gevolg zijn van eerdere hartchirurgie of een uiting zijn van hemodynamische en eventueel hypoxische belasting van het hart. Ritmestoornissen komen tot uiting als disfunctie van de sinusknoop, AV-geleidingsstoornissen, supraventriculaire en ventriculaire ritmestoornissen en zelfs plotse hartdood.

◘ Tabel 23.1 Het relatieve risico op specifieke ritmestoornissen per AHA. SND: sinusknoopdisfunctie; IART: intra-atriale re-entrytachycardie; AF: atriumfibrilleren; MSVT: monomorfe ventriculaire tachycardie; VA: ventriculaire ritmestoornissen; SCD: acute hartdood; ASD: atriumseptumdefect; (C)AVSD: (compleet) atrioventriculair septumdefect; VSD: ventrikelseptumdefect; TOF: tetralogie van Fallot; TGA: transpositie van de grote arteriën; ccTGA: congenitaal gecorrigeerde transpositie van de grote arteriën; LVOTO: LV-outflowtractobstructie; CoA: coarctatie van de aorta.

	congenital spontan. SND	acquired SND	congenital spontan. AV-block	acquired AV-block	accessory pathways	twin AV nodes	IART	AF	MSVT	VA/SCD
ASD		+					++	+		
AVSD (CAVSD)		++		+++			+			
Ebstein's anomaly				+++			++			+
VSD				+			+		+	
TOF				+			++		++	++
TGA (atrial switch)	+++						+++		+	++
ccTGA		++	+++	++			+			+
LVOTO				+				+ residual		++
CoA								+ residual		++
Fontan palliation (univentrical hearts)	+++						+++	+		+
Fontan modern type (univentrical hearts)	?						?	?		?
heterotaxy syndrome	+++		++			+				
Eisenmenger syndrome								?	+	++

Bij de behandeling van ritmestoornissen is er een belangrijke rol weggelegd voor medicatie. Antiaritmica moeten zorgvuldig worden overwogen omdat er vaak contra-indicaties aanwezig zijn. Implantatie van pacemakers en ICD's is vaak technisch uitdagend door afwijkende anatomie en er is een vergrote kans op korte- en langetermijncomplicaties. In centra met specifieke AHA-expertise kunnen supraventriculaire en ventriculaire ritmestoornissen effectief worden behandeld door middel van catheterablatie, maar recidieven komen vaak voor, met name bij complexe AHA.

De behandeling van ritmestoornissen bij patiënten met (complexe) AHA vereist een multidisciplinaire benadering en dient plaats te vinden in een hartcentrum waar ruime ervaring aanwezig is met deze patiëntencategorie.

23.2   Diagnostiek bij AHA en ritmestoornissen

De initiële evaluatie van de patiënt met AHA die zich presenteert met een ritmestoornis zal zich richten op de klinische conditie van de patiënt. SVT's bij patiënten met een AHA hebben een verhoogde kans op 1:1-voortgeleiding naar de ventrikels en dit kan leiden tot hemodynamische instabiliteit. Een urgente elektrische cardioversie of overpacing door middel van ICD of pacemaker zal vereist zijn. Het vastleggen van de ritmestoornis op een ECG is van groot belang omdat het bij een eventuele ablatiebehandeling sturend kan zijn. Met een TTE of TEE kan kleplijden en de systeemventrikelfunctie beoordeeld worden. Bij hemodynamische instabiliteit tijdens atriale tachycardieën bij patiënten met een veneuze tunnel (na Senning- en Mustard-operatie) is een rechtscatheterisatie geïndiceerd om obstructie uit te sluiten. Indien catheterablatie wordt uitgevoerd kan beeldvorming met CT of MRI gebruikt worden om een 3D-reconstructie van het hart te maken en deze vervolgens te integreren in de elektroanatomische 3D-map.

23.3   Supraventriculaire ritmestoornissen

In grote registratieonderzoeken is gevonden dat atriale ritmestoornissen aanwezig zijn bij ongeveer 15% van de volwassenen met een AHA. Het levenslange risico op het ontwikkelen van een atriale ritmestoornis is echter voor een patiënt met een ernstige AHA meer dan 50%. Deze ritmestoornissen gaan gepaard met een toegenomen morbiditeit, zoals hartfalen of een CVA, een drie keer verhoogd risico op interventies en een verhoogde mortaliteit.

Hoewel atriale ritmestoornissen kunnen optreden na iedere vorm van congenitale hartchirurgie, is de frequentie van voorkomen het hoogst na de Fontan-palliatie, gevolgd door de atriale switchoperatie, ASD-sluiting en de correctie van een tetralogie van Fallot (❏ figuur 23.1).

Intra-atriale re-entrytachycardieën komen het frequentst voor. De incidentie van atriumfibrilleren neemt toe met de leeftijd en de complexiteit van de AHA. Ritmestoornissen kunnen verder ontstaan door anatomische afwijkingen zoals een accessoire of dubbele AV-verbinding, die het substraat vormen voor een cirkeltachycardie.

Atrioventriculaire nodale re-entrytachycardieën (AVNRT) komen minder vaak voor. Medicamenteuze behandeling met Ca-antagonisten of bètablokkers is een goede behandeloptie zeker bij infrequente episoden. Ablatie van AVNRT kan succesvol uitgevoerd worden met inachtneming van onderliggende anatomie en eerdere chirurgie. Bij patiënten met een univentriculair AHA is de plaats van de AV-knoop vaak onduidelijk en bij deze patiënten is er een verhoogd risico op AV-blok.

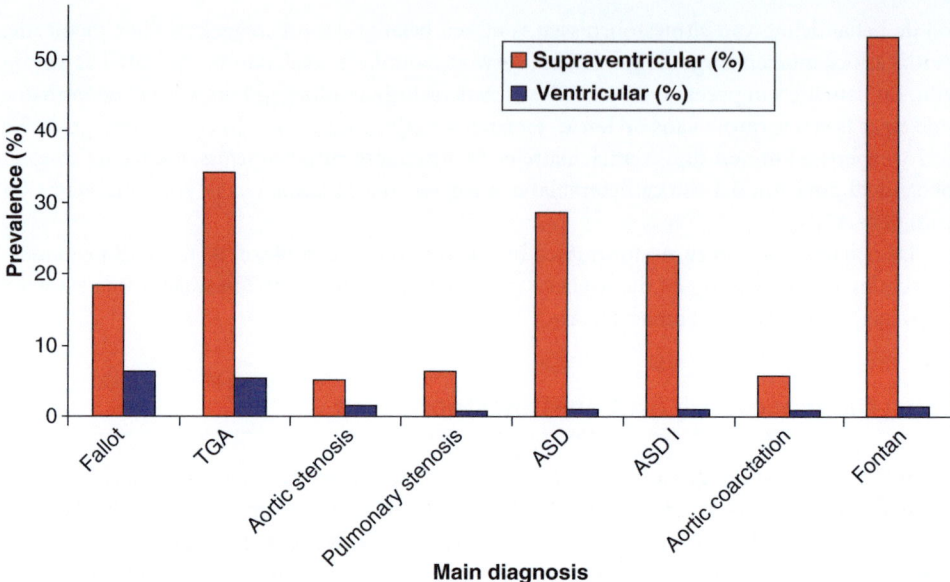

Figuur 23.1 Gegevens van de Nederlandse CONCOR-registratie: de incidentie van supraventriculaire en ventriculaire ritmestoornissen per congenitale hartafwijking. TGA: transpositie van de grote arteriën; ASD: atriumseptumdefect.

23.3.1 Ebstein-anomalie

Bij de ziekte van Ebstein komt in 10-25% het WPW-syndroom voor. De helft van de patiënten met een accessoire verbinding heeft zelfs meer dan één accessoire verbinding. Frequent wordt ook een traag (alleen antegraad van atrium naar ventrikel) voortgeleidende bundel waargenomen (Mahaim-bundel). De accessoire verbindingen liggen typisch daar waar de tricuspidalisklep het meest is verplaatst: het posteroseptale deel van de annulus. Accessoire verbindingen komen ook frequent voor bij de ccTGA, vooral als de links gelegen tricuspidalisklep 'Ebstein-achtig' is misvormd. Accessoire verbindingen kunnen, afhankelijk van de geleidingseigenschappen van de bundel, verschillende ritmestoornissen tot gevolg hebben:
1 orthodrome AVRT (antegraad over de AV-knoop en retrograad via de bundel);
2 antidrome AVRT (antegraad over de bundel en retrograad via de AV-knoop);
3 atriumfibrilleren met antegrade geleiding via de bundel en/of AV-knoop.

Door de progressieve dilatatie van het RA komt ook atriumfibrilleren vaak bij de ziekte van Ebstein voor. Eventuele snelle geleiding van atriumfibrilleren over de accessoire bundel(s) kan fataal zijn. Tegenwoordig is catheterablatie van de accessoire bundel de standaardbehandeling, al is het succespercentage bij Ebstein-patiënten (circa 85%) lager dan bij personen met een anatomisch normaal hart en is de kans op recidief groter (25%).

23.3.2 Intra-atriale re-entrytachycardie (IART)

De combinatie van een atriaal incisielitteken, atriale rek, atriumdilatatie, fibrose en langdurige abnormale hemodynamische belasting vormt het ideale substraat voor intra-atriale en/of focale re-entrytachycardieën (○ figuur 23.2). De kans op ritmestoornissen is het grootst na uitgebreide hartchirurgie en bij patiënten die op late leeftijd zijn geopereerd. Omdat er vaak meerdere littekens in het hart aanwezig zijn na complexe chirurgie, zijn meerdere IART-circuits mogelijk. Het onderliggende pathofysiologische substraat vormt zich in de loop der jaren en de eerste presentatie van een ritmestoornis is vaak tientallen jaren na de chirurgische ingreep.

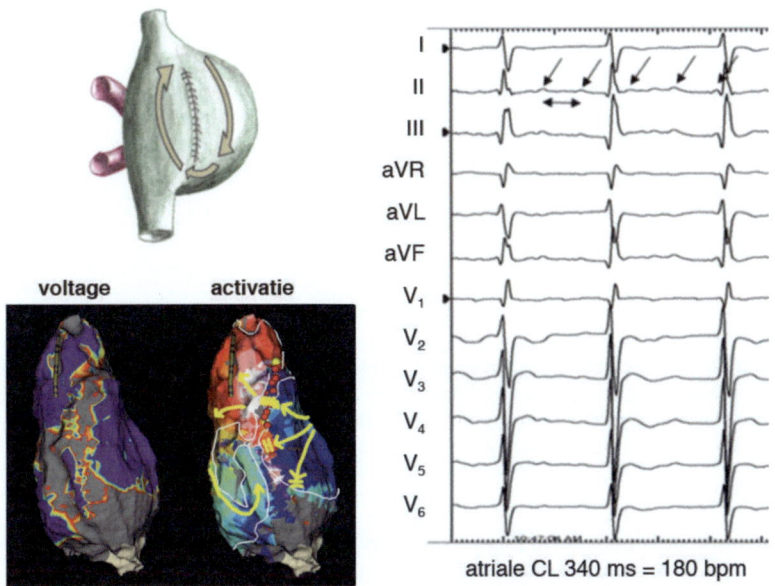

○ **Figuur 23.2** Intra-atriale macro-re-entry(IART) rondom een laterale incisie in het RA. Linksonder: elektroanatomische mapping van RA verkregen tijdens elektrofysiologisch onderzoek. Links toont een voltage-map waar de grijze gebieden overeenkomen met littekens. Aan de rechterzijde is een activatie-map van een flutter te zien. Er is sprake van trage geleiding door het litteken. Ablatie aldaar (rode punten) termineerde de IART. ECG: de P-topmorfologie verschilt van die van de typische atriumflutter. De cycluslengte van de flutter-golven is 340 ms (180/min) met een mogelijk risico op 1:1 AV-geleiding.

Het type IART is afhankelijk van de complexiteit van de AHA. In een recente ablatieserie met 144 patiënten met AHA en supraventriculaire ritmestoornissen bleek de ritmestoornis in 60%, 30% en 11% te berusten op respectievelijk een cavotricuspide istmus (CTI-)afhankelijke flutter, een niet-CTI-afhankelijke flutter of een focale ritmestoornis. De prevalentie van een CTI-afhankelijke flutter nam af met de complexiteit van de AHA. Bij Fontan-patiënten werden significant minder CTI-afhankelijke flutters gezien (19%). Bij een typische CTI-afhankelijke flutter wordt het gehele RA geactiveerd met een activatiepatroon tegen de klok in. De CTI, die begrensd wordt door de VCI en de annulus van de tricuspidalisklep, is een obligaat onderdeel van het activatiepatroon. De typische atriumflutter heeft een karakteristiek ECG-patroon (○ figuur 23.3) van een klassieke zaagtand. Vooral bij patiënten met een goede RA-functie is de flutterfrequentie 250-280/min. Macro-re-entry waarbij de CTI niet wordt gebruikt, wordt een *atypische* atriumflutter genoemd.

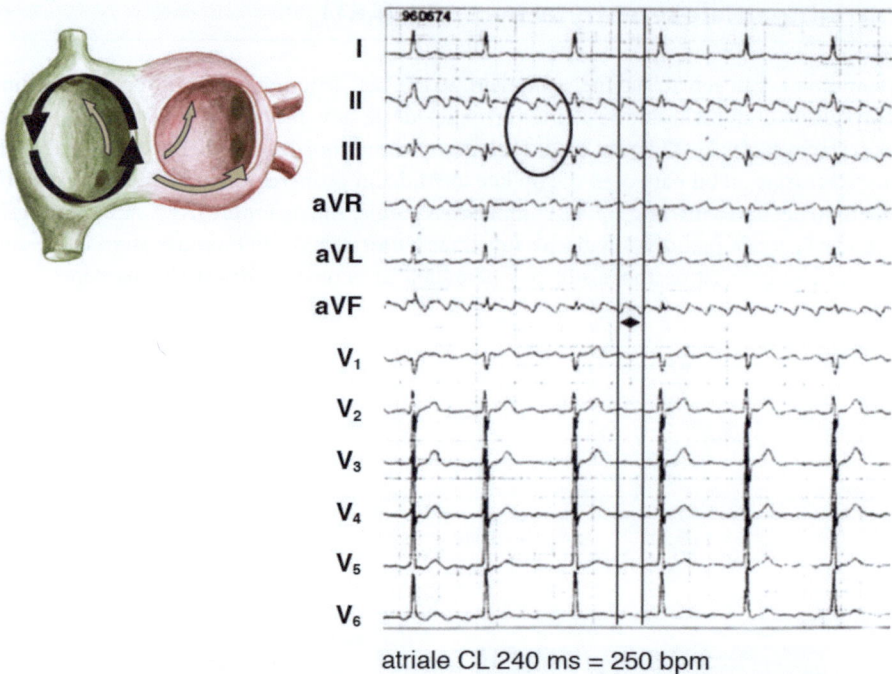

Figuur 23.3 Activatie van het RA tijdens cavotricuspidalis istmus-afhankelijke flutter en typisch zaagtandpatroon bij 12-kanaals-ECG. De activatie van de laterale en anterior wand loopt van craniaal naar caudaal, gevolgd door activatie over de CTI waarna septum en achterwand geactiveerd worden van caudaal naar craniaal. De crista terminalis (posterior van VCS naar VCI) vormt een functionele barrière voor dwarse geleiding.

De geleidingssnelheid in de atria tijdens flutter is vaak langzamer bij patiënten met AHA dan bij gezonde harten, vermoedelijk door de diffuse fibrose. De atriumfrequentie bij een atypische maar ook van CTI-afhankelijke atriumflutter ligt in zieke atria tussen de 150 en 250/min. Hierdoor kan er 1:1 AV-geleiding ontstaan die kan leiden tot hypotensie, (near) syncope en zelfs hartstilstand. Zelfs als de AV-geleiding langzaam is kan het verlies van atriumfunctie en AV-synchroniciteit leiden tot hartfalen of trombo-embolische complicaties. Dit treedt met name op bij patiënten met complexe AHA zoals bij volwassenen met een TGA die een Mustard- of een Senning-operatie hebben gehad of de Fontan-operatie voor een univentriculair hart. Bij deze patiënten moeten ritmestoornissen zonder twijfel agressief en snel behandeld worden.

Een IART kan veilig beëindigd worden door DC-elektrische cardioversie. Bij positioneren van de defibrillatiestickers moet rekening gehouden worden met een eventuele abnormale ligging van het hart (dextrocardie). Bij aanwezigheid van een pacemaker kan overpacing via een atriale pacemakerlead de IART termineren. Indien de patiënt hemodynamisch stabiel is en geen historie heeft van QT-verlenging kan farmacologische cardioversie met klasse III-antiaritmica plaatsvinden. Als conversie noodzakelijk is, maar niet duidelijk is hoe lang de flutter al bestaat, dient een TEE gemaakt te worden om trombi uit te sluiten omdat ook het risico op trombo-embolische complicaties zoals CVA of longembolie toeneemt.

De patiënt in sinusritme houden is moeilijk. De behandeling hangt vooral af van de klinische presentatie en de onderliggende afwijking. Als regel geldt dat iedere ritmestoornis optimaal behandeld moet worden en dat de onderliggende hemodynamiek moet worden beoordeeld. Alle ritmestoornissen moeten zorgvuldig worden geanalyseerd, omdat sommige ritmestoornissen behandeld kunnen worden tegelijk met een eventuele reoperatie om hemodynamische redenen. Reoperaties zijn vaak nodig bij patiënten met een atriale switchoperatie voor TGA, tricuspidalisklepafwijkingen, Fontan-operaties, een Ebstein-malformatie, maar ook vaak na een correctie van een tetralogie van Fallot. Episodes die sporadisch voorkomen en hemodynamisch goed worden getolereerd, kunnen behandeld worden met incidentele cardioversie. Bij vaak voorkomende episoden en als de patiënt snel hemodynamisch ontspoort, moet agressiever behandeld worden. Helaas is antiaritmische medicatie, inclusief amiodaron, niet erg effectief bij de meerderheid van deze patiënten. Bovendien beperken bijwerkingen zoals negatieve inotropie, verergering van bradycardie (amiodaron, sotalol) en proaritmie (klasse I) de bruikbaarheid. Natuurlijk zijn ook de andere bijwerkingen een probleem bij deze vaak jonge mensen.

23.3.3 Ablatie van IART

Catheterablatie is een belangrijke therapeutische optie. Het acute succes van ablatie van IART is enorm toegenomen sinds het re-entrycircuit en de potentiële te ableren istmus zichtbaar gemaakt kunnen worden met een 3D-elektroanatomisch mappingsysteem. Technieken waarbij de beeldvorming via CT of MRI wordt geïntegreerd maken het tevens mogelijk om tijdens het elektrofysiologische onderzoek de complexe anatomie in beeld te brengen. Recentelijk zijn er catheters geïntroduceerd met meerdere elektroden waardoor de ritmestoornis met een nog hogere spatiële resolutie in kaart kan worden gebracht. Hierdoor kan met grote precisie de kritische istmus worden geïdentificeerd en geableerd (❑ figuur 23.2). Tevens zijn de ablatiecatheters verder ontwikkeld en het is mogelijk om het contact met het myocard te verifiëren alvorens er tot ablatie wordt overgegaan. Dit leidt tot diepere ablatielaesies en mogelijk tot betere uitkomsten op lange termijn.

Bij simpele of matig complexe AHA zoals ASD-sluiting, correctie van abnormale longvenedrainage, Ebstein-anomalie, en tetralogie van Fallot is de IART vaak CTI-afhankelijk of de re-entry maakt gebruik van de incisies in het RA. Deze ritmestoornissen lenen zich goed voor catheterablatie omdat de toegang tot het RA vaak ongecompliceerd is. De relatief nauwe CTI kan veilig en effectief worden geableerd met een rechte laesie die de tricuspidalisannulus verbindt met de VCI. Bij incisionele tachycardieën, ofwel re-entry op basis van een litteken, kan door middel van elektroanatomische mapping een kritische istmus worden geïdentificeerd en geableerd. Het acute succespercentage van ablatie is dan ook redelijk hoog (72-80%), alhoewel bij bijna 50% een recidief optreedt.

Supraventriculaire ritmestoornissen bij status na *complexe chirurgie* zoals de atriale switchoperatie volgens Mustard, Fontan-operatie en totale cavopulmonale connectie zijn moeilijker te behandelen. Er is sprake van zeer uitgebreide littekenvorming en meerdere IART's zijn vaak aanwezig. Daarnaast zijn er ook beperkingen in de bereikbaarheid van het hart. Als er een extracardiale conduit is geplaatst of een intra-atriale laterale tunnel tussen VCI en art. pulmonalis dan is de toegang tot het deel van hart waar de ritmestoornissen ontstaan erg moeilijk en soms onmogelijk. Een ooit, ten tijde van de operatie, aangelegde fenestratie van de tunnel kan uitkomst bieden en catheters laten passeren naar de atria, anders moet er door middel van cathetertechnieken een perforatie worden gemaakt om de catheters te laten passeren. Manipulatie van catheters voor diagnostiek en ablatie bij deze afwijkende toegang maakt procedures nog eens extra lastig. Bij patiënten bij wie het RA in zijn geheel onderdeel is van het Fontan-circuit, zoals bij een directe atriopulmonale connectie, is de RA-wand niet zelden erg dik als gevolg van de lang bestaande hoge veneuze drukken. Bij deze dikke atriumwanden is het soms extra moeilijk om bij ablatie effectieve transmurale ablatielittekens te maken. Ondanks deze moeilijkheden wordt tegenwoordig in ervaren handen een behoorlijk succespercentage gerapporteerd van ongeveer 50%, maar er is een extreem hoge recidiefkans (één serie: 85% na 3,4 jaar). Mogelijk zal de combinatie van een externe conduit samen met een chirurgische maze-operatie de incidentie van atriale ritmestoornissen doen afnemen: dit is de meest gekozen optie voor patiënten die om hemodynamische redenen (of omdat de ritmestoornissen medicamenteus onbehandelbaar zijn) opnieuw moeten worden geopereerd. Fontan-conversie van een RA-art. pulmonalis-conduit naar een extracardiale tunnel alleen doet de ritmestoornissen niet afnemen, maar als de operatie wordt gecombineerd met cryoablatie en ritmechirurgie ('modified right atrial maze' en in het geval van atriumfibrilleren gecombineerd met een Cox-maze-III-operatie) blijkt het recidiefpercentage volgens één onderzoek teruggebracht te kunnen worden tot 12,8% gedurende een follow-up van gemiddeld 56 maanden. Dit zijn zeer grote en complexe ingrepen die alleen in zeer ervaren handen een acceptabele operatiemortaliteit lijken te hebben.

Complicaties van catheterablatie zijn doorgaans mild, zoals lieshematomen en lokale nabloedingen. De nervus phrenicus heeft frequent een andere ligging dan normaal na hartchirurgie en bij abnormale hartanatomie. Om de zenuw niet te beschadigen tijdens ablatie dient eerst door middel van pacing met hoge output het traject van deze zenuw in kaart te worden gebracht. Trombo-embolische complicaties kunnen worden voorkomen door strikte antistollingsstrategie rondom en na de ablatieprocedure. Iatrogene beschadiging van de bundel van His of AV-knoop kan leiden tot pacemakerafhankelijkheid. Implantatie van pacemakerleads is vaak niet goed mogelijk en plaatsing van een epicardiale lead is dan noodzakelijk.

23.3.4 Atriumfibrilleren

Ongeveer een derde van de gedocumenteerde supraventriculaire ritmestoornissen bij patiënten met AHA bestaat uit (perioden van) atriumfibrilleren. Vaak zijn dit oudere patiënten, maar het komt ook op jonge leeftijd relatief frequent voor. Waarschijnlijk ligt de oorzaak van het atriumfibrilleren in de grootte van de atria en de mate van myocardiale fibrose. Vooral bij patiënten met linkszijdige afwijkingen zoals een AS en mitralisklepafwijkingen, maar ook bij het niet-behandelde univentriculaire hart en na palliatieve chirurgie, zal druk- en volumebelasting van het LA meespelen. Atriumfibrilleren kan belangrijke consequenties hebben, zoals trombo-embolische complicaties en hartfalen. Na instelling op medicatie voor 'rate control' en antistolling volgt elektrische of chemische cardioversie met meestal een goede respons. Helaas is het moeilijk om langdurig sinusritme te behouden. Antiaritmica kunnen worden gebruikt voor een ritmecontrolestrategie bij een milde AHA. Bij complexe AHA zijn AAD (klasse I) gecontra-indiceerd wegens kans op proaritmie. Amiodaron kan worden overwogen, maar deze patiënten zijn doorgaans relatief jong en de bijwerkingen op korte en lange termijn zoals schildklierpathologie, longtoxiciteit, polyneuropathie en zonlichtovergevoeligheid maakt dat er maar een beperkte rol is voor dit medicament. Catheterablatie kan worden overwogen bij symptomatisch atriumfibrilleren. Er is weinig bekend over de optimale ablatiestrategie bij patiënten met een AHA. Naast longveneablatie is het waarschijnlijk noodzakelijk om aanvullende ablatielijnen te maken om bijkomende atriale flutters te behandelen. In een recent ablatieonderzoek met bijna 60 patiënten werd naast longvene-isolatie ook LA-substraatmodificatie toegepast (lineaire laesies in het dak van het LA en in de mitralis-istmuslijn). Na de eerste ablatie had 63 en 22% sinusritme na respectievelijk één en vijf jaar. Na meerdere ingrepen verbeterde dit naar 99 en 83% na respectievelijk één en vijf jaar. Een bijzondere groep vormen patiënten bij wie op volwassen leeftijd een ASD is ontdekt en dat gesloten is met een device door middel van een cathetergebonden techniek. Ondanks dat AF na ASD-sluiting afneemt, treedt het toch regelmatig op. Ook in de aanwezigheid van een groot sluitingsdevice is transseptale punctie goed mogelijk met behulp van goede beeldvorming (TEE of intracardiale echo) (◘ figuur 23.4).

Bij patiënten die een reoperatie moeten ondergaan, valt een aanvullende Cox-maze-operatie te overwegen.

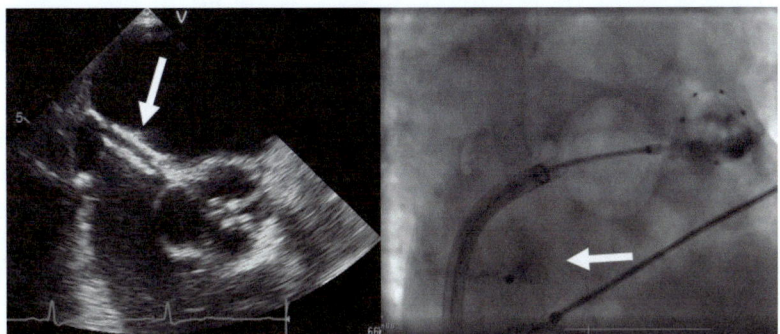

◘ **Figuur 23.4** Transseptale punctie langs een ASD-device (pijl) bij een cryoballon-longvene-isolatie-procedure. TEE toont dat posterior naast het device voldoende ruimte aanwezig is om veilig het septum te puncteren.

23.4 Ventriculaire ritmestoornissen en acute hartdood

Het risico op het ontwikkelen van ventriculaire ritmestoornissen is het hoogst bij patiënten na ventriculotomie en/of een sluiting van een VSD met een patch. De 'sustained' monomorfe VT's na de correctie van een tetralogie van Fallot zijn exemplarisch voor dit type ritmestoornissen.

Ventriculaire ritmestoornissen kunnen echter ook optreden in de vorm van een polymorfe VT of ventrikelfibrilleren. Deze ritmestoornissen ontstaan vaak op basis van een algehele myocardbeschadiging zonder specifieke littekens, zoals bij aortaklepproblemen, of bij het falen van de rechtersysteemventrikel na een Mustard- of Senning-operatie voor TGA.

23.4.1 Epidemiologie

Bij 20-25% van de volwassen patiënten met een AHA is plotse hartdood de doodsoorzaak. In een grootschalig onderzoek bij meer dan 25.000 volwassen patiënten met AHA bleek de incidentie van plotse dood 0,2% per jaar en dit trad meestal op in de derde en vierde decade van het leven. Het risico op plotse dood is groter bij patiënten met complexe AHA. Negentig procent van de gevallen van acute hartdood wordt bij vier afwijkingen gezien, te weten TGA, tetralogie van Fallot, AS en coarctatie van de aorta. Bij patiënten met een milde AHA en ventriculaire ritmestoornissen moet coronairlijden ook worden uitgesloten. Verschillende typen ventriculaire ritmestoornissen worden waargenomen, zoals monomorfe en polymorfe VT en VF. Patiënten met tetralogie van Fallot presenteren zich doorgaans met monomorfe VT's. In een recent multicenteronderzoek onder 556 Fallot-patiënten kwamen 'sustained' monomorfe VT's bij 14,2% voor, duidelijk toenemend na de leeftijd van 45 jaar. Daarentegen kwam ventrikelfibrilleren slechts bij 0,5% voor.

23.4.2 Pathofysiologie

VT's bij AHA zijn merendeels re-entrytachycardieën. De aanwezigheid van littekens na eerdere chirurgie of patchmateriaal creëert een substraat waar geleiding vertraagd is, unidirectioneel blok kan optreden en re-entrytachycardieën kunnen opstarten. Myocardschade veroorzaakt door langdurige cyanose en drukbelasting leidt tot interstitiële fibrose en kan een aanvullend substraat vormen. Deze interstitiële fibrose is meer uitgesproken bij patiënten die op latere leeftijd zijn geopereerd. Vroege chirurgie en veranderingen in de chirurgische techniek, vooral bij TGA en tetralogie van Fallot, zullen niet alleen de vroege mortaliteit gunstig beïnvloeden, maar zeker ook het voorkomen van ritmestoornissen op latere leeftijd en daardoor misschien ook de late morbiditeit en mortaliteit bij volwassen patiënten met AHA doen verminderen. Beeldvorming in de vorm van cardiale MRI kan gebieden van fibrose identificeren door middel van late gadoliniumaankleuring (LGE, late gadolinium enhancement) van de hartspier. Myocardiale LGE werd bij patiënten na een tetralogie van Fallot-operatie zowel in de RV als de LV gevonden en was gerelateerd aan een hogere leeftijd, maar ook aan ventriculaire disfunctie. LGE in de RV was geassocieerd met zowel atriale als ventriculaire ritmestoornissen.

Als langdurige hypoxie en drukbelasting kunnen worden voorkomen zou myocardschade kunnen verminderen en daarmee ook het substraat voor ventriculaire ritmestoornissen worden weggenomen. Bij patiënten met Fallot wordt bij de meeste patiënten met een transannulaire patch progressieve PI gevonden; dit kan een reden zijn voor re-interventie. Hoewel aanvankelijk goed verdragen, leidt PI op den duur tot RV-dilatatie en -disfunctie. Matige tot ernstige PI en een abnormale RV-hemodynamiek, in het bijzonder een verhoogde eindsystolische druk, zijn gerelateerd aan VT's en plotse dood. Ook een verbreed QRS-complex (> 180 ms) en een toename van de QRS-duur over de tijd zijn risicofactoren voor 'sustained' monomorfe VT's en plotse dood. RV-dilatatie is geassocieerd met QRS-verbreding, de zogenoemde mechano-elektrische interactie. Waarschijnlijk zijn beide een uiting van verminderde RV-functie en RV-dilatatie.

Niet alleen RV-disfunctie maar ook de hemodynamiek van de LV speelt een belangrijke rol. Bij oudere Fallot-patiënten wordt vaak een matige tot ernstige LV-disfunctie gevonden.

23.4.3 Risicostratificatie plotse dood en ICD

Identificatie van AHA-patiënten met een verhoogd risico op plotse hartdood is uitdagend en veelal gebaseerd op cohortonderzoeken en expertconsensus. Aanbevelingen ten aanzien van secundaire preventie van plotse dood zijn identiek aan die voor niet-AHA-patiënten. Patiënten met AHA komen in aanmerking voor ICD indien:
- zij overlevers zijn van een onderbroken plotse dood ten gevolge van VF, er sprake is van hemodynamisch niet-verdragen VT en er geen reversibele oorzaken van de ritmestoornis zijn gevonden;
- er sprake is van een symptomatische sustained-VT en er een hemodynamische en elektrofysiologische evaluatie heeft plaatsgevonden.

ICD-plaatsing bij deze patiëntencategorie liet een jaarlijks terechte-schokgetal zien van 8%. Bij patiënten met een sustained-VT en behouden LV-functie kan VT-ablatie worden overwogen als alternatief voor ICD of in aanvulling op ICD ter preventie van ICD-therapie.

Aanbevelingen ten aanzien van primaire preventie zijn gestoeld op cohort- en grote registratieonderzoeken. De patiëntenpopulatie is zeer divers en derhalve zijn algemene aanbevelingen niet beschikbaar. Er kan worden overwogen om bij LVEF ≤ 35%, aanwezigheid van biventriculaire fysiologie en NYHA-klasse II of III over te gaan tot ICD-implantatie. Hierbij moet wel in acht worden genomen dat het vaak jonge patiënten betreft en de kans op complicaties op lange termijn verhoogd is.

Tetralogie van Fallot

In de gerapporteerde langetermijnfollow-up van patiënten met een tetralogie van Fallot is acuut overlijden een ernstig probleem, geschat op 2-3%/10 jaar met een follow-up tot 35 jaar na de operatie. Dit is ongeveer de helft van alle sterfte in deze groep. In het algemeen wordt aangenomen dat ventriculaire ritmestoornissen hiervoor verantwoordelijk zijn. Er is veel onderzoek gedaan naar predictie van plotse hartdood bij tetralogiepatiënten. Diverse factoren zijn indicatief voor een verhoogde kans op plotse dood, maar geen van deze factoren alleen (behoudens LV-disfunctie) rechtvaardigt ICD-implantatie. Een zorgvuldige klinische evaluatie inclusief navraag naar syncope en Holter-monitoring voor VT-detectie is vereist. Een recente richtlijnaanbeveling adviseert ICD-implantatie bij patiënten met episoden van sustained- en non-sustained-VT, LV-disfunctie en QRS-breedte > 180 ms of een opwekbare VT bij elektrofysiologisch onderzoek. Geprogrammeerde elektrische stimulatie moet niet worden uitgevoerd bij laagrisicopatiënten. Bij patiënten met intermediair risico heeft een volledig inductieprotocol redelijke hoge diagnostische waarde, met een gerapporteerde sensitiviteit en specificiteit van meer dan 75% en een voorspellende waarde vergelijkbaar met die bij postinfarctpatiënten.

TGA

De incidentie van plotse dood bij volwassenen met een TGA en een atriale switchoperatie treedt op in de orde van 5-10 per 1000 patiëntjaren. Belangrijk is dat plotse dood bij meer dan 80% tijdens inspanning optreedt, misschien door de onmogelijkheid om de CO voldoende aan te passen aan de toegenomen vraag, waardoor een low output-situatie ontstaat, maar ischemie kan ook een rol spelen. Dit wordt nog verergerd door bijkomende afwijkingen zoals een baffleobstructie, longvenestenose of ventrikeldisfunctie. Atriale ritmestoornissen, die bij sommige patiënten aan de plotse dood voorafgaan, verslechteren het AV-transport en de vulling van de RV. Ook RV-disfunctie kan ventriculaire ritmestoornissen veroorzaken, omdat RV-dilatatie en TI hemodynamische verslechtering en een mechano-elektrische interactie als gevolg hebben. MRI-onderzoek met gadoliniumaankleuring bij patiënten met een atriale switchoperatie toont myocardiale fibrose in de rechtersysteemventrikel, wat kan bijdragen aan het ontstaan van ventriculaire ritmestoornissen.

Hoewel risicostratificatie haar beperkingen heeft, zijn symptomen van ritmestoornissen, hartfalen en atriumflutter/-fibrilleren bekende risicofactoren voor plotse dood bij Mustard- en Senning-patiënten. Uit een onderzoek in één centrum bij 149 volwassenen met als eindpunt plotse dood of VT, bleek er een relatie te zijn met bijkomende anatomische afwijkingen, RV-disfunctie, NYHA-klasse ≥ III en een QRS-duur ≥ 140 ms. Geprogrammeerde elektrische stimulatie speelt geen rol bij de risicoanalyse van TGA-patiënten. ICD-implantatie voor primaire preventie moet terughoudend worden toegepast bij gebrek aan duidelijke risicofactoren en de complexe anatomie die ICD-implantatie compliceert.

Vanaf 1975 is de arteriële switchoperatie de chirurgische behandeling van keuze voor kinderen met een TGA. Dit heeft niet alleen de incidentie van atriale ritmestoornissen en sinusknoopdisfunctie doen afnemen, maar zal ook de fatale ventriculaire ritmestoornissen doen afnemen omdat nu de LV de systeemcirculatie verzorgt.

Univentriculair hart

Patiënten met een UVH vormen een heterogene groep en voor de hele groep is het aantal patiënten met plotse dood onbekend. De meesten hebben een partiële cavopulmonale connectie (PCPC) of een TCPC ondergaan. De ritmestoornissen zijn meestal van atriale oorsprong. Hoge ventrikelfrequenties worden slecht verdragen. Er bestaat in deze groep ook een verhoogd risico op ventriculaire ritmestoornissen, waarbij de morfologie, eventuele dilatatie of hypertrofie van de systeemventrikel en bijkomende afwijkingen zoals een non-compaction cardiomyopathie van de ventrikel een rol kunnen spelen. Myocardiale fibrose, ontdekt via contrastaankleuring met gadolinium op een MRI, is geassocieerd met dilatatie, hypertrofie en disfunctie van de systeemventrikel. Ook bestaat er een hogere incidentie van VT's vergeleken met de negatieve gadoliniumaankleuringsgroep.

LVOT-obstructie en coarctatie van de aorta

Ondanks chirurgische behandeling hebben patiënten met een AS een hoge kans op plots overlijden, met een percentage van 10-13% na 15-20 jaar follow-up. Het risico op plotse dood neemt toe met de leeftijd. De oorzaken van de plotse dood zijn gevarieerd, waaronder plotse dood door ritmestoornissen (vaak bij een forse klepdisfunctie), cerebrale en coronaire complicaties (vaak gerelateerd aan endocarditis van de aortaklep) en hartfalen. Andere verklaringen kunnen zijn LV-disfunctie en -hypertrofie. Bij symptomatische patiënten met AS was de QRS-duur onafhankelijk geassocieerd met het risico op plotse dood.

De incidentie van plotse dood bij patiënten met een coarctatio aortae is 1,3/1000 patiëntenjaren. Een derde van de patiënten heeft ook een bicuspide aortaklep. Ook na chirurgische resectie blijven deze patiënten een kans houden op hypertensie en LV-hypertrofie en dit zou kunnen bijdragen aan het grote risico op plotse dood in deze groep.

AVSD

Bij patiënten met een AVSD is de incidentie van plotse dood 0,9/1000 patiëntenjaren. Het AVSD heeft een breed morfologisch spectrum, dat zowel het complete als het partiële AVSD omvat. AV-geleidingsstoornissen kunnen optreden door de abnormale positie en morfologie van het AV-geleidingssysteem. Ventriculaire ritmestoornissen en plotse dood komen veel minder vaak voor. Hoewel er vrij weinig gegevens zijn, lijkt er een verband met onder andere een bijkomende obstructie van de LVOT, duur en ernst van een linker-AV-klepinsufficiëntie, de mate van wanverhouding tussen de ventrikels, een compleet AV-blok, en de combinatie met andere complexe hartafwijkingen.

23.4.4 Ritmecontrole (medicatie/ablatie)

Er zijn slechts beperkte gegevens over de effectiviteit, dosis en toxiciteit van antiaritmische medicatie bij AHA-patiënten met ventriculaire ritmestoornissen. Antiaritmica klasse Ic zijn gecontra-indiceerd bij structureel hartlijden of sinusknoopdisfunctie. Amiodaron is het frequentst gebruikte medicament en is effectief voor het onderdrukken van ventriculaire ritmestoornissen. In een recente retrospectieve analyse bij patiënten met AHA veroorzaakte amiodaron ernstige bijwerkingen bij 56% van de patiënten. In een periode van ongeveer drie jaar stopte 42% van de patiënten in verband met amiodaron-toxiciteit. De mogelijkheden van catheterablatie voor VT bij AHA zijn vooral onderzocht bij Fallot-patiënten. De afwijking en het type operatie bepalen het re-entrycircuit. Bij de tetralogie van Fallot zijn vier mogelijke anatomische 'istmussen' gevonden, die het doelwit zijn van een eventuele catheter- of chirurgische ablatie (▶ figuur 23.5). Het aangetoonde verband tussen de anatomische 'istmussen' en de macro-re-entry-VT kan ook gebruikt worden bij intraoperatieve ablatie bij patiënten die een pulmonalisklepvervanging ondergaan. In de tot nu toe grootste serie VT-ablatie bij 31 volwassenen (81% Fallot) was bij 22 (71%) patiënten na afloop de VT niet meer induceerbaar. Geen van deze patiënten had een recidief-VT tijdens de follow-up van 43 ± 28 maanden, terwijl één patiënt met een slechte RV-functie een terechte shock kreeg van de ICD wegens ventrikelfibrilleren. Deze gegevens suggereren dat een macro-re-entry-VT op basis van een anatomisch substraat effectief geableerd kan worden.

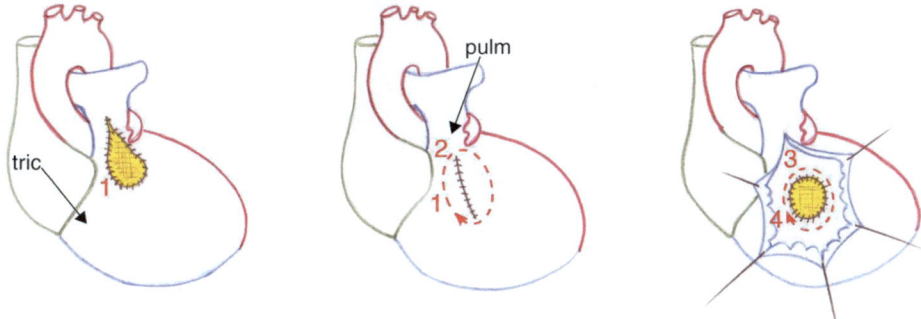

▶ **Figuur 23.5** Vier mogelijke anatomische 'istmussen' voor het re-entrycircuit van een VT na een correctie van een tetralogie van Fallot. Istmus 1: begrensd door de annulus van de tricuspidalisklep (tric) en het litteken of de patch anterior in de RVOT. Istmus 2: tussen de annulus van de pulmonalisklep (pulm) en de incisie in de vrije wand van de RV of de patch in de RVOT (om de annulus van de pulmonalisklep te sparen). Istmus 3: tussen annulus van de pulmonalisklep en VSD-patch of litteken. Istmus 4: tussen VSD-patch/litteken en annulus van de tricuspidalisklep bij patiënten met musculeuze VSD's.

23.4.5 ICD-implantatie bij patiënten met AHA

ICD-implantatie bij patiënten met een AHA kan uitdagend zijn omdat de conventionele transveneuze benadering soms niet mogelijk is wegens anatomische afwijkingen. Preoperatieve beeldvorming in de vorm van venografie, echocardiografie en eventueel cardiale CT of MRI is nuttig voor het bepalen van een vasculaire toegang, de positie van het hart en aanwezigheid van intracardiale shunts. Een multidisciplinaire hartteambespreking met aanwezigheid van een device-cardioloog en een congenitaal hartchirurg is vaak nodig om de optimale implantatietechniek te bepalen. Plaatsing van de ICD-leads kan transveneus, epicardiaal, subcutaan of hybride (combinatie van transveneus en epicardiaal) plaatsvinden. Bij patiënten met twee ventrikels en normale AV-fysiologie, zoals tetralogie van Fallot, ASD of VSD, is plaatsing van conventionele transveneuze leads de eerste keus. Bij beperkte vasculaire toegangsmogelijkheden is plaatsing van epicardiale of subcutane leads noodzakelijk. Een bijkomend voordeel van deze manier van toegang is dat er geen leads in de bloedbaan worden geplaatst. Epicardiale leadplaatsing vindt plaats via een sternotomie, (laterale) thoracotomie of kan zelfs thoracoscopisch plaatsvinden. Pacing leads worden direct op het epicard geplaatst en shock leads in de pericardiale ruimte of subcutaan. Bij patiënten zonder pacing-indicatie is de subcutane ICD (S-ICD) een optie. Voorafgaand aan de implantatie van een S-ICD zal er een ECG-screening plaatsvinden. Het is een vereiste dat er ten minste één lead is met een acceptabele R-golf/T-top-ratio om de kans op onterechte ICD-shock te voorkomen. In een recente evaluatie van 30 patiënten met

AHA voldeed 87% aan de screeningscriteria versus 100% van de patiënten met normale cardiale anatomie. De ervaring met S-ICD bij patiënten met AHA is beperkt. In een retrospectieve multicenteranalyse bij 21 patiënten met AHA en een beperkte veneuze toegang toonde de S-ICD een effectieve conversie van geïnduceerde VT's. Het aantal onterechte shocks wegens oversensing was echter relatief hoog (21%).

Het aantal onterechte ICD-shocks is groter bij patiënten met AHA dan bij de andere groep ICD-patiënten. In een meta-analyse van 518 ICD-patiënten werden onterechte shocks waargenomen bij 25% van de patiënten gedurende een periode van 3,8 jaar (6,5% per jaar). De oorzaak is mogelijk gelegen in het frequenter optreden van SVT's en de actieve levensstijl van deze jonge patiënten. De prevalentie van complicaties zoals leaddisfunctie en infecties waaronder endocarditis zijn in deze populatie ook vergroot.

23.5 Bradyaritmieën bij patiënten met aangeboren hartafwijkingen

23.5.1 Sinusknoopdisfunctie

In het kader van een AHA kan sinusknoopdisfunctie (SND) optreden in de aanleg van de sinusknoop of na chirurgische interventie. Aangeboren afwijkingen van sinusknooplocatie en -formatie zijn zeldzaam en komen voor bij linksatriaal isomerisme en bij linkszijdige juxtapositie van de hartoren. Meestal is SND het gevolg van een chirurgische ingreep waarbij de sinusknoop of de bloedvoorziening beschadigd is. De sinusknoop kan uitvallen direct na de ingreep, maar ook jaren later kan dit nog optreden. Ingrepen geassocieerd met SND zijn Mustard- en Senning-operaties, sinus venosus ASD-correctie, Glenn-shunts en de Fontan-operatie.

De aanwezigheid van SND is geassocieerd met optreden van SVT's in het kader van het brady-tachycardiesyndroom. Aanbevelingen voor plaatsing van een pacemaker zijn bij SND recentelijk benoemd in een EHRA/AEPC/ESC-positiedocument.

Pacemakerplaatsing voor SND is geïndiceerd (klasse I-indicatie) bij:
- gedocumenteerde symptomatische bradycardie of chronotrope incompetentie (zonder reversibele oorzaak);
- bradycardiegeïnduceerde VT;
- patiënten met brady-tachycardiesyndroom voor preventie van SVT's (als catheterablatie gefaald heeft of niet mogelijk is).

Pacemakerplaatsing dient overwogen te worden bij:
- sinusbradycardie bij complexe AHA en een hartfrequentie in rust van < 40 min of pauzes van > 3 s;
- sinusbradycardie of AV-dissociatie met negatieve impact op de hemodynamiek;
- asymptomatische sinusbradycardie na biventriculaire chirurgie bij AHA en een hartfrequentie in rust van < 40 min of pauzes van > 3 s;
- symptomen die hoogstwaarschijnlijk zijn toe te wijzen aan bradycardie.

Gezien de jonge leeftijd van deze patiënten is de kans op leadproblematiek op lange termijn verhoogd en zijn meerdere bijplaatsingen van leads te verwachten. Om deze reden is het soms te verkiezen om alleen een atriale lead te plaatsen met het doel de vasculaire toegankelijkheid zo lang mogelijk intact te houden.

23.5.2 AV-blok

Vertraging of blokkade van de AV-geleiding kan veroorzaakt worden door een chirurgische beschadiging van het geleidingsweefsel, maar het geleidingsweefsel kan ook abnormaal zijn aangelegd en daardoor extra kwetsbaar zijn. Ten slotte kan het AV-blok aangeboren zijn, bijvoorbeeld door een auto-immuunziekte van de moeder.

Aangeboren AV-blok

AV-blok in afwezigheid van structurele hartziekte treedt op bij 1 op de 15.000 levendgeborenen. De oorzaak van het totaal AV-blok kan gezocht worden in een auto-immuunaandoening van de moeder. De hypothese is dat maternale anti-Ro/SSA- en/of anti-La/SSB-autoantilichamen de placenta passeren en in de foetale circulatie binden aan L-type calciumkanalen van cardiomyocyten. Indien dit lange tijd bestaat kan dit leiden tot apoptose (celdood), uiteindelijk resulterend in fibrose van het geleidingssysteem. Het natuurlijk beloop van het aangeboren totaal AV-blok toont aan dat langdurige bradycardie resulteert in progressieve LV-dilatatie met MI bij 16% van de jongvolwassenen. Follow-up dient daarom regelmatig plaats te vinden met onderzoeken zoals 24-uurs-ECG, inspannings-ECG en echocardiografie. Bij een afnemend inspanningsvermogen, verslechterende LV-functie of ontwikkeling van MI dient pacemakerimplantatie overwogen te worden. Door een afwijkend activatiepatroon van de ventrikels leidt RV-pacing op lange termijn vaak tot LV-dilatatie en -disfunctie. Een upgrade naar een biventriculaire pacemaker dient dan plaats te vinden.

AV-blok kan ook optreden bij AHA waarbij de elektrofysiologische connectie tussen atria en ventrikels abnormaal is aangelegd. Hartblok kan optreden bij een derde van de foetussen met heterotaxie en linksatriaal isomerisme; dit is geassocieerd met perinatale mortaliteit. De meest voorkomende AHA geassocieerd met AV-blok is ccTGA. Het abnormaal aangelegde geleidingssysteem is zeer kwetsbaar en bij deze patiënten kan spontaan een totaal AV-blok optreden met een incidentie van ongeveer 1% per jaar en op 50-jarige leeftijd heeft ongeveer 50% een AV-blok ontwikkeld.

AV-blok na hartchirurgie

Na 2% van de operaties wegens AHA ontstaat een blijvend derdegraads AV-blok. De meeste gevallen van AV-blok na chirurgie zijn tijdelijk en herstellen in de eerste 7-10 dagen. Er is dan wel sprake van letsel aan het geleidingsapparaat, maar het beeld wordt verergerd door bijkomend oedeem en bloeding. Indien het blok persisteert na 7 dagen is de algemene consensus dat een permanente pacemaker geplaatst dient te worden. Onbehandeld AV-blok heeft een slechte prognose wegens een verhoogde kans op acute dood.

De kans op AV-blok is het grootst bij een operatie dicht bij de AV-knoop of het distale geleidingssysteem zoals operaties wegens ccTGA, VSD, AVSD, tetralogie van Fallot, of de ziekte van Ebstein en na operaties van de LVOT. Indien er een blok optreedt kan tijdelijke hartstimulatie plaatsvinden met perioperatief geplaatste tijdelijke epicardiale draden of tijdelijke pacemakerdraden. Het verdient de voorkeur atrium- en ventrikelelektroden aan te brengen, zodat DDD kan worden gestimuleerd. Dit komt de hemodynamiek in de postoperatieve dagen ten goede. Bij hoge verdenking op het ontwikkelen van een permanent geleidingsblok bij patiënten bij wie het niet mogelijk is endocardiaal te pacen (Fontan-operatie, TCPC, AV-klepprothese), is het verstandig om preventief definitieve epicardiale draden achter te laten.

AV-blok is een bekende maar zeldzame complicatie van percutane interventies. Bij percutane sluiting van een ASD treedt in 1% van de patiënten AV-blok op. Risicofactoren voor AV-blok zijn jonge leeftijd en een groot ASD/sluitingsdevice. Bij percutane sluiting van musculeuze VSD's werden geen geleidingsstoornissen waargenomen. Bij percutane sluiting van perimembraneuze VSD's trad AV-blok in bij 2% en een maand later bij nog eens 1,5% van de patiënten.

Complicaties ten gevolge van endocardiaal pacen worden bij patiënten met een AHA vaker gezien dan in de algemene populatie. Een jonge leeftijd bij implantatie lijkt geassocieerd met het optreden van draadbreuk. In aanwezigheid van een (rest-)ASD of VSD bestaat met name de kans op systemische embolisatie. Bij VVI-R-pacen bestaat op de lange duur kans op dilatatie van de ventrikels, functieverlies, AV-klepinsufficiëntie en een verminderd inspanningsvermogen. De pacing mode zal bij deze jonge mensen, die met een geopereerd hart actief willen leven, DDD of DDD-R moeten zijn. Zo blijken de langetermijnresultaten bij Fontan-patiënten significant slechter bij VVI-gepacete patiënten vergeleken met DDD(R)-, AAI(R)- of niet-gepacete patiënten. Aangezien veel patiënten ook supraventriculaire ritmestoornissen kunnen ontwikkelen, is het goed instellen van het mode-switchalgoritme essentieel. Interventriculaire dissynchronie kan zeker in de groep patiënten met een verminderde ventrikelfunctie een indicatie voor resynchronisatiepacen (biventriculair) gaan vormen.

Wat betreft de behandeling van AV-blok bestaat een klasse I-indicatie voor pacemakerimplantatie op volwassen leeftijd indien:
- een symptomatisch totaal AV-blok bestaat met of zonder ventriculaire ritmestoornissen;
- een asymptomatisch totaal AV-blok bestaat met een escape-ritme met verbreed QRS-complex, complexe ventriculaire ectopie of ventrikeldisfunctie;
- een postoperatieve of postinterventioneel AV-blok bestaat dat ten minste > 7 dagen aanwezig is na de ingreep.

Een klasse IIa-indicatie bestaat indien sprake is van:
- een symptomatisch tweedegraads of type 1-AV-blok op intra- of infra-His-niveau (gemeten bij elektrofysiologisch onderzoek);
- syncope bij patiënten met bifasciculair blok na hartchirurgie;
- postoperatief een tijdelijk compleet AV-blok en daarna bifasciculair blok.

Literatuur

Bouchardy J, Therrien J, Pilote L, et al. Atrial arrhythmias in adults with congenital heart disease. Circulation 2009;120(17):1679-1686.

Gatzoulis MA, Balaji S, Webber SA, et al. Risk factors for arrhythmia and sudden cardiac death late after repair of tetralogy of Fallot: a multicentre study. Lancet 2000;356(9234):975-981.

Hernández-Madrid A, Paul T, Abrams D, et al. Arrhythmias in congenital heart disease: a position paper of the European Heart Rhythm Association (EHRA), Association for European Paediatric and Congenital Cardiology (AEPC), and the European Society of Cardiology (ESC) Working Group on Grown-up Congenital heart disease, endorsed by HRS, PACES, APHRS, and SOLAECE. Europace 2018;20(11):1719-1753.

Khairy P, Landzberg MJ, Gatzoulis MA, et al. Value of programmed ventricular stimulation after tetralogy of Fallot repair: a multicenter study. Circulation 2004;109(16):1994-2000.

Khairy P, Harris L, Landzberg MJ, et al. Sudden death and defibrillators in transposition of the great arteries with intra-atrial baffles: a multicenter study. Circ Arrhythm Electrophysiol 2008;1(4):250-257.

Khairy P, Harris L, Landzberg MJ, et al. Implantable cardioverter-defibrillators in tetralogy of Fallot. Circulation 2008;117(3):363-370.

Koyak Z, Harris L, Groot JR de, et al. Sudden cardiac death in adult congenital heart disease. Circulation 2012;126(16):1944-1954.

Moore BM, Cordina RL, McGuire MA, et al. Adverse effects of amiodarone therapy in adults with congenital heart disease. Congenit Heart Dis 2018;13(6):944-951.

Schwerzmann M, Salehian O, Harris L, et al. Ventricular arrhythmias and sudden death in adults after a Mustard operation for transposition of the great arteries. Eur Heart J 2009;30(15):1873-1879.

Silka MJ, Hardy BG, Menashe VD, Morris CD. A population-based prospective evaluation of risk of sudden cardiac death after operation for common congenital heart defects. J Am Coll Cardiol 1998;32(1):245-251.

Thambo J-B, Bordachar P, Garrigue S, et al. Detrimental ventricular remodeling in patiënts with congenital complete heart block and chronic right ventricular apical pacing. Circulation 2004:110:3766-3772.

Vehmeijer JT, Brouwer TF, Limpens J, et al. Implantable cardioverter-defibrillators in adults with congenital heart disease: a systematic review and meta-analysis. Eur Heart J 2016;37(18):1439-1448.

Yap SC, Harris L, Silversides CK, et al. Outcome of intra-atrial re-entrant tachycardia catheter ablation in adults with congenital heart disease: negative impact of age and complex atrial surgery. J Am Coll Cardiol 2010;56(19):1589-1596.

Zeb M, Curzen N, Veldtman G, et al. Potential eligibility of congenital heart disease patients for subcutaneous implantable cardioverter-defibrillator based on surface electrocardiogram mapping. Europace 2015;17(7):1059-1067.

Zeppenfeld K, Schalij MJ, Bartelings MM, et al. Catheter ablation of ventricular tachycardia after repair of congenital heart disease: electroanatomic identification of the critical right ventricular istmus. Circulation 2007;116(20):2241-2252.

Genetische aspecten van aangeboren hartafwijkingen

W.S. Kerstjens-Frederikse, R.M.W. Hofstra, M.R.M. Jongbloed

24.1 Inleiding – 246

24.2 Erfelijkheidsvoorlichting – 246

24.3 Oorzaken – 246

24.4 Chromosomale afwijkingen – 248
24.4.1 Numerieke afwijkingen – 248
24.4.2 Deleties en duplicaties – 249

24.5 Monogene aandoeningen – 252
24.5.1 Syndromen met hartafwijkingen en monogene overerving – 252
24.5.2 Niet-syndromale hartafwijkingen met monogene overerving – 253

24.6 Enkele genetische begrippen – 253

24.7 Enkele genetische technieken – 254

24.8 Toekomstige ontwikkelingen – 255

24.1 Inleiding

AHA hebben een geboorteprevalentie van ongeveer 0,8% (1:130). De prevalentie van volwassenen met een AHA wordt in Nederland geschat op 0,3%: op een bevolking van ruim 17 miljoen personen met een leeftijdsopbouw waarbij ongeveer 76% ouder is dan 20 jaar betekent dit dat er 45.000 tot 50.000 volwassen patiënten leven met een AHA. In de laatste jaren is veel meer bekend geworden over de erfelijke factoren die een rol spelen bij het ontstaan van AHA. Door de vergaande technologische verbeteringen in het sequencen is het mogelijk om met één enkele test alle genen (exoom) of het hele genoom in beeld te brengen. Het grote aantal genetische factoren dat een rol speelt bij het ontstaan van hartafwijkingen kunnen we vervolgens aan de hand van een tevoren gedefinieerde genlijst analyseren. Behalve deze technologische revolutie is er ook grote vooruitgang geboekt in de interpretatie van de gevonden DNA-varianten. Deze interpretaties hebben hun eigen dynamiek: het classificeren van varianten tot pathogeen (klasse 5) of benigne (klasse 1) en alle klassen daartussen, is niet altijd eenvoudig en het vergt specifieke kennis van degenen die de uitkomsten interpreteren en met de patiënt bespreken.

Omdat het exoom (alle genen) of een genoom (alle DNA) in één keer wordt geanalyseerd is er een kans op nevenbevindingen aanwezig. Deze kunnen klinisch relevant zijn voor de persoon zelf of voor familieleden. Dit dwingt clinici tot het bespreken van keuzen dienaangaande met de patiënt. Dit heeft gevolgen voor de verantwoordelijkheid van de clinicus om patiënten hierover te informeren. Kennis over de erfelijke achtergrond is van belang omdat: (1) er een diagnose kan worden gesteld die impliceert dat er een ander belangrijk orgaansysteem betrokken kan zijn; (2) er prognostische informatie uit voort kan komen; (3) er een verhoogde kans op een AHA voor het nageslacht kan zijn; en (4) andere familieleden risico kunnen lopen en mogelijk in aanmerking kunnen komen voor (presymptomatisch) genetisch onderzoek.

24.2 Erfelijkheidsvoorlichting

Erfelijkheidsvoorlichting is geïndiceerd als iemand vragen heeft met betrekking tot een congenitale en/of erfelijke aandoening in de familie of bij zichzelf. In Nederland wordt erfelijkheidsvoorlichting meestal gegeven door een klinisch geneticus. Bij erfelijkheidsvoorlichting komen aan de orde: informatie over de aandoening zelf, de prevalentie van de aandoening, de mogelijkheden van genetische diagnostiek, herhalingskansen voor het nageslacht, risico's voor familieleden en de mogelijkheden om deze kansen en risico's te beïnvloeden.

24.3 Oorzaken

De eerste beschreven genetische oorzaken voor AHA zijn numerieke chromosomale afwijkingen, zoals een trisomie (bijvoorbeeld trisomie 21, Down-syndroom) en monosomie (zoals monosomie X, Turner-syndroom). Samen met enkele zeldzamere chromosoomafwijkingen zijn deze afwijkingen, waarbij een heel chromosoom extra aanwezig is of juist ontbreekt, verantwoordelijk voor ongeveer 10% van de hartafwijkingen bij levendgeborenen. Dit zijn aandoeningen die weliswaar genetisch zijn, maar veelal nieuw ontstaan bij het kind en dus niet familiair voorkomend. Ook heel kleine, microscopisch niet-zichtbare afwijkingen van de chromosomen, waarin soms tientallen, maar soms ook maar enkele genen liggen, kunnen de oorzaak zijn van een AHA. Kleine chromosomale afwijkingen (microdeleties/microduplicaties) verklaren waarschijnlijk ongeveer 15% van de AHA.

24.3 · Oorzaken

Er zijn vervolgens ook vele monogene, Mendeliaans overervende hartafwijkingen beschreven die deel uitmaken van een syndroom, zoals het autosomaal dominante Noonan-syndroom. Deze monogene syndromen met hartafwijkingen verklaren ongeveer 5% van de AHA. Er is lang gedacht dat erfelijkheid geen grote rol speelde bij het ontstaan van de grote groep overige, niet-syndromale AHA. Mede dankzij gericht familieonderzoek en op uitgebreide schaal uitgevoerde exoomsequencing worden er steeds meer niet-syndromale hartafwijkingen gerapporteerd, met stambomen die passen bij monogene overerving (autosomaal dominant, autosomaal recessief of X-gebonden).

Eind 20e eeuw werd de (niet-bewezen) hypothese gepostuleerd van de multifactoriële overerving, waarbij men ervan uitging dat hartafwijkingen worden veroorzaakt door mutaties in verschillende risicogenen, waarschijnlijk in combinatie met diverse, veelal onbekende omgevingsfactoren. Enkele bekende omgevingsfactoren die geassocieerd zijn met AHA zijn: maternale ziekten zoals diabetes, obesitas, rubella-infectie en fenylketonurie en maternaal gebruik van alcohol, sigaretten, amfetamines, anticonvulsiva, geslachtshormonen, lithium, sommige selectieve serotonineheropnameremmers en retinoïnezuur. Tegenwoordig wordt vaak de term genetisch complexe aandoeningen gebruikt voor niet-chromosomale, niet-monogene aandoeningen waarbij erfelijkheid wel een rol speelt.

De indeling in monogeen enerzijds en multifactorieel of complex anderzijds is waarschijnlijk te ongenuanceerd. Plausibeler lijkt het dat er sprake is van een spectrum van enerzijds sterk erfelijk bepaalde monogene aandoeningen (hoog penetrante mutaties in ziektegenen) tot anderzijds complexe aandoeningen met middel- of laagpenetrante mutaties in verschillende risicogenen, al dan niet in wisselwerking met omgevingsfactoren. Bovendien blijkt dat een deel van de AHA waarbij voorheen een multifactoriële genese werd aangenomen, in werkelijkheid ontstaat door een bij het kind nieuw ontstane genetische afwijking (◘ tabel 24.1), zoals onder andere beschreven door Zaidi in *Nature* in 2013.

◘ Tabel 24.1 Categorieën van genetische oorzaken van congenitale hartafwijkingen bij pasgeborenen.

categorie	percentage
numerieke chromosomale afwijkingen	10
microdeleties/microduplicaties	15
monogene syndromale aandoeningen	5
monogene niet-syndromale aandoeningen	5-10 (?)
complexe aandoeningen	60-65 (?)

Het inzicht in de genetische basis van AHA is de laatste jaren aanzienlijk vergroot. De steeds betere detectie van kleine chromosomale afwijkingen en de uitgebreide toepassing van exoomsequencing heeft bijgedragen aan het vinden van genen die betrokken zijn bij het ontstaan van AHA. Enkele honderden genen, maar ook micro-RNA's en epigenetische factoren zoals imprinting, methylering en chromatine remodellering blijken betrokken bij de ontwikkeling van het hart. Door bovenstaande ontwikkelingen is duidelijk geworden dat de erfelijke bijdrage aan het ontstaan van hartafwijkingen in het verleden aanzienlijk is onderschat. De huidige genetische technieken en bio-informatische kennis zullen naar verwachting de etiologie van AHA in de komende jaren verder blootleggen.

24.4 Chromosomale afwijkingen

24.4.1 Numerieke afwijkingen

Numerieke afwijkingen van de chromosomen zijn afwijkingen waarbij één of meer hele chromosomen te veel (trisomie, tetrasomie) of te weinig (monosomie) aanwezig zijn. Trisomie 13 (Patau-syndroom), trisomie 18 (Edwards-syndroom) en trisomie 21 (Down-syndroom) en monosomie X (Turner-syndroom) gaan vaak gepaard met hartafwijkingen. De belangrijkste numerieke afwijking van de chromosomen voor de cardioloog voor volwassen patiënten is het Turner-syndroom (figuur 24.1). Dit syndroom moet in de differentiaaldiagnose overwogen worden bij elke normaal intelligente vrouw met een kleine lichaamslengte en/of vertraagde of onvolledige puberteit (zie kader). De diagnose wordt niet zelden pas in de adolescentie gesteld. In 40-60% van de gevallen wordt het Turner-syndroom veroorzaakt door een 45,X-karyotype. In de overige gevallen bestaat er een structurele afwijking van één X- (of Y-)chromosoom of mozaïcisme. Hierdoor is het begrijpelijk dat de verschijnselen van het Turner-syndroom sterk in ernst kunnen verschillen, afhankelijk van de verhouding tussen afwijkende en normale cellen in de verschillende weefsels. De aandoening kan met karyotypering of single nucleotide polymorphism array (SNPa; zie paragraaf 24.7) worden opgespoord.

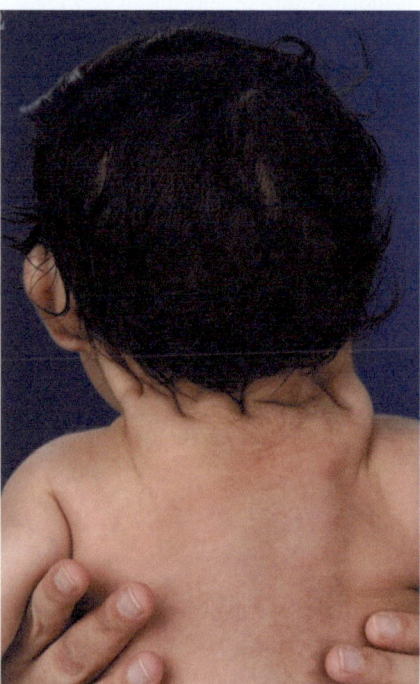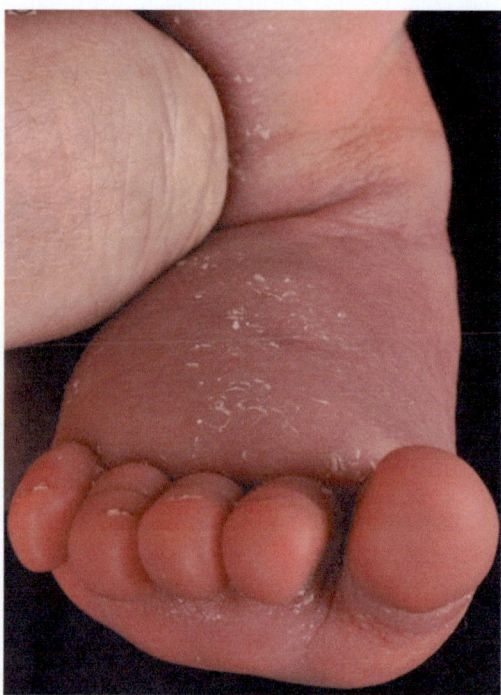

Figuur 24.1 Het Turner-syndroom met twee dysmorfe kenmerken die karakteristiek zijn bij neonaten met dit syndroom: de 'webbed neck' en het congenitaal lymfoedeem van de voetrug. In de meeste gevallen wordt het Turner-syndroom veroorzaakt door het ontbreken van een tweede geslachtschromosoom naast een aanwezig X (45,X-chromosomenpatroon). 25-30% van alle kinderen met het Turner-syndroom heeft een AHA, meestal een bicuspide aortaklep of een coarctatio aortae of een VSD. (Met dank aan dr. J.M. Cobben, AMC.)

> **Kenmerken die geassocieerd zijn met het Turner-syndroom**
> - Kleine lichaamslengte
> - Vertraagde of onvolledige puberteit
> - Pterygium colli (webbing)
> - Lage haarlijn
> - Wijd uiteenstaande tepels
> - Hartafwijking, meest frequent een BAV, een coarctatio aortae of een VSD
> - Lymfoedeem aan handen en voeten (bij pasgeborenen)
> - Cubiti valgi (naar buiten wijzende onderarmen waarbij de onderarmen van de middenlijn af wijzen)
> - Nierafwijkingen (onder andere hoefijzernier)

24.4.2 Deleties en duplicaties

Soms is niet een heel chromosoom extra of te weinig aanwezig, maar ontbreekt er slechts een klein deel van een chromosoom (een deletie) of is er een klein stuk van een chromosoom extra aanwezig (een duplicatie). Dankzij genetische technieken zoals SNPa kunnen ook kleinere, microscopisch niet zichtbare chromosoomafwijkingen (microdeleties en microduplicaties) worden opgespoord. Het ontbrekende of verdubbelde deel van het chromosoom is meestal op DNA-niveau nog zo groot dat er verscheidene genen in liggen.

Deleties en duplicaties ontstaan relatief vaak de novo, dat wil zeggen dat deze niet worden teruggevonden bij één van de ouders. Iemand die zelf een deletie of duplicatie heeft, heeft echter bij elke zwangerschap een kans van 50% om deze door te geven. Hoe de deletie of duplicatie tot uiting komt, kan binnen een familie zeer variabel zijn.

Op elke plaats in het genoom kan een microdeletie of -duplicatie ontstaan. Hier worden slechts enkele wat frequenter voorkomende besproken. Een microdeletie of microduplicatie met milde afwijkingen wordt niet zelden pas op volwassen leeftijd gediagnosticeerd.

Microdeletie 22q11.2, velocardiofaciaal syndroom

Deze microdeletie is de frequentst voorkomende (prevalentie ongeveer 1:4000). De q-arm is de lange arm van het chromosoom, band 11.2 is een aanduiding van de locatie op die lange arm; de banden zijn genummerd vanaf het centromeer. Van oudsher zijn op klinische gronden verschillende syndromen bekend (DiGeorge-syndroom, velocardiofaciaal of Shprintzen-syndroom, Cayler- of asymmetric crying face-syndroom, conotruncal anomaly face-syndroom), met overlap in verschijnselen, die alle blijken te berusten op een microdeletie 22q11.2. Er lijkt geen relatie te bestaan tussen de ernst en het aantal van de klinische verschijnselen en de grootte van de deletie. Het TBX1-gen ligt in het gedeleteerde gebied en de afwezigheid van één kopie van dit gen (ten gevolge van de deletie) lijkt het grootste deel van de verschijnselen, waaronder de cardiovasculaire, te verklaren.

De uiting van deze microdeletie is uiterst variabel (◘ figuur 24.2) en kan beperkt zijn tot subtiele faciale kenmerken en een hypernasale spraak, maar kan ook een volledig Di-George-syndroom zijn, met ernstig gestoorde T-cellulaire immuniteit door een ontbrekende of hypoplastische thymus, hypocalciëmie door hypoplasie van de bijschildklieren, microcefalie, palatoschisis en conotruncale hartafwijking (het frequentst komen truncus arteriosus en interruptie van de aortaboog type B voor) (zie kader). Typische kenmerken van het velocardiofaciaal syndroom zijn hypernasale spraak, al dan niet met palatoschisis, nauwe oogspleten, een langwerpig gezicht en een conotruncale hartafwijking (VSD, rechts descenderende aorta, tetralogie van Fallot). Psychiatrische stoornissen (psychose, schizofrenie) blijken tamelijk frequent (circa 20%) voor te komen. De aandoening kan met FISH of SNPa worden opgespoord.

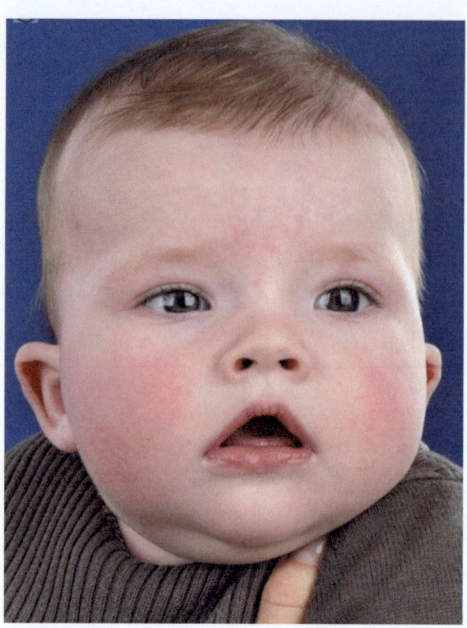

Figuur 24.2 Een 22q11-deletiesyndroom bij een meisje van 6 maanden oud. Bij jonge kinderen zijn de gelaatskenmerken van 22q11-deletiesyndroom vaak subtiel: dit meisje heeft een telecanthus (te grote afstand tussen de binnenste ooghoeken), een vlakke neusbasis, relatief kleine oorschelpen met een omgevouwen bovenste rand. Haar mondopening is tentvormig en er is een palatoschisis (niet zichtbaar). Ongeveer 75% van alle kinderen met 22q11-deletiesyndroom heeft een AHA. (Met dank aan dr. J.M. Cobben, AMC.)

Partiële tetrasomie 22, cat-eye-syndroom

Tetrasomie van chromosoom 22q11, meestal aanwezig in de vorm van een extra chromosoom bestaande uit een verdubbeld deel van chromosoom 22 met twee centromeren, is de oorzaak van cat eye-syndroom. Typisch voor cat eye-syndroom is een complexe hartafwijking met totaal abnormale longvenedrainage, maar ook andere hartafwijkingen kunnen voorkomen. Colobomen van de iris (uitsparing in het irisweefsel, waardoor de pupil een afwijkende vorm krijgt, een cat eye) en anusatresie zijn de belangrijkste kenmerken, naast een AHA bij ongeveer 50%. De intelligentie is meestal normaal. Bij het cat eye-syndroom wordt veelvuldig mozaïcisme gevonden, wat betekent dat het extra chromosoom niet in alle lichaamscellen aanwezig is. De aandoening kan met SNPa worden opgespoord.

Microdeletie 20p11.2, Alagille-syndroom

Microdeletie 20p11.2 wordt gevonden bij het Alagille-syndroom. De meeste patiënten hebben één of enkele perifere PS of een tetralogie van Fallot. Ook andere intra- en extracardiale malformaties worden gezien, zoals onderontwikkeling van de intrahepatische galgangen, leidend tot een variabele ernst van cholestase. Het gezicht vertoont subtiele kenmerken: een prominent voorhoofd, diepliggende ogen en een smalle neus. Ook afwijkingen van de voorste oogkamer

> **Verschijnselen die geassocieerd zijn met microdeletie 22q11.2***
>
> Facies:
> - soms microcefalie
> - nauwe oogspleten, soms met sterk gevulde bovenoogleden
> - hypoplastische alae nasae
> - kleine oren met verdikking in de helixrand
>
> Cardiovasculair:
> - met name afwijkingen van het uitstroomsegment
> - truncus arteriosus
> - interruptie van de aortaboog type B
> - afwezige pulmonalisklep
> - VSD
> - rechts descenderende aorta
> - tetralogie van Fallot
> - aberrante art. subclavia
>
> Nieren:
> - onder andere unilaterale hypoplasie en/of agenesie, hoefijzernier
>
> Neurologisch:
> - hypotonie, veelal voorbijgaand
>
> Mentaal:
> - milde mentale retardatie, echter zeer variabel; ongeveer de helft van de kinderen kan normaal basisonderwijs volgen
> - psychiatrische stoornissen (psychose, schizofrenie)
>
> * Meestal is maar een deel van de verschijnselen aanwezig, geen enkel verschijnsel is obligaat.

(posterior embryotoxon) en van de wervels (vlinderwervels) worden waargenomen. Er zijn twee oorzakelijke genen bekend, JAG1 en NOTCH2. Het Alagille-syndroom blijkt vaker te worden veroorzaakt door mutaties in het JAG1-gen dan door een microdeletie van regio 20p11.2, waarin het JAG1-gen gelegen is. Mutaties in het JAG1-gen zijn intussen ook gevonden bij patiënten met tetralogie van Fallot, zonder verdere verschijnselen van het Alagille-syndroom. De aandoening kan met FISH of SNPa worden opgespoord.

Microdeletie 7q11.23, Williams(-Beuren)-syndroom

Het Williams-syndroom wordt gekenmerkt door supravalvulaire AS, mentale retardatie, specifieke extroverte gedragskenmerken, beschreven als 'cocktailparty-gedrag', typische gelaatstrekken en hypercalciëmie. De oorzaak van het syndroom ligt in een microdeletie 7q11.23. In het gedeleteerde gebied liggen de genen elastine (ELN), RFC2 en Lim-kinase. Het ELN-gen blijkt verantwoordelijk te zijn voor de supravalvulaire AS en mutaties in het ELN-gen worden gevonden bij families met autosomaal dominant overervend supravalvulaire AS zonder kenmerken van Williams-syndroom. De aandoening kan met FISH of SNPa worden opgespoord.

24.5 Monogene aandoeningen

24.5.1 Syndromen met hartafwijkingen en monogene overerving

Voor de cardioloog die volwassen patiënten ziet, is het belangrijk om bedacht te zijn op monogene syndromale aandoeningen, die soms zeer subtiele verschijnselen hebben. Deze aandoeningen hebben namelijk een substantiële kans op herhaling bij het nageslacht (50% bij autosomaal dominante syndromen) en kunnen buitengewoon variabel zijn in ernst. Honderden syndromen met AHA zijn beschreven in de medische literatuur. Hier zal worden volstaan met een summiere beschrijving van de meest voorkomende autosomaal dominante aandoeningen met meestal normale intelligentie (◘ tabel 24.2).

◘ Tabel 24.2 Enkele autosomaal dominante syndromen met AHA en veelal normale intelligentie.

aandoening (gen)	meest frequente hartafwijkingen	overige kenmerken
Alagille-syndroom (JAG1, NOTCH2)	perifere PS	milde faciale dysmorfieën, intrahepatische galgangatresie
aneurysma-osteoartritis-syndroom (SMAD3)	aneurysma aortae, tortuositas	vroege osteoartritis
Char-syndroom (TFAB2B)	persisterende ductus arteriosus	prominerende lippen
Ehlers-Danlos-syndroom verschillende vormen, o.a. autosomaal dominant	ASD, mitralisklepprolaps, ruptuur van grote en middelgrote arteriën	hematomen van de huid, (licht) verhoogde elasticiteit van de huid, hypermobiliteit van de gewrichten
Holt-Oram-syndroom (TBX5)	septumdefecten	duimafwijkingen, variabele afwijkingen van onder- en bovenarm
Loeys-Dietz-syndroom (TGFBR1, TGFBR2, TGFB2)	aneurysma aortae, tortuositas	hypertelorisme, bifide uvula/palatoschisis; aneurysmata in andere grote arteriën
lange-QT-syndroom (KCNQ1, KCNH2, SCN5A en vele andere genen)	verlengd QT-interval, ventriculaire ritmestoornissen	syncope, plotse dood
lymphoedema distichiasis-syndroom (FOXC2)	tetralogie van Fallot	lymfoedeem, distichiasis (= dubbele rij wimpers)
Marfan-syndroom (FBN1, TGFBR1, TGFBR2)	aortadilatatie/-dissectie, klepafwijkingen	pectus deformiteit, arachnodactylie, lensluxatie
myotone dystrofie (DM1)	diverse ritmestoornissen	myotonie, spierzwakte, cataract, frontale kaalheid
neurofibromatose type I (NF1)	PS, neurofibromen van het hart	café-au-laitvlekken, cutane neurofibromen
Noonan-syndroom (PTPN11 en vele andere genen in MAPK-pathway)	PS, ASD, hypertrofische cardiomyopathie	kleine lengte, korte nek met webbing, pectus excavatum en/of carinatum
tubereuze sclerose (TSC1; TSC2)	rabdomyomen van het hart	gedepigmenteerde huidlaesies, periunguale fibromen, adenoma sebaceum, intracerebrale calcificaties

24.5.2 Niet-syndromale hartafwijkingen met monogene overerving

Door gericht onderzoek worden steeds meer erfelijke niet-syndromale AHA opgespoord.

Een belangrijke groep sterk erfelijk bepaalde hartafwijkingen is de groep linkszijdige afwijkingen, de LVOT-obstructies. Hieronder vallen AS, de BAV, coarctatio aortae en het HLHS. Na echocardiografie van eerstegraads familieleden (ouders en broers en zussen) blijkt bij 20% van de pediatrische indexpatiënten met LVOT-obstructies één of meer van hun familieleden ook te zijn aangedaan; meestal is dit niet tevoren bekend en betreft het een BAV. In een deel van deze families worden mutaties in het NOTCH1-gen, het MYH6-gen, het ROBO4-gen of andere geassocieerde genen gevonden. Het aantal geïdentificeerde genen dat geassocieerd is met AHA, groeit snel. Voor alle AHA geldt dat ze genetisch heterogeen zijn, wat wil zeggen dat eenzelfde AHA bij verschillende personen veroorzaakt kan worden door mutaties in verschillende genen. Bovendien komt een mutatie in een gen dat geassocieerd is met een AHA niet altijd bij alle gendragers tot uiting; dit fenomeen wordt beschreven als verminderde penetrantie (zie paragraaf 24.6). Het betekent bij een dominante aandoening dat de kans 50% is om de variant door te geven aan het nageslacht, maar dat de kans op een AHA mogelijk lager is. Ook de kennis over aandoeningsspecifieke penetrantie neemt snel toe. Voor de arts die de genetische aspecten met een patiënt met een AHA bespreekt, is het dus van groot belang om op de hoogte te zijn van recente literatuur op dit gebied.

Voor up-to-date informatie over genlijsten die door de verschillende afdelingen genoomdiagnostiek in Nederland worden aangeboden voor screening wordt verwezen naar de website DNA-diagnostiek Nederland, waar aanvraagformulieren en specificaties van genpanels zijn te vinden. Een uitstekende bron van informatie over genpanels en de hoeveelheid wetenschappelijk bewijs voor de daarin opgenomen genen is de Britse website Panelapp (zie onder referenties voor beide webadressen).

24.6 Enkele genetische begrippen

Ter introductie volgen hier eerst enkele definities:

Genoom: Het totale DNA dat een individu van één ouder heeft geërfd. Humane cellen zijn diploïde, dus bevatten twee genomen, één van elke ouder.

Exoom: Het totale eiwitcoderende deel van het DNA (ongeveer 1,5% van het genoom), oftewel alle genen.

Gen: Een stuk DNA dat de code bevat voor één eiwit. Een gen bestaat uit exonen en intronen. De intronen worden bij de transcriptie naar RNA verwijderd (dit proces heet splicing), de exonen bevatten de code voor het eiwit.

Allel: Omdat alle DNA bij mensen in tweevoud aanwezig is (behalve het X- en Y-chromosoom bij mannen) wordt het begrip allel gebruikt om onderscheid te maken tussen de twee kopieën van een stuk DNA. Men spreekt in deze context bijvoorbeeld over het paternale (van de vader geërfde) en het maternale (van de moeder geërfde) allel.

Mendeliaanse overerving: Mendeliaanse overerving is overerving volgens de wetten van Mendel, waarbij de oorzaak van een aandoening is gelegen in een verandering (mutatie) in één of beide allelen van één gen. Het wordt daarom ook monogene overerving genoemd. De overerving verloopt volgens een autosomaal of X-gebonden en dominant of recessief patroon.

Complexe (of multifactoriële) overerving: Complexe aandoeningen zijn aandoeningen waarvan de oorzaak gelegen is in een combinatie van verschillende erfelijke en mogelijk ook niet-erfelijke factoren. De erfelijke component is veelal polygeen, dat wil zeggen dat verschillende genen, mogelijk op verschillende chromosomen, een rol spelen, al dan niet in combinatie met veelal onbekende omgevingsfactoren. Men zou ook kunnen spreken van multipele risicofactoren, die bij elkaar opgeteld een bepaalde drempel moeten overschrijden waardoor de aandoening kan ontstaan. Het essentiële verschil met monogene, Mendeliaanse overerving is dat niet één genetisch locus verantwoordelijk kan worden gehouden voor de aandoening.

Penetrantie: De penetrantie van een erfelijke aanleg is het percentage personen bij wie deze erfelijke aanleg ook tot uiting komt, dus waarneembare verschijnselen geeft. Men spreekt bijvoorbeeld van verminderde penetrantie als een mutatie in een gen slechts bij een deel van de mutatiedragers verschijnselen geeft en bij anderen helemaal niet.

Expressie: De klinische expressie van een erfelijke aanleg is de wijze waarop de erfelijke aanleg tot uiting komt. Men spreekt bijvoorbeeld van variabele expressie als bij verschillende mutatiedragers verschillende klinische verschijnselen voorkomen. Een ander gebruik van de term is toegespitst op het al dan niet tot expressie komen van genen in bepaalde weefsels: dit betekent dat een gen al dan niet wordt afgelezen tot eiwit.

Epigenetica: Epigenetica omvat het onderzoek van factoren die de expressie van genen reversibel beïnvloeden zonder de nucleotidevolgorde van het DNA in de celkern te veranderen.

Genomic imprinting: Imprinting is het epigenetische fenomeen dat bepaalde genen en regio's in het genoom in de ouderlijke gameten reversibel worden gemodificeerd, zodanig dat de twee allelen functioneel verschillend tot uiting komen. Met andere woorden: er is verschil in de expressie van een bepaald deel van het genoom, afhankelijk van het geslacht van de ouder die het doorgeeft. Imprinting kan een rol spelen bij monogene en bij complexe aandoeningen. Imprinting zou de verklaring kunnen zijn voor het verschijnsel dat nakomelingen van vrouwen met een AHA vaker een AHA hebben dan nakomelingen van mannen met een AHA.

Micro-RNA's (miRNA's): miRNA's zijn kleine moleculen RNA van ongeveer 22 nucleotiden die niet coderen voor een eiwit, maar zich binden aan boodschapper-RNA en daarmee de translatie naar de eiwitvorming onderdrukken. miRNA's spelen een belangrijke regulerende rol in de ontwikkeling van het hart.

Large non-coding RNA's (LncRNA's): LncRNA's zijn moleculen RNA die langer zijn dan 200 nucleotiden die niet coderen voor een eiwit, maar via verschillende mechanismen genexpressie kunnen beïnvloeden.

24.7 Enkele genetische technieken

Karyotypering: Karyotypering of chromosomenonderzoek is onderzoek van metafasekernen onder de microscoop. Hiermee kunnen numerieke afwijkingen van de chromosomen, zoals trisomie en monosomie, en grotere structurele afwijkingen worden gedetecteerd. Het wordt in Nederland voornamelijk nog gebruikt om complexe afwijkingen, zoals translocaties, op te sporen. Het onderzoek is mogelijk op cellen die zijn geïsoleerd uit gehepariniseerd bloed of een weefselbiopt.

Fluorescentie-in-situ-hybridisatie (FISH): Bij verdenking op een specifieke microscopisch niet-zichtbare deletie wordt soms gebruikgemaakt van FISH. Hierbij worden microscoopglaasjes waarop metafasekernen zijn aangebracht gehybridiseerd met een probe met een fluorescerend label, om vervolgens onder de fluorescentiemicroscoop te bekijken of het betreffende stukje DNA bij de patiënt normaal in tweevoud aanwezig is. Het onderzoek is mogelijk op cellen die zijn geïsoleerd uit gehepariniseerd bloed of een weefselbiopt.

Single nucleotide polymorphism array (SNPa): Dit is een moleculaire techniek waarbij op honderdduizenden posities in het genoom met behulp van allelspecifieke oligonucleotide probes de DNA-volgorde van een polymorfisme wordt bepaald. Het geeft informatie over die positie wat betreft het polymorfisme, maar het kan ook gebruikt worden om deleties of duplicaties te detecteren. Het onderzoek is mogelijk op DNA dat is geïsoleerd uit EDTA-bloed of een weefselbiopt.

Sanger-sequencing: Sequencing betekent in de moleculaire genetica het vaststellen van de nucleotidevolgorde van een stuk DNA. De klassieke methode hiervoor ('first generation sequencing') is Sanger-sequencing, waarbij fragmenten DNA geanalyseerd worden door toevoeging van hele kleine hoeveelheden gelabelde dideoxynucleotiden (ddNTP's) aan de normale vier nucleotiden (dNTP's). Dit gebeurde in eerste instantie met radioactief gelabelde ddNTP's. Later werd de methode verbeterd door het gebruik van gekleurde labels, capillairen en laserdetectie. Het onderzoek is mogelijk op DNA dat is geïsoleerd uit EDTA-bloed of een weefselbiopt.

Next generation sequencing (NGS): NGS is een methode om parallel grote hoeveelheden DNA te sequencen. Het is mogelijk om het hele exoom of zelfs het hele genoom (whole exome sequencing, WES; whole genome sequencing, WGS) van een individu te sequencen in een enkel experiment. Veelal worden alleen de varianten in een selectie van genen geanalyseerd (WES-gebaseerd(e) genpanel of genlijst) en soms worden uiteindelijk varianten in alle genen geanalyseerd ('open exoom'). Deze technieken zijn intussen de methoden van voorkeur in de diagnostiek en hebben de Sanger-sequencing grotendeels vervangen. Het onderzoek is mogelijk op DNA dat is geïsoleerd uit EDTA-bloed of een weefselbiopt.

24.8 Toekomstige ontwikkelingen

Inzichten vanuit de systeembiologie over eiwitnetwerken die betrokken zijn bij de hartontwikkeling hebben een concept gegenereerd van waaruit het ontstaan van hartafwijkingen beter ontrafeld kan worden. Samen met de toegenomen kennis van de embryologie en van de rol van epigenetische factoren en miRNA's vergroot dit de kennis over de ontwikkeling van het hart. De grote vooruitgang in genetische en bio-informatische technieken en de samenwerking in grote consortia zal het in de komende jaren mogelijk maken om nog meer factoren die ten grondslag liggen aan het ontstaan van hartafwijkingen op te sporen en te zijner tijd wellicht ook te beïnvloeden.

Literatuur

Baardman ME, Kerstjens-Frederikse WS, Corpeleijn E, et al. Combined adverse effects of maternal smoking and high body mass index on heart development in offspring: evidence for interaction. Heart 2012;98:474-479.

Bom T van der, Bouma BJ, Meijboom FJ, et al. The prevalence of adult congenital heart disease, results from a systematic review and evidence based calculation. Am Heart J 2012;164:568-575.

Gould RA, Aziz H, Woods CE, et al. ROBO4 variants predispose individuals to bicuspid aortic valve and thoracic aortic aneurysm. Nat Genet 2019;51:42-50.

Hill JT, Demarest B, Gorsi B, et al. Heart morphogenesis gene regulatory networks revealed by temporal expression analysis. Development 2017;144:3487-3498.

Homsy J, Zaidi S, Shen Y, et al. De novo mutations in congenital heart disease with neurodevelopmental and other congenital anomalies. Science 2015;350:1262-1266.

Kerstjens-Frederikse WS, Laar IM van de, Vos YJ, et al. Cardiovascular malformations caused by NOTCH1 mutations do not keep left: data on 428 probands with left-sided CHD and their families. Genet Med 2016;18:914-923.

Laar IM van de, Oldenburg RA, Pals G, et al. Mutations in SMAD3 cause a syndromic form of aortic aneurysms and dissections with early-onset osteoarthritis. Nat Genet 2011;43:121-126.

Li AH, Hanchard NA, Azamian M, et al. Genetic architecture of laterality defects revealed by whole exome sequencing. Eur J Hum Genet 2019;27(4):563-573. doi: 10.1038/s41431-018-0307-z.

Merscher S, Funke B, Epstein JA, et al. TBX1 is responsible for cardiovascular defects in velo-cardio-facial/DiGeorge syndrome. Cell 2001;104:619-629.

Pierpont ME, Brueckner M, Chung WK, et al. Genetic basis for congenital heart disease: revisited: a scientific statement from the American Heart Association. Circulation 2018;138:e653-e711.

Sifrim A, Hitz MP, Wilsdon A, et al. Distinct genetic architectures for syndromic and nonsyndromic congenital heart defects identified by exome sequencing. Nat Genet 2016;48:1060-1065.

Soemedi R, Wilson IJ, Bentham J, et al. Contribution of global rare copy-number variants to the risk of sporadic congenital heart disease. Am J Hum Genet 2012;91:489-501.

Theis JL, Zimmermann MT, Evans JM, et al. Recessive MYH6 mutations in hypoplastic left heart with reduced ejection fraction. Circ Cardiovasc Genet 2015;8:564-571.

Zaidi S, Choi M, Wakimoto H, et al. De novo mutations in histone-modifying genes in congenital heart disease. Nature 2013;498:220-223.

Websites

Genereviews: www.ncbi.nlm.nih.gov/gtr.
Database of genomic variants: www.ncbi.nlm.nih.gov/clinvar.
Online Mendelian Inheritance in Man: www.omim.org.
University of California Santa Cruz Genome browser: http://genome.ucsc.edu.
DNA-diagnostiek Nederland www.dnadiagnostiek.nl.
Familial non syndromic congenital heart disease panel: https://panelapp.genomicsengland.co.uk.

Zwangerschap, partus en anticonceptie

P.G. Pieper, J.W. Roos-Hesselink, M.A. Oudijk

25.1 Inleiding – 258

25.2 Fysiologische veranderingen tijdens zwangerschap en partus – 258
25.2.1 Zwangerschap – 258
25.2.2 Bevalling – 259
25.2.3 Postpartum – 259

25.3 Klachten en lichamelijk onderzoek – 259

25.4 Risico op maternale cardiovasculaire complicaties – 260

25.5 Risico op maternale obstetrische complicaties – 264

25.6 Risico's voor het kind – 264

25.7 Adviezen voorafgaand aan de zwangerschap – 264

25.8 Begeleiding tijdens de zwangerschap – 265

25.9 Medicatie – 265

25.10 Antistolling – 267

25.11 Diagnose en behandeling van kunstkleptrombose – 268

25.12 Anticonceptie – 270
25.12.1 Orale anticonceptiva – 271
25.12.2 Spiraaltjes – 271
25.12.3 Barrièremethoden – 271
25.12.4 Sterilisatie – 272

25.1 Inleiding

AHA zijn de meest voorkomende hartziekten tijdens zwangerschap in de westerse wereld. Vrouwen met een AHA vragen dan ook vaak naar het risico van zwangerschap, en dit risico moet met elke vrouw worden besproken. Een afgewogen inschatting van het risico vereist kennis van de fysiologische veranderingen tijdens zwangerschap en partus en de implicaties van deze veranderingen voor de vrouw met een AHA. Niet alleen het risico voor de moeder, maar ook de risico's voor het kind moeten worden besproken. Het risico van erfelijkheid van de afwijking is in hoofdstuk 24 besproken. Vrouwen voor wie zwangerschap is gecontra-indiceerd, dienen hier tijdig over te worden geïnformeerd en moeten goed worden begeleid bij de keus van anticonceptie. Overigens kan de meerderheid van de vrouwen met een AHA een zwangerschap en bevalling zonder grote problemen verwachten. Er is vaak wel een verhoogd risico op cardiale, obstetrische en foetale/neonatale complicaties, maar meestal zijn deze risico's acceptabel. Goede voorlichting in een multidisciplinaire setting voorafgaand aan een zwangerschap is noodzakelijk om tot een verantwoorde keus te komen. Tijdens de zwangerschap is deskundige cardiologische en obstetrische begeleiding geïndiceerd om de kans op een succesvolle afloop zo groot mogelijk te maken.

25.2 Fysiologische veranderingen tijdens zwangerschap en partus

25.2.1 Zwangerschap

Al vroeg in de zwangerschap begint het moederlijk plasmavolume toe te nemen. Rond de 32e week is de maximale toename van 50% bereikt (figuur 25.1). Het volume van de rode bloedcellen neemt minder toe, zodat tijdens de zwangerschap een 'fysiologische anemie' ontstaat.

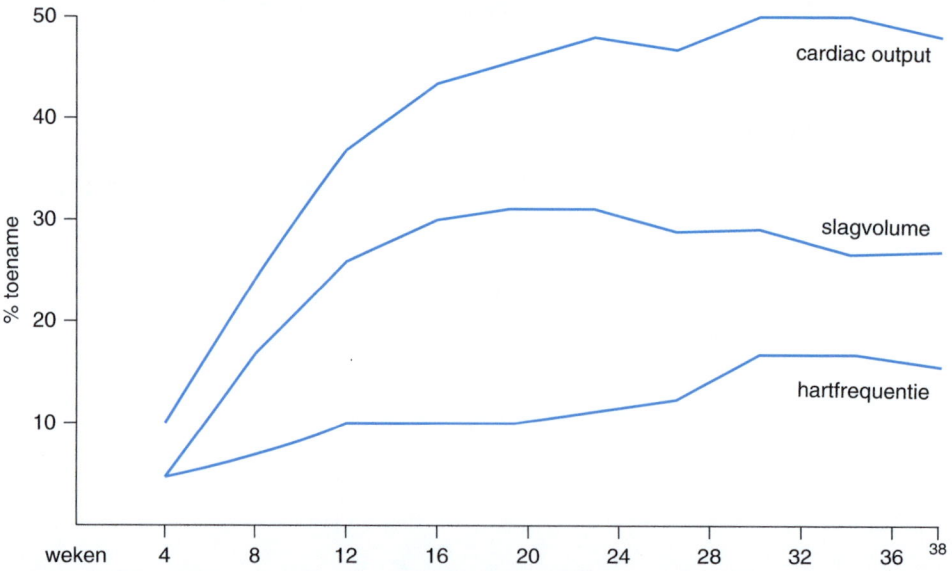

Figuur 25.1 Toename van cardiac output, slagvolume en hartfrequentie tijdens de zwangerschap.

De systeemvaatweerstand daalt met ongeveer 20% als gevolg van de lage weerstand in de uteroplacentaire circulatie en door vasodilatatie, en er is een geringe daling van de bloeddruk (10 mmHg) in het tweede trimester. Als gevolg van het toegenomen intravasculaire volume en de daling van de systeemvaatweerstand stijgt de CO met 40-50%. Eerst neemt het slagvolume toe, later de hartfrequentie (10-15 slagen/min). De EF van de LV verandert niet. Door compressie van de VCI in rugligging kan de CO tijdelijk dalen en dit kan gepaard gaan met klachten die weer verdwijnen in zijligging. De pulmonale arteriële drukken blijven ongeveer gelijk; gezien de verhoogde CO is er dus een daling van de longvaatweerstand. Zwangerschap en kraamperiode zijn geassocieerd met een toegenomen stollingsneiging, onder andere door verhoogde concentraties van stollingsfactoren en een afgenomen fibrinolytische activiteit. De hogere CO met snellere bloedcirculatie antagoneert de toegenomen stollingsneiging enigszins. Afname van het serumalbumine, sterke toename van glomerulaire filtratie en veranderde leverenzymactiviteit hebben invloed op de farmacokinetiek van medicatie, hetgeen invloed kan hebben op de benodigde dosering van medicatie.

25.2.2 Bevalling

Gedurende de bevalling stijgt de CO met ongeveer 25% als gevolg van pijn, de spierarbeid van de uteruscontracties en autotransfusie van 300 à 500 ml bloed vanuit de uterus gedurende een contractie. Tijdens de uitdrijvingsfase is er nog eens 25% toename van de CO. Persen en afwisselende compressie en decompressie van de VCI bij uterusrelaxatie en -contractie dragen bij aan de wisselingen in CO en bloeddruk. De hemodynamische veranderingen nemen af als de patiënte tijdens de bevalling op de linkerzij ligt.

25.2.3 Postpartum

Het bloedverlies bij een normale partus bedraagt ongeveer 200-300 ml. Bij excessief bloedverlies (> 500 ml bij een vaginale partus en > 1000 ml bij een sectio caesarea) kan er postpartum hypotensie en een daling van de CO optreden. Als er geen excessief bloedverlies is, ontstaat er na de bevalling ten gevolge van involutie van de uterus en decompressie van de VCI een fysiologische overvulling. Binnen een uur na de partus neemt hierdoor de CO met 20% toe in vergelijking met voor de partus. Deze toename komt geheel voor rekening van het slagvolume, want de hartfrequentie daalt. De toename van de CO en de postpartum bradycardie kunnen dagen tot weken blijven bestaan.

25.3 Klachten en lichamelijk onderzoek

De circulatoire en respiratoire veranderingen tijdens de zwangerschap kunnen aanleiding geven tot klachten en bevindingen bij lichamelijk onderzoek die ten onrechte lijken te wijzen op cardiale pathologie.

Snelle vermoeibaarheid en een afgenomen inspanningstolerantie zijn een normaal verschijnsel tijdens de zwangerschap. Oedeem aan de benen treedt frequent op als gevolg van de toegenomen vochtretentie, verlaagde colloïd-osmotische druk en de compressie van de VCI, en wijst meestal niet op decompensatio cordis. De grootte van de lever is later in de zwangerschap niet goed meer te beoordelen. Om rechts decompensatio cordis te diagnosticeren is het meten van de CVD essentieel, want die stijgt niet gedurende een normale zwangerschap. Basale crepitaties, die weg te hoesten zijn, zijn een normale bevinding laat in de zwangerschap.

Bij auscultatie van het hart valt vaak een voorheen niet aanwezige onschuldige pulmonale ejectiesouffle op. Ook kan een derde toon ontstaan ten gevolge van de toegenomen atrioventriculaire flow. Souffles behorend bij een cardiale afwijking kunnen veranderen gedurende de zwangerschap: het toegenomen slagvolume leidt ertoe dat de ejectiesouffles over pulmonalis- en aortaklep luider en langer worden, terwijl ten gevolge van de daling van de systeemweerstand de leksouffles van systemische atrioventriculaire kleppen en aortakleppen kunnen afnemen.

25.4 Risico op maternale cardiovasculaire complicaties

Moeders met een AHA hebben een verhoogd risico op cardiale complicaties tijdens de zwangerschap. Ritmestoornissen en decompensatio cordis komen het meest voor. Ook het risico op overlijden is verhoogd. Dissectie van de aorta en trombo-embolische complicaties worden frequenter gevonden dan in de algemene populatie. Diverse recente en oudere onderzoeken hebben voorspellers voor cardiale complicaties geïdentificeerd. De belangrijkste voorspellers zijn weergegeven in ▢ tabel 25.1.

▢ Tabel 25.1 Voorspellers voor maternale cardiovasculaire complicaties. TIA: transient ischemic attack; CVA: cerebrovasculair accident; NYHA: New York Heart Association.

voorspeller
eerder cardiaal event (hartfalen, ritmestoornis, TIA, CVA)
NYHA-klasse III/IV
linkszijdige obstructie (matig of ernstig)
ejectiefractie systeemventrikel <40%
verminderde functie subpulmonale kamer (TAPSE < 16 mm)
cyanose (SO_2 < 90%)
mechanische klepprothese
systemische AV-klepinsufficiëntie (matig/ernstig)
pulmonale AV-klepinsufficiëntie (matig/ernstig)
cardiale medicatie voor de zwangerschap
cyanotische hartziekte (gecorrigeerd, ongecorrigeerd)
pulmonale arteriële hypertensie
NT-proBNP bij 20 weken zwangerschap > 128 pg/ml
roken voor de zwangerschap

In de ESC-richtlijnen voor begeleiding van zwangeren met een hartafwijking (2018) wordt aangeraden om het risico van zwangerschap in te schatten volgens de zogenoemde gemodificeerde WHO-classificatie (mWHO-klasse), omdat deze de beschikbare kennis over ziektespecifiek risico en risicovoorspellers integreert. Meerdere onderzoeken hebben het nut van het gebruik van dit systeem aangetoond. Deze classificatie wordt nader beschreven in ◘ tabel 25.2 en in het kader.

◘ Tabel 25.2 Omschrijving van de gemodificeerde WHO-klasse voor het risico op maternale cardiovasculaire complicaties.

mWHO-klasse	omschrijving	risico maternale cardiovasculaire complicaties	zorg (zie hoofdstuk 2): niveau 1 = algemeen ziekenhuis niveau 2 = shared care niveau 3 = expertisecentrum
I	geen verhoogde mortaliteit en geen of geringe verhoging morbiditeit	2,5-5%	niveau 3: minimaal aantal follow-upvisites tijdens zwangerschap: 1-2
II	geringe verhoging mortaliteit en matige verhoging morbiditeit	5,7-10,5%	niveau 3: follow-up tijdens zwangerschap minimaal 1× per trimester
II-III	intermediair verhoogd risico op mortaliteit, matig tot fors verhoogd risico morbiditeit	10-19%	niveau 2: follow-up tijdens zwangerschap minimaal tweemaandelijks
III	significant verhoogd risico op mortaliteit, fors verhoogd risico morbiditeit	19-27%	niveau 1: follow-up tijdens zwangerschap minimaal maandelijks/tweemaandelijks
IV	hoog risico op mortaliteit, zeer hoog risico morbiditeit, zwangerschap wordt afgeraden	40-100%	niveau 1: termineren van zwangerschap moet worden overwogen; indien zwangerschap wordt voortgezet, ten minste maandelijks follow-up

In de tabel en het kader staan ook de contra-indicaties voor zwangerschap vermeld. Naast het gebruik van deze classificatie moet altijd ook ziektespecifieke informatie worden geraadpleegd, omdat daardoor de inschatting van het individuele risico aanmerkelijk kan veranderen. In dit boek worden de ziektespecifieke risico's van zwangerschap in de desbetreffende hoofdstukken besproken. Hieronder volgt een korte toelichting op enkele van de in ◘ tabel 25.1 genoemde risicofactoren.

NYHA-klasse
De mortaliteit bij moeders in NYHA-klasse I en II is minder dan 1% en bij moeders in klasse III en IV ongeveer 7%. Ook de morbiditeit is bij moeders met klasse III of IV verhoogd. NYHA-klasse III of IV wordt dan ook algemeen als een contra-indicatie voor zwangerschap gezien.

Pulmonale hypertensie, Eisenmenger-syndroom
Door een gefixeerde PH worden de aanpassingen aan de circulatoire veranderingen tijdens zwangerschap bemoeilijkt. De daling van de systeemvaatweerstand leidt tot een toename van de rechts-linksshunt, en de pulmonale drukken nemen toe als gevolg van de toename van de CO bij gefixeerde pulmonale vaatweerstand, hetgeen RV-falen in de hand werkt. Ook trombo-embolische processen spelen een rol in de pathofysiologie. De mortaliteit is hoog: 17% bij vrouwen met idiopathische PH en 20-50% bij vrouwen met het Eisenmenger-syndroom.

WHO-classificatie per afwijking

Ziektebeelden met WHO-risicoklasse I
- ongecompliceerd/klein/gering:
  - PS
  - persisterende ductus arteriosus
  - mitralisklepprolaps
- succesvol gerepareerde eenvoudige afwijkingen, zoals ASD, VSD, persisterende ductus arteriosus, abnormale longvenedrainage.
- geïsoleerde atriale of ventriculaire extrasystolen

Ziektebeelden met WHO-risicoklasse II of III
- WHO-klasse II (indien ongecompliceerd en geen andere risicoverhogende factoren)
  - ongeopereerd ASD of VSD
  - gecorrigeerde tetralogie van Fallot
  - de meeste ritmestoornissen
  - Turner-syndroom zonder aortadilatatie
- WHO-klasse II of III (indien ongecompliceerd en geen andere risicoverhogende factoren)
  - gering verminderde LV-functie (LVEF > 45%)
  - hypertrofische cardiomyopathie
  - kleplijden dat niet wordt ingedeeld bij WHO-klasse I of IV (geringe MS, matige AS)
  - Marfan-syndroom zonder aortadilatatie
  - aorta < 45 mm bij bicuspide aortaklep
  - gecorrigeerde coarctatio aortae
  - atrioventriculair septumdefect
- WHO-klasse III
  - matig gestoorde LV-functie (LVEF 30-45%)
  - mechanische klepprothese
  - matige MS
  - ernstige asymptomatische AS
  - systemische RV met niet meer dan geringe systeemventrikeldisfunctie
  - Fontan-circulatie zonder complicaties
  - ongecorrigeerde cyanotische hartafwijking
  - andere complexe aangeboren hartafwijkingen
  - aortadilatatie 40-45 mm bij Marfan-syndroom en andere erfelijke aortadilatatie syndromen
  - aortadilatatie 45-50 mm bij bicuspide aortaklep

Ziektebeelden met WHO-risicoklasse IV (zwangerschap wordt afgeraden)
- pulmonale arteriële hypertensie
- ernstige LV-disfunctie (LVEF < 30%, functionele klasse III/IV)
- systemische RV met matige of ernstige systeemventrikeldisfunctie
- peripartum cardiomyopathie met niet volledig genormaliseerde LV-functie
- ernstige MS, ernstige symptomatische AS
- Marfan-syndroom met aorta > 45 mm
- aortadilatatie > 50 mm bij bicuspide aortaklep
- aortadilatatie bij Turner-syndroom, aortadiameter > 25 mm/m^2
- natieve ernstige coarctatio aortae
- Fontan-circulatie met complicatie(s)

Zwangerschap wordt bij deze vrouwen dan ook dringend ontraden. Als een patiënte met het Eisenmenger-syndroom toch zwanger wordt en deze zwangerschap wenst te voldragen, kan al vroeg in de zwangerschap begonnen worden met geavanceerde therapieën zoals prostacycline-inhalaties en/of sildenafil. Bosentan is niet de eerste keus in verband met teratogeniciteit. Deze vrouwen dienen begeleid te worden in een centrum met zowel expertise op het gebied van de behandeling van PH als op het gebied van hoogrisicozwangerschappen bij cardiale patiënten. Een multidisciplinaire begeleiding is essentieel. Toediening van zuurstof bij toename van hypoxemie en diuretica bij hartfalen spelen een rol bij de therapie. Er zijn aanwijzingen dat een vroege bevalling (35-37 weken) heilzaam is. De keus tussen vaginale bevalling of sectio caesarea moet individueel worden gemaakt. Ook na de bevalling blijft het risico op overlijden nog wekenlang verhoogd.

Cyanose
Ongecorrigeerde cyanotische afwijkingen zonder PH (bijvoorbeeld tetralogie van Fallot, univentriculaire harten met PS) vormen een risico voor de moeder. Door de daling van de systeemvaatweerstand zal de rechts-linksshunt en dus de cyanose toenemen. Cardiale complicaties zijn beschreven bij een derde van de moeders, met name ritmestoornissen en hartfalen.

Hartfalen
Vooral vrouwen met een gecompromitteerde systeemventrikel hebben een verhoogd risico op decompensatio cordis tijdens de zwangerschap. Vrouwen bij wie de RV als systeemventrikel fungeert, zijn hiervan een voorbeeld. Blijvende schade aan de systeemventrikel bij een deel van deze vrouwen kan niet worden uitgesloten (zie H. 15 en 16). Ook een verminderde pulmonale ventrikelfunctie of -dilatatie is een voorspeller voor complicaties, met name ritmestoornissen maar ook hartfalen.

Ritmestoornissen
In veel onderzoeken naar zwangerschap bij AHA wordt een verhoogde incidentie van significante ritmestoornissen gerapporteerd. Supraventriculaire ritmestoornissen komen het meest voor. Een voorgeschiedenis van supraventriculaire ritmestoornissen is een belangrijke voorspeller voor maternale complicaties. Op theoretische gronden kan worden verwacht dat VT's bij patiënten met gecompromitteerde ventrikels tijdens de zwangerschap frequenter zullen voorkomen dan daarbuiten, ten gevolge van de volumebelasting. Hiervan wordt in de literatuur echter weinig melding gemaakt.

Natriuretische peptiden
Bij patiënten met een lage NT-proBNP-waarde bij 20 weken zwangerschapsduur (> 128 pg/ml) is het risico op cardiale complicaties later in de zwangerschap zeer laag. Of een lage waarde voor de zwangerschap of vroeg in de zwangerschap eveneens voorspellend is, is niet bekend.

Kleplekkage
Symptomatische ernstige linkszijdige kleplekkage met verminderde LV-functie is geassocieerd met een fors risico op complicaties, waaronder hartfalen. Acute ernstige linkszijdige kleplekkage wordt slecht verdragen. AV-kleplekkages kunnen toenemen tijdens zwangerschap, dit is niet altijd reversibel. Rechtszijdige lekkages worden beter verdragen dan linkszijdige lekkages.

Klepprothesen

Bij bioprothesen wordt het risico van zwangerschap vooral bepaald door de functie van de klep. Een nadeel van bioprothesen is dat ze op jonge leeftijd snel degenereren. Dit risico moet met de vrouw worden besproken op het moment dat een klepprothese geplaatst gaat worden. Mechanische klepprothesen hebben het risico van kleptrombose, dat tijdens de zwangerschap hoger is dan daarbuiten. Adequate antistolling met zo laag mogelijk risico op kleptrombose en tevens acceptabel risico op bloedingen en foetale/neonatale geassocieerde complicaties is zeer uitdagend (zie paragraaf 25.10). Deze hoogrisicopatiënten moeten tijdens de zwangerschap altijd in een expertisecentrum worden begeleid. Maar ook eerder, bij de keus van een klepprothese, is het zinvol te overleggen met een expertisecentrum.

25.5 Risico op maternale obstetrische complicaties

Diverse onderzoeken hebben aangetoond dat niet alleen het risico op cardiovasculaire complicaties verhoogd is bij vrouwen met een AHA. Ook zwangerschapshypertensie, pre-eclampsie, vroeggeboorte en excessief bloedverlies rondom de bevalling komen vaker voor. Het risico verschilt per afwijking. Vrouwen met pre-eclampsie hebben een risico van ongeveer 30% op hartfalen.

25.6 Risico's voor het kind

Verscheidene onderzoeken hebben aangetoond dat er niet alleen risico's zijn voor de moeder die een AHA heeft, maar ook voor haar kind. Foetale/neonatale complicaties komen voor bij 20-28% van de zwangerschappen en zijn gecorreleerd met maternale cardiovasculaire complicaties. Naast een verhoogd risico op een miskraam is er een verhoogde incidentie van vroeggeboorte, te laag geboortegewicht, respiratory distress syndrome en intracraniële bloedingen. De foetale/neonatale mortaliteit is 1-4%. Het risico op foetale/neonatale complicaties is onder andere geassocieerd met de NYHA-klasse, cyanose (saturatie < 90%), linkszijdige maternale obstructieve hartafwijkingen, roken tijdens de zwangerschap, meerlingzwangerschap, gebruik van orale anticoagulantia tijdens de zwangerschap en aanwezigheid van een mechanische klepprothese. De kans op een levend geboren kind is klein als de zuurstofsaturatie minder dan 85% is.

Uiteraard bestaat ook het risico van herhaling van de AHA (zie H. 24), en kan medicatie specifieke risico's hebben (zie paragraaf 25.9).

Bij sommige afwijkingen, zoals TGA en complexe cyanotische afwijkingen gepallieerd met een Fontan-operatie, blijkt de uitkomst voor de foetus relatief slecht te zijn, zonder dat dit duidelijk gerelateerd kan worden aan de bekende algemene risicofactoren (zie H. 15 en 19). Net als voor de moeder geldt dus ook voor het kind dat niet alleen de algemene risicofactoren, maar ook het type AHA moet worden meegenomen bij de risico-inschatting.

25.7 Adviezen voorafgaand aan de zwangerschap

Zodra de vruchtbare leeftijd wordt bereikt, moet een voorlopige inschatting van het risico van zwangerschap worden gemaakt en dit dient te worden besproken met de betreffende tiener. Dat geldt met name als er een hoog risico is of een contra-indicatie voor zwangerschap. Ook dient op die leeftijd advies over veilige en effectieve anticonceptie te worden gegeven (zie paragraaf 25.12). Iedere jonge vrouw met een hartafwijking moet weten dat ze alvorens zwangerschap na te streven haar cardioloog moet bezoeken om de begeleiding van de zwangerschap te plannen. Tevens moet worden besproken dat bij ongewenste zwangerschap contact moet worden opgenomen met de behandelend cardioloog. Termineren van de zwangerschap kan in de meeste gevallen beter niet plaatsvinden in een abortuskliniek, maar bij een gynaecoloog in een gespecialiseerd centrum.

Als er concrete zwangerschapswens is, dient allereerst een preconceptioneel advies met risico-inschatting zoals beschreven in paragrafen 25.4 tot en met 25.6 plaats te vinden. Een echocardiogram, inspanningstest, zo nodig een MRI of CT (bijvoorbeeld bij aortapathologie), laboratoriumonderzoek inclusief creatinine en (NT-pro)BNP, en een saturatiemeting zijn meestal nodig voor adequate risico-inschatting. Als er geen contra-indicaties voor zwangerschap zijn en geen cardiale ingrepen hoeven plaats te vinden, kan de anticonceptie worden gestaakt. Tegelijk moet medicatie die schadelijk kan zijn voor de foetus worden aangepast (zie paragraaf 25.9). In dit stadium worden afspraken gemaakt waar de zwangerschap in principe zal worden begeleid (zie paragraaf 25.4). Het verdient aanbeveling de risico-inschatting in een multidisciplinaire setting te maken en het plan voor begeleiding voor te leggen aan een multidisciplinair 'zwangerschapsteam' in een centrum met expertise in begeleiding van zwangeren met een hartafwijking. De patiënte moet worden geïnstrueerd wanneer en waar ze zich moet melden voor een eerste obstetrische en cardiologische controle. De gegeven adviezen moeten worden vastgelegd in het medisch dossier en gecommuniceerd met de obstetricus en de huisarts. Uiteraard is er in deze fase ook aandacht voor genetische aspecten van de afwijking en vindt indien van toepassing verwijzing naar een klinisch geneticus plaats (zie H. 24).

25.8 Begeleiding tijdens de zwangerschap

Begeleiding van de zwangerschap kan volledig plaatsvinden in een gespecialiseerd (meestal tertiair) centrum, of als 'shared care' gecombineerd in een tertiair en een regionaal ziekenhuis, of geheel in een regionaal ziekenhuis. De keus is afhankelijk van de WHO-klasse en de complexiteit van de afwijking en van de expertise in het regionale ziekenhuis. Rigide regels zijn niet te geven, maar een globale indeling, inclusief frequentie van controles, is te vinden in tabel 25.2. Vrouwen met complexe pathologie (gemodificeerde WHO-klasse III of IV) moeten begeleid worden in een expertisecentrum waar een multidisciplinair 'zwangerschap-hartteam' aanwezig is. Bij de meeste zwangeren is het aan te bevelen bij de poliklinische controles standaard een echocardiogram te verrichten. Op indicatie, bijvoorbeeld bij ritmeproblemen vóór de zwangerschap of beperkte inspanningscapaciteit kan een 24-uurs-ECG of een inspanningstest tot 80% van de maximale hartfrequentie aan de controles worden toegevoegd.

25.9 Medicatie

Het gebruik van medicatie tijdens de zwangerschap kan een negatieve invloed hebben op de ontwikkeling van de foetus. Vaak bestaat de neiging tot onderbehandeling tijdens de zwangerschap, maar het is belangrijk te beseffen dat hemodynamische problemen bij de moeder een grotere bedreiging voor het kind vormen dan veel soorten medicamenten.

Na de zwangerschap moeten eventuele nadelige effecten van medicatie voor het kind ten gevolge van excretie in de borstvoeding in aanmerking worden genomen.

Enkele veelgebruikte cardiale medicamenten worden hier kort besproken. Verder wordt verwezen naar de 'Guidelines on the management of cardiovascular diseases during pregnancy' van de ESC (2018), te downloaden via www.escardio.org onder guidelines.

ACE-remmers en ATII-antagonisten zijn gedurende de gehele zwangerschap gecontra-indiceerd omdat ze ernstige afwijkingen bij de foetus kunnen veroorzaken. Ze kunnen eventueel worden doorgebruikt tot vroeg in de zwangerschap, maar moeten zodra patiënte weet dat ze zwanger is, worden gestaakt.

Statines hebben vermoedelijk een laag risico voor de foetus, maar als ze gebruikt worden wegens hypercholesterolemie moet worden overwogen ze te staken voor de duur van de zwangerschap omdat dit waarschijnlijk niet schadelijk is voor de moeder.

Bètablokkers zijn geassocieerd met verminderde placentadoorbloeding en groeiretardatie, en mogelijk ook met neonatale hypoglykemie en bradycardie. De effecten zijn gering en bètablokkers zijn een goede keus bij de behandeling van hartfalen, ritmestoornissen en hypertensie. Met metoprolol bestaat de meeste ervaring en dit is de bètablokker van eerste keus. Atenolol zou meer groeivertraging geven dan metoprolol en wordt niet aanbevolen.

Diuretica kunnen worden gegeven bij decompensatio cordis. Er moet voorzichtig worden gedoseerd; diuretica kunnen aanleiding geven tot oligohydramnion. Met furosemide en hydrochloorthiazide bestaat veel ervaring. Spironolacton is gecontra-indiceerd.

Amiodaron kan schildklierafwijkingen en groeiproblemen bij de foetus geven. Het wordt tijdens de zwangerschap ontraden. In acute gevallen kan het kortdurend nodig zijn.

Sotalol mag worden gebruikt, het heeft dezelfde nadelen als andere bètablokkers.

Acetylsalicylzuur kan in lage dosis t/m 150 mg probleemloos worden gebruikt. Het gebruik van lage dosering acetylsalicylzuur is bewezen effectief in het reduceren van de kans op pre-eclampsie bij vrouwen met een verhoogd risico op dit ziektebeeld. Hoge doses kunnen vervroegde sluiting van de ductus Botalli induceren.

Calciumantagonisten: verapamil kan worden gebruikt, AV-blok in de foetus is beschreven maar is zeldzaam. Diltiazem is mogelijk teratogeen en wordt niet geadviseerd. Nifedipine wordt vooral gebruikt als weeënremmer. Hoge doses kunnen riskant zijn bij obstructieve hartafwijkingen.

Digoxine mag worden gebruikt. Soms is een hogere dosis nodig door het toegenomen verdelingsvolume.

Nitroglycerine i.v. mag worden gebruikt.

In geval van een dreigende vroeggeboorte worden vaak weeënremmers (**tocolytica**) gegeven. Aangezien een deel van deze medicatie cardiovasculaire bijwerkingen heeft, is het belangrijk bij patiënten met een hartafwijking een goede afweging te maken.

Atosiban, een oxytocinereceptorantagonist, is het middel van eerste keus, aangezien dit middel nagenoeg geen cardiovasculaire bijwerkingen heeft.

Nifedipine, een calciumantagonist, is een weeënremmer die frequent gebruikt wordt. Uiteraard is een daling van de bloeddruk te verwachten, en het is daarom minder geschikt bij obstructieve hartafwijkingen.

Indocid, een prostaglandinesynthetaseremmer, wordt soms gebruikt als weeënremmer bij dreigende vroeggeboorte bij een vroege termijn. Het kan eventueel worden gebruikt indien bij een vroege termijn andere weeënremmers niet aanslaan.

Ritodrine, een bèta-adrenoceptoragonist, wordt nog zelden gebruikt als tocolyticum in verband met de grote hoeveelheid bijwerkingen. Het is gecontra-indiceerd bij patiënten met hartafwijkingen.

25.10 Antistolling

Vitamine K-antagonisten (VKA's) passeren de placenta en kunnen bij gebruik in het eerste trimester embryopathie veroorzaken. Meestal gaat het om (vaak geringe) nasale hypoplasie, maar soms om veel ernstiger botafwijkingen. Recente meta-analyses hebben bevestigd dat deze embryopathie dosisafhankelijk is: bij lage dosisbehoefte is de incidentie niet meer dan 1%, terwijl bij hogere dosis de incidentie 5-10% is. In het tweede en derde trimester zijn VKA's geassocieerd met een risico op foetopathie (tot 2%). VKA's zijn tevens geassocieerd met abortus en foetale dood, het aantal levendgeborenen is gemiddeld 65%. Ook dit risico is dosisafhankelijk, bij lage dosisbehoefte stijgt het percentage levendgeborenen tot 80%. Laagmoleculaire heparines passeren de placenta niet, het risico op embryopathie is afwezig en het percentage levendgeborenen is 90%. Voor vrouwen die antistolling gebruiken wegens veneuze trombose zijn laagmoleculaire heparines met zorgvuldige monitoring van antifactor-Xa-spiegels een goede keus gedurende de gehele zwangerschap. De nieuwere directe orale anticoagulantia (NOAC's of DOAC's (direct werkende orale anticoagulantia), zoals rivaroxaban en apixaban) worden tijdens de zwangerschap ontraden in verband met onvoldoende beschikbare data en mogelijke schadelijke effecten voor de foetus.

Echter, voor vrouwen met een mechanische kunstklep zijn VKA's de veiligste therapie omdat de percentages kleptrombose (2,7%) en maternaal overlijden (0,9%) beduidend lager zijn dan bij laagmoleculaire heparines (8,7 en 2,9%). Als laagmoleculaire heparines alleen in het eerste trimester worden gebruikt zijn de percentages iets gunstiger. De toename van de renale klaring van laagmoleculaire heparines maakt nauwkeurige dosering op basis van antifactor-Xa-spiegels noodzakelijk. Vermoedelijk kan door frequente monitoring en zorgvuldige dosering het risico op kleptrombose worden beperkt. Mogelijk is het zinvol niet alleen te doseren op geleide van piek-antifactor-Xa-spiegels, maar ook dalspiegels in aanmerking te nemen. Laagmoleculaire heparines moeten alleen worden gegeven als een uitstekende compliantie van de moeder kan worden verwacht. Uiteraard is het bloedingsrisico bij vrouwen met een mechanische kunstklep ook verhoogd.

De ESC-richtlijnen van 2018 geven in het licht van bovenstaande verschillende adviezen voor antistolling bij mechanische klepprothesen voor vrouwen met een lage en een hoge dosisbehoefte van VKA's. Deze adviezen zijn samengevat in de stroomschema's in ◘ figuur 25.2A en 25.2B. Voor meer details wordt verwezen naar deze richtlijn. Als een vrouw in partu raakt onder VKA's, moet sectio caesarea worden verricht om intracerebrale bloeding bij het kind te voorkomen.

Vrouwen met een mechanische klepprothese moeten al voor de zwangerschap zorgvuldig worden voorgelicht over de beschikbare antistollingsregimes. Hun moet duidelijk worden gemaakt dat kleptrombose niet alleen een bedreiging is voor henzelf, maar ook voor hun kind. Tijdens de zwangerschap is zeer intensieve begeleiding in een centrum met expertise op dit gebied essentieel. Wekelijkse controle van INR of antifactor-Xa-spiegels is aan te bevelen, terwijl poliklinische controle maandelijks moet plaatsvinden met echocardiografie. Verandering van antistollingsregime kan het beste tijdens een ziekenhuisopname plaatsvinden.

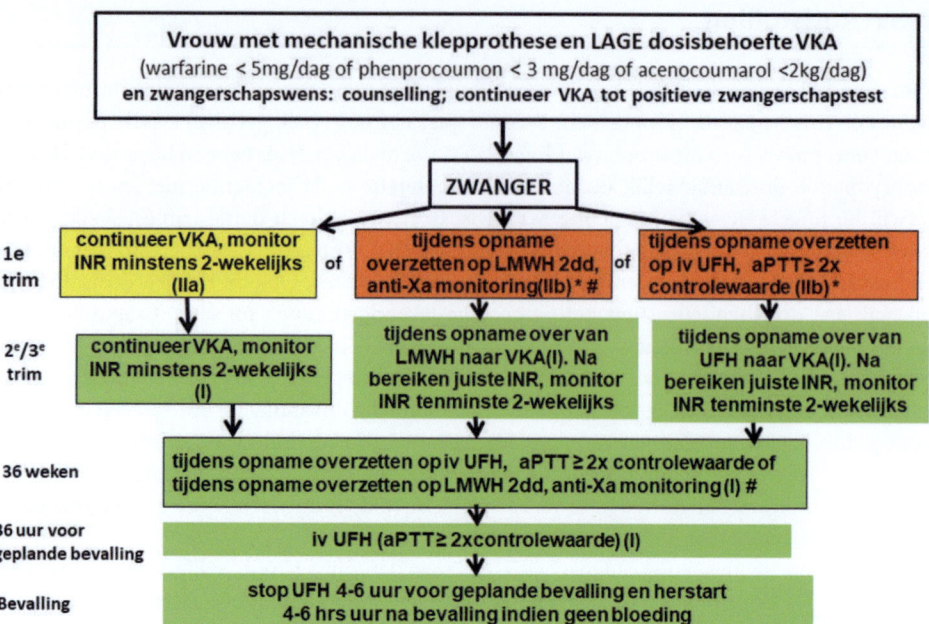

■ **Figuur 25.2A** Antistollingsadvies volgens ESC-richtlijnen (2018) bij zwangeren met een mechanische klepprothese en zwangerschapswens, die een LAGE dosis vitamine K-antagonist nodig hebben om een adequate INR te bereiken. De gewenste INR is afhankelijk van locatie en type mechanische klep conform de ESC-richtlijnen voor patiënten met kleplijden (2017).
* week 6-12; # monitoring LMWH: tijdens ziekenhuisopname dagelijks antifactor-Xa-spiegels tot adequate spiegel, daarna wekelijks (I). Te bereiken antifactor-Xa-spiegels: 1,0-1,2 U/ml (mitraliskep en rechtszijdige kleppen), 0,8-1,0 U/ml (aortakleppen) (I). Dalspiegels antifactor-Xa: > 0,6 U/ml (IIb). I = klasse I: er is algemene overeenstemming dat deze behandeling/procedure heilzaam/nuttig/effectief is. IIa = klasse IIa: er is geen algemene overeenstemming over de heilzaamheid van de behandeling, maar de meerderheid van het beschikbare bewijs/de heersende mening is dat de behandeling wel heilzaam/nuttig/effectief is. IIb = klasse IIb: er is geen algemene overeenstemming over de heilzaamheid van de behandeling, maar de meerderheid van het beschikbare bewijs/de heersende mening is dat de behandeling niet heilzaam/nuttig/effectief is.

25.11 Diagnose en behandeling van kunstkleptrombose

De diagnose kleptrombose wordt gesteld door de combinatie van TTE en een blanco röntgenklepfilm (de buik goed afdekken met een loodschort) of eventueel een TEE. Uiteraard is het geleidelijk oplopen van de gradiënt over de kunstklep tijdens de zwangerschap te verwachten als gevolg van het toegenomen circulerend volume. Als de gradiënt onevenredig hoog wordt, moet kleptrombose worden vermoed, en met name als er bijkomende symptomen, klachten of bevindingen (verdwijnen of zachter worden kunstklepclicks) zijn. Iedere vrouw met een mechanische klepprothese en onverklaarde dyspnoe of embolieën moet direct voor een echocardiogram worden verwezen. Bij linkszijdige obstructieve kleptrombose, een ernstig zieke patiënte en bij niet-obstructieve grote trombi met embolisatie is onmiddellijke klepchirurgie de beste optie. In andere gevallen kan eerst het effect van optimale antistolling met i.v. heparine en orale anticoagulantia worden afgewacht. Als de trombus niet verdwijnt moet chirurgie alsnog worden verricht. Trombolyse is de primaire therapie bij rechtszijdige kleptrombose. Bij linkszijdige kleptrombose is, vanwege het risico van embolisatie, trombolyse alleen een optie als het risico van chirurgie

25.11 · Diagnose en behandeling van kunstkleptrombose

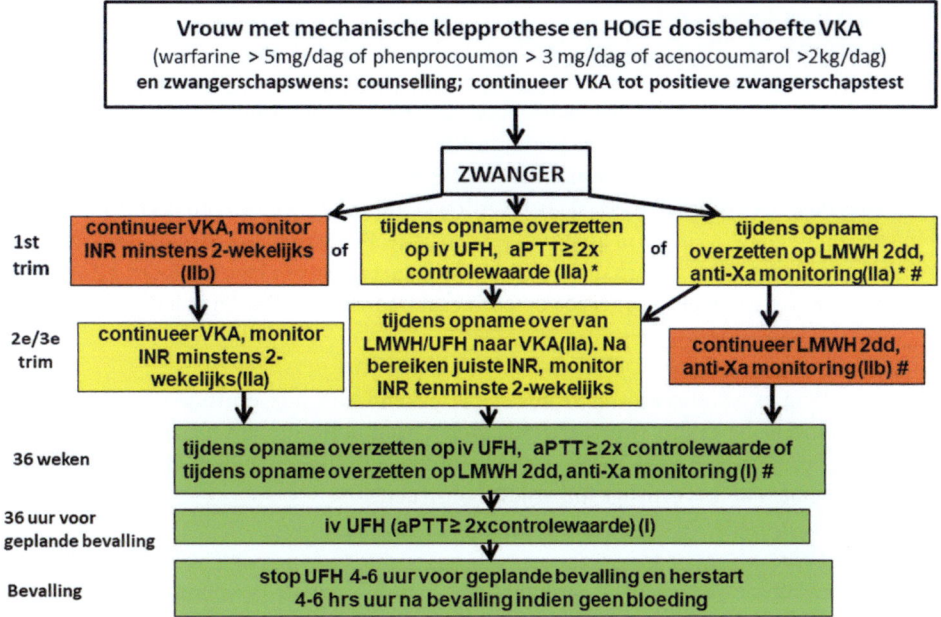

◘ **Figuur 25.2B** Antistollingsadvies volgens ESC-richtlijnen (2018) bij zwangeren met een mechanische klepprothese en zwangerschapswens, die een HOGE dosis vitamine K-antagonist nodig hebben om een adequate INR te bereiken. De gewenste INR is afhankelijk van locatie en type mechanische klep conform de ESC-richtlijnen voor patiënten met kleplijden (2017). Voor uitleg zie onderschrift figuur 25.2A.

onaanvaardbaar hoog is of als bij een ernstig zieke patiënte geen directe chirurgie beschikbaar is. Het risico van chirurgie is voor de moeder niet hoger dan buiten de zwangerschap. Er is wel een hoog risico (ongeveer 30%) op verlies van de zwangerschap en om die reden wordt wel bepleit trombolyse een grotere plaats te geven bij zwangeren, maar hierover is geen consensus.

Begeleiding van de bevalling

Aan het einde van het tweede trimester moet het multidisciplinaire team, ten minste bestaand uit de gynaecoloog, cardioloog en anesthesist, een plan opstellen voor begeleiding van de bevalling. In dit plan moet in elk geval beschreven staan:
- locatie van de partus, tweede- of derdelijnsziekenhuis, verloskundeafdeling of CCU;
- de timing van de bevalling (spontaan begin van de bevalling, of inleiding);
- de wijze van bevalling (vaginaal of sectio caesarea);
- de wenselijkheid van ritmebewaking en hemodynamische bewaking;
- opties/overwegingen ten aanzien van anesthesie/analgesie;
- medicatie tijdens de bevalling en daarna;
- observatie (plaats en duur) na de bevalling.

Meestal kan een spontane partus worden afgewacht. Soms is een geplande ingeleide bevalling beter, bijvoorbeeld bij vrouwen met een mechanische klepprothese om de antistolling beter te kunnen reguleren. Ook kan in sommige gevallen, bijvoorbeeld bij hartfalen, PH of progressieve aortadilatatie, een vroegtijdige bevalling (meestal rond 37 weken) aanbevelenswaardig zijn.

De wijze van bevalling

Bij een vaginale bevalling is er minder bloedverlies en minder kans op infectie en tromboembolische complicaties dan bij een sectio caesarea. Daarom verdient bijna altijd een vaginale bevalling de voorkeur. Een cardiale reden voor een primaire sectio kan optimale timing van de bevalling zijn, bijvoorbeeld bij het gebruik van VKA's, bij het Marfan-syndroom met een aortadiameter > 45 mm, bij acute of chronische dissectie, en bij acuut hartfalen. De hemodynamische fluctuaties bij persen worden meestal goed verdragen maar kunnen een probleem zijn bij vrouwen met een Fontan-circulatie of linkszijdige obstructie. Beperking van de uitdrijvingsfase door middel van een kunstverlossing kan worden overwogen. Echter, een kunstverlossing (forceps- of vacuümextractie) geeft iets meer risico op perineaal trauma, bloeding en foetale beschadiging.

Ritmebewaking en hemodynamische bewaking

Ritmebewaking is geïndiceerd bij vrouwen die bekend zijn met ernstige ritmestoornissen. Hemodynamische bewaking (intra-arteriële lijn en eventueel centraalveneuze drukbewaking) is zinvol bij vrouwen met een hoog risico op hemodynamische instabiliteit, bijvoorbeeld vrouwen met hartfalen of met ernstige linkszijdige obstructie.

Anesthesie/analgesie

Epidurale anesthesie reduceert de cardiale stress van de vaginale bevalling. In geval van een sectio caesarea kan dit met een goed epiduraal blok worden verricht. Langzame titratie van het epidurale blok voorkomt grote wisselingen van de bloeddruk. Indien wisselingen van de bloeddruk vermeden moeten worden, kan men de epidurale anesthesie na de bevalling langzaam verminderen alvorens geheel te stoppen. Een snel spinaal blok kan daling van de systemische vaatweerstand en hypotensie veroorzaken. Dit moet daarom worden vermeden bij vrouwen met een gefixeerde CO (Fontan-circulatie, linkszijdige obstructieve afwijkingen, PH) en patiënten met een shunt.

Medicatie tijdens de bevalling en daarna

Oxytocine vermindert het risico op ernstige bloeding. Het kan echter kortdurende hypotensie en tachycardie veroorzaken. Daarom moet geen snelle bolus worden gegeven, maar dient de toediening langzaam i.v. plaats te vinden. In het geval van ruim bloedverlies is misoprostol per anum middel van tweede keus. Sulproston is derde keus in verband met cardiovasculaire bijwerkingen, zoals bradycardie, coronairspasmen en myocardischemie. Het langwerkende oxytocinederivaat carbetocine lijkt acceptabele cardiovasculaire bijwerkingen te hebben (kortdurende hypotensie en tachycardie), maar is pas sinds enkele jaren op de markt.

Observatie na de bevalling

Na de bevalling treedt overvulling op ten gevolge van cavale decompressie en autotransfusie van bloed vanuit de contraherende uterus. Er is dan ook een verhoogd risico op hartfalen. Daarom is klinische observatie na de partus aan te bevelen. Bij laagrisicopatiënten kan dit beperkt blijven tot 24 uur, maar bij patiënten met een verhoogd risico op hartfalen dient ten minste 48-72 uur te worden geobserveerd.

25.12 Anticonceptie

Omdat een geplande zwangerschap na risico-inschatting en advies over de begeleiding de uitkomst van zwangerschap verbetert, is het voor vrouwen met een hartafwijking extra belangrijk anticonceptie te gebruiken als er geen zwangerschapswens is. Jonge meisjes moeten hier tijdig over worden voorgelicht. Bij de keus van het anticonceptivum moet aandacht worden besteed aan veiligheid en effectiviteit.

25.12.1 Orale anticonceptiva

De combinatiepil met laaggedoseerd oestrogeen (doorgaans 35 µg of minder ethinylestradiol) en een progestageen is voor veel vrouwen met hartafwijkingen geschikt. De combinatiepil wordt echter ontraden bij vrouwen met een verhoogd risico op trombose, zoals een voorgeschiedenis van veneuze trombose, vrouwen die roken en ouder zijn dan 35 jaar, vrouwen met cyanose, PH, ernstig hartfalen en een Fontan-circulatie (zelfs als ze antistolling gebruiken). Sommige experts adviseren ook vrouwen met mechanische klepprothesen geen combinatiepil voor te schrijven. Bewijs dat dit advies kan onderbouwen ontbreekt echter. Cerazette is een pil met alleen progestageen (minipil) die een alternatief kan zijn voor vrouwen die geen oestrogenen mogen gebruiken. Het risico op trombose is bij pillen met alleen progestageen lager dan bij de combinatiepil. De minipil moet bij voorkeur dagelijks op dezelfde tijd worden ingenomen, al hoeft dit minder precies bij cerazette dan bij oudere generatie minipillen. Andere toedieningsvormen van progestageen zijn de 'prikpil' (Depo-Provera, bevat medroxyprogesteronacetaat) die driemaandelijks wordt toegediend en het onder de huid te plaatsen 'hormoonstaafje' (Implanon) dat drie jaar werkzaam blijft. De prikpil en het hormoonstaafje behoren tot de effectiefste anticonceptiva en zijn veel effectiever dan de minipil. Anticonceptiva met alleen progestageen hebben alle als nadeel dat onvoorspelbaar onregelmatig bloedverlies vaak optreedt. Als bijwerking hebben deze middelen soms vochtretentie, die ze minder geschikt maken voor vrouwen met hartfalen. Alhoewel het risico op trombose bij gebruik van anticonceptiva met alleen progestageen lager is dan bij combinatiepreparaten met oestrogeen en progestageen, blijft het risico verhoogd ten opzichte van geen gebruik.

25.12.2 Spiraaltjes

Het gewone koperspiraaltje heeft mogelijk een verhoogd risico op endocarditis, alhoewel het bewijs hiervoor mager is. De hormoonspiraal (Mirena) is geschikt voor hartpatiënten. Beide spiraaltjes zijn niet geassocieerd met een verhoogd risico op trombose. Voorafgaand aan plaatsing dient een cervicale infectie te worden uitgesloten. Het inbrengen van een spiraal kan gepaard gaan met een vagale reactie met moeilijk te corrigeren bradycardie en hypotensie, die gevaarlijk is bij vrouwen met de Fontan-circulatie, PH en linkszijdige ernstige obstructie. Inbrengen moet daarom bij vrouwen met deze afwijkingen gebeuren in een kliniek met ervaring in de begeleiding van deze hartafwijkingen onder ritmebewaking en met een intraveneuze lijn in situ. Sommige experts beschouwen de spiraal bij vrouwen met deze afwijkingen als volledig gecontra-indiceerd.

25.12.3 Barrièremethoden

Barrièremethoden gecombineerd met een zaaddodend middel zijn minder effectief en worden als enige methode van anticonceptie afgeraden bij vrouwen met een hoog risico op complicaties bij zwangerschap. Uiteraard beschermen condooms ook tegen seksueel overdraagbare aandoeningen en om die reden is aanvullend gebruik bij een andere anticonceptiemethode wel aan te bevelen.

25.12.4 Sterilisatie

Voor vrouwen met een absolute contra-indicatie voor zwangerschap moet sterilisatie worden overwogen. Bij deze vrouwen is het cardiale risico van een dergelijke ingreep echter eveneens vaak verhoogd. Laparoscopische sterilisatie geeft door insufflatie van het abdomen en de anesthesie een verhoogd risico voor vrouwen met Eisenmenger-syndroom, PH en een Fontancirculatie.

De mannelijke partner kan zich in plaats van zijn vrouw laten steriliseren, maar het paar moet daarbij hebben overwogen dat de vrouw bij wie een absolute contra-indicatie voor zwangerschap bestaat, doorgaans een sterk verminderde levensverwachting zal hebben. Het is dus niet denkbeeldig dat de man in een volgende relatie alsnog kinderen zal willen verwekken.

Literatuur

Balci A, Sollie-Szarynska K, Bijl AGL van der, et al. Prospective validation and assessment of cardiovascular and offspring risk models for pregnant women with congenital heart disease. Heart 2014;100(17):1373-1381.

Baumgartner H, Falk V, Bax JJ, et al. 2017 ESC/EACTS guidelines for the management of valvular heart disease. Eur Heart J 2017;38:2739-2791.

Drenthen W, Pieper PG, Roos-Hesselink JW, et al. Outcome of pregnancy in women with congenital heart disease: a literature review. J Am Coll Cardiol. 2007;49(24):2303-2311.

Drenthen W, Boersma E, Balci A, et al.; ZAHARA Investigators. Predictors of pregnancy complications in women with congenital heart disease. Eur Heart J. 2010;31(17):2124-2132.

Elkayam U, Goland S, Pieper PG, Silversides CK. High-risk cardica disease in pregnancy: Part I. J Am Coll Cardiol 2016;68(4):396-410.

Elkayam U, Goland S, Pieper PG, Silversides CK. High-risk cardica disease in pregnancy: Part II. J Am Coll Cardiol 2016;68(5):502-516.

Hagen IM, Roos-Hesselink JW, Ruys TPE, et al. Pregnancy in women with a mechanical heart valve: data of the European Society of Cardiology Registry of Pregnancy and Cardiac Disease (ROPAC). Circulation 2015;132:132-142.

Kampman MAM, Balci A, Veldhuisen DJ van, et al. N-terminal pro-B type natriuretic peptide predicts cardiovascular complication in women with congenital heart disease. Eur Heart J 2014;35(11):708-715.

Pieper PG. Cardiovascular medications during pregnancy. Nat Rev Cardiol 2015;12(2):718-729.

Regitz-Zagrosek V, Roos-Hesselink JW, Bauersachs J, et al. 2018 ESC Guidelines for the management of cardiovascular diseases during pregnancy. Eur Heart J 2018;39:3165-3241.

Roos-Hesselink JW, Cornette J, Sliwa K, et al. Contraception and cardiovascular disease. Eur Heart J 2015;36(27):1728-1734.

Roos-Hesselink J, Baris L, Johnson M, et al. Pregnancy outcomes in women with cardiovascular disease: evolving trends over 10 years in the ESC Registry of Pregnancy and Cardiac Disease (ROPAC). Eur Heart J 2019. doi: 10.1093/eurheartj/ehz136.

Silversides CK, Grewal J, Mason J, et al. Pregnancy outcomes in women with heart disease. The CARPREG II study. J Am Coll Cardiol 2018;71:2419-2430.

Thorne S, McGregor A, Nelson-Piercy C. Risk of contraception and pregnancy in heart disease. Heart. 2006;92:1520-1525.

Xu Z, Fan J, Luo X, et al. Anticoagulation regimen during pregnancy in women with mechanical heart valves: a systematic review and meta-analysis. Can J Cardiol 2016;32:1248e1.e9.

Sport en aangeboren hartafwijkingen

T. Takken, A.P.J. van Dijk, B.J.M. Mulder

26.1 Inleiding – 274

26.2 Aspecten van lichamelijke inspanning en sport – 274

26.3 Aspecten van de aangeboren hartafwijking – 277

26.4 Beweeg- en trainingsadviezen – 278

26.5 Specifieke aangeboren hartafwijkingen – 279

26.6 Samenvatting – 280

26.1 Inleiding

Regelmatig bewegen heeft belangrijke bewezen gezondheidseffecten. De risico's op hart- en vaatziekten, metabool syndroom, diabetes mellitus type 2, colon- en mammacarcinoom en depressie zijn duidelijk verlaagd wanneer iemand volgens de Nederlandse beweegrichtlijnen regelmatig beweegt. Daarnaast voelen mensen zich fitter. Volgens deze richtlijn zouden volwassenen wekelijks minimaal 150 minuten matig tot zwaar intensief moeten bewegen, en daarnaast tweemaal per week spier- en botversterkende activiteiten moeten uitvoeren. Meer bewegen, tot 300 minuten/week, levert nog meer gezondheidswinst op.

Ook beweging in het dagelijks leven, zoals wandelen, tuinieren, fietsen of werken, telt mee. Sport wordt gezien als geplande regelmatige fysieke activiteit, waarmee een doel en resultaat worden nagestreefd. In het algemeen is de intensiteit bij sport hoger dan tijdens de dagelijkse bezigheden.

Ook voor patiënten met een AHA is een gezonde levensstijl belangrijk, zeker nu zij een veel betere levensverwachting hebben. Naast gevolgen van hun AHA kunnen zij ook te maken krijgen met eerder genoemde ziekten zoals hart- en vaatziekten en diabetes. Regelmatig bewegen en sport dragen bij aan een gezonde levensstijl en een gezond lichaamsgewicht. Training kan verder leiden tot een verbeterd inspanningsvermogen en leidt bovendien tot meer zelfvertrouwen en betere sociale relaties.

Sport heeft niet alleen voordelen. Bij patiënten dient wel degelijk rekening te worden gehouden met aspecten van hun AHA en met (fysiologische) aspecten van lichaamsbeweging en sport. Verschillende richtlijnen geven informatie over sportbeoefening en AHA. In dit hoofdstuk komen de belangrijkste aspecten aan de orde.

26.2 Aspecten van lichamelijke inspanning en sport

Fysieke inspanning komt tot stand door samenwerking van verschillende orgaansystemen. De ademhaling, hart en bloedvaten en het bewegingsapparaat spelen hierbij een centrale rol. Het zenuwstelsel speelt een belangrijke regulerende rol op zowel centraal als lokaal niveau. Deze systemen zorgen ervoor dat energie zo efficiënt mogelijk beschikbaar komt en wordt vrijgemaakt in de skeletspieren, die daarmee arbeid kunnen verrichten. Stoornissen in een van de samenhangende systemen leiden tot een verminderd inspanningsvermogen. Patiënten met een AHA hebben vaak een verminderd inspanningsvermogen.

Het hartminuutvolume neemt bij inspanning toe, aanvankelijk door vergroting van het slagvolume en daarna door verhoging van de hartfrequentie. De vergroting van het slagvolume bereikt al vóór de maximale inspanning een plateau, waarna verdere vergroting van het hartminuutvolume alleen door verdere verhoging van de hartfrequentie plaatsvindt. Bij patiënten met een beperkt slagvolume van het hart vanwege de AHA zal de hartfrequentie de enige mogelijkheid zijn om het hartminuutvolume te vergroten. Bij patiënten met een beperkte stijging van de hartfrequentie tijdens inspanning (chronotrope incompetentie) kan het hartminuutvolume alleen vergroot worden door vergroting van het slagvolume. In beide situaties zal het transport van zuurstof van de long naar de skeletspieren minder optimaal zijn dan in de gezonde situatie.

Training leidt tot aanpassingen in alle bij inspanning betrokken orgaansystemen, waardoor het inspanningsvermogen toeneemt. Denk hierbij aan toename van oxidatieve enzymen in de spiercel, een betere vulling van de bloedsomloop, maar ook aan aanpassing in de volumina van het hart met vergroting van het slagvolume. Dit laatste heeft veel meer tijd nodig dan de aanpassingen in de spier en bloedsomloop. Waar de aanpassingen in bloedsomloop en spieren binnen enkele dagen (bloed) of enkele weken (spieren) plaatsvinden, duurt het enkele maanden voordat het hart zich gaat aanpassen aan extra training.

Dynamische of isotone activiteiten zijn die activiteiten waarbij de spieren met weinig krachtgeneratie verkorten en verlengen en daarmee arbeid leveren. Deze activiteiten zijn aeroob (met zuurstof) en leiden tot toename van de zuurstofopname, volumebelasting van het hart, verhoging van de hartfrequentie, vergroting van het slagvolume, vergroting van het hartminuutvolume en verhoging van de systolische bloeddruk. De diastolische bloeddruk daalt door een afgenomen perifere vaatweerstand.

Statische of isometrische activiteiten zijn activiteiten, waarbij spieren contraheren, maar waarbij er weinig of geen beweging plaatsvindt. Statische inspanning is grotendeels anaeroob en leidt dus tot een geringe toename van de zuurstofconsumptie en het hartminuutvolume. De bloeddruk stijgt sterk door de toename van de perifere vaatweerstand. Er is dus een drukbelasting voor het hart.

Voor elk type sport is de mate en de verhouding van statische en dynamische activiteit verschillend. Sporten kunnen dan ook worden ingedeeld in verschillende klassen, variërend van hoog statisch en laag dynamisch tot hoog dynamisch en laag statisch (◘ tabel 26.1).

◘ Tabel 26.1 Classificatie van sport.

		laag dynamisch	matig dynamisch	hoog dynamisch
laag statisch		bowling	schermen	badminton
		cricket	tafeltennis	snelwandelen
		golf	tennis (dubbel)	hardlopen (marathon)
		schietsport	volleybal	crosscountryskiën
			honkbal/softbal	squash
matig statisch		autoracen	veldspelen (springen)	basketbal
		duiken	lacrosse	biatlon
		paardrijden	hardlopen (sprint)	ijshockey
		motorrijden		hockey
		gymnastiek		rugby
		karate/judo		voetbal
		zeilen		crosscountryskiën
		boogschieten		hardlopen (midden en lange afstand)
				zwemmen
				tennis (single)
				handbal
hoog statisch		(bob)sleeën	bodybuilding	boksen
		veldspelen (gooien)	skiën	kanovaren, kajak
		rotsklimmen	worstelen	fietsen
		waterskiën	snowboarden	tienkamp
		gewichtheffen		roeien
		windsurfen		schaatsen
				triatlon

Lichamelijke activiteit is op verschillende intensiteitsniveaus uitvoerbaar. Het intensiteitsniveau kan op diverse manieren worden aangegeven. Veel gebruikt is de 'ervaren mate van inspanning' (de zogenoemde Borg-schaal). Er is een goede relatie tussen deze schaal en hartfrequentie en zuurstofopname (tabel 26.2). De simpele 'praattest' is ook eenvoudig toepasbaar. De vaak geadviseerde intensiteit van inspanning is zodanig dat een gesprek nog juist comfortabel kan worden gevoerd. Dit komt overeen met een matig intensief inspanningsniveau. Beweegadviezen worden ook gegeven aan de hand van de te bereiken hartfrequentie. Bij patiënten met een AHA wordt deze mogelijkheid soms echter beperkt door aanwezigheid van chronotrope incompetentie en het gebruik van medicamenten met een negatief chronotrope werking.

Tabel 26.2 De relatie tussen de ervaren intensiteit volgens de Borg-schaal en de bereikte hartfrequentie en zuurstofopname.

Borg-schaal	equivalent % HRmax	equivalent % VO$_2$max
6 heel, heel licht		
7		
8		
9 erg licht		
10		
11 redelijk licht	52-66	31-50
12		
13 redelijk zwaar	61-85	51-75
14		
15 zwaar	86-91	76-85
16		
17 heel zwaar	92	85
18		
19 heel, heel zwaar		

Lichamelijke activiteit en sport kunnen recreatief en competitief worden uitgeoefend. In de verschillende richtlijnen wordt dit onderscheid gemaakt. Bij recreatieve sport is er geen druk om te spelen, door te gaan met spelen of te spelen op een hogere intensiteit dan door de deelnemer gewenst is. Het inspanningsniveau kan altijd vrijwillig worden verlaagd. Bij competitieve sport is deze druk er wel, vanuit de sporter zelf, zijn medesporters, toeschouwers of coaches. Overigens kan recreatieve sport ook in competitieverband worden beoefend, maar de druk om door te gaan ontbreekt. Het onderscheid hiertussen is niet altijd even gemakkelijk te maken.

Sommige lichamelijke activiteiten gaan gepaard met een verhoogd risico op trauma. Zo kan het fysieke contact tussen spelers leiden tot belangrijke problemen bij patiënten die antistollingsmedicatie gebruiken.

26.3 Aspecten van de aangeboren hartafwijking

Patiënten met een AHA hebben gemiddeld genomen een verminderd inspanningsvermogen. Vele factoren spelen hierbij een rol. Zoals eerder genoemd zijn het functioneren van ademhaling, hart en bloedvaten en bewegingsapparaat hierin het belangrijkst. Cardiovasculaire factoren zoals volume- en drukbelasting door de afwijking zelf of door residuale afwijkingen, ventriculaire disfunctie, coronaire anomalie, chronotrope incompetentie en ritmestoornissen, pacing, intracardiale (rest)shunting en (relatieve) anemie, maar ook effecten van medicatie kunnen leiden tot vermindering van het inspanningsvermogen. Daarnaast kunnen pulmonale vaatziekten met PH en restrictieve longfunctiestoornissen een bijdrage leveren. Ook afwijkingen aan het skelet (bijvoorbeeld scoliose) kunnen een beperking geven. Ongetraindheid en deconditionering vormen ook een belangrijke factor bij AHA, mogelijkerwijs omdat patiënten in het

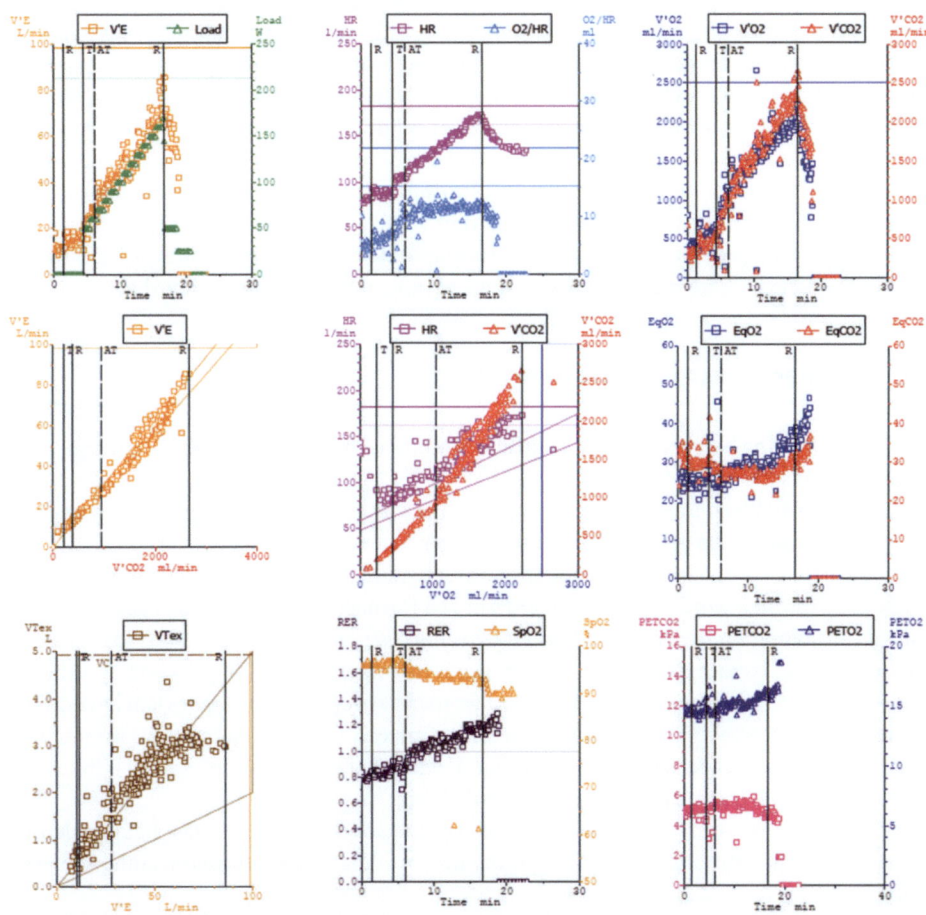

Figuur 26.1 Cardiopulmonale inspanningstest. 9-panel-plot volgens Wasserman. Deze 50-jarige patiënt heeft een partieel AVSD met links-rechtsshunting. De piekzuurstofopname (VO_2piek) bedraagt 23 ml/kg/min (74% van normaal) met normale ventilatoire anaerobe drempel (VAT). De zuurstofpulscurve (O_2-pols) heeft een opvallend vlak verloop passend bij een beperking in het slagvolume. De zuurstofsaturatie neemt geleidelijk af passend bij de ontwikkeling van rechts-linksshunting, maar dit leidt niet tot hyperventilatie. De Ve/VCO_2-slope bedraagt 28 en is dus normaal. Er is geen ventilatoire beperking.

verleden vaak beperkingen opgelegd hebben gekregen. Overigens is niet goed bekend hoeveel patiënten met een AHA daadwerkelijk aan recreatieve of competitieve sport doen, met welke intensiteit zij dat doen en welk type sport zij het meeste uitoefenen.

Een cardiopulmonaal inspanningsonderzoek geeft inzicht in het functioneren van alle systemen – pulmonaal, cardiovasculair, musculoskeletaal, psyche – die noodzakelijk zijn om zich fysiek te kunnen inspannen. Tijdens fietsergometrische belasting worden naast de gebruikelijke parameters zoals hartfrequentie en bloeddruk, ook de zuurstofopname (VO_2), de kooldioxideproductie (VCO_2) en de ventilatie (Ve) gemeten. Deze waarden worden op een geïntegreerde wijze volgens Wasserman in grafieken gepresenteerd (◘ figuur 26.1), waardoor de interpretatie van de vele (berekende) parameters wordt vereenvoudigd. Naast de bereikte maximale belasting (arbeid) is de maximale zuurstofopname een goede maat voor het inspanningsvermogen. De ventilatoire anaerobe drempel, het punt tijdens inspanning waarbij ook anaerobe energieomzetting plaats gaat vinden, kan worden bepaald. Een lage ventilatoire anaerobe drempel is een uiting van een verminderd inspanningsvermogen. De ratio van zuurstofopname en de hartfrequentie, de zuurstofpuls, is een indicator van het cardiale slagvolume. Bij een cardiale oorzaak van verminderde zuurstofopname loopt de zuurstofpulscurve aanvankelijk gelijk op met de hartfrequentiecurve, maar verloopt uiteindelijk vlakker en kan zelfs afbuigen wanneer het slagvolume onvoldoende toeneemt of gelijk blijft bij toenemende hartfrequentie. De zogenoemde Ve/VCO_2-slope is een maat voor de ventilatoire efficiëntie en is een gevoelige, maar aspecifieke maat voor cardiopulmonaal disfunctioneren. Een Ve/VCO_2-slope > 34 is prognostisch ongunstig. Er zijn normaalwaarden voor VO_2piek en Ve/VCO_2-slope per type AHA gepubliceerd (Kempny et al., 2012). Deze zijn in de dagelijkse praktijk zeer bruikbaar en geven goed weer in welke mate het inspanningsvermogen bij AHA verminderd is.

26.4 Beweeg- en trainingsadviezen

Zoals in de inleiding beschreven is een bepaalde minimale hoeveel lichamelijke activiteit nodig om gezondheidseffecten te bereiken.

Hoewel cardiologen meestal niet zijn opgeleid om uitgewerkte trainingsadviezen te geven, worden zij wel veelvuldig geconfronteerd met vragen van patiënten hierover. Sportcardiologen, revalidatieartsen, sportartsen, maar ook inspanningsfysiologen werkzaam in de sportmedische adviescentra kunnen worden geconsulteerd om een formeel trainingsadvies te geven. De congenitaal cardioloog zal hierbij een adviserende rol hebben om het advies aan te passen aan de specifieke AHA. Trainingsadviezen worden gegeven volgens het FITT-principe, waarbij frequentie, intensiteit, tijdsduur en type van sport worden aangegeven. Een advies kan bijvoorbeeld zijn driemaal per week (F) op matig tot intensief niveau (I) gedurende 30-60 minuten (T) fietsen (T) met als doel de aerobe duurtraining. Volgens hetzelfde principe kan de opbouw van intervaltraining en krachttraining worden beschreven.

De resultaten van een cardiopulmonaal inspanningsonderzoek zijn naast het bepalen van de mate en oorzaak van inspanningsbeperking ook bruikbaar om een goed trainingsadvies te geven.

Effecten van training bij AHA zijn beperkt onderzocht. De onderzoeken die zijn verricht laten zien dat patiënten profijt hebben van een trainingsprogramma (Kovacs et al., 2018). Niet alleen worden er fysieke effecten gevonden, maar ook positieve psychosociale effecten werden beschreven. Een belemmering voor het doen van onderzoek is dat in vergelijking met de standaard hartrevalidatie er minder patiënten zijn die kunnen deelnemen aan een dergelijk programma en dat de vergoeding uit de ziektekostenverzekering vaak niet goed geregeld is voor patiënten met een AHA. Ook is de leeftijd van de patiënten met AHA veel lager dan die van de gemiddelde deelnemer aan hartrevalidatie zodat veel patiënten zich niet op hun plaats voelen. Het is onze hoop en verwachting dat hartrevalidatie/training een onderdeel wordt van de standaardzorg voor kinderen en volwassenen met een AHA.

26.5 Specifieke aangeboren hartafwijkingen

De European Association of Cardiovascular Prevention and Rehabilitation geeft richtlijnen betreffende competitieve sport voor atleten met hartziekten. Samen met de European Congenital Heart and Lung Exercise Group, en de Association for European Paediatric Cardiology zijn er ook richtlijnen voor fysieke activiteit, recreatieve sport en training voor kinderen met een AHA (Takken et al., 2012). Hierin worden op uitgebreide en uitstekende wijze de inspanningsfysiologie en de aanbevelingen met betrekking tot sport en bewegen voor de veelvoorkomende AHA afzonderlijk besproken. Deze laatste richtlijn kan ook wel gebruikt worden voor volwassenen met een AHA, hoewel er zeker onderlinge verschillen tussen de richtlijnen bestaan. Dit maakt sportadvisering in de transitieperiode tussen adolescentie en volwassenheid soms lastig. Recentelijk zijn er aanvullende richtlijnen met betrekking tot recreatieve sport voor volwassenen met een AHA gepubliceerd, waarmee een goed bewegingsadvies kan worden geformuleerd, rekening houdend met verschillende patiëntgebonden aspecten zoals ventrikelfunctie, de aanwezigheid van PH, aortadilatatie en de zuurstofsaturatie, en de keus voor een type sport (dynamisch versus statisch) en de mate van intensiteit (Budts et al., 2013).

Het hemodynamische evenwicht bij volwassen patiënten met een AHA kan aanzienlijk uiteenlopen, ook bij patiënten met dezelfde hartafwijking.

Daarom is het onmogelijk om aanbevelingen te doen die in alle gevallen toepasbaar zijn. De behandelend cardioloog zal een individueel advies moeten geven gericht op de situatie van de specifieke patiënt. Het risico van inspanning hangt af van de specifieke hartafwijking en restafwijkingen, de neiging tot ritmestoornissen en het type sport. In ◘ tabel 26.3 wordt een globale richtlijn gegeven voor de verschillende hartafwijkingen.

◘ Tabel 26.3 Algemene adviezen voor competitieve sportparticipatie. Tabel afgeleid uit Pelliccia et al., Eur Heart J, 2005.

ASD, VSD, PDB AVSD hersteld milde PS (< 30 mmHg)	alle sporten
PFO	vermijd scubaduiken
coarctatie Fallot, milde PS/PI milde AS (< 20 mmHg) TGA na arteriële switch	matig statische en matig dynamische sporten
matige AS (20-50 mmHg) matige PS (30-50 mmHg) Fallot, matige PS/PI TGA na atriale switch	laag statische en laag dynamische sporten

Recreatieve sportbeoefening en bewegen in het dagelijks leven (fietsen, wandelen, tuinieren, enzovoort), met name dynamische inspanning, zijn voor vrijwel alle patiënten mogelijk en aan te raden.

Alleen patiënten die mogelijk hemodynamisch ontsporen ten gevolge van inspanning, of degenen met inspanningsafhankelijke ritmestoornissen moet een inspanningsbeperking worden opgelegd. De grote meerderheid met een zeer laag risico kan gerustgesteld worden en aangemoedigd worden tot sportieve activiteiten.

Competitiesport wordt in het algemeen afgeraden voor patiënten met een AHA wanneer onderbreking bij het optreden van klachten (logistiek of sociaal) niet goed mogelijk is.

26.6 Samenvatting

De meeste patiënten met een AHA hebben een verminderd inspanningsvermogen door meerdere factoren, samenhangend met hun afwijking en de gevolgen van eerdere ingrepen met resterende afwijkingen.

Bewegen en sport zijn ook voor patiënten met een AHA belangrijk in verband met de te bereiken gezondheidswinst. Dit geldt niet alleen op fysiek, maar ook op psychosociaal gebied. Iedere patiënt moet dan ook worden gestimuleerd om voldoende te bewegen.

In verband met mogelijke nadelige effecten van sport is het van belang dat voor elke patiënt een individueel advies wordt gegeven over de intensiteit van bewegen en sport en het type sportbeoefening, rekening houdend met de aard en ernst van de AHA. Waren de adviezen in het verleden vrij restrictief, momenteel wordt steeds duidelijker dat training veilig kan plaatsvinden. Het is belangrijk diegenen met een verhoogd risico te identificeren en de grote meerderheid met een zeer laag risico gerust te stellen en aan te moedigen tot sportieve activiteiten.

Literatuur

Budts W, Börjesson M, Chessa M, et al. Physical activity in adolescents and adults with congenital heart defects: individualized exercise prescription. Eur Heart J 2013;34(47):3669-3674.

Kempny A, Dimopoulos K, Uebing A, et al. Reference values for exercise limitations among adults with congenital heart disease. Relation to activities of daily live – single centre experience and review of published data. Eur Heart J 2012;33:1386-1396.

Kovacs AH, Kaufman TM, Broberg CS. Cardiac rehabilitation for adults with congenital heart disease: physical and psychosocial considerations. Can J Cardiol 2018;34(10S2):S270-S277.

Pelliccia A, Fagard R, Bjørnstad HH, et al. Recommendations for competitive sports participation in athletes with cardiovascular disease: a consensus document from the Study Group of Sports Cardiology of the Working Group of Cardiac Rehabilitation and Exercise Physiology and the Working Group of Myocardial and Pericardial Diseases of the European Society of Cardiology. Eur Heart J 2005;26(14):1422-1445.

Takken T, Giardini A, Gewillig M, et al. Recommendations for physical activity, recreation sport, and exercise training in paeditric patients with congenital heart disease: a report from the Exercise, Basic & Translational Research Section of the European Association of Cardiovascular Prevention and Rehabilitation, the European Congenital Heart and Lung Exercise Group, and the Association for European Paediatric Cardiology. Eur J Prev Cardiol 2012;19:1034-1065.

World Health Organization. Global recommendations on physical activity for health. www.who.int/dietphysicalactivity/factsheet_recommendations/en.

Psychosociale problematiek

E.M.W.J. Utens, J.P. van Melle

27.1 Inleiding – 282

27.2 Maatschappelijke participatie – 282

27.3 Emotioneel functioneren – 283

27.4 Kwaliteit van leven – 284

27.5 Levensstijl en 'coping' – 284

27.6 Rol van de ouders – 285

27.7 Adviezen voor de klinische praktijk – 285

27.1 Inleiding

Volwassenen met een AHA vormen een unieke en gestaag groeiende patiëntenpopulatie met specifieke psychosociale behoeften en noden. Zij verschillen in psychologisch opzicht van volwassenen met verworven hartziekten omdat zij zijn opgegroeid met een hartafwijking. De AHA heeft vanaf de geboorte een stempel kunnen drukken op belangrijke aspecten van het leven. Omdat deze patiënten bovendien de eerste generatie vormen van personen die opgroeiden met een AHA en er tot voor kort weinig bekend was over hun psychosociaal functioneren, richt het merendeel van de wetenschappelijke onderzoeken zich op de vraag: 'Hoe is het psychosociaal functioneren van (jong)volwassenen met een AHA?'

Dit hoofdstuk geeft een overzicht van de belangrijkste resultaten wat betreft: (1) maatschappelijke participatie; (2) emotioneel functioneren; (3) kwaliteit van leven; (4) levensstijl (inclusief sport en seksueel functioneren) en 'coping'; (5) rol van de ouders; en (6) adviezen voor de klinische praktijk.

27.2 Maatschappelijke participatie

Er zijn diverse aspecten van het maatschappelijk functioneren onderzocht, zoals: opleidings- en beroepsniveau van patiënten met een AHA, woon- en werksituatie, burgerlijke staat, nageslacht en problemen met verzekeringsinstanties. In de internationale literatuur zijn hieromtrent wisselende resultaten beschreven. De interpretatie daarvan wordt bemoeilijkt doordat in vroegere onderzoeken kleine en heterogene steekproeven (grote verschillen in soorten van AHA), lage response rates, verschillende leeftijdsgroepen en verschillende (niet-gestandaardiseerde) instrumenten gehanteerd werden. Uitkomsten van Amerikaanse onderzoeken zijn ongunstiger dan die van Europese (met name Nederlandse) onderzoeken, wat mogelijk verklaard kan worden door socioculturele verschillen. Zo plaatst het Amerikaanse gezondheidszorgsysteem de patiënten voor grotere obstakels, wat een negatieve uitwerking kan hebben op het emotioneel functioneren en de kwaliteit van leven van de patiënten.

Voor de Nederlandse situatie is in 2012 een grootschalige multicenteronderzoek uitgevoerd naar psychosociale uitkomsten en levensstijlen onder circa 1500 volwassenen (leeftijd 25-37 jaar) met diverse AHA. Hierbij werd gebruikgemaakt van het nationaal register van volwassenen met een AHA (de CONCOR-database). Vooral mannen jonger dan 40 jaar hadden een significant lager opleidingsniveau en waren vaker werkloos. Deze uitkomsten kwamen niet alleen voor bij de matige tot ernstige hartafwijkingen, maar ook bij de mildere hartafwijkingen.

In 2015 liet een longitudinaal Rotterdams cohortonderzoek (uitgevoerd bij 252 patiënten (33-55 jaar oud), 30-43 jaar na hun eerste hartoperatie) zien dat de patiënten slechtere uitkomsten hadden wat betreft woonsituatie, het hebben van een (seksuele) relatie, beroepsniveau en inkomen, maar daarentegen een betere kwaliteit van leven en beter emotioneel functioneren rapporteerden. De ernst van de AHA had nu wel invloed: patiënten met een matig/ernstige complexe AHA rapporteerden significant meer fysieke beperkingen en voelden zich vaker in een nadelige positie vanwege hun AHA dan patiënten met een milde AHA. Tien jaar tevoren, bij de 20-22-jaarsfollow-up van ditzelfde cohort, gaf 44% van de vrouwelijke patiënten aan dat de AHA voor hen een beperkende factor was in de keus voor al dan niet krijgen van kinderen; voor mannelijke patiënten lag dit percentage op 20%. Echter, een decade later, bij de 30-43-jaarsfollow-up werd gevonden dat het percentage patiënten dat kinderen had echter vergelijkbaar was aan de normgegevens.

Opmerkelijk in dit onderzoek was het hoge percentage patiënten dat speciaal onderwijs gevolgd had: 27%. Dit hoge percentage kan verklaard worden door schoolabsenteïsme (bijvoorbeeld vanwege fysieke beperkingen zoals vermoeidheid, ziekte en ziekenhuisopnamen) of door neurocognitieve problemen. Een recente meta-analyse liet significant slechtere uitkomsten voor tieners en jongvolwassenen met een AHA zien met betrekking tot onder andere non-verbaal redeneren, verwerkingssnelheid, aandacht en concentratie, auditief-verbaal geheugen, psychomotorische vaardigheden en rekenvaardigheid. Dergelijke problemen kunnen gepaard gaan met gedrags- en/of emotionele problemen of een laag zelfgevoel.

Gezien bovenstaande problematiek adviseerde de American Heart Association in 2012 om bij alle kinderen met een AHA regelmatig te screenen of er sprake is van een ontwikkelingsachterstand, opdat tijdig adequate interventies ingezet kunnen worden om de school- en maatschappelijke perspectieven van deze patiënten te verbeteren.

Ten slotte tonen zowel Amerikaanse als Europese onderzoeken aan dat medische keuringen een barrière kunnen vormen bij het vinden van een baan. Het is heel belangrijk om deze obstakels te passeren, omdat in het algemeen geldt dat werkloosheid gerelateerd is aan depressie en het hebben van een betaalde baan belangrijk is voor de kwaliteit van leven van patiënten. Levens- en ziektekostenverzekeringen zijn voor volwassenen met een AHA moeilijker of tegen een verhoogde premie te verkrijgen; dit geldt zelfs voor personen met een milde AHA. Begrijpelijkerwijs brengt dit extra stress met zich mee.

27.3 Emotioneel functioneren

Er zijn conflicterende uitkomsten gerapporteerd over het emotioneel functioneren van volwassenen met een AHA. De meeste onderzoeken hanteerden vragenlijsten en veel van deze onderzoeken lieten zien dat patiënten met een AHA meer last hebben van emotionele problemen dan gezonde controlegroepen. Vooral zogenoemde 'internaliserende' problemen (angst, depressie en teruggetrokken gedrag) zijn beschreven en in mindere mate 'externaliserende' problemen (vijandigheid en agressief gedrag). In 2016 liet een Duits onderzoek bij 150 volwassenen met een AHA zien dat zij vaker stemmings- en angststoornissen hadden dan de algemene bevolking (stemming: 31 versus 11%; angst: 28 versus 17%). Slechts 11% van hen kreeg een specifieke behandeling voor de psychiatrische stoornis.

Uit Nederlands onderzoek bleek dat vooral jonge vrouwen (20-27 jaar) met een AHA meer emotionele en gedragsproblemen hebben in vergelijking met gezonde leeftijdsgenoten. Een mogelijke verklaring hiervoor is dat jonge vrouwen met een AHA ziektespecifieke onzekerheden ervaren. Onderwerpen die in deze leeftijdsfase een belangrijke rol spelen, zoals het aangaan van een relatie en het krijgen van kinderen, kunnen onzekerheden over het eigen lichamelijk functioneren doen ontstaan en angsten oproepen (bijvoorbeeld angst dat het hartprobleem een normale zwangerschap in de weg staat of angst voor overerfbaarheid van de AHA). Risicofactoren die het best emotionele en gedragsproblemen op lange termijn konden voorspellen, waren een laag inspanningsvermogen, zich beperkt voelen door het litteken en beperkingen opgelegd door een arts. Bij een vervolgonderzoek van hetzelfde cohort, tien jaar later (dat wil zeggen 30-43-jaars-follow-up), bleek echter dat de psychische problemen gelukkig sterk afgenomen waren, het niveau van psychopathologie was vergelijkbaar of zelfs lager dan in de algemene bevolking. Een verklaring hiervoor kan zijn dat in de algemene bevolking men vaak pas op middelbare leeftijd te maken krijgt met lichamelijke aandoeningen, met de daarbij behorende angsten en zorgen, terwijl volwassenen met een AHA al een leven lang geleerd hebben om hier mee om te gaan.

Ten slotte blijkt uit meerdere onderzoeken dat het hebben van een AHA in combinatie met 'angst als stabiel persoonlijkheidskenmerk' kan leiden tot een toegenomen waarneming van cardiale symptomen of een negatieve interpretatie van ambigue cardiale sensaties. Deze misperceptie kan leiden tot onnodig vermijden van sociale en fysieke activiteiten of onnodig doktersbezoek.

27.4 Kwaliteit van leven

Uit een meta-analyse komt naar voren dat de kwaliteit van leven van volwassenen met een AHA over het algemeen gunstig is. In onderzoeken waarbij de SF-36-vragenlijst afgenomen werd, werden echter met name op de deelgebieden fysiek en emotioneel functioneren wel slechtere uitkomsten behaald. Dit deed zich hoofdzakelijk voor bij patiënten met complexere diagnosen, maar ook wel bij patiënten met een relatief milde AHA. Zeer recent grootschalig longitudinaal onderzoek toonde aan dat geluksgevoelens voorspellend waren voor een betere mentale kwaliteit van leven, en tevens geassocieerd waren met een slechtere fysieke kwaliteit van leven. Een verklaring hiervoor zou kunnen zijn dat patiënten met een slechter fysiek functioneren meer gericht zijn op de goede dingen van het leven en bijgevolg meer geluksgevoelens ervaren.

Een interessante patiëntengroep vormt volwassenen die een Fontan-operatie hebben ondergaan. Ofschoon deze patiënten met de meest complexe AHA meestal een beperkt inspanningsvermogen hebben, toonde een recent onderzoek aan dat zij een goede kwaliteit van leven rapporteerden. Dit onderzoek is echter beperkt qua grootte ($n = 57$) en onderzoek op grotere schaal moet uitwijzen of deze bevinding bevestigd kan worden.

27.5 Levensstijl en 'coping'

Uit recent Nederlands onderzoek is naar voren gekomen dat volwassenen met een AHA een gezondere levensstijl hebben dan gezonde leeftijdsgenoten (dat wil zeggen: minder roken, drinken, soft- of harddrugs en minder overgewicht).

De Nederlandse resultaten lijken gunstig af te steken bij die van een Canadees onderzoek, waarbij 54% van de jongvolwassenen (19-20 jaar) rapporteerde over de afgelopen maand meer dan twee achtereenvolgende dagen te hebben gerookt, minimaal eenmaal marihuana of een andere drug te hebben gebruikt of aan binge-drinking te hebben gedaan.

Ondanks de gunstige Nederlandse uitkomsten blijkt uit klinische ervaring dat het belangrijk is om alert te zijn op extreme initiatieven (zoals bungeejumpen, diepzeeduiken) of risicovol gedrag (bijvoorbeeld onveilig vrijen, piercings en tatoeages), die soms bij de patiënt met een AHA terug te voeren zijn op een neiging tot overcompensatie of sociale wenselijkheid. Ten slotte is een suboptimale gebitshygiëne ook een punt van zorg.

Sporten is ook een aandachtpunt: volwassenen met een AHA sporten minder dan de normpopulatie, ondanks het belang ervan (cardiorevalidatie op maat).

Seksueel functioneren. Het laatste decennium is er meer aandacht gekomen voor het seksueel functioneren van volwassenen met een AHA, wat voorheen een onderbelicht terrein was. De prevalentie van seksueel disfunctioneren bij volwassenen met een AHA is circa 28% (minder frequent en op latere leeftijd gemeenschap, meer stress). Goede psycho-educatie op maat (ten aanzien van veilig vrijen, anticonceptie, zwangerschap) is cruciaal.

Wat betreft coping bleken vrouwen met een AHA minder gunstige coping-stijlen te hebben, zoals het minder actief aanpakken van problemen, in vergelijking met een normgroep. Recentelijk werden ook meer ongunstige coping-stijlen gevonden bij volwassenen met een AHA die een ICD hadden.

27.6 Rol van de ouders

Diverse auteurs hebben beschreven dat jongvolwassenen met een AHA een 'afhankelijke' levensstijl lijken te hebben; zij neigen ertoe langer bij hun ouders te blijven wonen en later een gezin te stichten in vergelijking met normgroepen. Voor adolescenten met een AHA is het proces van zelfstandig gaan functioneren (autonomie) en zelf verantwoordelijkheid nemen voor zaken betreffende de eigen gezondheid een grotere uitdaging dan voor gezonde leeftijdsgenoten. Veel volwassenen met een AHA herinneren zich dat hun ouders ten opzichte van hen een overbeschermende houding hadden. Dit kan ertoe leiden dat ouders hun kind onderstimuleren op het gebied van sport (een onderliggende angst voor plotse dood kan hieraan ten grondslag liggen), het deelnemen aan clubs, aangaan van sociale relaties, keus van opleidingsniveau of 'uit huis gaan'. Fysieke beperkingen en het minder vaak deelnemen aan (sport)clubs kan leiden tot minder sociale contacten. Dit kan een negatieve impact hebben op het zelfbeeld en de sociale vaardigheden van de patiënt. Gevoelens van sociaal isolement worden opgeroepen of juist versterkt. Ouders kunnen hypervigilant zijn wat betreft somatische symptomen van hun kind. Het is begrijpelijk dat ouders, na zoveel jaren waarin zij de zorg voor hun 'hartenkind' op zich genomen hebben en gezien alle stressvolle momenten die zij daarbij doorstaan hebben, moeite hebben om hun kind los te laten en in het proces naar zelfstandigheid te begeleiden. Het feit dat ouders vaak over onvoldoende of inadequate kennis over de hartafwijking blijken te beschikken, kan hierbij een belemmerende factor zijn. Informatievoorziening op maat is daarom aanbevolen.

27.7 Adviezen voor de klinische praktijk

— Vanwege het verhoogde risico op emotionele en gedragsproblemen bij volwassenen met een AHA (met name jonge vrouwen), is vroege opsporing van deze problemen (screening) en een adequate (psychologische) behandeling gewenst.
— Gelet op de mindere uitkomsten qua opleidingsniveau dient neuropsychologische screening vanaf de kinderleeftijd overwogen te worden. Op deze manier kunnen school- en leerproblemen vroegtijdig onderkend worden en interventies op maat ingezet worden teneinde de opleidings- en beroepskansen voor deze patiëntenpopulatie te vergroten.
— Goede informatievoorziening, zowel medisch als psychologisch, is essentieel. Gelet op de ziektespecifieke kennishiaten bij patiënten en hun ouders is het belangrijk dat de informatie herhaald en gefaseerd aangeboden wordt. Bij het naderen van belangrijke mijlpalen in het leven dient informatie samengevat te worden en opnieuw afgestemd te worden met de patiënt. Dit geldt bijvoorbeeld ten aanzien van (on)gezonde leefstijlen, werk, keuringen, verzekeringen, zwangerschap en bevalling. Folders en geautoriseerde websites kunnen hierbij nuttige, en voor adolescenten op hun leeftijd afgestemde, alternatieven zijn. Transitiepoli's bieden de mogelijkheid om zowel ouders als de adolescent geleidelijk te begeleiden in het proces naar autonomie.
— Omdat er in meerdere onderzoeken geen verschil is gevonden in psychosociale en emotionele uitkomsten tussen de verschillende groepen patiënten met een AHA, is het belangrijk om erop bedacht te zijn dat de behoefte aan informatievoorziening en psychosociale begeleiding ook bij de mildere vormen van AHA evenzeer aanwezig kan zijn.
— Binnen multidisciplinaire behandelteams voor volwassenen met een AHA zou een psycholoog met expertise op dit terrein opgenomen moeten zijn, opdat niet alleen de medische/lichamelijke zorg maar ook de psychosociale zorg voor deze patiënten gewaarborgd is.

Literatuur

Huang S, Cook SC. It is not taboo: Addressing sexual function in adults with congenital heart disease. Curr Cardiol Rep 2018;20(10):93.

Kovacs AH, Sears SF, Saidi AS. Biopsychosocial experiences of adults with congenital heart disease: review of the literature. Am Heart J 2005;150(2):193-201.

Kovacs AH, Kaufman TM, Broberg CS. Cardiac rehabilitation for adults with congenital heart disease: physical and psychosocial considerations. Can J Cardiol 2018;34(10S2):S270-S277.

Marino BS, Lipkin PH, Newburger JW, et al. Neurodevelopmental outcomes in children with congenital heart disease: evaluation and management: a scientific statement from the American Heart Association. Circulation 2012;126(9):1143-1172.

Mills R, McCusker CG, Tennyson C, Hanna D. Neuropsychological outcomes in CHD beyond childhood: a meta-analysis. Cardiol Young 2018;28(3):421-431. doi: 10.1017/S104795111700230X.

Opić P, Utens EM, Moons P, et al. Psychosocial impact of implantable cardioverter defibrillators (ICD) in young adults with Tetralogy of Fallot. Clin Res Cardiol 2012;101(7):509-519.

Opić P, Roos-Hesselink JW, Cuypers JA, et al. Psychosocial functioning of adults with congenital heart disease: outcomes of a 30-43 year longitudinal follow-up. Clin Res Cardiol 2015;104(5):388-400.

Opić P, Roos-Hesselink JW, Cuypers JA, et al. Longitudinal development of psychopathology and subjective health status in CHD adults: a 30- to 43-year follow-up in a unique cohort. Cardiol Young 2016;26(3):547-555.

Pike NA, Evangelista LS, Doering LV, et al. Quality of life, health status, and depression: comparison between adolescents and adults after the Fontan procedure with healthy counterparts. J Cardiovasc Nurs 2012;27(6):539-546.

Reid GJ, Webb GD, McCrindle BW, et al. Health behaviors among adolescents and young adults with congenital heart disease. Congenit Heart Dis 2008;3(1):16-25.

Rijen EH van, Utens EM, Roos-Hesselink JW, et al. Psychosocial functioning of the adult with congenital heart disease: a 20-33 years follow-up. Eur Heart J 2003;24(7):673-683.

Schrøder M, Boisen KA, Reimers J, et al. Quality of life in adolescents and young adults with CHD is not reduced: a systematic review and meta-analysis. Cardiol Young 2016;26(3):415-425.

Utens EMWJ, Rijen EHM van, Opić P, et al. Quality of life and psychosocial functioning in adults with congenital heart disease. Chapter 54 in: Pediatric cardiovascular medicine. Moller J, Hoffman J (eds.). Oxford, UK: Wiley-Blackwell, 2012.

Westhoff-Bleck M, Briest J, Fraccarollo D, et al. Mental disorders in adults with congenital heart disease: Unmet needs and impact on quality of life. J Affect Disord 2016;204:180-106.

Zomer AC, Vaartjes I, Uiterwaal CS, et al. Social burden and lifestyle in adults with congenital heart disease. Am J Cardiol 2012;109(11):1657-1663.

Endocarditis: risico's en profylaxe

A.L. Duijnhouwer, L.J. Wagenaar, B.J. Bouma

28.1 Inleiding – 288

28.2 Risico op endocarditis – 289

28.3 Profylaxe – 290
28.3.1 Risicogroepen – 290
28.3.2 Risico ingrepen – 292
28.3.3 Keus soort antibiotica bij profylaxe voor volwassenen – 292

28.4 Diagnose en behandeling van endocarditis – 292

28.1 Inleiding

Endocarditis treedt met name op bij patiënten met structureel hartlijden, zoals een AHA. Bij deze patiënten kan een chronische endotheelbeschadiging bestaan, bijvoorbeeld als gevolg van bloed dat met hoge snelheid tegen het endotheel spuit zoals bij een VSD, een kleplekkage of uitgangsvernauwing. Ook de aanwezigheid van prothesemateriaal, zoals een patch, kunst- of donorklep, verhoogt het risico op het ontstaan van endocarditis.

De incidentie van endocarditis bij patiënten met een AHA is sterk afhankelijk van het soort defect en kan wel vijftien keer hoger zijn dan bij de algemene bevolking. Echter, door de lage absolute incidentie van endocarditis wordt de diagnose nog wel eens vergeten, mede doordat het vaak jonge patiënten betreft die klinisch minder ziek kunnen ogen. Een transthoracale echo en een slokdarmecho kunnen negatief zijn. Een negatief echocardiogram sluit echter endocarditis niet uit, het blijft een klinische diagnose. Endocarditiden van de rechterharthelft zijn bij een AHA niet ongebruikelijk, maar worden vaak minder goed herkend (figuur 28.1 en figuur 28.2). Herhaalde septische embolieën in de long, soms ten onrechte voor een longontsteking aangezien, kunnen een eerste uiting zijn. De infectie kan zich ook buiten het hart bevinden, zoals bij een coarctatio aortae, een ductus arteriosus of een door een chirurg aangelegde aortopulmonale shunt. Hoewel er dan in feite sprake is van een endarteriitis, wordt hiervoor in de praktijk ook de term endocarditis gebruikt.

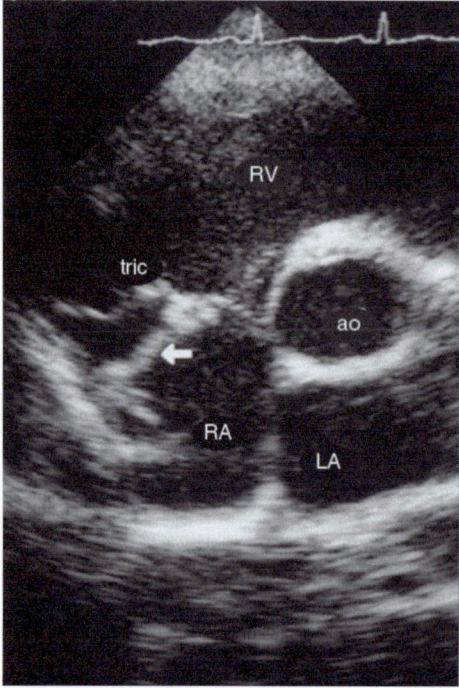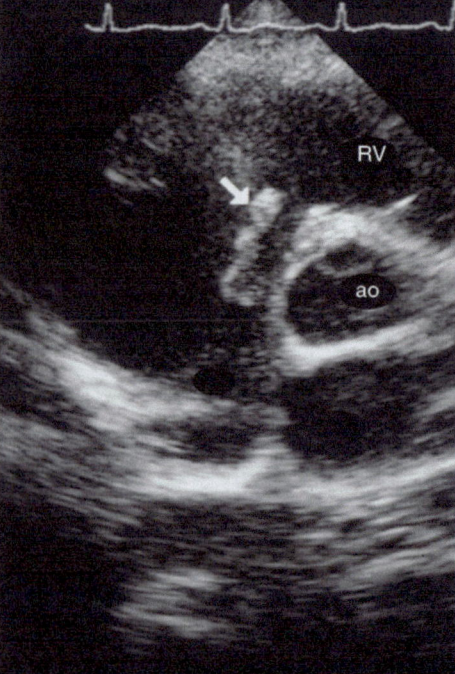

Figuur 28.1 TTE (parasternale korte as van de aorta) van een patiënt met vegetaties aan de tricuspidalisklep tijdens systole (links) en diastole.

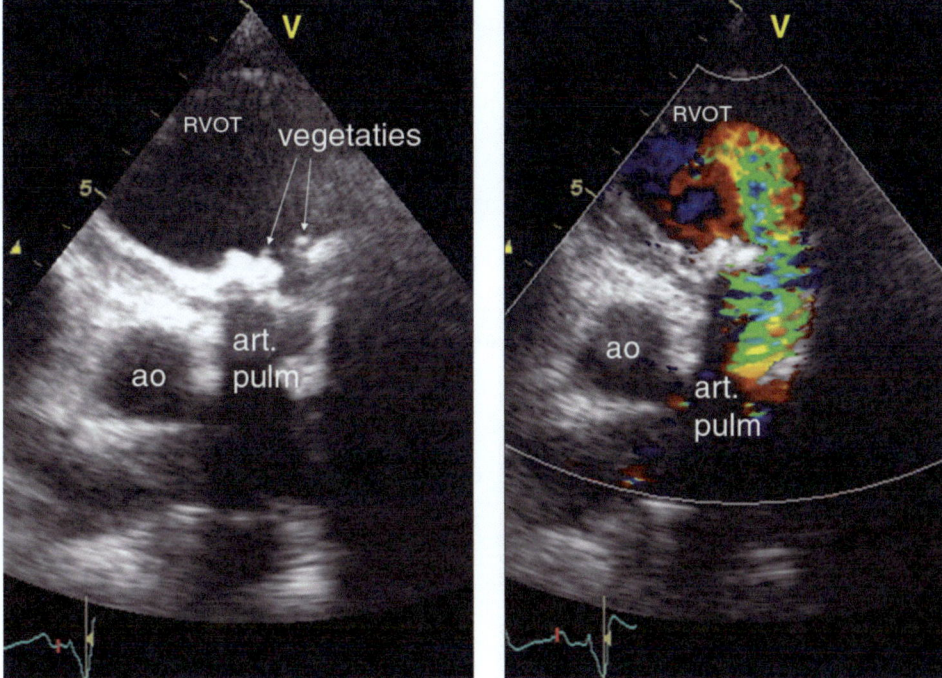

Figuur 28.2 TTE (parasternale korte as van de aorta) van een patiënt met endocarditis van een homograft in de pulmonalis, geïmplanteerd na PI volgend op valvulotomie van de pulmonalisklep wegens congenitale PS. Er zijn kleine vegetaties zichtbaar (pijlen) en er bestaat een ernstige PI (rechts).

In de epidemiologie van endocarditis hebben zich geleidelijk veranderingen voorgedaan, zoals een veranderend microbieel spectrum, een verschuiving naar latere leeftijd en het frequenter optreden bij patiënten met intracardiale prothesen en devices.

Ondanks verbeteringen van diagnostiek en behandeling, blijft endocarditis een infectie met veel morbiditeit en een mortaliteit tot wel 10%. Uiteraard wordt dit sterk beïnvloed door patiëntkarakteristieken, soort verwekker en duur tussen het begin van de infectie en de start van de therapie.

28.2 Risico op endocarditis

Het risico op endocarditis is bij elke AHA verhoogd in vergelijking met de algemene populatie. Wel is het zo dat er per AHA en interventie een verschil in risico aanwezig is. Bij een klein ongecorrigeerd VSD is de incidentie 1,7-2,7/1000 patiëntjaren (20-30× hoger dan in de algemene populatie) en bij de BAV 9,9/1000 patiëntjaren. Tabel 28.1 laat de incidentie per diagnose zien van twee grote onderzoeken. Het valt op dat vooral de PA met VSD een zeer hoge endocarditisincidentie van 7,8% per 1000 patiëntjaren heeft.

Chirurgische en percutane ingrepen verhogen de kans op endocarditis aanzienlijk. Zo is de kans op endocarditis na een percutaan geplaatste, zogeheten Melody-klep maar liefst 8% in vijf jaar. Plaatsing op jonge leeftijd (< 12 jaar) en een hoge gradiënt (> 15 mmHg) na plaatsing verhogen het risico verder. Na het chirurgisch plaatsen van een biologische klep/homograft in pulmonaalpositie is het risico 2% in vijf jaar, waarbij de eerste 6 maanden het meest risicovol zijn.

Tabel 28.1 Endocarditisincidentie in twee grote onderzoeken.		
	incidentie* (Mylotte et al., 2017)	incidentie* (Kuijpers et al., 2017)
persisterende ductus arteriosus	0,24	0
atriumseptumdefect	0,28	0,64
rechtszijdige laesie	0,35	0,57
pulmonalisatresie + VSD		7,8
ventrikelseptumdefect	0,65	0,82
cyanotische AHA	1,17	
atrioventriculair septumdefect	1,19	0,89
linkszijdige laesie	1,61	1,89
totaal	0,75	1,33

* Incidentie is aantal per 1000 patiëntjaren.

Andere factoren die geassocieerd zijn met endocarditis zijn: klephoudende conduits, mannelijk geslacht, multipele hartdefecten, voorgeschiedenis van endocarditis en cyanotische hartafwijkingen.

De verwekkers van endocarditis zijn bij AHA-patiënten gelijk aan die bij de algemene populatie. Hiervoor wordt derhalve verwezen naar de betreffende ESC-richtlijn.

28.3 Profylaxe

Preventie van endocarditis is in principe bij patiënten met een AHA niet anders dan bij andere patiënten met een structurele hartafwijking, en begint met educatie van patiënten. Bewustwording van patiënten door cardioloog en verpleegkundig specialist voor de noodzaak van deze hygiënische maatregelen is een terugkerend punt van aandacht. Bacteriën in de mond zijn veelvuldig een bron van infectie. Daarom is dagelijks tandenpoetsen en regelmatig bezoek aan de tandarts belangrijk. Ook de huid is een bron van verwekkers en daarom worden piercings en tatoeages, met name in slijmvliesregio's ontraden. Als ze toch worden uitgevoerd, moet dat plaatsvinden onder steriele condities. Voor preventieve antibiotica is geen plaats.

28.3.1 Risicogroepen

Endocarditisprofylaxe wordt geadviseerd bij (figuur 28.3):
1 patiënten met een eerder doorgemaakte endocarditis;
2 patiënten met een kunst- of donorklep of prothesemateriaal gebruikt bij klepreparatie;
3 patiënten met een AHA
   — en onbehandelde cyanotische hartafwijkingen;
   — en met shunts of conduits gepallieerde cyanotische hartafwijkingen;

28.3 · Profylaxe

- met volledig gecorrigeerde hartafwijkingen binnen 6 maanden na plaatsing van prothetisch materiaal door chirurg of bij een catheterinterventie (tot endothelialisatie heeft plaatsgevonden);
- met een persisterend restdefect ter plekke of prothesemateriaal geplaatst bij chirurgie of catheterinterventie.

Bij de andere afwijkingen, zoals een ASD, een VSD zonder cyanose, MI, AI, MS, AS, niet-klephoudende aortabuisprothese, endocardiale pacemaker, ICD en hypertrofische cardiomyopathie is antibiotische profylaxe niet geïndiceerd. Wel is er discussie of bij vermoeden van een jetlaesie antibioticaprofylaxe overwogen zou moeten worden.

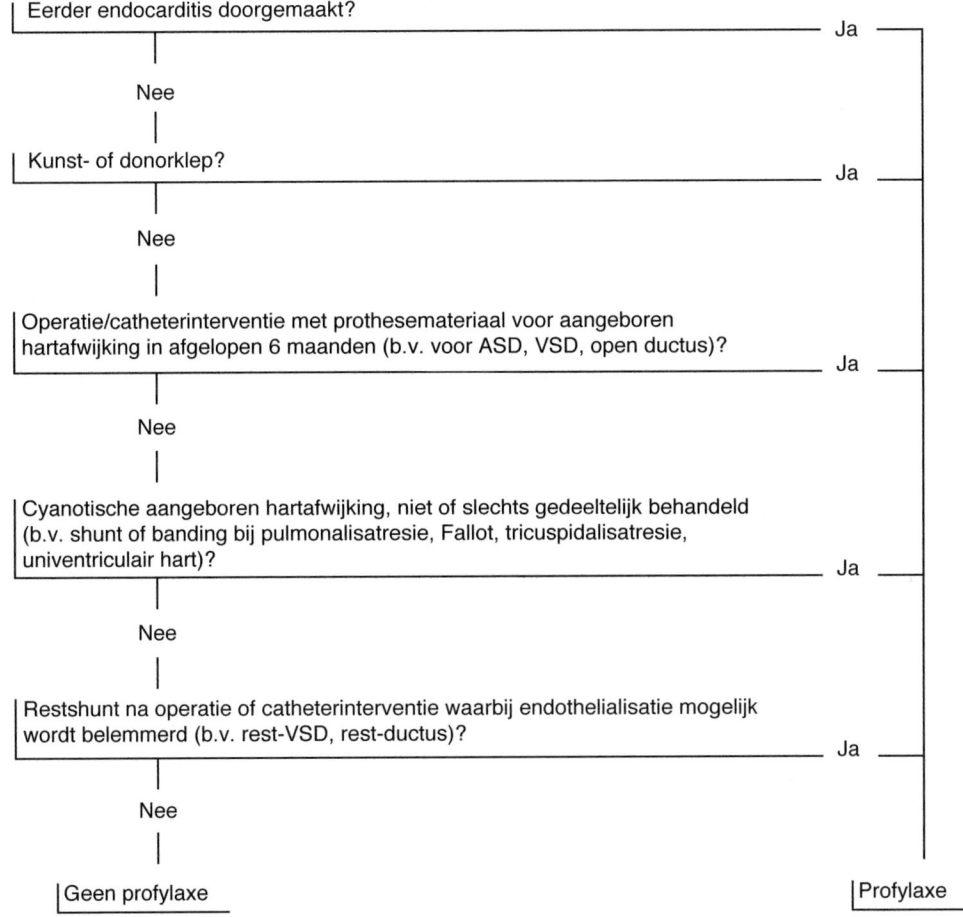

Figuur 28.3 Flowschema voor endocarditisprofylaxe bij risicopatiënten.

28.3.2 Risico ingrepen

Hiervoor wordt verwezen naar de meest recente endocarditisrichtlijn gepubliceerd door de Nederlandse Hartstichting. Antibiotische profylaxe is niet geïndiceerd bij het inbrengen van een spiraaltje, een normale bevalling, een abortuscurettage of bij het inbrengen/verwijderen van een blaascatheter.

Andere maatregelen ter preventie zijn eradicatie van chronische dragers, curatieve antibiotica voor een focale of bacteriële infectie, geen zelfmedicatie antibiotica, goede steriliteit bij ingrepen, beperken van intraveneuze lijnen met regelmatige controle op beginnende infecties.

28.3.3 Keus soort antibiotica bij profylaxe voor volwassenen

Hiervoor wordt verwezen naar de geldende antibioticarichtlijnen van de Nederlands Hartstichting.

28.4 Diagnose en behandeling van endocarditis

De diagnose begint met het denken aan de diagnose endocarditis. Standaardonderzoeken moeten worden gedaan bij een verdenking op endocarditis, zoals diverse bloedkweken, transthoracale echocardiografie en zo nodig transoesofageale echocardiografie. Ook wordt geadviseerd om de Duke-classificatie te gebruiken. Indien er verdenking op endocarditis blijft bestaan en/of bij het ontbreken van een duidelijk oorzakelijke bron, zou een PET/CT-scan overwogen moeten worden. Dit omdat recente literatuur heeft laten zien dat bij een Duke-score van 'onwaarschijnlijk' en mogelijke endocarditis een PET/CT-scan soms toch nog endocarditis aantoonde. Een PET/CT-scan kan daarnaast een endocarditis ook met vrij grote zekerheid uitsluiten.

Elke patiënt met een endocarditis moet in een endocarditisteam besproken worden. Hier zijn een cardioloog, een cardiothoracaal chirurg, en een infectioloog/microbioloog bij betrokken. In het endocarditisteam wordt besproken welke verdere diagnostiek nodig is en welke behandeling aangewezen is. Verder zal patiënt wekelijks en bij klinische veranderingen opnieuw besproken moeten worden.

Literatuur

Habib G, Lancellotti P, Antunes MJ, et al. 2015 ESC Guidelines for the management of infective endocarditis. Eur Heart J 2016;26:343-405. doi: 10.1093/eurheartj/ehv319.

Kuijpers JM, Koolbergen DR, Groenink M, et al. Incidence, risk factors, and predictors of infective endocarditis in adult congenital heart disease: Focus on the use of prosthetic material. Eur Heart J 2017;38:2048-2056. doi: 10.1093/eurheartj/ehw591.

McElhinney DB, Sondergaard L, Armstrong AK, et al. Endocarditis after transcatheter pulmonary valve replacement. J Am Coll Cardiol 2018;72:2717-1728. doi: 10.1016/j.jacc.2018.09.039.

Mylotte D, Rushani D, Therrien J, et al. Incidence, predictors, and mortality of infective endocarditis in adults with congenital heart disease without prosthetic valves. Am J Cardiol 2017;120:2278-2283. doi: 10.1016/j.amjcard.2017.08.051.

Nederlandse Hartstichting. Preventie bacteriële endocarditis. Den Haag: Nederlandse Hartstichting, 2008. www.knmt.nl/sites/default/files/media_root/pdf/iq_mti_2009q3_folder_hartstichting_endocarditis.pdf.

Pizzi MN, Dos-Subirà L, Roque A, et al. 18F-FDG-PET/CT angiography in the diagnosis of infective endocarditis and cardiac device infection in adult patients with congenital heart disease and prosthetic material. Int J Cardiol 2017;248:396-402. doi: 10.1016/j.ijcard.2017.08.008.

Verheugt CL, Uiterwaal CSPM, Velde ET van der, et al. Turning 18 with congenital heart disease: Prediction of infective endocarditis based on a large population. Eur Heart J 2011;32:1926-1934. doi: 10.1093/eurheartj/ehq485.

Transplantaties en steunharten

M. Witsenburg, J.H. Kirkels, F.J. Meijboom

29.1 Inleiding – 296

29.2 Indicatie – 296

29.3 Specifieke contra-indicaties en selectie van transplantatiepatiënten – 298

29.4 Resultaten van harttransplantatie bij AHA – 298

29.5 Mechanische ondersteuning – 300

29.6 Conclusie – 300

29.1 Inleiding

Het aantal volwassen patiënten met een AHA neemt gestaag toe. Veel van deze patiënten hebben restafwijkingen die resulteren in morbiditeit. Met name is er een opvallend hoog risico op hartfalen bij deze nog vaak jonge populatie. Vooral patiënten met ernstige hartafwijkingen – zoals UVH met Fontan-circulatie, TGA na een Mustard of Senning atriale switchoperatie, ccTGA, ziekte van Ebstein en tetralogie van Fallot – overlijden vaak aan hartfalen, ongeveer 50% van deze populatie zelfs voor hun 50e levensjaar (CONCOR-data). Daarnaast ondergaat gemiddeld één AHA-patiënt per jaar in Nederland een harttransplantatie (HTx). Dit is een uiting van zowel het ernstig donortekort in Nederland als van de specifieke problemen die er spelen bij HTx voor patiënten met een AHA, die de toegang tot een succesvol HTx-traject aanzienlijk beperken. Ook de mogelijkheden voor mechanische ondersteuning van de circulatie in het geval van eindstadium hartfalen lijken zeer beperkt, of zeer weinig benut.

Bij hartfalen bij volwassenen met een niet-aangeboren hartafwijking is HTx voor geselecteerde patiënten in principe een goede behandelingsmogelijkheid. Harttransplantatie wordt sinds 1984 in ons land toegepast, bij gemiddeld zo'n veertig patiënten per jaar. Dit aantal is al jaren stabiel. De toepassing van deze behandeling wordt beperkt door een tekort aan donoren. De meeste ontvangers lijden aan LV-falen, slechts een zeer beperkt aantal van hen heeft een AHA. Om meerdere redenen zijn patiënten met een AHA vaak minder geschikt voor een harttransplantatie.

29.2 Indicatie

Bij de zeer heterogene groep AHA-patiënten uit hartfalen zich niet altijd op de klassieke manier, zoals gezien wordt bij patiënten met primaire LV-disfunctie. Jarenlange compensatiemechanismen kunnen klassieke symptomen maskeren, en bij patiënten met een gepallieerde univentriculaire circulatie (Fontan) wordt interpretatie bemoeilijkt door chronische systeemveneuze hypertensie. Langdurige (supraventriculaire) ritmestoornissen, of vanaf jonge kinderleeftijd al afhankelijk zijn van ventriculaire pacing, kunnen bijdragen aan ventriculaire disfunctie.

Medicamenteuze hartfalenbehandeling is vaak minder succesvol bij patiënten met een AHA. Bij patiënten met een UVH of patiënten met een systeem-RV is het maar de vraag of ACE-remmers een gunstig effect hebben als er klinisch hartfalen is. Of ACE-remmers een rol kunnen spelen ter voorkoming van hartfalen bij een verminderde ventrikelfunctie bij een UVH of systeem-RV is ook twijfelachtig; goede data ontbreken. Veel vaker dan in de gewone hartfalenpopulatie is er bij AHA-patiënten sprake van (initieel) RV-falen; in deze situatie worden bètablokkers vaak slecht verdragen. Alleen diuretica werken zoals bij 'gewoon' hartfalen en het effect is, omdat het op korte termijn al zo goed zichtbaar is, goed te monitoren. Om hartfalen goed te vervolgen en eventueel timing van het in gang zetten van screening voor HTx te kunnen bepalen, is het regelmatig uitvoeren van een cardiopulmonale inspanningstest waardevol, alsook de tijdige medebeoordeling door een hartfalencardioloog.

Patiënten komen in aanmerking voor een transplantatie als zij ernstig beperkt worden door hun hartziekte en van medicamenteuze of operatieve behandeling geen verbetering meer kan worden verwacht. De inschatting van de mate van beperking is voor een deel subjectief, maar een VO_2max van minder dan 50% van voorspeld (op basis van leeftijd en geslacht) is een geaccepteerd criterium; daarnaast speelt de progressie van de ziektelast mee en ook ziekenhuisopnamen, evenals de inschatting of mechanische ondersteuning tot de mogelijkheden behoort. De geschatte prognose moet slechter zijn dan na HTx; in de praktijk wordt wel een prognose van minder dan twee jaar aangehouden, maar ook deze inschatting is moeilijk te onderbouwen. Timing van het in gang zetten van een HTx-traject is al lastig bij de 'reguliere' hartfalenpopulatie; bij de AHA is dit mogelijk nog moeilijker. Er is minder ervaring mee en het lijkt er op dat bij jonge mensen met een complexe hartafwijking, vooral die met een univentriculaire circulatie en die met een systeem-RV gaan falen, het beloop slechter is dan met falen van een structureel normaal hart. Hierbij speelt een rol dat medicamenteuze hartfalentherapie bij deze patiënten vaak minder effectief is en ook dat de toepassing van mechanische ondersteuning soms moeilijk of zelfs onmogelijk is. Eerder aanmelden, wanneer patiënten nog te goed zijn voor HTx, is ook geen optie gezien de onvoorspelbaarheid van het moment van optreden van manifest hartfalen, samen met de (hoge) risico's van HTx bij deze populatie en het grote donortekort. Nauwe samenwerking tussen behandelteams voor AHA en HTx, met vooral tijdige consultatie van de hartfalen- en HTx-cardiologen, is hierbij cruciaal. Vanzelfsprekend dient dit te gebeuren in de centra of samenwerkingsverbanden waar beide disciplines aanwezig zijn.

Naast hoge eisen die worden gesteld aan de multidisciplinaire teams in de centra, worden er vooral hoge eisen gesteld aan de patiënt: hij/zij moet de uitdrukkelijke wens hebben het langdurige, fysiek en psychisch zware, risicovolle transplantatietraject in te gaan, en de beschikking hebben over een adequaat sociaal netwerk. De gemiddelde wachttijd tot een donorhart beschikbaar komt bedraagt anderhalf tot twee jaar, maar afhankelijk van lichaamsbouw en bloedgroep kan dit oplopen tot wel vijf jaar. Dit maakt het extreem lastig te bepalen wanneer een patiënt verwezen moet worden naar een transplantatiecentrum, temeer daar mechanische ondersteuning (mechanical circulatory support) in sommige gevallen niet mogelijk is (univentriculair hart, mechanoprothese, intracardiale shunt) of met meer complicaties gepaard gaat (systeem-RV).

AHA-patiënten die potentieel voor transplantatie in aanmerking komen kunnen in drie groepen worden ingedeeld:
- patiënten met een niet eerder behandelde AHA;
- patiënten met een gecorrigeerde hartafwijking;
- patiënten met een falende palliatie.

De eerste categorie is klein in aantal, te denken valt aan patiënten met een onbehandeld VSD, ASD of ductus die daarbij PH met een Eisenmenger-syndroom hebben ontwikkeld. In principe zijn zij kandidaat voor longtransplantatie in combinatie met correctie van het cardiale defect; incidenteel is een hart-longtransplantatie geïndiceerd. Patiënten met een ccTGA die systeem-(rechter)ventrikelfalen ontwikkelen, zijn wel geschikte kandidaten voor harttransplantatie, evenals patiënten met een Ebstein en een falende RV.

Typerende voorbeelden uit de tweede categorie – de gecorrigeerde hartafwijkingen – zijn patiënten met een falende RV als systeemventrikel, zoals TGA na een Mustard- of Senning-operatie of ccTGA met VSD. Ook een geopereerde Fallot met RV-falen (door PI) past in deze groep.

Patiënten met een falende palliatie zijn veelal zij die een UVH hebben, gepallieerd door een Fontan- of alleen een Glenn-operatie. Als multipele ingrepen niet hebben geleid tot belangrijke afwijkingen aan het longvaatbed, is een harttransplantatie een optie. Bij patiënten met een aortopulmonale shunt als palliatie, zal het longvaatbed meestal zijn aangetast en is alleen hart-longtransplantatie in theorie een optie.

29.3 Specifieke contra-indicaties en selectie van transplantatiepatiënten

Bij de selectie van AHA-patiënten als kandidaat voor een harttransplantatie spelen naast de reguliere contra-indicaties nog andere aspecten een belangrijke rol. Comorbiditeit zoals nier- of leverfalen kan een belemmering vormen en die komt vaker voor dan bij de niet-AHA-patiënten. Voor elke harttransplantatiekandidaat geldt dat de PVR kleiner moet zijn dan 5 WoodUnits of 400 dynes·s·cm^{-5} ter voorkoming van acuut RV-falen na HTx. De longvaatweerstand kan ook verhoogd zijn door structurele afwijkingen aan de longvaten, die zich soms lenen voor interventionele behandeling met een stent. In geval van een irreversibel sterk verhoogde PVR is hart-longtransplantatie soms nog wel een (theoretische?) optie.

Een afwijkende ligging van het hart, zoals dextrocardie, een afwijkende situs (inversus, isomerisme), of een afwijkende stand van de grote arteriën, maakt het moeilijker voor een chirurg een anatomisch normaal donorhart in deze afwijkende anatomie te plaatsen. Er zijn patiënten beschreven bij wie met veel chirurgische creativiteit een oplossing is gevonden voor complexe resterende anatomische afwijkingen, maar met een zeer lange ischemietijd als consequentie en daarmee risico op falen van het getransplanteerde hart. Bij uitname van het donorhart moet in dergelijke gevallen rekening worden gehouden met ruim voldoende lengte van venen en arteriën, om aansluitingen te kunnen maken met bijvoorbeeld een links gelegen VCS, of een ver naar anterior gelegen aorta (bij TGA).

Collateralen, vanuit aorta naar pulmonaalcirculatie, komen vaak voor, niet alleen bij cyanotische patiënten. Het kan nuttig zijn tevoren een veiliger platform voor HTx te creëren door bijvoorbeeld coiling van collateralen of shunts. Eerdere thoraco- en sternotomieën leiden door adhesies tot een technisch meer complexe en dus ook tijdrovende operatie. Bijkomende aangeboren of verworven thoraxwandafwijkingen en kyfoscoliose kunnen een transplantatie te riskant of onmogelijk maken.

Voor elke HTx bij een patiënt met een (complexe) AHA is combinatie van de expertise van de transplantatiechirurg en de congenitale hartchirurg onontbeerlijk.

Veel AHA-patiënten hebben door multipele bloedtransfusies (inclusief transfusie van trombocyten!) en door toepassing van homografts meer HLA (humaan leukocytenantigenen)-antistoffen. Deze zijn belemmerend bij de acceptatie van een potentiële donor. Als er antistoffen zijn tegen meer dan bijvoorbeeld 70% van de Nederlandse bevolking (PRA (panel-reactieve antistoffen) > 70%) wordt plaatsing op de wachtlijst voor transplantatie niet meer haalbaar geacht.

Bijzondere comorbiditeit komt regelmatig voor. Veel Fontan-patiënten ontwikkelen levercirrose, sommige hebben ook portale hypertensie ontwikkeld en ook komt PLE voor, resulterend in een verminderde voedingstoestand, slechte wondgenezing, ascites en infecties. Stollingsstoornissen zijn bij een Fontan-circulatie vaak aanwezig. Een snel herstel van deze comorbiditeit is niet te verwachten, hoewel herstel van leverfunctie en PLE wel is beschreven; een individuele risico-inschatting is dan ook nodig. In uitzonderlijke gevallen zou gecombineerde hart-levertransplantatie overwogen kunnen worden. In Nederland is dit tot nu toe nog niet uitgevoerd, maar in enkele buitenlandse centra zijn er kleine series gerapporteerd van succesvolle gecombineerde transplantatie.

29.4 Resultaten van harttransplantatie bij AHA

Volgens de International Society for Heart & Lung Transplantation (ISHLT) werden in 2016 6,6% van alle harttransplantaties wereldwijd verricht voor een AHA: vertaald naar de Nederlandse

29.4 · Resultaten van harttransplantatie bij AHA

situatie zo'n 2-3 patiënten per jaar. Voor harttransplantaties op volwassen leeftijd is dat volgens dezelfde registry 2%. Ook dat komt ruwweg overeen met de Nederlandse situatie, waarbij gemiddeld niet meer dan één patiënt per jaar een harttransplantatie ondergaat. Hart-longtransplantatie wordt slechts zeer sporadisch uitgevoerd.

De intra- en postoperatieve mortaliteit bij een harttransplantatie is bij patiënten met een AHA twee tot drie keer hoger dan bij hen die geen AHA hebben. Lange ischemietijd, verhoogde longvaatweerstand en allosensitisatie spelen hierbij waarschijnlijk een rol. Bloedingen, nierfalen en multiorgaanfalen dragen ook bij aan de verhoogde mortaliteit.

Door deze relatief hoge vroege sterfte is de 50% overleving lager dan bij patiënten zonder AHA – 11 versus 15 jaar (◘ figuur 29.1). Echter, voor patiënten die de vroege periode overleven is de langetermijnprognose beter.

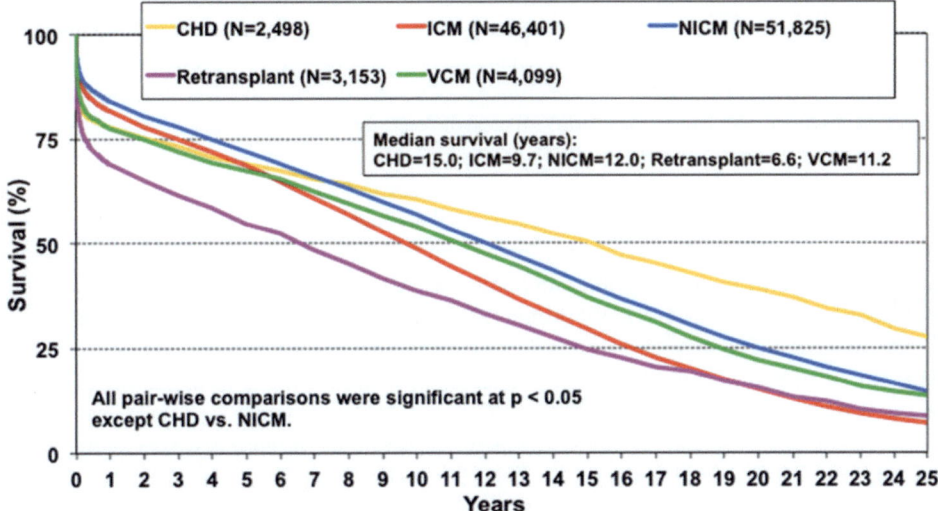

◘ Figuur 29.1 Harttransplantaties bij volwassenen (januari 1982-juni 2018). Kaplan-Meier-overleving per diagnose. CHD: congenital heart disease; ICM: ischemic cardiomyopathie; NICM: non-ischemic cardiomyopathy; VCM: valvular cardiomyopathy. Bron: ISHLT.org.

Dit heeft waarschijnlijk te maken met de relatief jonge leeftijd van de AHA-patiënten. Het beloop bij Mustard-, Senning- en Fallot-patiënten is gunstig. Bij deze patiëntengroepen is transplantatie ook het meest verricht. De resultaten bij Fontan-patiënten vallen tegen.

AHA-patiënten zijn meestal nog jong als zij getransplanteerd worden en zij zijn dus nog steeds relatief jonge mensen als het getransplanteerde orgaan faalt. Retransplantaties hebben altijd een veel slechtere prognose dan primaire transplantaties (circa 50% overleving na zes jaar). Een normale levensverwachting behoort dan ook niet tot de mogelijkheden.

Van de in de loop der jaren wereldwijd verrichte hart-longtransplantaties bij kinderen en volwassenen vond twee derde plaats voor AHA, met een 50% overleving van slechts drie tot vier jaar. Het chronische donortekort resulteert in competitie om organen waardoor een hart-longtransplantatie met relatief slechte resultaten niet langer een realistische optie lijkt.

29.5 Mechanische ondersteuning

Langdurige mechanische ondersteuning (mechanical circulatory support, MCS) met left ventricular assist device (LVAD, steunhart) wordt toegepast als brug naar transplantatie. Het gaat op dit moment in Nederland om de HeartMate II, HeartMate 3 (beide van de firma Thoratec, inmiddels St. Jude) en de HVAD (van de firma HeartWare, inmiddels Medtronic). Bij kinderen wordt, gezien de kleinere dimensies, vooral gebruikgemaakt van het Berlin Heart EXCOR.

Door het chronische donortekort en de steeds betere resultaten van de LVAD-therapie wordt LVAD ook wel gezien als definitieve therapie, ook voor patiënten die afgewezen zijn voor harttransplantatie. In het algemeen zijn de resultaten met LVAD goed, en qua vijfjaarsoverleving vrijwel even goed als HTx. De belangrijkste complicaties zijn pomptrombose en embolie (met name ischemische CVA's) en infecties van de driveline of systemische infecties. Daarnaast zijn er veel bloedingen (vooral in het maag-darmtraject) bij noodzaak tot antistolling in combinatie met plaatjesremming. Bij jaren durende ondersteuning spelen RV-falen en ventrikelritmestoornissen een belangrijke beperkende rol. Wereldwijd is er beperkte ervaring met LVAD's specifiek voor patiënten met een AHA. Er zijn specifieke problemen die de toepassing bij AHA-patiënten beperken. In geval van een (resterende) intracardiale shunt biedt een assist device geen mogelijkheden. Bij een univentriculaire circulatie zijn de resultaten, met een EXCOR als 'bridge to transplant', droevig stemmend en van de andere assist devices is niet gerapporteerd dat het geprobeerd is. Bij een falende rechtersysteemventrikel is het lastig om in de getrabeculariseerde RV een goede positie van de afzuigende canule te vinden; resectie van spierbundels voorafgaand aan plaatsing van de instroomcanule kan noodzakelijk zijn.

Bij patiënten met een AHA komt primair RV-falen vaker voor dan in de gewone populatie.

RV-ondersteuning op lange termijn is lastiger met beduidend slechtere resultaten dan LVAD. De vorm en trabecularisatie van de RV en de lagere drukken in de kleine circulatie spelen daarbij een rol. Er zijn nog geen specifieke RV-assist devices ontwikkeld; LVAD's worden op allerlei manieren toegepast, of voor ondersteuning van de RV of voor biventriculaire ondersteuning.

Bij geselecteerde patiënten zou een 'total artificial heart' een tijdelijke oplossing kunnen bieden tot aan HTx. Dit gebeurt vooralsnog niet in Nederland, maar wel in enkele Europese centra, waarbij met name de SynCardia CardioWest (een pneumatisch device) is toegepast.

29.6 Conclusie

In geselecteerde gevallen biedt harttransplantatie bij patiënten met een AHA een uitkomst die vergelijkbaar is met, of zelfs beter is dan, HTx voor een andere indicatie. Het wordt in de praktijk (in Nederland) slechts heel weinig toegepast, met slechts 1-3 transplantaties per jaar voor deze indicatie. De verklaring ligt in het chronische donortekort in combinatie met technische problemen, specifiek voor patiënten met een AHA, die ervoor zorgen dat patiënten niet transplantabel zijn en/of niet in aanmerking komen voor een assist device, als 'bridge to transplant'. Met een alsmaar toenemend aantal patiënten met een AHA, met vooral een sterke toename van het aantal volwassen patiënten met een complexe aangeboren hartafwijking – een gevolg van de successen van de kinderhartchirurgie de afgelopen twee à drie decennia – is de verwachting dat het aantal (jonge) patiënten met hartfalen sterk zal toenemen, met een toenemende vraag naar HTx als gevolg. Als het donortekort niet structureel anders wordt – er is wel enige hoop hierop, gezien de laatste wetswijziging, maar dit zal nog moeten blijken in de praktijk – dan zal dit probleem alleen maar nijpender worden. In elk geval zal veel aandacht besteed moeten

29.6 · Conclusie

worden aan toepassing van alternatieven, zoals assist devices en het total artificial heart, voor patiënten met een AHA, als bridge to transplant of als definitieve therapie.

Literatuur

Bom T van der, Mulder BJ, Meijboom FJ, et al. Contemporary survival of adults with congenital heart disease. Heart 2015;101(24):1989-1995.

Brida M, Diller GP, Nashat H, et al. Pharmacological therapy in adult congenital heart disease: growing need, yet limited evidence. Eur Heart J 2019;40(13):1049-1056. doi: 10.1093/eurheartj/ehy480.

Budts W, Roos-Hesselink J, Radle-Hurst T, et al. Treatment of heart failure in adult congenital heart disease: a position paper of the Working Group of Grown-Up Congenital Heart Disease and the Heart Failure Association of the European Society of Cardiology. Eur Heart J 2016;37:1419-1427.

Burchill LJ, Edwards LB, Dipchand AI, et al. Impact of adult congenital heart disease on survival and mortality after heart transplantation. J Heart Lung Transplant 2014;33:1157-1163.

Cohen S, Houyel L, Guillemain R, et al. Temporal trends and changing profile of adults with congenital heart disease undergoing heart transplantation. Eur Heart J 2016;37:783-789.

Meijboom F, Jonge N de. Heart transplantations in adults with congenital heart disease: new frontiers. Eur Heart J 2016;37:790-792.

Peng E, O'Sullivan J, Griselli M, et al. Durable ventricular assist device support for failing systemic morphologic right ventricle: early results. Ann Thorac Surg 2014;98:2122-2129.

Ross HJ, Law Y, Book WM, et al.; American Heart Association Adults With Congenital Heart Disease Committee of the Council on Clinical Cardiology and Council on Cardiovascular Disease in the Young, the Council on Cardiovascular Radiology and Intervention, and the Council on Functional Genomics and Translational Biology. Transplantation and mechanical circulatory support in congenital heart disease: A scientific statement from the American Heart Association. Circulation 2016;133(8):802-820.

Schumacher KR, Yu S, Butts R, et al. Fontan-associated protein-losing enteropathy and post-heart transplant outcomes: A multicenter study. J Heart Lung Transplant 2019;38:17-25.

Register

De cursief geplaatste verwijzingen in het register verwijzen naar figuur-(*f*) of tabel-(*t*) nummers; de vetgedrukte verwijzen naar de belangrijkste vindplaats.

3D
- isotropie bij MSCT 27
3D-echocardiografie. ▶ echocardiografie
7q11.23 251
20p11.2 251
22q11.2-deletie 123
22q11.2-deletiesyndroom 168
22q11-deletiesyndroom 166

A

AAI-pacen 146
aangeboren hartafwijkingen
- complexiteit en niveau van zorg 7
ablatie 49. ▶ *f23.4*
abortus 6, 267
accessoire verbinding 199, 201, 229, 230
ACE-remmers 78
acetylsalicylzuur 49, 82
adolescent 10, 12, 88, 127, 201, 279, **285**
Alagille-syndroom 118, **251**
albumine 192
albuminespiegels 79
ALCAPA 207
alcohol 12, 81, 247
alfa-1-antitrypsine 191
alfa-1-antitrypsineklaring 194
allel **253**, 254
allograft **89**, 90, 127
allopurinol 82
ambrisentan 79
American Heart Association 283
amfetamines 247
amiodaron 163, 233, **234**, 266
Amplatzer 48, 71. ▶ *f6.4*
anaerobe drempel 278
anemie
- fysiologische 258
- hemolytische 76
- ijzergebreks 81
- microcytaire 81, 191
aneurysma 72, 167
- bij coarctatie 104
- intracerebraal 98, 109
- osteoartritis syndroom 218
aneurysma bij coarctatie 106
angina pectoris 46, 78, 88, 209
angiografie 64, 113, 126, 175
angiotensine-II-receptorantagonisten 144, 222
antiaritmica 135, 188, 229, 234, 238
anticoagulantia 78, 82, 89, 176, 189, 194, 264
anticonceptie 3, 10, **257**, **270**, 271, 284

anticonceptiva
- barrièremethoden 271
- orale 271
- spiraaltje 271
anticonvulsiva 247
antifactor-Xa-spiegel 267
antistolling 89, **90**, 188, 234
- tijdens zwangerschap 267
antitrombine-III 189
anusatresie 251
aorta 38
- abdominalis 98, 102, 222. ▶ *f12.5*
- aneurysma 70, 106, 108. ▶ *f22.3*
- ascendens 38, 39, 40, 64, 87, 89, 92, 152
- boog 39, 40, 87, 105, 166
- boog dubbel. ▶ *f5.9*
- boog, interruptie 166, 167
- boog links 40
- boog rechts 40, 166. ▶ *f5.9*
- coarctatie 89
- descendens 32, 40, 101
- diameter 89, 134, 152, **222**, 270
- dilatatie 87, **89**, 91, 152, 167, 169, 218. ▶ *t25.1*
- dissectie 27, 87, 89, 91, 106, 107, **108**, 109, 167, 219, 220, 222, 260. ▶ *t22.1*
- divertikel 70
- isthmus 98
- perforatie 48
- rechts descenderende 123. ▶ *f24.2*
- ruptuur 108, 174, 218. ▶ *t22.1*
- stenose. ▶ *f11.1*
- stenose, subvalvulair **93**, 95, 98
- stenose, subvalvulair, membraneus 93
- stenose, supravalvulair **92**, 251
- stent 103, **106**. ▶ *f4.10*
- worteldilatatie 90, **134**, 174, 220
- worteldilatie 167
- wortelvervanging 152, 222
aortaboog
- rechts 56
aortadissectie 87
aortaklep
- annulus 57
- atresie 40. ▶ *f19.1*
- bicuspide 86, 134, 208, 238, 262. ▶ *t22.1*
- bicuspide, beloop 87
- bicuspide, interventie 87
- bicuspide, sclerose 87
- bicuspide, therapie 88
- bicuspide, verkalking 87
- insufficiëntie 56, 58, 88, 90, 93, 134, 152. ▶ *f7.2*
- membraneus subvalvulair 86
- musculeus subvalvulair. ▶ hypertrofisch

obstructieve cardiomyopathie
- prolaps 58, 59, 60. ▶ f7.2
- quadricuspide 86
- stenose **86**
- stenose, erfelijkheid 87
- stenose, ernst. ▶ t11.1
- stenose, sport 91
- stenose, subvalvulair 59, 86
- stenose, supravalvulair 86
- stenose valvulair 86
- stenose, zwangerschap 91
- tricuspide 86
- unicuspide 86
- valvulotomie 89
- verkalking 88

aortawortelvervanging **222**
aortopathieën **217**
aortopulmonae
- collateraalarteriën 298

aortopulmonale
- anastomose 133, 135
- collateraalarteriën 40, 78, 172. ▶ f18.1, ▶ f18.3
- shunt 124, 153, 173, 181, 185, 288

aortoventriculoplastiek 90
apoptose 241
art. brachialis 100, 108
arteriële switchoperatie 25, 141, **150**, 208, 237
arteriën
- grote 155, 218
- grote, morfologische kenmerken 38

arteriën, grote 298
- positie 40

arteriën. grote **38**, 139
arteriolitis 105
arteriosis pulmonalis
- atresie 38

arterioveneuze fistel 26, 78, 176, 190
arterioveneuze shunt 78
art. femoralis 100, 104
art. pulmonalis 39, 114, 140, 149, 156, 181, 207
- dilatatie 45, 78
- druk 129
- hypoplasie. ▶ f19.3
- (tak)stenose 151

art.pulmonalis
- druk 48

art. pulmonalis druk 59, 70, 76
art. pulmonalis hypoplasie 123
art. subclavia 78, 98, 104, 107, 125
ascites 78, 79, 146, 185, **191**
asymmetric crying face-syndroom 249
atenolol 266
ATII-antagonist 266
atosiban 266
atria
- morfologische kenmerken **31**
- situs 32. ▶ f5.2

atriale ompoling 163
atriale switchoperatie **141**, 143, 151, 233, 296
atrialisatie 199
atrial kick 163
atrioseptostomie 79
atrioventriculair
- blok 60, 66, 95, 135, 157, 160, 163, 238, **241**
- blok, behandeling 242
- junctioneel ritme 145, 148
- septumdefect 7, 238, 262. ▶ f8.1, ▶ f8.2
- septumdefect, behandeling en prognose 66
- septumdefect, compleet 64, 67, 68, 123. ▶ f8.1
- septumdefect en zwangerschap 68
- septumdefect, incompleet 64, 68. ▶ f8.1, ▶ f8.3
- septumdefect, klinisch beeld 66
- septumdefect, partieel 64
- septumdefect, pathofysiologie 66

atrioventriculaire
- blok 229
- connectie 7, 25, 30. ▶ f5.5
- connectie, ambigu 33
- connectie, biventriculaire **32**, 33, 35. ▶ f5.3
- connectie, concordante 33
- connectie, discordante 33
- connectie, double inlet 34
- connectie, double inlet 34
- connectie, ontbrekend 34
- connectie, type **33**, 35
- connectie, univentriculaire 33. ▶ f5.4
- geleidingsstoornissen 67, 159, **160**, 228, 238
- groeve 31
- klep, atretisch 34
- klep, common 34
- klep, insufficiëntie 66, 67, 185, 194, 238, 242
- klepinsufficiëntie 160
- klep, prothese 67
- klep, systemische 156
- knoop 156, 229, 230
- modus 32, **34**
- re-entrytachycardieën 229
- synchroniciteit 232
- type 32

atrioventriculair septumdefect. ▶ t23.1
- I (ostiumprimumdefect) 64

atriumfibrilleren 22, 52, 78, 185, 188, 193, 229, 230, **234**. ▶ t23.1
atriumflutter 2, 135, 145, 193, 201, **231**
atriumseptum
- aneurysma **50**

atriumseptumdefect 10, 56, 76, 77. ▶ f6.1, ▶ t23.1
- II (ostiumsecundumdefect) 20, 44, 48, 53. ▶ f4.8, ▶ f6.3, ▶ f18.1
- I (ostiumprimumdefect) 45
- klinisch beeld 46
- natuurlijk beloop 47
- occluder 48, 71
- pathofysiologie 45. ▶ f6.2

- sluiten 47
- transcathetersluiting 47, **48**. ▶ *f6.4*
- transcathetersluiting en trombusvorming 48
- vormen **44**. ▶ *f6.1*
- zwangerschap 50

atriumseptumdefect
- II (ostiumsecundumdefect) 66

atriumseptumdefect **44**
autograft 89, 90
autonomie 285
autosomaal dominante aandoening 251
autosomaal dominante aandoeningen 87, 98, 112, 218, 247, **252**
autotransfusie 259, 270
AV-blok 241
AVSD 188
azygoscontinuatie' 32
azygossysteem 146

B

baffle **141**, 143
- inferior 141
- lekkage 147. ▶ *f15.7*
- obstructie 146, 147
- pulmonaalveneuze 144. ▶ *f15.6*
- superior 141
- systeemveneuze 146, 147

baffle-obstructie 237
ballondilatatie 88, 103, **106**, 114, 128, 167, 176
ballonseptostomie 141
ballonvalvuloplastiek 117
banding 118, 151, 152, 163, 181
baroreceptoren 105
baroreceptorreflex 99
Baudet 182
beeldvorming
- cardiovasculair 21, 22, 233, 239. ▶ *t10.1*
- cardiovasculaire 16

beenmergremming 82
Bentall-operatie 222, **223**. ▶ *f22.1B*, ▶ *f22.2*
Bernoulli-formule 101
beroepskeuze 3
beroepsniveau 282
bètablokker 266
bètablokkers 105, 146, 162, 188, 222, 229, 296
bevalling 82, 177, 258, **259**, 269
beweeg- en trainingsadviezen 278
bewustzijnsverlies 124
bidirectionele anastomose 172, 183, 202
bidirectionele shunting 58, 147
bindweefselziekte 25, 76, 134, 218
bindweefselzwakte 89
binge-drinking 284
bioklepdegeneratie 89
bioprothese 68, **89**, 91, 116, 202, 264

Bismarck-snor 159
biventriculaire AV-connectie 33
black blood MRI. ▶ *f4.9*
Blalock-Hanlon 141
Blalock-Taussig 78, 125, 185. ▶ *f14.3*
Blalock-Taussig-shunt 133
Bland-White-Garland-syndroom 207
bloeding 79, 82, 90, 176
bloedingen 71
bloedingsneiging 189
bloedingsrisico 82, 267
bloedkweken 2, 177, **292**
boogaugmentatie. ▶ *f12.6B*
Borg-schaal 276. ▶ *t26.2*
bosentan 79, 189, 191, 263
bradycardie 145, 240, **241**, 270
brady-tachycardiesyndroom 145, 240
BREATH-5-onderzoek 80
bridge to transplant 300
bridging 64, 207
- klepblad 64

broek van Brom 141
bronchiën
- morfologie 32

bronchopulmonale collateralen 123
buikvaten 32
bundel van His 66, 234

C

calciumantagonisten 79, 266
carbetocine 270
cardiomyopathie
- hypertrofisch 112, 291
- hypertrofische 262
- hypertrofisch obstructieve 86, 93
- non-compaction 199, 238
- peripartum 262

CardioSEAL 48
cardiovasculaire beeldvorming 16
cardioversie 146, 163, 188, 229, 232, 234
Carpentier 199
CATCH-22 123
cat-eye-syndroom 251
catheterablatie 136, 146, 202, 229, 230, 233, 234, 238
cathetergebonden
- behandeling 10, 191, 192
- interventie 20
- klepplaatsing 128, 133
- sluiting 20, 21, 133, 190

cavopulmonale
- tunnel 19

cavopulmonale connectie 172, 173
- partiële 184, 185, 238
- totale 19, 184, 189, 191, 238

cavotricuspidalis istmus. ▶ *f23.3*

Cayler-syndroom 249
ccTGA 230
celdood 241
centraalveneuze druk 78, 144, 173, 189, 191, 193, 201, 260, 270
centrale shunt 126, 133. ▶ f14.3
cerazette 271
cerebraal abces 79, 82
cerebrale ischemie 201
cerebrovasculair accident 50, 51, 52, 89, 90, 108, 177, 201, 223, 229, 232, 300
Char-syndroom. ▶ t24.2
Chaussat 184
cholecystitis 82
cholestase 251
chromatine remodellering 247
chromosomale afwijkingen 123, **248**
chromosoom 1 200
chromosoom 10 200
chromosoom 15 218
chromosoom 22 123, 251
chromosoom 22q11 251
chronotrope incompetentie 144, 240, 274, 276, 277
chronotrope reactie 144
chylothorax 146
cine-imaging 24
cirkeltachycardie 229
claudicatio 100, 104, 107
claustrofobisch 26
cleft
– gehemelte. ▶ t22.1
– mitralisklep 7, 67
clopidogrel 49
CLOSE trial 52
CLOSURE 1 51
coagulopathie 82
coarctatie 53, 86, 92, 98, 166
– anatomie 98. ▶ f12.1
– behandeling 103. ▶ f12.6A, ▶ f12.7
– diagnostiek 27, 99. ▶ f4.10, ▶ f12.2, ▶ f12.3, ▶ f12.4, ▶ f12.5
– etiologie 98
– follow-up 106
– geassocieerde afwijkingen 98, 238
– hemodynamiek 98
– klinisch beeld 99
– natuurlijk beloop 103
– recoarctatie 105, 106, **107**
– restcoarctatie 103, 107
– zwangerschap 109
coarctatie 97
cocktailparty-gedrag 251
coil(s) 60, 71, 298
colchicine 82
collateralen 26, 53, 98, 101, 109, 124, 173, 175, 176, 190. ▶ f12.7
colloïd-osmotische druk 259

colobomen 251
combinatiepil 271
commissurotomie 89
complexe aangeboren hartafwijking 300
complexe aangeboren hartafwijkingen 262
compliantie 45, 129, 144
CONCARE 6
CONCOR 44, 282, 296
conduit 7, 143
– calcificatie 128, 132, 168
– obstructie 2
– stenose 153, 168
cone reconstruction 202
conotruncale hartafwijking 249
Contegra-conduit 167
continu geruis 70, 72, 100, 125, 133
contralaterale sinus 206, 207, 213
conversie Fontan 192
COPD 76
coping 282, **284**
coronairangiografie 28, 206, 209, **210**, 223
coronairarteriën 25, 27, 39, 40, 151
– aberrante 27, **205**. ▶ f21.1, ▶ f21.2, ▶ f21.3, ▶ f21.4
– anatomie 25
– anomalieën 25, 123. ▶ t21.1
– conusarterie 206
– fistel 135
– interarterieel 207, 210
– septaal 210
– spasmen 270
– varianten 206
coronair arteriogram. ▶ f12.1, ▶ f21.2, ▶ f21.3, ▶ f21.4
coronairlijden 45, 103, 107, 108, 109, **161**
coronairsclerose 92, 161
cor-thoraxratio 201
covered stent 106, 147. ▶ f12.7
Cox-maze-operatie 234, 235
crepitaties 260
crista supraventricularis 159
crista terminalis 31. ▶ f23.3
cryoablatietherapie 202
cryptogeen 51, 52
cubiti valgi 249
cyanose 45, 58, 70, 76, 78, 82, 83, 113, 153, **174**, 200, 236, 263, 264
cyanotic spells 124
cyanotisch 52, 82, 122, 123, 172, 173, 176, 290

D

dalspiegels 267. ▶ f25.2B
Da Silva-techniek 202. ▶ f20.4
David-procedure 223. ▶ f22.3
DDD-pacen 163, 241, 242
DDD-R-mode 242
de art. pulmonalis 206

de bundel van His 156
defibrillator
- implanteerbare cardioverterdefibrillator 136, 229, 236, **239**
- implanteerbare cardioverter defibrillator (ICD) 25
deformation imaging 17
dehydratie 81, 82
deletie 200, **249**, 255
Depo-Provera 271
depressie 274, 283
device 21, 52, 71, 147, 150, 202
- embolisatie 48
- plaatsing 20
devices 48
dextrocardie 53, 232, 298
diabetes 167, 247, 274
diastolic run-off 101
diastolische
- disfunctie 18
diastolische disfunctie 99, 136, 185, 188
diastolisch flowgeruis 46
dieet 191
DiGeorge-syndroom 123, 167, 249
digoxine 146, 163, 266
diltiazem 266
diuretica 185, 263, 266, 296
DNA-bank
- CONCOR **2**
donorklep 133, 288, 290
Doppler 16, 46, 70
- continuous wave 16
- CW continous wave 93
- CW continuous wave 101
- HPRF 93
- kleuren-Doppler 16, 93, 100, 117, 201
- pulsed wave 16
- PW pulsed wave 47, 117
- tissue imaging 18
DORV 38
dot and eye 211. ▶ t21.2, ▶ f21.2
double-disco 156
double switchoperatie 163
Down-syndroom 64, 67, 123, 246, 248
D-transpositie 140
dubbel-discor 199
ductusafhankelijke afwijkingen 72, 181
duizeligheid 81, 100, 145
duplicatie **249**, 255
duplicaties 246
dwarslaesie 105
dynamische activiteiten 275
dyspnoe 44, 78, 113, 118, 146, 201, 268
dyspnoe d'effort 46, 58, 168

E

Ebstein 16, 172, 181, 230, 233, 241, 297. ▶ f4.1
- anatomie 198. ▶ f20.1, ▶ f20.2, ▶ f20.3
- behandeling 202
- klinisch beeld 201
- natuurlijk beloop 200
- pathofysiologie 200
- pathologie 199
- voorkomen 200
- zwangerschap en nageslacht 203
Ebstein-malformatie 161
Ebstein-malformatie van de tricuspidalisklep **197**
echocardiografie **16**
- 2D 16, 21, 92, 100
- 2D-strain 194
- 3D 16, 17, 19, **20**, 27. ▶ f4.4
- contrast 16, 50. ▶ f6.5
- intracardiale 235
- M-mode 16, 17
- slokdarm (TEE) contrast. ▶ f6.5
- transoesofageale 19
- transthoracale **16**
educatieprogramma 11
Edwards syndroom 248
Ehlers-Danlos syndroom. ▶ t22.1, ▶ t24.2
Eisenmenger-syndroom 6, 45, 50, 56, 58, 60, 61, 66, 70, 73, 76, 77, 78, 80, 81, 83, 168, 174, 228, 262, 272. ▶ f10.1, ▶ t23.1
ejectiesouffle 44, 46, 78, 100, 176, 260
ejectietoon
- pulmonalis 58, 113
elastine 218, 251
elektrofysiologisch onderzoek 136, 150, 201, 202, 237
elfin face 92
embolie 189, 193, 268, 300
- bron 50
- paradoxe 44, 46, 48, 50, 52, 154, 201, 202, 234
- septisch 82, 177, 288
- systemisch 70, 242
embolisatie 49, 72, 187, 268. ▶ f19.3
embryopathie 90, 267
emotioneel functioneren 282, **283**, 284
emotionele problemen 283
endarteriitis 70, 71, 72, 107, 288
endocarditis 2, 57, 59, 60, 79, 95, 135, 161, 167, 168, 177, **287**. ▶ f28.1, ▶ f28.2
- behandeling 292
- incidentie. ▶ t28.1
- profylaxe 11, 49, 89, 290
- risico 61, 67, 87, 289, 290
endocarditisprofylaxe. ▶ f28.3
endotheelbeschadiging 288
endotheline 77, 80
endothelinereceptor-antagonisten 79
end-to-end-anastomose 104, 182. ▶ f12.6A
end-to-side 125, 183, 184, **202**

enkeloedeem 46, 78
epicanthusplooi 92
epiduraal blok 92, 270
epidurale anesthesie 92, 109, 270
epigenetica 247, **254**, 255
epoprostenol 80
Epstein
– behandeling. ▶ *f20.4*
erfelijkheidsonderzoek 98
erfelijkheidsvoorlichting 246
erytrocytose 81, 82, 174
erytropoëtine 81
ethinylestradiol 271
European Society of Cardiology 48
exoom 246, 247, **253**, 255
expressie 218, 220, **254**
extended aortic arch repair 105. ▶ *f12.6B*
extra-anatomische bypass 104, 105. ▶ *f12.6B*
extracardiale tunnel 153, 183, 189, 190, 234
eye 211, 251. ▶ *f21.1*, ▶ *f21.2*

F

Fallot 16, 25, 66
FBN-1 218, 220
fenestratie tunnel 233
fenylketonurie 247
ferritine 81
ferrofumaraat 81
ferromagnetische implantaten 25
fibrilline-1 218
fibrilline-gen 218
fibrinolytische activiteit 259
fibromusculaire ring 93
fibromusculaire tunnel 93
fibrose 25, 135, 145, 151, 190, 231, 232, 234, 236, 238
– detectie 25
FISH 250, 251, **254**
FITT-principe 278
flebotomie **81**, 82, 174
flowpatroon 23, 102. ▶ *f14.8*
fluorescentie 254
fluoroscopie 21
foetale dood 267
Fontan 18, 19, 66, 231, 233, 240, 270, 296, 298. ▶ *f4.3*
– chirurgische technieken 182. ▶ *f19.2*
– circulatie 173
– conversie 192
– inspanningsvermogen 192
– klinisch beloop 184
– specifieke problemen 185. ▶ *f4.3*, ▶ *f19.3*
– zwangerschap 192
Fontan-circulatie **179**
Fontan-palliatie 229
forcepsextractie 270
fosfodiësteraseremmer 80, 189

fossa ovalis 44, 51
fractional area change 18, 21
frame rate 21
furosemide 266

G

gadolinium 25, 236, 237, 238
galstenen 82, 174
geaffilieerde ziekenhuizen 6
geatrialiseerd rechterventrikel 199, 201, 202. ▶ *f20.2*, ▶ *f20.3*, ▶ *f20.4*
gecorrigeerde tetralogie van Fallot
– gecorrigeerd 126
gedragsproblemen 283, 285
gefixeerde splijting 46
geleidingsstoornissen 61, 127, 143, 150, **227**
gemodificeerde Blalock-Taussig 125
gen 249, 253, **253**, 254
genetische aspecten
– numerieke afwijkingen 248
– oorzaken 246
genetische aspecten van AHA **245**
– begrippen 253
– screening 253
– technieken 247
genomic imprinting 254
genoom 246, 253, **253**, 254
gepallieerd 7, 264, 290, 296
geprogrammeerde elektrische stimulatie 237
geslachtshormonen 247
gespecialiseerde centra 6, 19, 146
Glenn-anastomose 172, 173, 183, 190, 240. ▶ *f19.3*
glomerulosclerose 82
glycogeenziekte 76
gooseneck 64
Gore occluder 48
Gore-Tex-prothese 125, 126
groeiproblemen 104, 266
grote arteriën 7, 30
guanylaatcyclase-stimulator 80

H

hart
– perforatie 48
hartcatheterisatie 48, 58, 76, 168, 175, 190, 194
hartcentrum
– congenitaal 6, 229
hartfalen 66, 70, 79, 88, 157, 161, 162, 168, 201, 203, 223, 263, 264, 270, 296
– decompensatio cordis 68, 91
hartkloppingen 46, 194
hartoor
– linker 31, 146

- rechter 31, 183, 189
Hartstichting 292
hartstilstand 232
hartteam
- congenitaal 6
- multidisciplinair 239, 265
harttransplantatie, resultaten 298
Helex occluder 48
hematocriet 81, 189
hemoptoë 78, 79, 82
hemostase 82
heparine
- laagmoleculair 191, 267
- ongefractioneerd 191
heparinisatie 49
hepatomegalie 79, 146, 200
hersenabces 177
herseninfarct 50, 182, 190
heterotaxiesyndroom 32. ▶ t23.1
HIV-infectie 76
HLHS. ▶ hypoplastisch linkerhartsyndroom
HOCM 86
hoefijzernier 249. ▶ t24.2
hoest 50, 78, 260
Holter-monitoring 136, 237
Holt-Oram syndroom. ▶ t24.2
homograft 25, 127, 132, 153, 167, 182, 289
hoofdpijn 81, 82, 100
horlogeglasnagels 174
hurken 124
hydrochloorthiazide 266
hypercalciëmie 92, 251
hypernasale spraak 249
hypersplenisme 200
hypertelorisme 112. ▶ t22.1, ▶ t24.2
hypertensie 45, 92, 99, 103
- inspanningsgebonden 107
- rebound 105
hypertrofische obstructieve cardiomyopathie 86
hyperviscositeit 81
hyperviscositeitssyndroom 81
hypocalciëmie 123, 168, 249
hypoglykemie 140, 266
hypoperfusie long 118
hypoplasie bijschildklieren 249
hypoplastische
- long 53
- thymus 123
hypoplastische thymus 249
hypoplastisch linkerhartsyndroom 181, 253. ▶ f19.1
hypotensie 50, 61, 92, 232, 259, 270, 271
hypotheek 11
hypothermie 144
hypothyreoïdie 123
hypoxemie 76, 78, 81, 82, 124, 126, 174, 188, **190**

I

ICD 236
ijzergebrek 81
ijzersuppletie 81, 174
iloprost 80
immunodeficiëntie 191
Implanon 271
imprinting 247, **254**
indocid 266
infarct-imaging 25
infundibulum 36, 117, 159
INR 267. ▶ f25.2A
insensible loss 81
inspanning 50, 60, 78, 100, 145, 274
inspanningscapaciteit 265
inspanningsonderzoek 88, 176
inspanningstest 88, 91, 168, 265. ▶ t10.1, ▶ f26.1
inspanningstolerantie 128, 202, 259
inspanningsvermogen 16, 58, 79, 117, 124, 132, 144, 158, 162, 168, 174, 185, 189, **192**, 280
intercostaalarteriën 100
interpositiegraft 105. ▶ f12.6A
interstitiële longziekte 76
interventie 103, 214, 240
intra-atriale
- re-entry 145, 229
- tunnel 183, 189, **192**
intracardiale tunnel 190
intracerebraal abces 174
intracraniële bloeding 264
ischemie
- darm 105
- detectie 25, 152
- ruggenmerg 105
isomerisme 7, 31, 298. ▶ f5.2
- links 32, 66
- rechts 32, 66
isometrische activiteiten 81, 275
isotone activiteiten 275
isotone zoutoplossing 81
IVF-behandeling 222

J

James 206
Jatene 141, **150**, 163
jicht 82, 174

K

kaliumspiegels 79
karyotypering 248, **254**
keuringen 283, 285
kinking van coronairarteriën 151

klepafwijkingen. ▶ t24.2
klepdegeneratie 90
klepdisfunctie 26, 116, 133, 160, 168, 238
klepfilm 268
klepinsufficiënties 2, 61
klepprothese
– biologische 128, 132, 264
– mechanisch 264
– mechanische 21, 67, 89, 262, 264, 267, 268
kleptrombose 90, 264, 267, **268**
Kreutzer 184
kunstklepclicks 268
kwaliteit van leven 90, 153, 282, 283, **284**
kyfoscoliose 298

L

LA 31
laag geboortegewicht 72, 91, 264
Laplace, wet van 98
laterale tunnel **192**, 233
Lecompte 141, 151
Leiden Convention 207
lensluxatie 220. ▶ t22.1, ▶ t24.2
Leval 192
levensstijl 11, 274, 282, **284**, 285
levensverzekering 11, 12
levercirrose 185, 191, 194
leverfunctiestoornissen 200
ligamentum arteriosum 70, 150
linker anterior hemiblock 135
linkerasdeviatie 66
linkeratrium
– drukcurve. ▶ f19.4
– morfologie 31. ▶ f5.2
– morfologisch 140
– overbelasting 58, 70, 76
– volumebelasting. ▶ f7.3
linkerbundeltakblok 60, 159
linkerventrikel
– anatomie. ▶ f5.6
– compliantie 45
– disfunctie 60, 88, 91, 92, 168
– double inlet 172. ▶ f18.2
– double inlet-LV 181
– double outlet 37
– ejectiefractie 16, 17
– hypertrofie 2, 92
– hypoplastisch. ▶ f5.6
– outflowtract 47, 64
– outflowtractobstructie 76, **85**, 238
– overbelasting 58, 70
– volume 20
– volumebelasting 60, 70, 73. ▶ f7.3
linkerzijligging 92, 259
Lipton-classificatie 207. ▶ t21.1, ▶ f21.1, ▶ f21.2

lithium 247
LncRNA 254
Loeys-Dietz-syndroom 218. ▶ t22.1, ▶ t24.2
longbloedingen 174
longembolie 51, 232. ▶ f19.3
longfilter 177, 182
longfunctiestoornissen 277
longoedeem 146
longparenchym 28
longperfusie. ▶ t13.2
longvaatbed 152, 172, 173, 174
– drukbelasting 58
– volumebelasting 58
longvenen
– abnormaal inmondende 25, 47
– abnormale drainage 261
– abnormale drainage 7, 44, **52**, 78, 233, 251
– stenose 237
longveneus atrium 146, 190
losartan 222
low flow-low gradient 88
L-transpositie 156
luchtembolieën 49, 81
luchtfilters 81
luchtweginfecties 46, 58
lymfangiëctasieën 191
lymfesysteem 191
lymfoedeem 249. ▶ f24.1, ▶ t24.2

M

maatschappelijke participatie **282**
macitentan 79
magnetic resonance imaging 17. ▶ f10.1
– angiografie 25
– artefacten 22. ▶ f4.5
– beperkingen 25
– contrastmiddel 25, 26
– fase-contrast imaging 23. ▶ f4.6, ▶ f4.7
– first-pass perfusie 25
– interpretatie 22
– scanner 22
– toepassingen 25
maladie bleue 122
malalignment 122, 156
mammacarcinoom 274
Marfan 134
– behandeling 222. ▶ f22.2, ▶ f22.3, ▶ f22.4
– diagnose 220. ▶ f22.1A, ▶ f22.1B, ▶ t22.2
– pathogenese 218
– syndroom 25, 89, **217**, 262. ▶ t24.2
Marfan-syndroom 270
MASS-fenotype 220
maternale cardiovasculaire complicaties 61, 91, 137, 260. ▶ t25.2
maternale obstetrische complicaties 203, **264**

maze-operatie 189, 192, 234
MCV 81, 190
mechanoprothese 89
mechanoreceptoren 143
Mendeliaanse overerving 247, **253**
mentale retardatie 92, 112, 251
metaalartefacten 27, 28
metabole acidose 140
metabool syndroom 274
methylering 247
metoprolol 266
microcefalie 249, 250
microcytaire erytrocyten 81
microdeleties 123, 167, **246**, 249, 251. ▶ t24.1
microduplicaties 249. ▶ t24.1
micro-embolieën 177
micro-RNA 247, **254**
middle aortic syndrome 98
migraine 52
minipil 271
Mirena 271
misoprostol 270
misselijkheid 78, 82
MIST trial 52
mitralisklep. ▶ f8.1
– insufficiëntie 21, 56
– middiastolische roffel 58
– parachute 7. ▶ f4.4
– prolaps 261. ▶ t22.1, ▶ t24.2
moderatorband 35, 159
monogene aandoeningen 247, **252**. ▶ t24.1
monosomie 246, 248, 254
monoventrikel 34, 36. ▶ f5.6
morfologische kenmerken 30, 35
morfologische LV 36, 144
morfologische RV 162
mozaïcisme 248, 251
MRI 22
MRI-angiografie 213
multifactoriële overerving 247, **253**
multi-slice computertomografie **26**
– acquisitietijd 26
– resolutie 26, 28
muraal klepblad 64
musculi pectinati 31. ▶ f5.2
Mustard
– opartie 299
– operatie 19, **141**, 146, 153, 232, 233, 235, 237, 240, 296. ▶ f15.2, ▶ f15.3, ▶ f15.5, ▶ f15.6
– operatie, palliatieve 153
mutaties 218, 220, 247
myocardinfarct 209
myocardpreservering 144
myotone dystrofie. ▶ t24.2

N

nasale hypoplasie 267
Nederlandse Vereniging voor Cardiologie 6
neo-aortaklep 90, 167, 168
nervus phrenicus 71
nervus recurrens 71
neurofibromatose. ▶ t24.2
neuropsychologische screening 285
next generation sequencing 255
nierfunctiestoornissen 26, 174
nierinsufficiëntie 82
niet-syndromaal **253**
niet-syndromale AHA 247
nifedipine 266
Nikaidoh-operatie 151
nitraten 80
nitroglycerine 266
niveau van zorg 6, **7**
NobleStich 49
non-compaction cardiomyopathie 200, 238
Noonan-syndroom 112, 113, 118, 247. ▶ t24.2
Norwood-operatie 181
NSAID's 82
NT-pro-BNP 265. ▶ t10.1
NT-proBNP 79, 162, 263
numerieke chromosomale afwijkingen 246. ▶ t24.2
NVK 6
NVT 6
NYHA-klasse 6, 68, 192, 201, 262

O

obesitas 247
obstructies linkerventrikel **85**
Occlutech occluder 48
oedeem 50, 79, 146, 185, 191, 259
oestrogeen 271
oligohydramnion 266
oligurie 82
ondervulling 185. ▶ f19.3
ongecorrigeerde cyanotische afwijkingen
– behandelopties 176
– diagnostiek 174
– klinische presentatie 174
– pathofysiologie 174. ▶ f18.1, ▶ f18.2
– zwangerschap 177
ongecorrigeerde cyanotische hartafwijkingen **171**
operatieverslagen 3, 12
opleiding 6, 11, 282, 285
organisatie van zorg 3
osteoartropathie 82
osteoporose 191
ouder 254
ouders 10, 11, 12, 203, 249, 253, 282, **285**
overriding 35

overrijden 35, 38, 44, 122
overrijding 122. ▶ f5.5
overvulling 259, 270
oxytocine 270
oxytocinereceptorantagonist 266

P

pacemaker 28, 67, 132, 160, 189, 229, 240, 241, 242
- en MRI 25
- MRI-compatibele 25
PAH 50
palatoschisis 249. ▶ t24.2
palliatie 172, **173**, 182, 185, 297
palpitaties 168
papillairspieren 33, 35, 152, 198. ▶ f4.4
parallelle stand 40
parapluutje 71
parathyroïdafwijkingen 168
paresthesieën 81
partus 50, 83, 137, **257**, 258, 259
Patau-syndroom 248
patch 114, 118, 126, 127, 141, 288
patchdehiscentie 133
PC trial 51
penetrantie 253, **254**
pentalogie van Fallot 123
percutane interventie 6, 21, 103, 167, 241
percutane klepimplantatie 116
percutane VSD-sluiting 60
perforatie
- hart 233
pericardeffusie 48
pericardpatch 127
perifere cyanose 113
perimembraneus 58
periostprikkeling 82
persisterende ductus Botalli 2, 40, 53, 56, 76, 77, 86, 124, 140, 151, 181, 261. ▶ f9.1, ▶ f9.2, ▶ f12.1, ▶ f19.1, ▶ t24.2
- anatomie 70
- behandeling 70
- beloop 70
- diagnostiek 70. ▶ f9.1
- klinisch beeld 70
- niet-restrictief 70
- pathofysiologie 70
- percutane sluiting 71
- sluiten 70
- stille 72
- transcathetersluiting 71
- zwangerschap 73
persisterend foramen ovale 48, **50**. ▶ f6.5
persoonlijkheidsstoornissen 82
piekstroomsnelheid
- coarctatie 101

piercings 10, 284, 290
pink Fallot 124
plaatjesactivatie 77
plaatjesaggregatieremmers 52
planimetrie 16, 20
plasma 81
plasmavolume 258
PLE. ▶ protein-losing-enteropathy
plotse dood 2, 16, 79, 88, 90, 91, 113, 134, 135, 145, 168, 235, **236**
plotse hartdood 207
plug 71
pneumectomie 78
pneumonie 79
polsdruk 70
polycytemie 78, 189, 190
portale hypertensie 76, 298
postpartum 259
poststenotische dilatatie 112
Potts 78
Potts-anastomose 126
Potts-anastosmose 133. ▶ f14.3
praattest 276
pre-eclampsie 91, 109, **264**, 266
pre-excitatie 201
premature geboorte 91
prikpil 271
PRIMA trial 52
proaritmie 146, 233, 234
progestageen 271
prostacycline 77, 263
prostacycline-analoog 80
prostaglandine 140, 151, 181
prostaglandinesynthetaseremmer 266
proteïne-C 189
proteïne-S 189
protein-losing enteropathy 146
protein-losing-enteropathy 173, **191**, 194, 298
proteïnurie 82
prothesemateriaal 135, 224, 288, 290, 291
prothese-patiëntmismatch 90
protrombinetijd 189
psychiatrische problematiek 123
psycholoog 3, 12, 285
psychose 250, 251
psychosociale
- begeleiding 6, 285
- problematiek **281**
pubers 10
puberteit 10, 13, 248, 249
pull-circulatie 186. ▶ f19.4
pulmonaaldrukken 48, 57, 60, 72, 79
pulmonaaltakstenose 125, 128, 176. ▶ f14.2
pulmonaalvene
- stenose 53
pulmonaalvenen 31, 45
- stenose 76

pulmonaalveneuze return 25, 27
pulmonale arteriële hypertensie 48
pulmonale hypertensie 2, 18, 47, 58, 60, 67, 70, 79, 133, 153, 168, 262
- arteriële 76
- behandeling 79
- definitie 76
- idiopathische 82
- indeling 76
- klinische verschijnselen 78
- maatregelen 79
- medicatie 79
- pathofysiologie 77
- prognose. ▶ t10.1
- reversibiliteit 79
- transplantatie 82
- zwangerschap 83
pulmonale vaatweerstand 45, 48, 50, 60, 66, 70, 76, 77, 78, 80, 186, **189**, 191. ▶ f19.3
- irreversibel 77, 83
pulmonale veneuze return 19
pulmonalisatresie 39, 78, 118, 172, 174, 181. ▶ f18.1, ▶ f18.3
pulmonalis(klep)
- atresie 250
- ballondilatatie 114. ▶ f13.1, ▶ t13.2
- dysplasie 112
- implantatie 25, 116
- insufficiëntie 16, 56, 58, 114, 117, 128, **129**, 167. ▶ f4.6, ▶ f4.7, ▶ f14.5, ▶ f14.6, ▶ f14.7, ▶ f14.8
- interventie chirurgisch. ▶ t13.2
- percutane implantatie 167
- restenose 114
- stenose 112, 123. ▶ t13.1; ▶ f13.1, f18.2
- stenose, infundibulair 117, 122
- stenose, perifeer 168
- stenose, perifere 92, 113, 167
- stenose, subvalvulair 148
- stenose, supravalvulair 128
- vervanging 127, 128, 132, 135. ▶ t13.2
pulmonalisklep
- implantatie 116
pulmonalisplastiek 126
pulmonalistakstenose 118. ▶ f14.2
push-circulatie 186

Q

QRS-duur 135, 143, 236, 237, 238

R

raphe 86
Rashkind 141
Rastelli 141, 151, 153. ▶ f15.10

rate control 234
rechterasdeviatie 46, 66
rechteratrium
- dilatatie 45, 189, 230
- druk 76, 79
- morfologie 31. ▶ f5.2
- morfologisch 140
- volumeoverbelasting 45. ▶ f6.2
rechterbundeltakblok 2, 46, 58, 60
rechterventrikel
- anatomie. ▶ f5.6
- compliantie 45, 77, 129
- dilatatie 117, 167. ▶ f14.9
- disfunctie 78, 134, 167
- double chambered 59
- double inlet 37
- druk 76, 122, 151, 167
- ejectiefractie 18. ▶ f4.2
- falen 47, 48, 50, 77, 78
- functie 21, 47
- hypertrofie 45. ▶ f10.1
- hypoplastisch 36. ▶ f5.6; ▶ f19.1, ▶ f19.3
- impuls 46, 58, 78
- ischemie 46
- morfologie 35
- outflowtract 47. ▶ f4.6
- outflowtract aneurysma. ▶ f14.9
- outflowtract obstructie 111, **112**, 167
- overbelasting 48
- systemisch 262, 263, 297
- volume 19, 47
- volumeoverbelasting 45, 128. ▶ f6.2
REDUCE trial 52
rekanalisatie 71, 133
rerouting 214
resolutie 20
- spatiële 233
- temporele 27
RESPECT trial 51
respiratory distress syndrome 264
restafwijkingen 2, 10, 67, 68, 126, 153, 296
resynchronisatietherapie 17
retinoïnezuur 247
retinolzuur 167
REV-operatie 151
RF-ablatie 188
ribnotching 100. ▶ f12.2
rijbewijs 3, 11
riociguat 80
ritmestoornissen 2, 44, 68, 91, 117, 145, 150, 160, 163, 167, 168, 188, 229, 263
- incidentie. ▶ f23.1
- risico per AHA. ▶ t23.1
- supraventriculaire 47, 49, 50, 135, **229**
- ventriculaire 60, 61, 113, 129, **235**. ▶ pathofysiologie, ▶ epidemiologie
ritmestoornisssen **227**

- ventriculaire. ▶ pathofysiologie, epidemiologie
ritodrine 266
Roger-defect 58
roken 10, 109, 194, 223, 264, 271
RoPE score 52
Ross-Konno-operatie 90, 93. ▶ f11.1
Ross-operatie 25, 88, **90**
rubellasyndroom 112

S

sail-like 199, 201
Sandifort 122
Sanger-sequencing 255
Sano-operatie 181
sarcoïdose 76
saturatie 79, 137, 177, 264
saturatiepuls 24
schildklierproblemen 234, 266
schistosomiasis 76
schizofrenie 250, 251
Scimitar-syndroom 53
scoliose 277
sectio caesarea 92, 259, 267, 270
selexipag 80
semilunaire kleppen. ▶ f5.8
Senning-operatie 19, 141, **143**, 163, 229, 235, 237, 240, 296. ▶ f15.4
sequentiële analyse 16, 30. ▶ f5.1
serotonineheropnameremmers 247
shared care 6, 265
shearstress 77, 194
Shprintzen-syndroom 249
shuntgrootte 19, 45, 53, 58, 77, 190
sildenafil 80, 189, 191, 263
Simpson
– methode van 16
sinusarrest 145
sinusbradycardie 145
sinus coronarius 31, 45, 52, 141, 163, 190
sinuscoronariusdefect 45
sinusknoop 144
– disfunctie 48, 228, 238, **240**. ▶ t23.1
sinus van Valsalva 150
– verwijding 64
sinusvenosusdefect 46, 53
– diagnostiek. ▶ f6.5
– inferior 44
– superior 44
sinutubulaire overgang 92
situs 25, 41
– ambiguus 32
– inversus 32, 162, 298. ▶ f5.2
– solitu 162
– solitus 32. ▶ f5.2
situs inversus. ▶ f4.9

slaapapneusyndroom 76
slagvolume 24, 88, 91, 187, 259, 260, 274
slokdarm
– (TEE) interventies 20
slokdarmechocardiografie 19
sotalol 146, 266
speckle tracking 17, 21
spierpijn 81
spierzwakte 81. ▶ t24.2
spinaal blok 92, 270
spiraliserende stand 40
spironolacton 266
splenomegalie 191, 200
spontaan contrast. ▶ f4.1
spontane fracturen 191
sport **273**, 282, 284
– classificatie. ▶ t26.1
– competitief 91, 276, 278, 279. ▶ t26.3
– contactsport 91, 222
– isometrisch 91, 222
– recreatief 276
– topsport 222
squatting 124
Starflex 52
statines 266
steady state free precession-imaging 23
stenose, ernst. ▶ t11.1
Stensen 122
stent 146, 176
stentbreuk 128
stentimplantatie 167
sterilisatie 272
steunhart **295**, 300
steunkousen 50
stikstofoxide 48
stikstofoxidepad 80
stollingsfactoren 82, 259
stollingsneiging 82, 189, 259
stollingsstoornissen 189, 298
strabismus 92
straddling AV-klep 35
strain 16
– globale longitudinale 17, 21
– imaging 17
subclavian flap 104, 107, 108. ▶ f12.6B
subclavia-pulmonalis-anastomose 125
subvalvulaire RVOT-obstructie 117
sufheid 82
sulproston 270
supravalvulaire RVOT-obstructie 118
syncope 78, 79, 83, 88, 136, 168, 209, 232, 242.
▶ t10.1, ▶ t24.2
syndroom 22q11. ▶ f24.2
systeemvaatweerstand 45, 50, 61, 73, 77, 78, 83, 259, 262, 263
systeemveneus atrium 146, 149
systeemveneuze druk 185, 186, 190, 191, 194

systeemveneuze return 19, 25, 27, 143, 182
systeemventrikel 25, 143, 161, 185, 238, 297

T

tachycardie
- entriculair monomorfe 235
- intra-atriale re-entry (IART). ▶ *t23.1*, ▶ *f23.2*, ▶ *f23.5*
- junctionele 201
- supraventriculaire 48, 78. ▶ *f23.3*
- ventriculair. ▶ *t23.1*
- ventriculaire 2
- ventriculair monomorfe 136
- ventriculair polymorfe 136, 235

tadalafil 80
tamponade 48
tandhygiëne 177
TAPSE 18, 21
tatoeages 284, 290
T-celimmuniteit 168, 249
telecanthus. ▶ *f24.2*
tenting 144
teratogeen effect 83
tetralogie van Fallot 25, 60, 112, 117, 118, **121**, 208. ▶ *t24.2*
- anatomie 122. ▶ *f14.1*, ▶ *f14.2*
- gecorrigeerd. ▶ *f14.4*, ▶ *f14.5*, ▶ *f14.8*, ▶ *f14.9*
- geleidingsstoornissen **135**
- genetica 123
- gepallieerd 124. ▶ *f14.3*
- klinisch spectrum 124
- ongecorrigeerd 124
- restafwijkingen 128
- ritmestoornissen 135, 233, 235, 237. ▶ *f23.5*

tetralogie van Fallot -genetica
- epidemiologie 123

tetralogie van Fallot -zwangerschap
- zwangerschap 137

tetrasomie 248, 251
thoraxdeformaties 222
thrill 58, 133
thymus 168
TIA 90
tocolytica 266
totaal AV-blok 60
totale correctie 126
trabecularisatie 36, 300. ▶ *f5.6*
trabecula septomarginalis 35
training 163, 194, 274, 278
trainingsadviezen 278
transannulaire patch 117, **127**, 129, 236. ▶ *f14.4*
transatriale benadering 127
transcatheter aortaklepimplantatie 91
transcatheterklep 116
transducers 21
transfer 10

transient ischemic attack 90
transitie
- polikliniek 12
- programma 11
- traject 13

transplantatie 295
- hart 82
- hart f29.1 299
- hart-long 82
- indicatie 296
- long 82
- selectie 298
- wachtlijst 298

transpositie van de grote arteriën 38, 41, **139**, 237. ▶ *f15.1*, ▶ *f15.8*
- anatomie. ▶ *f19.3*
- arteriële switch-operatie. ▶ *f15.9*
- congenitaal gecorrigeerde 24, 33, 41. ▶ *f16.1*, ▶ *f16.2*, ▶ *f16.3*, ▶ *f16.4*, ▶ *f16.5*, ▶ anatomie, ▶ electrocardiogram, ▶ complicaties
- congenitaal gecorrigeerde, behandeling 162
- congenitaal gecorrigeerde, herkenning 157
- congenitaal gecorrigeerde , levensverwachting 162
- congenitaal gecorrigeerde, presentatie 158
- congenitaal gecorrigeerde, problemen 160
- congenitaal gecorrigeerde, zwangerschap 162
- definitie 156
- pathofysiologie 156

treprostinil 80
tricuspidalis(klep) 156. ▶ *f8.1*
- annulus 144, 233
- atresie 34, 181. ▶ *f19.3*
- insufficiëntie 16, 50, 56, 58, 78, 144, 167
- ostium 126
- plastiek 167
- vervanging 163

tricuspidalisklep
- flowgeruis 46

tricuspidalis(klep)plastiek 202
tricuspidalis(klep)stenose 200
tricuspid annular plane systolic excursion 18
trombi 19, 147, 185
trombocyten 298
trombocytenaggregatieremmer 189
trombocytopathie 78, 82
trombocytopenie 78, 82
trombo-emboliëen 76, 174, 176
trombo-embolische complicatie 260, 270
trombo-embolische complicaties 90, 189, 234
trombogeniciteit 81
trombolyse 268
trombopenie 123
trombose 50
- profylaxe 81
- veneuze 50, 267, 271

trombotische complicaties 82, 133

tromboxaan 77
trombus 188, 268. ▶ f19.3
trombusvorming 70, 189
trommelstokvingers 78, 174
troponinewaarden 79
truncus arteriosus 78
– communis 38, 39
truncus arteriosus communis **165**
– anatomie 166. ▶ f17.1
– behandeling 167
– erfelijkheid 167
– follow-up 168
– klep 167
– prognose 167
– zwangerschap 168
truncus pulmonalis 39, 116
tubereuze sclerose. ▶ t24.2
tunnelgeruis 70, 176
tunnelstenose 93
Turner-syndroom 52, 98, 246, 248, 249, 262. ▶ f24.1
two patch technique 66

U

univentriculair hart 18, 66, 173, **179**, 234, 238, 263, 297
uremie 82
urinezuur 82

V

vacuümextractie 109, 270
vaginale bevalling 92, 109, 259, 263, **270**
Valsalva-manoeuvre 50, 147. ▶ f6.5
valsartan 162
valvuloplastiek 116
valvulotomie
– aortaklep 89
– pulmonalisklep 114, 127
vasculopathie 220
vasoactieve stoffen 77
vasoconstrictie 77, 79
vasoconstrictor 77, 80
vasodilatatie 80, 259
vasoreactiviteitstest 48, 60
VCO_2 278. ▶ t10.1
velocardiofaciaal syndroom 249
vena anonyma 52, 53
vena azygos 32, 146
vena cava 31
– inferior 52, 141
– inferior compressie 259
– superior 44, 141
vena cava inferior 32
vena jugularis 78

– a-golf 168
– a-top 79
veneuze tunnels 19, 229
veno-occlusieve ziekte 76
ventricular assist device 144, 163, 300, 301
ventriculoarteriële
– connectie 38
– connectie,concordant 38
– connectie,discordant 38
– connectie, double outlet 38
– connectie, single outlet 38
– connetctie 25
ventriculoarteriële connectie 30, **37**. ▶ f5.7, ▶ f5.8
– modus 38
– single outlet 39
ventriculotomie 126, 127, 135, **235**
ventrikel
– dominante 34
– hypoplastische 34
– rudimentaire 34
ventrikelfibrilleren 136, 146, 235, 236, 239
ventrikelfunctie 2, 143, 148, 187
ventrikelseptum 200
– inlet 56
– outlet 56
– trabeculair 56. ▶ f5.6
ventrikelseptumdefect 53, 58, 76, 77, 86, 166. ▶ f7.1, ▶ f10.1, ▶ f19.3
– apicaal 61
– behandeling 59
– diagnostiek 58
– groot 56, 58, 60
– inlet 56, 58. ▶ f7.1
– lokalisaties. ▶ f7.1
– multipele 61
– musculeus 56. ▶ f7.1, ▶ f18.1
– pathofysiologie 57. ▶ f7.3
– percutane sluiting 60
– perimembraneus 56, 58. ▶ f7.1, ▶ f7.2, ▶ f7.4
– prognose 59
– restrictief 57
– restshunt 56, 60
– sluiten 60
– spontane sluiting 56, 59
– subaortaal 141
– subarterieel 56
– trabeculair 56
– transcathetersluiting 60
– zwangerschap 61
verapamil 266
verhoogde 182
vermoeidheid 78, 81, 194, 201, 283
verpleegkundig specialist 11, 12, 290
verwijdingsplastiek 92, 104. ▶ f12.6A
verzekering 3, 285
verzekeringen 283
visusstoornissen 81

vitamine A 167
vitamine K 82
- antagonist 267
VKA 267, 270
VO₂max 176, 192, 296. ▶ f26.1
vochtretentie 222, 259, 271
voussure cardiaque 78
vroeggeboorte 203, 264, 266
VVI-R-pacen 242

W

wandbewegingen 24
Wasserman 278
Waterston 78. ▶ f14.3
- shunt 126, 133
webbed neck 112
WHO 91, 109, 261, 265
WHO-classificatie. ▶ t10.1
- gemodificeerd 177, 193, 260
wiggedruk 76
Williams(-Beuren)-syndroom 251
Williams-syndroom 92, 112, 118
Willis 108
- cirkel van 98
wit-bloedplaatjes 24
WoodUnits 48, 71, 76, 298
WPW-syndroom 161, 200, 230

X

x-dal 186. ▶ f19.4
xenograft 89

Y

Yacoub 141
y-dal 186. ▶ f19.4

Z

zaagtand 101, 231. ▶ f12.4, ▶ f12.5
zelfmanagementvaardigheden 12
zonlichtovergevoeligheid 234
zorgprofessionals 11, **12**
zorgteam 13
zuurstof 48, 60, 77
zuurstofsaturatie 78, 83, 140, 187, 190
zuurstoftoediening 82
zuurstoftransportcapaciteit 187, 190
zuurstofverzadiging 140
zwangerschap **257**
- adviezen pre-zwangerschap 264
- anticonceptie 271
- antistolling bij kunstkleppen. ▶ f25.2A, ▶ f25.2B
- begeleiding 265
- fysiologische veranderingen 258. ▶ f25.1
- klachten 259
- lichamelijk onderzoek 259
- maternale cardiale complicaties 260
- maternale cardiovasculaire complicaties. ▶ t25.1
- maternale obstetrische complicaties 264
- medicatie tijdens 265, 270
- risico's voor het kind 264
- WHO-classificatie. ▶ t25.2
zwangerschapshypertensie 91, 109, 264
zwart-bloedplaatjes 24. ▶ f4.9

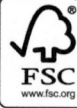

If you have any concerns about our products,
you can contact us on
ProductSafety@springernature.com

In case Publisher is established outside the EU,
the EU authorized representative is:
**Springer Nature Customer Service Center GmbH
Europaplatz 3, 69115 Heidelberg, Germany**

Printed by Libri Plureos GmbH
in Hamburg, Germany